全国高等医药院校医学检验专业规划教材

临床免疫学检验

第2版

主　编　吕世静

副主编　李会强　王　辉　陈育民　吴俊英

编　委　（以姓氏笔画为序）

王晓娟　（佛山科技学院）
王　辉　（新乡医学院）
吕世静　（广东医学院）
汤建中　（宁夏医科大学）
吴俊英　（蚌埠医学院）
张吉才　（郧阳医学院）
张学宁　（昆明医学院）
李会强　（天津医科大学）
李　丽　（东南大学）
邹全明　（第三军医大学）
陈育民　（河北工程大学）
陈　敏　（福建医科大学）
金家贵　（成都医学院）
徐军发　（广东医学院）
徐　霞　（广州医学院）
秦东春　（郑州大学）
秦　雪　（广西医科大学）
贾天军　（河北北方学院）
陶志华　（温州医学院）
曾常茜　（大连大学）
蒋红梅　（贵阳医学院）
裘宇蓉　（南方医科大学）

制　图　李会强　（天津医科大学）

中国医药科技出版社

内 容 提 要

本书是全国高等医药院校医学检验专业规划教材之一。全书内容共28章，包括上、下两篇。上篇为免疫学技术，共17章，在保留经典常用的免疫学技术基础上，侧重介绍当今免疫学发展的新技术和新方法，如流式细胞术、化学与电化学发光、时间分辨免疫荧光免疫测定及免疫芯片技术等。下篇为临床免疫性疾病及检验，共10章，除了阐述免疫病理的发生机制外，着重介绍了免疫学检验的临床应用，各章紧紧围绕临床免疫性疾病主要的理论内容，引入了临床相关疾病案例，增加了免疫性疾病理论与临床疾病案例学习的连贯性、可读性及趣味性。全书共有196幅图，直观地阐释了复杂抽象的免疫学技术原理和临床免疫性疾病的发病机制，便于师生的教与学。

本书可供高等院校医学检验及相关专业本科、专科和成人教育（专升本）各层次学生用作教材，也可作为临床检验人员日常工作、继续教育和职称考试的参考用书。

图书在版编目（CIP）数据

临床免疫学检验/吕世静主编．—2版．—北京：中国医药科技出版社，2010．1
全国高等医药院校医学检验专业规划教材
ISBN 978－7－5067－4544－4

Ⅰ．①临…　Ⅱ．①吕…　Ⅲ．①免疫学－医学检验－医学院校－教材
Ⅳ．①R446．6

中国版本图书馆CIP数据核字（2010）第004393号

美术编辑　陈君杞
版式设计　郭小平

出版　中国医药科技出版社
地址　北京市海淀区文慧园北路甲22号
邮编　100082
电话　发行：010－62227427　邮购：010－62236938
网址　www. cmstp. com
规格　A4
印张　26½
字数　640千字
初版　2004年8月第1版
版次　2010年1月第2版
印次　2014年8月第2版第5次印刷
印刷　三河市万龙印装有限公司
经销　全国各地新华书店
书号　ISBN 978－7－5067－4544－4
定价　68.00元

全国高等医药院校医学检验专业规划教材建设委员会

出版说明

全国高等医药院校医学检验专业规划教材是由全国高等医药院校医学检验专业规划教材建设委员会组织规划，全国数十所医药院校积极参与编写和使用，中国医药科技出版社出版的全国性医学检验专业教材。本套教材是国内第一套四色印刷的医学检验专业教材，自2004年出版以来，由于其新颖独到的编排设计、图文并茂的四色印刷、与临床紧密结合的实用性，深受广大教师和学生的欢迎，获得了良好的市场效应，为我国的检验专业本科教育做出了重要贡献。

为适应我国医学检验专业本科教育发展的需要，全国高等医药院校医学检验专业规划教材建设委员会在调研和总结一版教材质量和使用情况的基础上，组织上海交通大学医学院、中山大学医学院、华中科技大学同济医学院、中南大学湘雅医学院、南方医科大学、温州医学院、青岛大学医学院、重庆医科大学、新乡医学院等数十所院校的教师共同进行第二轮规划教材的编写修订工作。

第二轮规划教材的编写修订工作，坚持紧扣教育部、卫生部对医学检验专业本科教育的培养目标，以新的医学检验专业教育纲要为基础，以临床实际需求为指导，着重强调培养目标与用人要求相结合的原则，注重体现“三基”（基本理论、基础知识和基本技能）、“五性”（思想性、科学性、先进性、启发性和适用性）。在继承上一版教材优点的基础上，有以下创新：①新增补《临床检验仪器》和六本配套实验指导教材，让本套教材体系更趋完善；②理论课教材每章前保留学习要点，部分教材章后增加病例分析和小结，加强系统性；③原中英文或英中文对照升级为汉英或英汉名词索引，便于查找；④新增大量彩图，版面设计更美观、更活泼、更趋人性化；⑤实验指导更注重全面提高学生动手能力和综合分析解决问题的能力，所选实验更新、更全、更实用。

该套教材主要供全国高等医药院校医学检验及相关专业的学生使用。全套教材书目如下：

1. 临床检验基础（第2版）
2. 临床检验基础实验指导★
3. 临床生物化学检验（第2版）
4. 临床生物化学检验实验指导（第2版）
5. 临床血液学检验（第2版）
6. 临床血液学检验实验指导★
7. 临床微生物学检验（第2版）
8. 临床微生物学检验实验指导★
9. 临床免疫学检验（第2版）
10. 临床免疫学检验实验指导（第2版）
11. 临床寄生虫学检验（第2版）
12. 临床寄生虫学检验实验指导★
13. 分子诊断学（第2版）
14. 分子诊断学实验指导★
15. 临床输血检验（第2版）
16. 临床输血检验实验指导★
17. 临床实验室管理（第2版）
18. 临床检验仪器★

注：★表示本轮规划教材建设的新增品种。

全国高等医药院校医学检验专业规划教材建设委员会

2010年1月

前言

为适应现代医学飞速发展的需要，使我国《临床免疫学检验》教育与世界接轨，走在时代发展的前列，第 2 版《临床免疫学检验》教材在坚持“教材建设精品化，教材要适应多样化教学需要”精神的基础上，既体现良好的延续性，又坚持“三基”（基本理论、基本知识、基本技能）、“五性”（思想性、科学性、启发性、先进性、适应性）和“三特定”（特定的对象、特定的要求、特定的限制）的教材编写原则。

第 2 版《临床免疫学检验》教材内容做了较大的变动，删去了医学免疫学基础的内容，由原三篇内容变为上、下两篇内容，共 28 章。本版教材增编了“临床免疫学检验概论”一章，扼要介绍免疫学技术的发展和应用以及临床免疫性疾病的发病机制及检验。上篇为免疫学技术，共有 17 章。此部分在保留经典常用的免疫学技术基础上，侧重介绍当今免疫学发展的新技术和新方法，如流式细胞术、化学与电化学发光、时间分辨免疫荧光免疫测定等。为适应免疫学未来的发展需要并增编了“免疫芯片技术”一章，扼要介绍免疫芯片技术的原理、制备及其在医学中的应用。下篇为临床免疫性疾病及检验，共有 10 章。除了阐述免疫病理的各种发生机制外，还着重介绍了免疫学检验的临床应用。根据临床免疫理论的发展，本版教材增编了“衰老免疫”、“生殖免疫”、“神经与免疫”等内容。各章紧紧围绕临床免疫性疾病主要的理论内容，画龙点精地引入了临床相关疾病案例，增加了免疫性疾病理论与临床疾病案例学习的趣味性、连贯性及可读性，有助于拓宽学生临床医学知识的视野，培养学生独立思考、获取知识及分析解决问题的能力。全书共有 190 幅彩图，形象逼真地阐释复杂抽象的免疫学技术原理和临床免疫性疾病的发病机制，便于教师的教学和学生对主要知识的归纳、理解和掌握。本版教材最大的突破点是：始终贯彻临床免疫学理论知识与免疫学技术相互联系及在临床应用的编写理念。

该教材内容阐述深入浅出，既适合于教师讲授，这便于学生和临床工作者自学，具有很强的实用性，是高等医药院校医学检验及相关专业学生和临床检验工作者不可多得的教材，同时也是临床医学本科生、研究生和医学专业研究人员的很好的参考书。

本教材在编写过程中得到各编者单位领导和同行们的大力支持，河北北方学院翟登高教授对部分章节内容进行审改；广东医学院临床免疫学教研室韩红霞对全书进了校对。本版教材是在第一版教材的基础上修订而来，因此仍包含了第一版作者的辛勤劳动。在此向以上同志表示衷心的感谢！

第 2 版《临床免疫学检验》的出版，是全体编委共同努力、通力合作的结晶。本书在编写过程中虽经多方的努力，但书中对一些知识难免有遗漏或不足，我们衷心希望广大师生、临床工作者和同行提出宝贵的意见，使今后教材的修订工作更趋完善。

吕世静

2010 年 1 月

目 录

下篇 临床免疫性疾病及检验

第一章　临床免疫学检验概论

学习要点

临床免疫学检验是研究免疫学检测理论、技术、应用，免疫性疾病的发病机制、免疫诊断及防治的一门医学领域的应用学科。临床免疫学检验涵盖了免疫学技术和临床免疫性疾病与检验，免疫学技术是研究免疫学技术的原理、方法及其在医学、生物学中的应用，临床免疫性疾病与检验是应用免疫学理论与技术研究免疫性疾病的发病机制和进行免疫学诊断的一门学科。

临床免疫学检验（clinical laboratory immunology）是研究免疫学检测理论、技术、应用，免疫性疾病的发病机制、免疫诊断及防治的一门医学领域的应用学科。临床免疫学检验在医学和生命科学中有着重要的地位及作用。随着现代免疫学理论和技术的发展，临床免疫学检验的研究愈来愈深入，尤其近年来有了突破性进展，它不仅涉及医学、生物学、分子生物学等学科，而且在其他学科的应用也愈来愈广。因此，临床免疫学检验不仅是当今生命科学的前沿学科——医学免疫学的重要组成部分，而且也是现代医学的支撑学科之一。

第一节　临床免疫学检验的发展概述

一、临床免疫学检验的建立

临床免疫学检验建立至今已有 100 多年的历史。19 世纪 80 年代后期，很多人从免疫动物或传染病患者血清中发现有能特异性结合病原体或其产物的物质，统称为抗体，并将能引起抗体产生的物质称为抗原。抗原、抗体的发现，促使人们开始对体外抗原抗体反应进行系统研究。1896 年 Widal 利用伤寒患者的血清与伤寒杆菌发生特异性凝集的现象，有效地诊断伤寒（图 1－1），从此，免疫学就与医学检验结下不解之缘。1897 年 Kraus 发现细菌培养物滤液与相应抗血清混合时可出现沉淀现象，同年 Ehrlich 建立了中和反应。1898 年 Bordet 在研究补体溶血机制的基础上建立了补体结合试验，1906 年 Wassermann 等将该技术用于诊断梅毒。1900 年 Landsteiner 发现人 ABO 血型，此后血型鉴定成为临床检验中的重要项目。1945 年 Coombs 等建立的抗球蛋白试验应用于溶血性贫血时红细胞不完全抗体的检测。1946 年 Oudin 报道了试管免疫扩散技术，随后经过改进发展成多项凝胶中沉淀反应技术，用于临床定性、定量检测或免疫化学分析。

由于当时制备的特异性抗体都来源于免疫的动物血清，检测标本也多采用血清，因此将

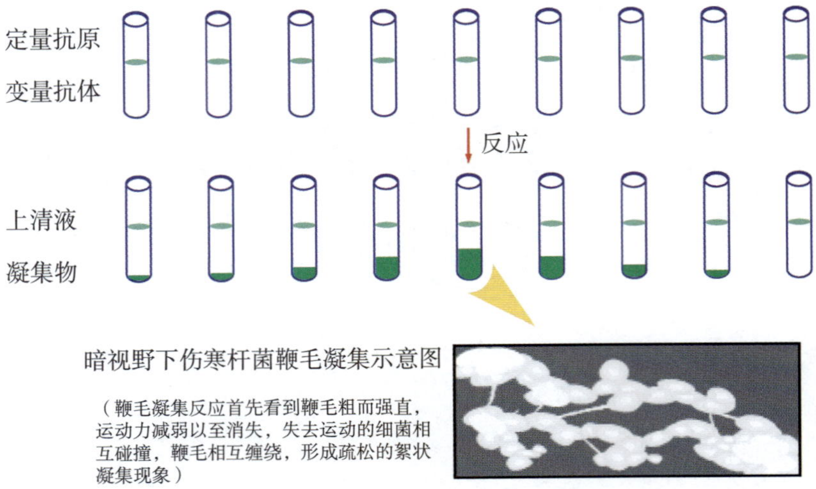

图 1－1 伤寒杆菌与抗体反应凝集示意图

这种体外的抗原抗体反应称之为血清学反应，主要包括凝集反应、沉淀反应、补体参与的反应、中和反应等类型。这些经典的血清学方法为鉴定病原菌和检查血清抗体提供了可靠的方法，并被广泛应用于传染病诊断和流行病学调查。

二、现代临床免疫学检验的发展

现代临床免疫学检验是从传统的临床免疫学检验继承发展而来，免疫学理论、分子生物学及其他现代科学技术日新月异的发展，使临床免疫学检验得到了极大的发展，并具有以下特点。

（一）临床免疫学检验技术日益先进

1. 免疫标记技术提高了对抗原和抗体的检测水平 免疫学检验的发展主要得益于免疫标记技术的发展和完善。20 世纪中叶起，逐步建立了各种免疫标记技术，从而极大地提高了免疫检测的敏感性。1941 年 Coons 等首次用异氰酸蒽荧光素标记抗体，检测小鼠组织切片中的可溶性肺炎球菌荚膜多糖抗原，建立了荧光免疫技术，实现了对抗原的定位检测。目前荧光免疫技术已成为临床许多疾病如自身免疫病、肿瘤诊断和分析的重要手段。

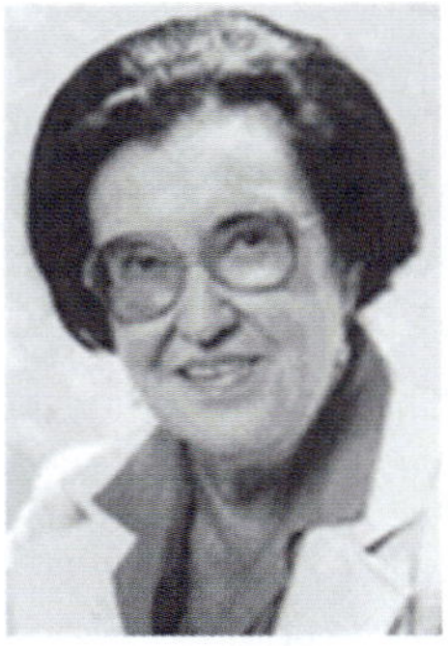

图 1－2 放射免疫标记发明者——R. Yalow（荣获 1977 年度诺贝尔生理医学奖）

1959 年 Yalow 和 Berson 创立了放射免疫分析（radioimmunoassay，RIA），并首先用于糖尿病患者血浆中胰岛素含量的测定。RIA 将放射核素示踪的高灵敏性与抗原抗体反应的高特异性相结合用于超微量物质测定的技术模式，为 20 世纪临床免疫学检验的超微量物质分析开辟了一个崭新的领域。随后这一崭新的技术迅速渗透到医学科学的其他领域，放射免疫分析的物质也由激素扩展到几乎一切生物活性物质，充分证明了该技术的巨大推动力。1977 年，这项技术的发明者荣获诺贝尔生理医学奖（图 1－2）。20 世纪 60 年代后期建立于固相抗体分离方法和非竞争结合分析原理的免疫放射分析（immunoradiometric assay，IRMA），在测定灵敏度、特异性、可测范围等方面均显示了较经典液相竞争 RIA 更好的优越性。

1971 年 Engvall 等用酶代替放射性核素制备了酶标记试剂，创立了酶免疫技术，促进了非放射性标记免疫技术的发展。酶免疫技术与生物素－亲和素放大系统、化学发光技术等的融合，其灵敏度和特异性以及自动化程度得到了显著的提高，应用范围不断拓宽，已广泛用于医学和生物学科的各个领域。1983 年

Czerkinsky、Sedgwick 和 Holt 在 ELISA 技术的基础上建立了 ELISPOT 技术，用于检测免疫应答细胞分泌的产物，具有高度的敏感性，用于分析免疫细胞功能。

20 世纪 70 年代初期，Faulk 和 Taylor 创建了胶体金免疫技术（colloidal gold immunoassay）最初用于免疫电镜检测。目前，胶体金免疫技术除用于免疫组织化学染色外，还应用于胶体金免疫测定中，典型的如斑点金免疫渗滤试验和斑点金免疫层析试验等，由于其方法简便、快速，目前临床应用较广泛。

2. 与其他技术的融合促进了临床免疫学检验的发展　临床免疫学检验是一门理论和实验科学，其发展需要免疫学技术不断发展，而免疫学技术的发展又依赖于其他科学技术的发展。尤其现代免疫学技术更是免疫学融合其他现代科学技术综合发展的结果，它使免疫学检测技术和应用发生了深刻变革，并将进一步推动免疫学技术的发展和扩大临床应用。

（1）细胞融合技术　杂交瘤技术的建立为制备单克隆抗体奠定了基础，Kohler 和 Milstein 于 1975 年首创淋巴细胞杂交瘤制备单克隆抗体技术（图 1－3），它的问世可视为免疫学技术上的一次革命。由于单克隆抗体具有高度的特异性和敏感性，多已替代多克隆抗体用作临床免疫诊断试剂，尤其在标记技术、免疫芯片技术中更被广泛使用。单克隆抗体在免疫检测技术中的应用，已远远超出了临床免疫学检验范围，更被广泛用于免疫学及生命科学的研究，例如对细胞表面分化抗原的鉴定，对免疫细胞及其他组织细胞来源、发育、分化、功能、分群的研究等，极大地促进了免疫学和生命科学的发展。为此，两位发明者于 1984 年荣获诺贝尔医学奖。

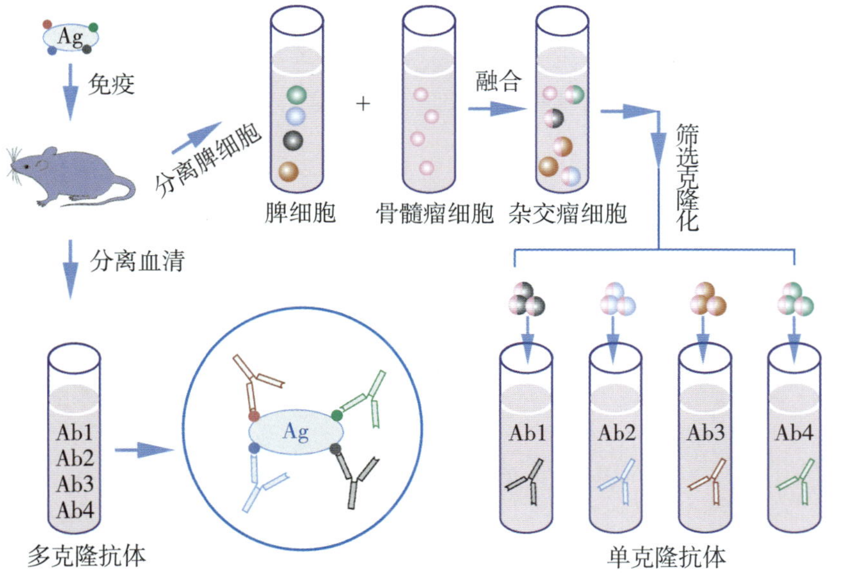

图 1－3　多克隆抗体和单克隆抗体制备示意图

（2）新型免疫标记技术　随着单克隆抗体、基因重组、新材料合成、电子计算机、自动化等各门技术的同步发展和相互渗透、组合，20 世纪 70 年代末期以后又有许多新型免疫标记技术问世，进一步推动了免疫标记技术的进步。如**时间分辨荧光免疫分析**（time－resolved fluoroimmunoassay，TrFIA）、**化学发光免疫分析**（chemiluminescence immunoassay，CLIA）、**电化学发光免疫分析**（electrochemiluminescence immunoassay，ECLIA）以及免疫－PCR 或 PCR－ELISA 等，使几乎一切具抗原性和半抗原性的物质均可被测定，而且还可用于基因扩增产物的测定。而蛋白芯片标记免疫技术的高通量、集成化分析，使对标本中的多种被测物可以在同一反应条件下进行联合检测，广泛用于感染性疾病、肿瘤、自身免疫病、超敏反应和衰老免疫机制等各种疾病的发病机制和诊断、免疫药理的研究等方面。

目前，标记免疫技术已形成包括多种标记技术和多种反应模式的综合性检测体系，已成为目前临床免疫学检验应用的主流技术。

（3）细胞与组织学技术　细胞分离技术（如流式细胞分选和免疫磁珠）和分析技术（如流式细胞术、激光共聚焦显微镜、隧道扫描显微镜、计算机成像与图像分子技术）为分析特定细胞群或单一细胞的特征提供了工具。

（4）自动化仪器　现代自动化免疫分析仪器的出现是多学科技术发展、整合的结果，对临床免疫学检验是一次具有革命性的变革。20 世纪 80 年代前，免疫学检验主要是由人工操作完成，费时、效率低。在 20 世纪 80 年代末，各种先进的自动化免疫分析仪器相继投入使用，例如自动化酶联免疫分析仪、自动化免疫浊度分析仪、自动化发光免疫分析仪、荧光免疫自动化分析仪和流式细胞仪等。这些先进检测仪器的投入使用，将免疫学检验过程中的取样、加试剂、混合、温育、固相载体分离、信号检测、数据处理、打印实验报告和检测后的仪器清洗等程序均由计算机控制、自动化完成，适应了现代测定快速、简便和自动化的要求。

（二）免疫学检验的应用领域不断扩大

在临床免疫学检验发展的早期阶段，其应用主要侧重于感染性疾病的诊断、免疫预防及免疫治疗。随着现代免疫学检验技术和理论的不断发展，以及人类对疾病发生、发展过程认识的不断深入，免疫学检验技术的应用不仅仅局限于感染性疾病的诊断、预防及治疗，也扩展到了其他非感染性疾病，如超敏反应、免疫缺陷病、自身免疫病、肿瘤、器官移植后的排斥反应等方面的诊断、预防及治疗。

伴随着免疫治疗的迅速发展，对免疫学治疗效果的评价已成为临床免疫学检验的一项重要任务。临床免疫学检验从单一的免疫学诊断向关注免疫的功能转变和应答能力方面转化。

临床免疫学检验历经 100 多年的发展历程，为人类战胜疾病的历史谱写了光辉的篇章。临床免疫学检验在医学和生命科学中的地位有目共睹，其研究和发展的业绩已载入史册（表 1－1）。

表 1－1　临床免疫学检验发展史简表

年代（年）	学　者	贡　献
1883	E. Metchnikoff	吞噬试验
1890	E. von Behring，S. Kitasato	抗毒素制备
1894	R. Pfeiffer，V. Isaeff	溶菌素，免疫溶解
1894	J. Bordet	补体与抗体活性
1896	H. Durham，M. von Gruber	特异凝集反应
1896	G. Widal，A. Sicad	肥达试验
1898	R. Kraus	沉淀试验
1899	Bordet J	免疫溶血反应
1900	J. Border，O. Gengou	补体结合反应
1906	Wassermann AP	梅毒补体结合反应
1921	C. Prausitz，H. Ustner	皮肤反应
1935	M. Heidelberger，F. Kendall	纯化抗体，定量沉淀反应
1942	A. Coons	免疫荧光标记
1946	J. Oudin	凝胶内沉淀反应
1948	O. Ouchterlony，S. Elek	双扩散沉淀反应
1953	P. Grabar，C. Williams	免疫电泳分析
1959	R. Yallow，S. Berson	放射免疫标记※
1966	S. Avames，J. Uriel，et al	酶标免疫技术
1975	G. Kohler，C. Milstein	杂交瘤技术与单克隆抗体※

注：※为诺贝尔生理学与医学奖。

第二节　临床免疫学

临床免疫学（clinical immunology）是利用免疫学理论与技术研究疾病的免疫病理机制、诊断和鉴别诊断、疗效评价、预后判断和预防的多个分支学科的总称。长期以来，传统的临床免疫学局限于抗感染免疫的研究；现代临床免疫学突破了抗感染研究的范畴，许多新的临床免疫学分支早已兴起。现代免疫学理论和技术的发展，加深了对免疫性疾病的病因、发病机制、免疫学诊断及免疫防治的研究。

一、感染免疫学

感染免疫学（infection immunology）是研究病原生物与宿主相互关系从而控制感染的学科，是传统免疫学的核心。

各种感染性疾病由侵入易感者机体中的病原体引起，病原体在宿主体内生长、繁殖、扩散或释放毒素导致炎症等病理反应。不同的病原体都是激发机体免疫应答的抗原物质，病原体感染机体后，这些抗原能诱导宿主产生体液免疫或（和）细胞免疫应答。感染性疾病在不同个体及各种条件下，病原体与机体免疫系统相互作用，取决于病原体致病力和免疫力的抗衡，从而产生各种疾病的不同转归。感染性疾病的诊断除了病原学检测外，临床常对患者体内病原体抗原或特异性抗体进行定性或定量检测，检测抗原和特异性 IgM 抗体有早期诊断价值。现在已经对大多数感染性疾病的诊断和治疗建立了一系列的方法，尤其是在预防感染性疾病方面取得了辉煌的成就。感染与免疫的研究进展将为人类最终战胜感染性疾病作出巨大的贡献。

二、免疫性疾病

免疫性疾病（immunologic disease）是各种原因引起的机体免疫应答异常所致的疾病，包括超敏反应性疾病、自身免疫病、免疫缺陷病和免疫增生病等。超敏反应性疾病反映了机体针对外界无毒抗原所产生的正常免疫机制。**自身免疫病**（autoimmune disease）是机体免疫系统对自身抗原成分发生免疫应答而导致的疾病状态。自身免疫病发病过程与超敏反应的发生机制相似，这些疾病的患者在发病过程中可致机体产生自身抗体，形成循环免疫复合物，产生细胞毒作用或迟发性细胞免疫反应等病理改变。免疫增生病和免疫缺陷病都是由免疫系统成分异常所致，前者特征是淋巴细胞或单核－吞噬细胞异常增生，如多发性骨髓瘤、巨球蛋白血症、重链病、轻链病等。后者则是由于免疫系统成分缺损引起，其临床主要表现为反复和慢性感染，或容易发生自身免疫病或肿瘤。

三、肿瘤免疫学

肿瘤免疫学（tumor immunology）是研究肿瘤的免疫原性、机体抗肿瘤的免疫效应及机体的免疫功能与肿瘤发生、发展的相互关系以及肿瘤免疫诊断与防治的一门学科。

肿瘤的发生是由于化学、物理及生物因素诱发，免疫监视失衡，或由于遗传突变，由正常细胞转变而来。肿瘤细胞在恶变转化过程中可出现或表达特征性的蛋白或多肽分子等肿瘤标志物。肿瘤标志物可存在于肿瘤细胞表面、血液或体液中，包括**肿瘤抗原**（tumor antigen）、激素、酶（同工酶）以及癌基因产物等。机体的免疫功能与肿瘤的发生、发展存在密切关系，当宿主免疫功能低下或受抑制时，肿瘤发生率增高；而在肿瘤进行性生长时，肿瘤患者免疫功能受到抑制，两者互为因果，双方各因素对肿瘤的发展均可起重要的作用。当肿瘤发生后，机体可通过免疫效应机制发挥抗肿瘤作用。机体抗肿瘤免疫的机制十分复杂，涉及到非特异性和特异性抗肿瘤免疫，二者共同参与机体免疫监视和抗肿瘤效应。一般认为细胞免疫是抗肿瘤免疫的主力，体液免疫通常仅在某些情况下起协同作用。肿瘤的免疫诊断方法已经广泛地用于临床，免疫治疗的研究也取得了令人瞩目的进展。

四、移植免疫学

移植免疫学（transplantation immunology）是研究移植物与宿主相互关系从而选择移植物和延长移植物存活的学科。

目前，由于 HLA 配型和高效免疫抑制药物的应用，移植成功率显著提高，移植已成为治疗多种器官和造血系统衰竭不可替代的治疗手段。移植成败主要取决于移植排斥反应的防治，主要措施是严格选择供者、抑制受者免疫应答、诱导免疫耐受、加强移植后免疫监测等。因此，移植前进行 HLA 配型、HLA 交叉配型、血型检测及检测受者体内预存 HLA 抗体，移植后加强排斥反应的免疫学监测是移植免疫学检验的主要内容。移植后免疫监测极为重要，对于排斥反应的早期发现和及时采取防治措施具有极其重要的指导意义。监测排斥反应的指标包括细胞免疫、血清中抗体、细胞因子、补体、可溶性 HLA、细胞表面黏附分子及细胞因子受体水平等检测项目。

此外，衰老免疫学、生殖免疫学和神经免疫学等临床免疫学分支学科的研究也取得了长足的进步。所有这此分支学科都从不同角度促进了临床免疫学的整体发展，已经并仍将为人类健康事业作出积极的贡献。

第三节 临床免疫学检验的重要地位

由于临床免疫学检验所具有的免疫学独特理论和技术，在未来的医学发展中必将成为医学和生命科学发展的关键性技术平台。许多科学家预言，生命科学将是 21 世纪的主导学科，作为生命科学的前沿学科之一的临床免疫学检验，将更有力地推动生命科学、医学与免疫学的发展，为人类的健康作出更大的贡献。

一、临床免疫学检验与医学检验

临床免疫学检验探讨免疫学理论和技术在疾病诊断和治疗中的应用。因此，临床免疫学检验在医学检验中占有极其重要的地位。

临床免疫学检验发展至今，已发展成为医学检验的重要组成部分和支柱，其与医学检验各分支学科如临床微生物学检验、临床生物化学检验、临床血液学检验、临床寄生虫学检验等学科既广泛联系，又相互交叉。目前，临床免疫学检验已列为医学检验本科生必修的主干课程，也是临床检验诊断学专业研究生最重要的课程之一。

二、临床免疫学检验与临床医学

临床免疫学检验在基础免疫学和临床医学中的研究已得到了广泛的应用。在临床医学中，免疫学检验是临床医生对免疫相关疾病进行分析和诊断的重要依据之一，它不仅对与免疫相关疾病的防治有重要的指导和应用价值，还可协助临床对治疗效果和病情发展作出预判。近年来临床免疫学检验迅速发展，其所涉及的领域已突破了医学的范围，同时在生命科学研究领域的应用也越来越广。

迄今，应用实验免疫学技术研究现代免疫学理论，直接指导和促进了临床医学的基础和应用研究，并日益显示出它在医学领域中的重要地位，如利用分子免疫学技术对免疫遗传学的研究进展阐明了排斥反应发生机制，细胞免疫学与分子免疫学的发展，为肿瘤的生物治疗开拓了新的前景。随着临床免疫学检验的理论与免疫学技术的发展，免疫学技术必将在恶性肿瘤的防治与诊断、器官移植、感染病的防治、免疫性疾病的防治、生殖的控制以及延缓衰老等方面发挥更为突出和重要的作用。

1. 免疫学诊断 抗原抗体反应的最大特点是具有高度特异性。人体感染病原体后，体内可以产生特异性的体液免疫或细胞免疫反应。这些免疫反应可以通过一定的免疫学测定方法进行体内或体外的检测，称为免疫学诊断。临床免疫学检验一方面检测抗原、抗体、补体、细胞因子、细胞黏附分子、免疫细胞等免疫活性相关物质；另一方面检测许多非免疫活性物质如激素、酶、心血管标志物、血浆蛋白、维生素和药物浓度检测等，为临床确定诊断、分析病情、调整治疗方案和判断预后等提供了有效的实验依据。临床免疫学检验的免疫学技术具有高度特异、灵敏度高、简便、快速等优点。尤其单克隆抗体标记技术、免疫转印技术、流式细胞术、免疫 PCR 等新技术的发展，已广泛应用于各种疾病的病因、疗效评价及发病机制的研究，对临床疾病的诊断、治疗均具有重大的作用。免疫学诊断技术的应用范围，除用于免疫性疾病、感染性疾病、血液学、肿瘤学……，已遍及医学检测诊断的各个领域。

2. 免疫治疗监测 免疫治疗是指采用生物制剂或药物调节免疫功能，通过增强或抑制机体的免疫应答，从而达到治疗疾病的目的，已成为临床治疗的新型手段。在机体免疫应答过程中，机体免疫功能的亢进或不足（或缺陷），都会破坏机体内环境的平衡与稳定，从而引起疾病，如超敏反应、自身免疫病、肿瘤、感染性疾病等。通过抗体、细胞因子、体外扩增的免疫细胞及治疗性抗原疫苗等免疫手段，来治疗或控制疾病的发生与发展。临床免疫学检验的理论与免疫学技术的发展，应用基因工程技术及生物工程技术研发的生物制剂在临床治疗相关疾病已逐显曙光。DNA 疫苗、重组细胞因子、人源化抗体、小分子功能性抗体片段、双特异性抗体、免疫细胞治疗等现代免疫类生物技术制剂的发展和应用，为临床对疾病的研究提供了更广阔的空间，为疾病的治疗或控制提供了更高水平的治疗效果。免疫类生物技术制剂的研发必将对各种疾病的防治发挥其更重要的作用。显然，在免疫治疗适应证的确定、治疗效果评价、治疗过程监控及预后等方面，免疫学检验的作用越来越突显、越来越重要。

三、临床免疫学检验与生物技术

现代免疫学技术的广泛应用，极大地推动了现代免疫学研究的飞速前进，其结果又在更深层次和更广范围内促进了高新生物技术及产业的发展，使细胞工程技术、基因工程技术等得到更广泛的应用。近年来以疫苗、基因工程抗体、重组细胞因子研制为主的生物制品产业已成为生物技术产业中的支柱，推动了免疫学防治的广泛开展，有力地控制了许多传染性疾病的传播，有效地用于许多疾病的治疗，挽救了无数生命。单克隆抗体及其相应试剂盒的研发和应用，在临床检测中发挥了重要作用。以免疫学技术为基础的高新生物技术的发展及其产品的开发和应用，必将会随着免疫学研究的深入，创造出更大的社会效益和为人类健康带来更大的福音。

（吕世静）

上篇　免疫学技术

第二章　抗原抗体反应

学习要点

抗原抗体反应是指抗原与相应抗体之间的特异性结合反应，这种特异性结合取决于抗原表位（决定簇）和抗体超变区分子间的结构互补性与亲和性，并通过静电引力、范德华引力、氢键结合力和疏水作用力等非共价键结合在一起。抗原抗体反应的过程可分为抗原抗体特异性结合和抗原－抗体复合物相互交联聚集两个阶段；抗原抗体反应具有特异性、可逆性和比例性等特点。抗原抗体反应的影响因素包括抗原、抗体、电解质、酸碱度、温度等。根据抗原和抗体的性质、参与反应的成分、抗原抗体反应出现的现象和结果等，可将体外的抗原抗体反应分为凝集反应、沉淀反应、补体参与的反应、中和反应和免疫标记反应（技术）等五种基本类型。

抗原抗体反应（antigen－antibody reaction）是指抗原与相应抗体在体内或体外发生的特异性结合反应。在生物体内发生的抗原抗体反应即是体液免疫应答的效应作用，通常可介导吞噬、溶解与杀伤病原体，中和毒素与病毒等，有时也可引起免疫病理损伤。在体外一定条件下，抗原与相应抗体结合可出现肉眼可见或仪器可检测到的反应。据此，在体外可用已知的抗原（或抗体）来检测相应未知的抗体（或抗原）。发生在生物体外的抗原抗体反应，因抗原的物理性状（颗粒性或可溶性）、抗体类型和参加反应的成分（如电解质、补体、固相载体和标记物）的不同，可出现凝集反应、沉淀反应、溶菌与溶血反应、中和反应以及各种标记技术等。由于抗体主要存在于血清中，因此，以往又把体外的抗原抗体反应称为**血清学反应**（serological reaction）。本章仅介绍体外的抗原抗体反应。

第一节　抗原抗体反应的基本原理

抗原与抗体的特异性结合是基于抗原表位（决定簇）和抗体超变区分子间的结构互补性与亲和性。这种特性是由抗原与抗体分子空间构型所决定的，不仅需要抗原与抗体的分子构型高度互补，而且抗原表位与抗体超变区必须密切接触，才有足够的结合力。抗原抗体反应经过由亲水胶体转为疏水胶体一系列的化学和物理变化的过程，可分为抗原抗体特异性结合和非特异性促凝聚两个阶段。第一阶段为抗原与抗体发生特异性结合的阶段，此阶段反应快，仅需几秒至几分钟，但不出现可见反应；第二阶段为可见反应阶段，这一阶段为抗原－抗体复合物在适宜的环境因素（如温度、pH、电解质等）影响下，进一步交联和聚集，出现肉眼可见的沉淀、凝集、细胞溶解等反应，此阶段反应慢，往往需要数分钟至数小时。实际上这两个阶段难以严格划分，所需的时间往往受多种因素的影响，如反应中抗原与抗体的浓度较高，且二者比例合适，则很快就能形成可见反应。

一、抗原抗体的结合力

抗原与抗体之间的结合是非共价键结合，通常情况下，抗原、抗体通过静电引力、范德华引力、氢键和疏水作用力等分子间的引力而结合在一起（图 2－1）。

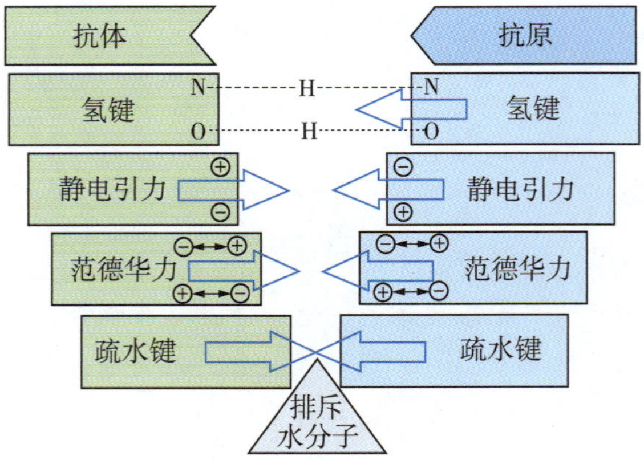

图 2－1　抗原抗体结合力示意图

（一）静电引力

静电引力（electrostatic forces）又称**库仑引力**（Coulomb attraction），是抗原与抗体分子带有相反电荷的基团之间的相互吸引的能力。例如，抗原抗体一方分子上所带氨基酸的游离氨基（$—NH_3^+$）或游离羧基（$—COO^-$）可与另一方带相反电荷的对应基团相互吸引，促进抗原、抗体的结合。这种引力的大小与两个电荷间距离的平方呈反比。两个电荷距离越近，静电引力就越大。

（二）范德华引力

范德华引力（van der Waals forces）是原子与原子、分子与分子相互接近时分子极化作用发生的一种吸引力，引力大小与两个相互作用基团的极化程度的乘积呈正比，与它们之间距离的 7 次方呈反比。范德华引力小于静电引力。

（三）氢键结合力

氢键结合力（hydrogen bonding forces）是供氢体上的氢原子与受氢体上的原子间的引力。如抗原、抗体分子中的氢原子和电负性大的氮、氧等原子相互吸引的力。当具有亲水基团（如—OH、$—NH_2$、—COOH）的抗体与相对应的抗原彼此接近时，相互间即可形成氢键而使抗原与抗体结合。氢键结合力较强于范德华引力。

（四）疏水作用力

疏水作用力（hydrophobic forces）是在水溶液中抗原、抗体分子的两个疏水基团相互接触，由于对水分子的排斥而趋向聚集所产生的力。当抗原表位与抗体超变区靠近时，相互间正、负极性消失，周围亲水层也立即失去，从而排斥两者间的水分子，使抗原与抗体进一步相互吸引和结合。疏水作用力是这些结合力中最强的，因而对维系抗原与抗体结合的作用最大。

二、抗原抗体的亲和力与亲合力

1. 亲和力（affinity）　是指抗体分子单一抗原结合部位与抗原分子表面一个相应抗原表位（决定簇）之间的结合强度，它是抗原、抗体之间固有的结合力。亲和力可用平衡常数

K（$K=K_1/K_2$）来表示，K 值越大，亲和性越高，与抗原结合也越牢固。

2. 亲合力（avidity）　是指一个抗体分子与抗原分子表面数个相应抗原表位（决定簇）之间的结合强度。亲合力与抗体结合价相关，所谓多价优势，如 IgG 抗体为二价，其亲合力为单价的 10^3 倍，IgM 抗体为五至十价，其亲合力为单价的 10^7 倍。

由于抗原、抗体的结合反应是非共价可逆的结合，它们空间构象的互补程度不同，其结合力也不同。若抗体超变区分子间与抗原表位（决定簇）的互补程度越高，亲和力越高，与抗原结合的就更牢固，不易解离；反之就容易解离。

三、亲水胶体转化为疏水胶体

所有的抗体和大多数抗原同为蛋白质，在通常的抗原抗体反应条件（pH6～8）下，它们均带有负电荷，使极化的水分子在其周围形成水化层，成为亲水胶体。因此，抗原与抗体各自溶解在水中为胶体溶液，不会相互聚集发生自然凝集或沉淀。而当抗原与抗体结合，使表面电荷减少或消失，水化层变薄，蛋白质由亲水胶体转化为疏水胶体。此时，如再加入适量的电解质（如 NaCl），则可以中和胶体粒子表面的电荷，进一步使疏水胶体物相互靠拢，形成可见的抗原－抗体复合物。

第二节　抗原抗体反应的特点

一、特异性

一种抗原通常只能与其刺激机体产生的相应抗体结合，这种抗原与抗体结合反应的专一性称为抗原抗体反应的**特异性**（specificity）。抗原与抗体的结合实质上是抗原分子表面的抗原表位与抗体分子的抗原结合部位之间，在化学结构和空间构型上的互补结合，二者之间的互补程度越高，抗原与抗体之间的结合力就越强。抗体的抗原结合部位由抗体分子的 VH 和 VL 上各自具有的三个超变区组成，该部位形成一个与抗原决定簇（表位）互补的沟槽，决定了抗体的特异性。不同抗体的抗原结合部位其沟槽形状不同，只有与其结构互补的抗原表位才能如楔状嵌入，所以抗原与抗体的结合具有高度的特异性。这种特异性如同钥匙和锁的关系。例如白喉抗毒素只能与相应的外毒素结合，而不能与破伤风外毒素结合。由于抗原抗体反应具有高度特异性，故可用已知的抗原（或抗体）来检测相应未知的抗体（或抗原）。

天然抗原分子通常具有多种抗原表位，可刺激机体产生多种特异性抗体。若两种不同的抗原分子表面具有相同或类似的抗原表位，则二者均能与对方抗血清中的相应抗体结合，即发生**交叉反应**（cross reaction）（图 2－2）。交叉反应仍是抗原抗体特异性结合，对临床诊断可能产生干扰，目前采用单克隆抗体进行检测可有效克服交叉反应的出现，不过有时也将这种交叉反应用于临床诊断，如外－斐试验。

二、可逆性

抗原与相应抗体结合成复合物后，在一定条件下又可解离为游离的抗原与抗体的特性称为抗原抗体反应的**可逆性**（reversibility）。抗原与抗体的结合是分子表面的非共价键结合，所以形成的抗原－抗体复合物不牢固，在降低溶液 pH 或提高溶液离子强度等条件下，又可解离为游离的抗原与抗体。因此，抗原与抗体结合形成复合物的过程是一个动态平衡过程。根据质量作用定律，复合物形成的速度与反应物的浓度呈正比；平衡时，结合与解离的速度相等。

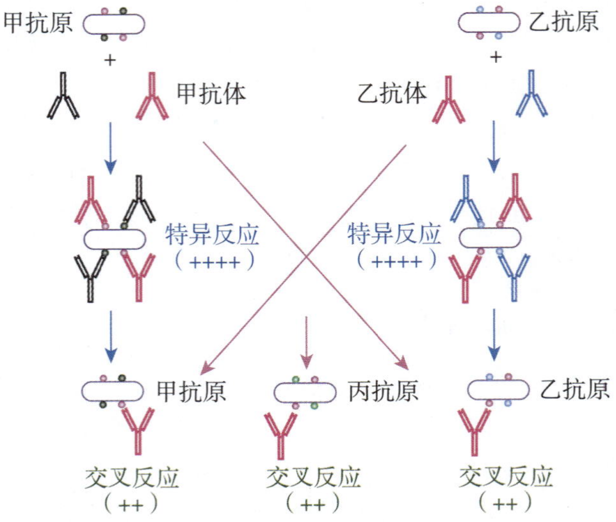

图 2－2　特异性反应与交叉反应示意图

抗原－抗体复合物解离取决于两方面的因素：一是抗体对相应抗原的亲合力；二是环境因素对复合物的影响。高亲合力抗体的抗原结合部位与抗原表位的化学结构和空间构型上非常适合，两者结合牢固，不容易解离。反之，低亲合力抗体与抗原形成的复合物较易解离。在进行抗原抗体反应的环境因素中，凡是减弱或消除抗原抗体亲和力的因素都会使逆向反应加快，复合物解离增加。如 pH 过高或过低、增加离子强度等均可导致抗原与抗体间的静电引力降低或消失，降低抗原抗体的结合力，促使其解离。免疫学技术中常用于纯化抗原或抗体的亲和层析法，就是通过改变反应液的 pH 和离子强度促使抗原－抗体复合物的解离，从而使抗原或抗体得到纯化。经上述解离后的抗原和抗体仍能保持原有的理化特性和生物学活性。增加温度也可增加分子间的热动能，加速已结合复合物的解离，但由于温度变化易致蛋白质变性，所以实际工作中极少应用。

三、比例性

抗原与相应抗体特异性结合，形成复合物出现可见反应需要抗原、抗体二者的浓度和比例要合适的特性称为抗原抗体反应的**比例性**（proportionality）。也就是说，抗原与抗体发生可见反应需遵循一定的量比关系，无论在一定量的抗体中加入不同量的抗原或在一定量的抗原中加入不同量的抗体，均可发现只有在二者分子比例合适时才出现最强的反应。以沉淀反应为例，若在加入固定量抗体的一排试管中依次向各管中加入递增量的相应可溶性抗原，发现随着抗原量的增加，其沉淀物（抗原－抗体复合物）很快大量出现，当抗原量增加到一定程度后，其沉淀物出现的速度和量则随抗原量的增加反而逐渐降低。这说明在一定浓度范围内，抗原、抗体二者比例合适时，可出现肉眼可见的反应物；若比例不合适，当抗体或抗原过剩时，所形成的抗原－抗体复合物为小分子复合物，不能为肉眼所见。根据所形成的沉淀物及抗原、抗体的比例关系可绘制出反应曲线（图 2－3）。图中曲线的高峰部分是抗原、抗体分子比例合适的范围，称为抗原抗体反应的**等价带**（equivalence zone）。在此范围内，抗原、抗体结合充分，沉淀物形成快而多。其中有一管反应最快，沉淀物形成最多，上清液中几乎无游离的抗原与抗体存在，表明抗原与抗体浓度的比例最为合适，称为抗原与抗体浓度的**最适比**（optimal ratio）。在等价带前后分别由于抗体或抗原过剩，形成的沉淀物少，上清液中可测出游离的抗体或抗原，这种现象称为**带现象**（zone phenomenon）。当抗体过量时称为**前带**（prezone phenomenon），抗原过剩时称为**后带**（postzone phenomenon）。

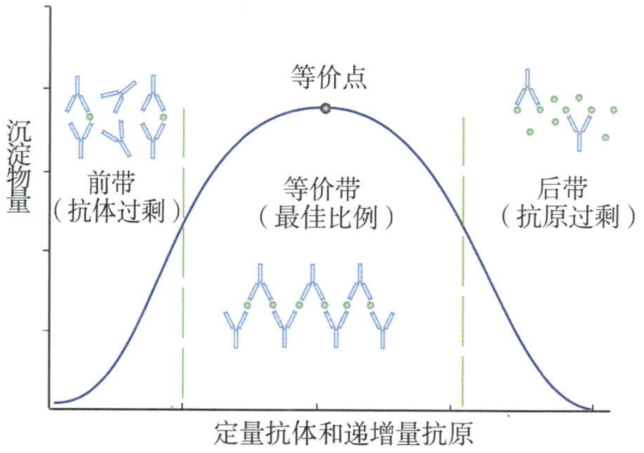

图 2－3　沉淀反应中沉淀物量与抗原、抗体的比例关系

Marrack（1934 年）用网格学说（latticetheory）解释了抗原抗体反应比例性的形成机制，后经电子显微镜观察抗原抗体反应的现象，为该学说提供了有力的依据。因为天然抗原大多数是多价的，而抗体大多为二价，当抗原与抗体在等价带结合时，抗体分子的两个 Fab 段可分别与两个抗原分子表面的抗原表位结合，相互交叉连接成具有立体结构的巨大网格状聚集体，形成肉眼可见的沉淀物。当抗原或抗体过量时，由于过量方的结合价不能得到饱和，就只能形成较小的沉淀物或可溶性抗原－抗体复合物，在上清液中并有较多的游离抗原或抗体的存在。因此，在检测抗原或抗体时，应注意调整反应体系中抗原与抗体的比例，以避免带现象的干扰而导致假阴性结果。

第三节　抗原抗体反应的影响因素

在进行抗原抗体反应时，受许多因素的影响，大致可分为两个方面：一方面是参与反应的抗原、抗体的自身因素，另一方面是进行反应的环境因素。

一、反应物自身的因素

抗原和抗体是抗原抗体反应的主体，它们的理化性质、生物学活性及浓度等均直接影响二者的结合反应。

（一）抗原

抗原的理化性状、分子量、抗原表位的种类及数目均可影响抗原抗体反应的结果。例如，颗粒性抗原与相应的抗体发生结合反应后可出现凝集反应；而可溶性抗原与相应的抗体发生结合反应后可出现沉淀反应，单价抗原与相应的抗体发生结合反应后不出现沉淀现象；红细胞与 IgG 类抗体发生结合反应后不出现直接凝集现象；粗糙型细菌在生理盐水中易发生自凝现象。

（二）抗体

1. 抗体的来源　抗体来源于不同动物的免疫血清，其反应性不同。用沉淀反应对不同来源的免疫血清进行比较后，可将抗体按等价带范围大小分为两种类型，即 R 型抗体和 H 型抗体。R 型抗体的等价带较宽，具有较大的抗原、抗体合适比例范围，与相应抗原结合易出现可见的抗原－抗体复合物，仅在抗原过量时，才会出现小分子的可溶性抗原－抗体复合物，如来源于家兔、羊等大多数动物的免疫血清属此型。H 型抗体的等价带较窄，其抗体与抗原的合适比例范围较窄，抗原或抗体过量，均可形成可溶性免疫复合物，如来源于马、人等许多大动物的免疫血清属此型。单克隆抗体一般不用于沉淀或凝集反应。

2. 抗体的浓度 抗体的浓度是相对于抗原而言的，只有抗体的浓度与抗原的浓度合适时，二者才易结合出现可见的反应结果。因此，在进行抗原抗体反应前应先进行预实验，滴定出抗原抗体最佳反应浓度。

3. 抗体的特异性和亲和力 抗体的特异性和亲和力是影响抗原抗体反应的关键因素，特异性高和亲和力强的抗体与相应抗原发生结合时，反应结果出现得就迅速、准确。因此，在制备各种免疫检测试剂时应尽可能选择高特异性、高亲和力的抗体，以保证试验的可靠性。

二、反应的环境因素

体外的抗原抗体反应需要提供适宜的环境条件，如电解质、酸碱度、温度等，这些适宜的环境因素能促进抗原、抗体分子的紧密接触，增强分子间的引力，促进抗原、抗体的结合与聚合。

（一）电解质

电解质是抗原与抗体结合出现可见反应不可缺少的成分。抗原与抗体发生特异性结合后，由亲水胶体转变为疏水胶体的过程中，需要有适量的电解质参与才能中和抗原－抗体复合物表面的电荷，降低电势，破坏水化层，使抗原－抗体复合物相互靠拢聚集，形成大块的凝集或沉淀。若无电解质的参与，则不出现可见反应。为了促成沉淀物或凝集物的形成，常用0.85% NaCl或各种缓冲液作为抗原及抗体的稀释液及反应液，以提供适当浓度的电解质。如NaCl可在水溶液中解离成Na^+和Cl^-，分别中和抗原－抗体复合物表面的负或正电荷，有利于抗原－抗体复合物的聚集。但参与反应的电解质浓度不宜过高，否则会使蛋白质（抗原或抗体）发生非特异性沉淀，出现盐析现象（salting－out）。

（二）酸碱度

抗原抗体反应必须在合适的pH环境中进行，抗原抗体反应一般在pH6～8之间为宜。由于蛋白质具有两性电离性质，每种蛋白质都有固定的等电点，pH过高或过低，即过碱或过酸，均可影响抗原或抗体的理化性状。例如，当反应液中的pH值接近抗原的等电点时，可因抗原自沉而出现非特异性酸凝集。该种凝集现象不是颗粒性抗原与相应抗体特异性结合的结果，严重影响试验的可靠性。

（三）温度

抗原抗体反应必须在合适的温度中进行，一般为15～40℃，常用的抗原抗体反应温度为37℃。在一定范围内，温度升高可加速分子运动，抗原与抗体碰撞机会增多，使反应加速。温度如高于56℃，可导致已结合的抗原、抗体再解离，甚至变性或破坏。温度越低，结合的速度越慢，但结合牢固，更易于观察。某些特殊的抗原抗体反应，对温度有一些特殊的要求，如冷凝集素在4℃左右与红细胞结合最好，20℃以上时反而解离。

此外，适当的振荡或搅拌也可促进抗原、抗体分子的接触，加速反应。

第四节 抗原抗体反应的类型

体外的抗原抗体反应是用来检测标本中（未知）的抗原或抗体的一类免疫学检测技术，早期建立的免疫学检测技术通常是直接用抗原抗体反应所产生的现象来判断实验结果，如颗粒性抗原与相应抗体反应出现的凝集现象、可溶性抗原与相应抗体反应出现的沉淀现象、补体参与的抗原抗体反应出现的溶血与溶菌现象、抗毒素抗体与相应毒素反应出现的中和毒性作用等。这些经典的免疫学检测技术因其可用于直接定性与定量和应用方便而获得迅速发展。随着现代科学技术的不断进步和发展，各种医学分析检验仪器的出现，近年来免疫学检测技术的发展如同计算机技术的发展一样可谓日新月异，许多经典的免疫学检测技术已被更加科学、特异、灵敏、简便、稳定的方法所取代。尤其是免疫标记技术（immunolabelling technique）发展最快，应用各种标志物（如荧光物质、放射性核素、酶、化学发光物质、胶体金等）标记抗原或抗体，抗原抗体反应中加入标志物示踪，利用标志物的可测量性来达到快速、敏感地检测各种体内微量的生物活性物质，并对抗原或抗体进行定性、定位或定量分析。不管是哪种类型的反应和方法，都在其相应的年代里发挥了重要的作用，为人类的健康作出了积极的贡献。

目前根据抗原和抗体的性质、参与反应的成分、抗原抗体反应出现的现象和结果等，可将抗原抗体反应分为凝集反应、沉淀反应、补体参与的反应、中和反应和免疫标记反应（技术）五种基本类型（表2－1）。每种类型的抗原抗体反应又可分为多种试验方法或检测技术。如免疫标记反应按实际用途可分为定位测定组织或细胞中固定成分的免疫组织化学技术和检测体液标本中抗原或抗体含量的免疫测定技术，按测定反应体系的物理状态可分为均相免疫测定和非均相免疫测定，按标志物的不同可分为荧光免疫技术、放射免疫技术、酶免疫技术、金免疫技术和发光免疫技术等。各种类型的抗原抗体反应与检测技术，在以后各章中详述。

表2－1　抗原抗体反应的基本类型

反应类型	常用的实验技术或方法
凝集反应	直接凝集试验、间接凝集试验、抗球蛋白试验
沉淀反应	液相沉淀试验、凝胶内沉淀试验、凝胶电泳技术
补体参与的反应	补体溶血试验、补体结合试验
中和反应	病毒中和试验、毒素中和试验
免疫标记反应	荧光免疫技术、放射免疫技术、酶免疫技术、金免疫技术、发光免疫技术

（陈育民）

第三章 免疫原和抗体的制备

学习要点

免疫原可通过超速离心、选择性沉淀、凝胶过滤、离子交换和亲和层析方法纯化，通过物理和化学法可制备半抗原性免疫原。将制备好的免疫原按一定的免疫程序接种给动物，可获得多克隆抗体。动物的种属、年龄、体重及抗原的性质、剂量、注射途径、次数、间隔时间等均影响免疫效果。单克隆抗体是识别单一表位的B细胞克隆产生的同源抗体，可用B细胞杂交瘤技术制备。单克隆抗体具有高度特异性和高度均一性等优点，特别适用于免疫诊断。基因工程抗体是指应用DNA重组及蛋白工程技术对编码抗体的基因按不同的需要进行改造和装配，经导入适当的受体细胞后重新表达的抗体，包括人源化抗体、小分子抗体、双特异性抗体和抗体融合蛋白等，主要用于免疫治疗或诊断。

抗体是生物学及医学领域中应用最广泛的制剂，免疫学检验主要以抗原抗体反应为基础，因此，需要各式各样的抗体用于与免疫学相关的项目检测与诊断。免疫原是能引起机体产生体液免疫应答的物质，提取良好的免疫原是制备优质抗体的关键。抗体的质量直接关系到检验方法的特异性和敏感性，因此，抗体的制备是免疫学技术的基础之一。迄今为止，抗体制备技术的发展已经历了三个阶段：第一代抗体是用纯化抗原免疫动物获得的血清**多克隆抗体**（polyclonal antibody，PAb）；第二代抗体是用B细胞杂交瘤技术制备的**单克隆抗体**（monoclonal antibody，McAb）；第三代抗体是经基因工程技术改造后重新表达的**基因工程抗体**（genetic engineering antibody）（图3－1）。本章将分别介绍免疫原的制备及上述三种抗体的制备方法和各自特点。

第一节 免疫原的制备

免疫原（immunogen）指能激发机体免疫系统产生特异性抗体或致敏淋巴细胞的抗原。免疫原的纯度可直接影响抗血清的特异性，制备合格的免疫原是制备合格抗体的前提条件。因此，抗体制备的首要工作是制备并纯化免疫原。自然条件下的免疫原，绝大多数是由多种成分构成的混合体，极少是单一成分（除非是人工合成或基因工程制备的），所以必须从复杂的混合体中提取出某种单一成分，纯化后的免疫原才可用来制备相应的抗体。根据免疫原的性质及来源不同，其纯化方法也有所不同。

一、颗粒性免疫原的制备

天然的颗粒性免疫原主要是指细胞抗原、细菌抗原和寄生虫体抗原等，制备方法相对较简单。

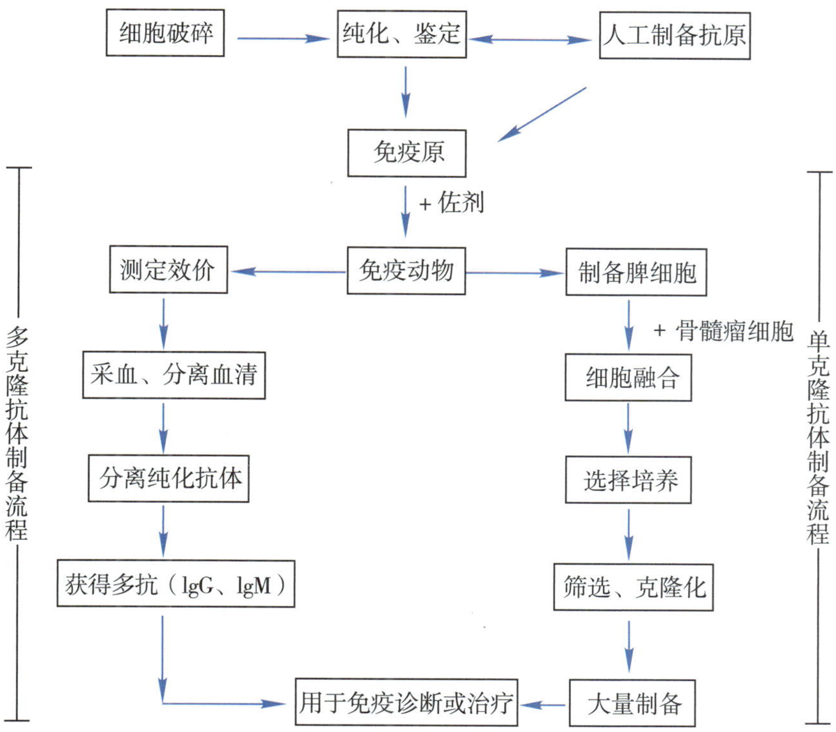

图 3-1 免疫原和抗体制备流程

（一）绵羊红细胞免疫原的制备

最常用的细胞抗原为制备溶血素用的绵羊红细胞，制备方法是采集健康绵羊的静脉血，立即注入无菌带有玻璃珠的三角烧瓶内，充分摇动 15～20min，以除去纤维蛋白，即得抗凝绵羊全血。免疫动物前，取适量抗凝血于离心管中，以无菌生理盐水洗涤细胞 3 次，然后取压积红细胞，稀释成 10^6/ml 浓度的细胞悬液，即可应用。

（二）细菌免疫原的制备

选用经鉴定合格的纯培养细菌，接种于固体或液体培养基中，置 37℃培养 24h 增菌后处理。菌体抗原需要 100℃水浴 2～2.5h，杀菌并破坏鞭毛抗原后应用；鞭毛抗原要用有鞭毛的菌株，菌液用 0.3%～0.5% 甲醛处理；细菌毒素抗原则应在杀菌后再加入 0.5%～1% 氯化钙溶液方可使用。此外，某些细胞膜成分经打碎后亦可制成颗粒性抗原。

二、可溶性免疫原的制备

蛋白质、细菌毒素、糖蛋白、脂蛋白、酶类和核酸等均为可溶性抗原，这些抗原大部分来源于组织和细胞，成分复杂，免疫动物前需要进行纯化。其制备过程一般包括以下步骤：①选取合适的组织和细胞将其破碎；②选用适当的方法从组织和细胞中提取目的蛋白；③采用层析法等将可溶性抗原进一步纯化；④鉴定抗原的纯度。

（一）组织和细胞可溶性免疫原的粗提

提取组织和细胞可溶性抗原，需将组织、细胞破碎，然后再从组织和细胞匀浆中提取目的蛋白或其他抗原。

1. 组织匀浆的制备 用于制备免疫原的组织材料必须是新鲜或低温保存的。获得材料后应立即去除包膜、结缔组织及大血管，脏器应用含 0.5g/L NaN_3 的生理盐水进行灌洗，去除血管内残留的血液，洗去血迹及污物，然后将洗净的组织剪成小块，加入适量生理盐水，装入捣碎机内以 1000r/min 的速度间断粉碎，制成组织匀浆。组织匀浆经过 2000～3000r/min 离心

10min 后分成两部分：沉淀物内含大量的组织细胞及碎片；上清液经高速离心，去除微小的细胞碎片及组织后作为提取可溶性抗原的原料。

2. 细胞的破碎 细胞抗原一般分为膜蛋白抗原、细胞质抗原、细胞核抗原及核膜抗原，这些抗原的制备均需将细胞破碎。动物的细胞容易破碎，而微生物细胞因有细胞壁等结构较为坚固，有时难以破碎。常用的细胞破碎方法如下。

（1）酶处理法 溶菌酶、纤维素酶及蜗牛酶等在一定的条件下能消化细菌和组织细胞。例如溶菌酶在碱性环境中，能溶解革兰阳性菌的细胞壁。该法适用于溶解多种微生物细胞，具有作用条件温和、不易破坏内含物成分、可以控制细胞壁损坏程度等优点。

（2）超声破碎法 超声波的机械振动可使流体局部减压，引发内部发生液体流动、漩涡形成与消失，由此产生强大的压力使细胞破碎。超声波所使用的频率从 1kHz ~ 20kHz 不等。进行超声破碎细胞时，必须间歇进行，可采用冰水浴以避免因长时间超声产热对抗原的破坏。用超声破碎细胞，方法简单、省时，对一般组织细胞破碎效果好，但对细菌特别是对真菌的厚膜孢子效果不佳。

（3）冻融法 冷冻可使细胞内水分形成冰晶以及胞内外溶剂浓度突然改变而导致细胞膜与细胞内颗粒破坏。其方法是将待破碎的细胞置于 -20℃ 冰箱内完全冻结，然后让其在 30 ~ 37℃ 中缓慢融化。如此反复两次，大部分组织细胞及细胞内的颗粒均可被破坏。该法适用于组织细胞的破碎，而对微生物细胞的作用较差。

（4）表面活性剂处理法 在适当的 pH、温度及低离子强度的条件下，表面活性剂可与脂蛋白形成微泡，使细胞膜的通透性改变而导致细胞溶解。常用的表面活性剂有十二烷基硫酸钠、去氧胆酸钠、聚山梨酯、二乙基十六烷基溴等。此法作用比较温和，多用于破碎细菌。在提取核酸时，常用该法破碎细胞。

（二）可溶性免疫原的提纯

组织细胞的粗提液中除了含有所需要的蛋白质抗原成分外，还含有其他蛋白质、多糖、脂类和核酸等成分。提纯抗原是为了除去上述其他成分。下面主要介绍蛋白质类抗原的提取和纯化方法。

1. 超速离心法 超速离心法分为差速离心法和密度梯度离心法。差速离心法是指低速和高速离心交替进行，用于分离大小差别较大的抗原颗粒；密度梯度离心法是一种区带离心法，样品中各颗粒在一定的密度梯度介质（蔗糖、甘油、CsCl 等）中的沉降速度或漂浮速度不同，使具有不同沉降速度的物质处于不同密度的梯度层内，从而达到分离的目的。

用超速离心法分离和纯化抗原时，除个别成分外，很难将某一抗原成分分离，故只用于少数大分子抗原，如 IgM、C1q、甲状腺球蛋白等，以及某些比重较轻的抗原物质，如载脂蛋白 A、B 等的分离，而不适用于大多数蛋白质抗原。

2. 选择性沉淀法 利用各种蛋白质分子理化特性的差异，采用不同的沉淀剂或改变某些条件，促使某一蛋白质抗原成分沉淀，从而达到纯化的目的。最常用的方法是盐析沉淀法。

（1）盐析法 蛋白质在水溶液中的溶解度主要取决于蛋白质分子表面离子及其周围水分子的数目。在蛋白质溶液中加入高浓度中性盐后，由于中性盐与水分子的亲和力大于蛋白质，可使蛋白质分子周围的水化层减弱乃至消失。同时，中性盐加入蛋白质溶液后由于离子强度发生改变，造成蛋白质表面的电荷大量被中和，又导致蛋白质溶解度更加降低，从而使蛋白质分子之间聚集而沉淀，称为“盐析”。因各种蛋白质在不同盐浓度中的溶解度不同，其出现盐析的先后顺序也不同，可使某种蛋白质从其他蛋白中分离出来。最常用的盐溶液是 33% ~ 50% 饱和度的硫酸铵。盐析法是最经典的蛋白质分离纯化技术，优点是方法简便、有效、不影响抗原活性，可用于蛋白质抗原的粗提、γ-球蛋白的提取、蛋白质的浓缩等，但盐析法提纯的抗原纯度不高，只适用于抗原的初步纯化。

（2）聚合物沉淀法 聚乙二醇（polyethyleneglycol，PEG）等水溶性聚合物在溶液的 pH、离子强度和温度等条件固定时，可选择性沉淀不同分子量的蛋白质。一般情况下，蛋白质分子量越大，被沉淀时所需 PEG 浓度越低。例如，浓度为 3% ~4% 的 PEG 可沉淀免疫复合物，6% ~7% 的 PEG 可沉淀 IgM，12% ~15% 的 PEG 可沉淀其他球蛋白，25% 的 PEG 可沉淀白蛋白。

（3）有机溶剂沉淀法 有机溶剂可降低溶液的介电常数，增加蛋白质分子间的静电引力，使蛋白分子易于聚集而沉淀。另外，有机溶剂可导致蛋白质的水化层减弱，从而破坏蛋白质分子的稳定性，所以蛋白质在一定浓度的有机溶剂中可沉淀析出。常用的有机溶剂有乙醇和丙酮。由于有机溶剂的加入易引起蛋白质变性失活，使用该法必须在低于 0℃ 的温度下进行，且在加入有机溶剂时注意搅拌均匀以免局部浓度过大，防止蛋白质变性。

（4）核酸沉淀剂法 当提取的蛋白质抗原液中含有大量核酸成分时，需用核酸沉淀剂去除核酸。常用的方法是在提取液中加入硫酸鱼精蛋白、氯化锰或链霉素等，使核酸沉淀而除去。用核糖核酸酶降解法也可有效去除核酸成分。

3. 凝胶层析法 利用凝胶的分子筛作用，将不同分子量的蛋白质进行分离。凝胶是具有三维空间多孔网状结构的物质，当含有多种分子量的蛋白质溶液缓慢地流经凝胶层析柱时，大分子蛋白质因直径较大不易进入凝胶颗粒的微孔内，只能留在颗粒的间隙，因此在洗脱时能很快地由上而下移动，随洗脱液最先流出。小分子蛋白质可进入凝胶颗粒的微孔内，洗脱时向下移动的速度较慢，则较迟被洗脱。这样，通过凝胶的分子筛作用，蛋白质分子由大到小依次分离，通过分段收集，达到纯化目的。

4. 离子交换层析法 利用带有离子基团的纤维素或凝胶作离子交换剂，吸附交换带相反电荷的蛋白质抗原。由于各种蛋白质所带的电荷量不同，与纤维素或凝胶结合的能力就有差别。当洗脱时，逐渐增加流动相的离子强度，使溶液中的离子与蛋白质竞争纤维素或凝胶上的电荷位点，不同等电点的蛋白质就可分别解离。常用于蛋白质分离的离子交换剂有离子交换纤维素、离子交换凝胶和离子交换树脂。

5. 亲和层析法 生物分子间存在很多特异性的相互作用，它们之间都能够专一而可逆地结合，这种结合力就称为亲和力。亲和层析就是通过将具有亲和力的两个分子中的一个固定在不溶性基质上，利用分子间亲和力的特异性和可逆性，对另一个分子进行分离纯化。具有专一亲和力的生物大分子与其配体包括抗原和抗体、酶和酶抑制剂（或底物）、DNA 和 RNA、激素和受体等体系。只要将对应体系中的一方偶联于不溶性支持物上，就可从混合物中专一地分离和提纯相应的另一方。与上述其他纯化方法相比，亲和层析法具有更有效的纯化作用，而且分离迅速，有时仅一步即可达到纯化等优点。

6. 电泳法 各种蛋白质在同一 pH 条件下，因分子量和电荷数量不同而在电场中的迁移率不同而得以分开。常用的是等电聚焦电泳，它利用一种两性电解质为载体（如脂肪族多胺和多羧类的同系物、蔗糖溶液等，如果是做凝胶等电聚焦则使用琼脂糖和聚丙烯酰胺或葡聚糖凝胶作为介质），电泳时两性电解质形成一个由正极到负极逐渐增加的 pH 梯度，当带一定电荷的蛋白质在其中泳动时，到达各自等电点的 pH 位置就停止，此法可用于分析和制备各种蛋白质。

（三）免疫球蛋白片段免疫原的制备

免疫球蛋白具有抗原性，可作为免疫原免疫动物制备相应的抗体。如果将免疫球蛋白分解成片段，如 Fc 段、Fab 段、轻链等作为免疫原制备相应的抗血清，纯化后得到的抗体用于免疫球蛋白的检测，则具有更高的分辨力。免疫球蛋白片段的主要制备方法如下。

1. 分离非共价键 肽链亚单位之间常为非共价键的结合，如氢键、疏水键及静电引力等。这些键结合力较弱，可经酸、碱、胍或脲等将其断开制备片段。方法有两种：①改变 pH

法：蛋白质解离的临界值为 pH 在 3～4（羧基滴定范围）和 9～10（赖氨酸－酪氨酸滴定范围），当加入酸或碱使 pH 低于 3 或高于 10 时，肽链亚单位就会解离；②变性剂法：多数蛋白质在 8mol/L 脲或 6mol/L 盐酸胍中会发生变性，从而使肽链亚单位解离。此法也可用于载脂蛋白抗原的解离和胶原肽的提取。

2. 解离共价键 二硫键是连接免疫球蛋白的共价键，解离二硫键可将轻链与重链分开，纯化后可分别获得免疫球蛋白的轻链和重链。解离的方法有还原法和氧化法。目前还原法使用较多，即将二硫键还原成巯基，使得二硫键断裂。但还原的硫基极不稳定，去除还原剂后，又可重新结合成二硫键。因此，需要用碘乙酸或碘代乙酰胺进行羧甲基化以封闭巯基。氧化法的优点是切开二硫键后，肽链不能重新形成二硫键，便于肽链的纯化，但色氨酸侧链可能因氧化作用而被破坏。

3. 断裂肽链 为获得免疫球蛋白的 Fc 段或 Fab 段，需要打断免疫球蛋白的肽链，常用的方法有两种：①溴化氰裂解法：溴化氰通过与蛋白质中的甲硫氨酸侧链的硫醚基反应，生成溴化亚氨内酯。后者与水反应，将肽链断裂。②酶裂解法：酶裂解法专一性较好，不同的片段可用不同的酶进行裂解。如木瓜酶可将 IgG 裂解成为两个 Fab 和一个 Fc 片段，胃蛋白酶可将 IgG 裂解成为一个 $F(ab')_2$ 片段和几个小肽段，胰蛋白酶则将 IgG 裂解成不规则的肽链。实际应用中，常用木瓜酶切得 Fc 段作为抗原，以制备抗重链血清，用胃蛋白酶切得 $F(ab')_2$ 作为抗体试剂。

（四）纯化免疫原的鉴定

纯化免疫原的鉴定主要包括：含量、分子量、纯度及免疫活性等鉴定。鉴定的方法多种多样，但每一种方法只能鉴定抗原性质的某一方面，一般可选用几种方法联合鉴定。如：①蛋白含量的测定可采用双缩脲法、紫外光吸收法、酚试剂法等；②分子量测定用 SDS－聚丙烯酰胺凝胶电泳（SDS－PAGE）；③纯度鉴定常用 SDS－PAGE、毛细管电泳、等电聚焦、高效液相色谱（又称：层析）法和结晶法；④免疫活性鉴定用免疫双扩散法或免疫电泳法。

三、人工抗原的制备

用化学合成法或基因重组法制备含有已知化学结构决定簇的抗原，称之为人工抗原。它可包括人工结合抗原、人工合成抗原和基因重组抗原。

（一）人工结合抗原

半抗原（hapten）是指仅有抗原性而无免疫原性的物质，如多糖、多肽、甾体激素、脂肪胺、类脂质、核酸以及化学物质等。半抗原不能直接用作免疫原，只有把这些半抗原与蛋白质等大分子物质结合后，才能刺激机体产生抗体或致敏淋巴细胞。用于偶联半抗原的大分子物质称为载体。将半抗原与载体结合，形成载体－半抗原结合物，属人工结合抗原。

1. 载体的选择 载体的类型及其与半抗原结合的方法可影响半抗原免疫原诱导免疫应答的效果，常用的载体有蛋白质类、多肽类聚合物和大分子聚合物等。

（1）蛋白质类 蛋白质作为一种常用的良好载体，以白蛋白使用最为普遍。因为白蛋白具有较高的溶解度、免疫原性强、取材方便等特点。常用的有牛血清白蛋白、人血清白蛋白、血蓝蛋白、兔血清白蛋白等。

（2）多肽类聚合物 多肽类聚合物是由人工合成的，也是良好的载体。常用的为多聚赖氨酸，分子量高达 100 000 以上（十几万到几十万），多聚赖氨酸可与半抗原的—NH_2 或—COOH 结合，所制备的半抗原免疫原可刺激动物产生高滴度、高亲和力的抗体。

（3）大分子聚合物 羧甲基纤维素、聚乙烯吡咯烷酮等均可与半抗原结合，再加入福氏佐剂则可诱导动物产生高效价的抗体。

2. 半抗原与载体的连接 半抗原与载体的连接方法有物理吸附法和化学方法。物理吸附的载体有聚乙烯吡咯烷酮和羧甲基纤维素等，它们通过电荷和微孔来吸附半抗原。化学方法是利用某些功能基团把半抗原连接到载体上，这些载体包括蛋白质类和人工合成的多聚赖氨酸。根据半抗原的化学结构不同，它们与载体连接的方法亦不同，主要有以下三种形式。

（1）带有游离氨基或游离羧基以及两种基团均有的半抗原，可直接与载体连接。如脑啡肽、胃泌素、胰高血糖素、前列腺素等多肽激素类，自身有游离的氨基或羧基。羧基可用碳化二亚胺法和混合酸酐法与载体氨基形成稳定的肽键。而带氨基的半抗原则可与载体羧基缩合，还可借助双功能试剂如戊二醛等与载体氨基连接。

（2）带有羟基、醛基、酮基的半抗原，如糖、多糖、醇、酚、核苷以及甾族激素等，不能直接与载体连接，需要用化学方法改造成羧基后才能与载体连接。例如，琥珀酸酐法可将带羟基的半抗原改造成带羧基的半抗原琥珀酸衍生物，羧甲基羟胺法适用于带酮基半抗原的改造等。

（3）芳香族半抗原由于环上带有羧基，它邻位上的氢很活泼，极易取代。一般先将羧基芳香胺与氨基苯丙酸或对氨基马尿酸等进行重氮化反应，然后用碳化二亚胺法使半抗原上的羧基与载体氨基缩合形成肽键，也可让半抗原的羧基先与载体缩合，再进行重氮化反应。

3. 人工结合抗原的鉴定　人工结合抗原的免疫与结合到载体上的半抗原的数目相关。一般认为至少要20个以上的半抗原分子连接到一个载体分子上，才能有效地诱导抗体产生。因此，当半抗原与载体连接完成后，应测定载体上所结合的半抗原量。常用的方法有：①吸收光谱分析法：如果半抗原有适宜的吸收光谱，测定在一定波长下复合抗原和载体之间克分子吸光度的差别，然后把这个差别与同样波长下半抗原的克分子吸光度相比较，就可以准确地计算出所结合的半抗原分子数；②放射性核素标记半抗原渗入法：在偶联反应液中加入一定量的放射性核素标记的半抗原，偶联反应后经充分透析，测量透析袋中的放射性含量，计算结合到载体上的半抗原分子数。

（二）人工合成抗原

用化学方法将活化氨基酸聚合，使之成为合成多肽，只由一种氨基酸形成的聚合体称为同聚多肽，如由左旋赖氨酸形成的同聚多肽（PLL）。由两种或两种以上氨基酸形成的聚合多肽称为共聚多肽，如由酪氨酸、谷氨酸与多聚丙氨酸和赖氨酸组成的聚合成多肽（T、G）-AL。应用这种人工合成多肽可研究氨基酸种类、序列与蛋白质抗原性及免疫原性的关系，也可研究机体遗传性与免疫性的关系。

对天然蛋白质抗原性的研究证明，任何一个氨基酸片段，只要具有合适的构型，都有抗原性，甚至一小段合成的小肽与合适的载体相连接，也能诱导产生抗体，并能与其天然分子构型相结合，这就提示，可根据天然蛋白质抗原的免疫原性片段进行氨基酸序列分析，或由其编码DNA推导的氨基酸序列，进行构建人工合成多肽抗原。

（三）基因重组抗原

近年来由于分子生物学技术的进步，可以将编码抗原氨基酸序列的基因克隆化并与适当载体（如细菌粒或病毒）DNA分子相连接，然后转入受体细胞中（如原核细胞的大肠杆菌或真核细胞酵母菌及哺乳类动物细胞）使之表达，即能获得具有免疫原性的重组蛋白，经纯化后可做为抗原，此即基因重组抗原，也称基因工程抗原。

四、佐剂

佐剂（adjuvant）是指预先或与抗原一起注射于机体，能够增强机体免疫应答或改变免疫应答类型的物质。佐剂可以有免疫原性，也可以没有免疫原性。应用佐剂的目的是为了提高抗原对机体的免疫原性，从而提高抗体的效价。颗粒性抗原（如细菌、细胞）因具有较强的免疫原性，一般情况下不使用佐剂即可取得较好的免疫效果。对于可溶性大分子量的蛋白质免疫原、人工抗原，初次免疫时必须使用佐剂才能取得较好的免疫效果。

（一）佐剂的种类

佐剂的种类繁多，通常按有无免疫原性分为两类：一类是具有免疫原性的佐剂，如细胞因子、微生物及其产物，包括百日咳杆菌、卡介苗（结核分枝杆菌）、源于分枝杆菌的胞壁酰二肽、霍乱毒素B亚单位（CTB）、细菌脂多糖（LPS）以及壳聚糖等；另一类本身无免疫原性的佐剂，如液状石蜡、羊毛脂、氢氧化铝、明矾、表面活性剂以及人工合成的多聚肌苷酸:胞苷酸（poly I:C）、脂质体、MF59等。

（二）佐剂的作用机制

佐剂的作用机制主要为：①改变抗原的物理性状，延缓抗原的降解和排除，从而延长抗原在体内的滞留时间，避免频繁注射从而更有效地刺激免疫系统，有利于高亲和力抗体的产生；②刺激单核-吞噬细胞系统，增强其处理和提呈抗原的能力；③刺激淋巴细胞的增生和分化，可提高机体初次和再次免疫应答的抗体滴度；④改变抗体的产生类型以及产生迟发型变态反应。

由于佐剂常混有微量的其他物质，这些物质进入机体后也可能引起抗体的产生，影响抗体的特异性。

（三）佐剂的条件

作为一种良好的佐剂，必须具备以下条件：①增加抗原的表面积，并改变抗原的活性基团构型，从而增强抗原的免疫原性；②佐剂与抗原混合能延长抗原在局部组织的存留时间，减缓抗原的分解速度，使抗原缓慢释放至淋巴系统中，持续刺激机体产生高滴度的抗体；③佐剂可以直接或间接激活免疫活性细胞并使之增生，从而增强了体液免疫、细胞免疫和非特异性免疫功能；④良好的佐剂应具有无毒性或副作用低的特点。

（四）常用佐剂的制备

1. 福氏佐剂（Freund's adjuvant） 是目前最常用于免疫动物的佐剂，它是由液状石蜡、羊毛脂和卡介苗混合而成。福氏佐剂又可分为两种：①不完全福氏佐剂，由液状石蜡与羊毛脂按（1~5）:1比例混合而成；②完全福氏佐剂，不完全佐剂加卡介苗，为完全福氏佐剂。在免疫动物时，应先将福氏佐剂与抗原按1:1体积比混匀，制成“油包水”乳化液。

佐剂与抗原混合乳化的方法有研磨法和搅拌混合法两种。①研磨法：用一乳钵，先将佐剂加热倾入，待冷却后加入卡介苗（终浓度为2~20mg/ml），再逐滴加入抗原，边滴边加速研磨，直至完全变为乳剂为止。②搅拌混合法：用两个5ml注射器，在接针头处用尼龙管相连通，一个注射器内是佐剂，另一个注射器内为抗原，装好后来回推注，经多次混合逐渐变为乳剂。本法优点是容易做到无菌操作，适用于制备少量的抗原乳剂。乳化完全与否的鉴定方法是将1滴乳剂滴入冷水中，若保持完整不散，成滴状浮于水面即乳化完全，为合格的油包水剂。免疫动物一般不连续两次使用完全福氏佐剂，以免导致严重反应。

2. 氢氧化铝佐剂 取5%硫酸铝溶液，在强烈搅拌下加入一定量5%氢氧化钠溶液，用生理盐水离心洗涤沉淀两次，再加入生理盐水至初始体积。免疫接种时，取适量氢氧化铝佐剂加等体积抗原即可免疫。

3. 明矾佐剂 钾铝矾（硫酸铝钾）在一定pH条件下产生氢氧化铝胶体吸附抗原而产生佐剂效应。制备方法是用生理盐水溶解蛋白质抗原，在搅拌下缓慢滴入一定量10%硫酸铝钾溶液，用NaOH调pH至6.5，此时溶液变成乳状悬液，离心后去掉上清液，沉淀用生理盐水洗涤两次，加入硫柳汞防腐，4℃保存备用。

4. 脂质体 脂质体包封抗原后，可使抗原延缓释放，并且脂质体颗粒有刺激机体免疫反应的作用。因此，用脂质体包封的抗原免疫动物可提高免疫效果。

5. MF59　MF59 是由可降解的鲨烯油和两种表面活性剂及山梨聚糖酐单油酸酯、山梨聚糖酐二油酸酯构成水包油型佐剂，它可以刺激动物及人产生对亚单位抗原的体液和细胞免疫应答。

目前只有氢氧化铝、明矾、MF59、poly I∶C、胞壁酰二肽、细胞因子和热休克蛋白等能作为佐剂安全用于人体。

第二节　免疫血清的制备

免疫血清的制备是将制备好的免疫原按照一定的免疫程序接种给所选择的动物，一定时间后，采集动物血液，分离含有抗体的血清，又称为**抗血清**（antiserum）。纯化的抗原通常带有多个表位（epitope），该动物在含有多种抗原表位的抗原刺激下，体内多个 B 细胞克隆被激活并产生针对某一抗原多种不同表位的抗体，所以免疫血清实质上包含了多种质与量均不同的抗体，其混合物为多克隆抗体（polyclonal antibody，PAb）。其特异性、效价与免疫原性质及免疫动物的种类与方式密切相关。

一、选择免疫动物

制备免疫血清的动物主要有哺乳类和禽类。常用于制备免疫血清的动物有家兔、绵羊、豚鼠、小白鼠和鸡等，有时根据需要可采用山羊或马。选择时要考虑如下因素。

（一）抗原与动物种属的关系

一般来说，抗原的来源与免疫动物的亲缘关系越远，免疫原性越强，产生的免疫效果越好。而同种系或亲缘关系较近者，免疫效果差，甚至不产生抗体。例如鸡与鸭、兔与大鼠之间不适合作为免疫动物。

（二）动物的个体状况

动物的年龄与健康状况可影响产生抗体的效价，年龄太小者容易产生免疫耐受，而年老体衰者，免疫应答能力低下，不易产生高效价抗体。所以，用于制备免疫血清的动物必须是适龄、健康、健壮、体重符合要求的正常动物。

（三）抗原的性质

不同性质的免疫原，适用的动物亦有所不同。蛋白质抗原一般适用于大部分动物，但有些动物体内因为有类似物质或其他的原因，对某些蛋白质免疫反应极差，如家兔对胰岛素、绵羊对 IgE、山羊对多种酶类均不易产生抗体。因此，要根据免疫原的性质选择适合的动物，酶类宜选用豚鼠、甾体激素宜选用家兔作为免疫动物。

（四）免疫血清用量和要求

免疫血清需求量大时，选用马、驴和绵羊等大动物，需求量少则选用家兔、豚鼠和鸡等小动物。另外，根据免疫的动物不同，所获得的抗体分为 R 型（rabbit）和 H 型（horse）。R 型是用家兔及其他动物免疫产生的抗体，具有较宽的抗原抗体反应合适比例范围，适用于作诊断试剂；H 型是用马等大动物免疫获得的抗体，抗原抗体反应合适比例较窄，一般用作免疫治疗。

二、免疫方法

在免疫动物过程中应考虑免疫原的剂量、免疫途径、加强免疫的时间、免疫次数及佐剂的选择等因素对免疫效果的影响。

（一）免疫原的剂量

免疫原的接种剂量由免疫原性的强弱、动物的个体状态及免疫时间来确定。一般认为，免疫原的剂量适当加大，时间间隔延长，可获得高效价的抗体，但免疫原剂量过大或过小都容易引起免疫耐受。首次免疫时免疫剂量不宜过大，以免接种过量的免疫原导致免疫麻痹，加强免疫时可适当增大抗原剂量。

（二）免疫途径

抗原进入机体的途径与抗原的吸收、代谢速度有很大的关系。常用的免疫途径有静脉、肌内、皮下、皮内、腹腔、淋巴结、脾脏等。皮内或皮下接种时一般采用多点注射，如足掌、背部两侧、耳后和腋窝淋巴结周围等，1 只动物注射总数约为 8 ~10 点。如抗原极宝贵可采取淋巴结内微量注射法，先注射佐剂引起淋巴结肿大，然后将抗原注射至肿大的淋巴结内。静脉或腹腔注射法多用于颗粒性抗原或加强免疫接种。

（三）免疫间隔时间

免疫间隔时间是影响抗体产生的重要因素，尤其是首次与第二次免疫接种的间隔时间更应注意。首次免疫接种后，因机体正处于识别抗原和进行 B 细胞活化增生阶段，如果很快进行第二次抗原刺激极易造成免疫抑制；若间隔时间太长，则刺激减弱，抗体效价不高。一般蛋白质抗原第一次与第二次免疫间隔时间以 10 ~20 天为好，两次后加强免疫每次间隔 7 ~10 天，整个免疫过程一般接种 5 ~8 次。半抗原的接种间隔要求长一些。

三、动物采血法

采集免疫血清前，要预先进行抗体效价测定，一般免疫 3 ~5 次后进行。若抗体效价达到要求，应在末次免疫后 5 ~7 天及时采血，否则效价将会下降。如抗血清效价不理想，可追加免疫 1 ~2 次后，测定抗体效价达到要求再行采血。常用的动物采血法有以下几种。

（一）颈动脉放血法

此法放血量较多，适用于家兔、绵羊、山羊等动物。先将动物仰面拴于动物固定架上，在颈部外侧切开皮肤，分离颈总动脉，插入动脉插管，将血液引入无菌的玻璃器皿。2. 5kg 家兔可放血约 80ml。

（二）静脉采血法

静脉采血可隔日进行 1 次，可采集较多血液。绵羊从颈静脉采血，1 次可采集 300ml 血液，而后立即回输 10% 葡萄糖盐水，3 天后可再次采血。动物休息 1 周后，再加强免疫 1 次，又可采血 2 次。耳静脉采家兔血，可获百余毫升血液。小鼠通常用断尾或摘眼球法采血，每鼠可获血液 1 ~1. 5ml。

（三）心脏采血法

此法常用于家兔、豚鼠和鸡等，但操作不当容易引起动物中途死亡。将动物仰卧位固定，于胸壁探明心脏搏动最明显处，用 16 号针头在该处与胸壁成 45°角插入。2. 5kg 家兔心脏可采血约 50ml。

采集血液后，应尽快分离出血清。血清分离通常采用室温自然凝血，再置于 37℃ 温箱 1h，然后放 4℃ 冰箱待血块收缩后，收集血清。

四、免疫血清的纯化

免疫原免疫动物制备的免疫血清是成分复杂的混合物，除含有特异性抗体外，还存在非特异性抗体和其他的血清成分。因此，在应用抗血清前必须先行纯化，尽量去除抗血清中与目的抗体不相关的成分，防止与特定抗原反应时起干扰作用。最常见的是纯化 IgG 类抗体和特异性抗体。

（一）IgG 类抗体的纯化

抗血清中含有大量的非抗体类血清蛋白，如白蛋白及其他球蛋白等，它们可能干扰特异性抗原抗体反应，而且在标记免疫分析等免疫技术中，多采用 IgG 类抗体。因此，抗血清经特异性纯化后，还需提纯 IgG，具体方法如下。

1. 盐析法粗提 γ－球蛋白　多采用硫酸铵盐析法，因其溶解度高、受温度影响小，又不引起蛋白质变性。硫酸铵盐析一般需经过三次沉淀方可提取大部分 IgG。盐析分离的抗体中因含有大量盐分，还需要将沉淀复溶进行去盐处理才能应用。通常采用透析法或凝胶过滤法去盐。

2. 离子交换层析提取 IgG　提取 IgG 常用的离子交换剂为 DEAE 纤维素或 QAE 纤维素，以 QAE－葡聚糖凝胶（sephadex）更适用。在 pH7.5 时，IgG 全部带正电荷，而 QAE－sephadex 带正电荷，能吸附血清中的多种蛋白质，但不能吸附 IgG，可直接通过层析柱得以纯化。该法既简便又不影响抗体活性，适合少量提取，也可大量制备。

3. 亲和层析法　采用亲和层析提取 IgG 时，可采用两种类型的层析柱：①用葡萄球菌蛋白 A（SPA）交联琼脂糖（Sepharose）4B 的亲和层析柱；②将粗提的或纯化的抗原交联 Sepharose 4B 制成亲和层析柱。抗血清通过亲和层析柱时，待分离的 IgG 的 Fc 段可与 SPA 结合或是通过 Fab 段与抗原发生特异性结合，其余成分不能与之结合。将层析柱充分洗涤，除去未结合的蛋白后，改变洗脱液的 pH 或离子强度，可使 IgG 从亲和层析柱上解离，收集洗脱液可得到纯化的 IgG。

（二）特异性抗体的纯化

免疫血清的制备过程中，有时由于免疫原不纯，含有性质相近的杂抗原，常导致免疫动物产生其他的杂抗体存在于抗血清中。为了得到特异性抗血清，可采用亲和层析法和吸附法除去无关的杂抗体。

1. 亲和层析法　将相应的杂抗原交联到 Sepharose 4B 上，装入柱后，将欲纯化的免疫血清通过亲和层析柱，杂抗体吸附柱上，经洗脱液洗脱即得到特异性抗体。

2. 吸附法　将双功能试剂（如戊二醛）加入不含特异性抗原的杂抗原混合液（如血清、组织液或已知的某种杂抗原），制备成颗粒状固相吸附剂。将此吸附剂直接加到免疫血清中（约 1∶10），使杂抗体和相应抗原结合而去除。当杂抗体较多时，必须处理两次才能达到目的。

五、抗血清的鉴定与保存

抗血清的纯化过程往往会造成抗体绝对含量和活性的损失。所以，在应用或贮存前还应进行抗体效价、特异性和亲和力等鉴定。

（一）抗体效价的测定

根据抗原性质不同，可采取不同抗体效价测定方法。颗粒性抗原可采用凝集试验，可溶性抗原常用双向免疫扩散试验、ELISA 等方法。一般通过棋盘滴定法进行测定，即把免疫血清进行倍比稀释，分别与不同浓度的抗原进行反应，也可将倍比稀释的免疫血清分别与一个浓度的抗原反应。

（二）抗体特异性的鉴定

抗体的特异性关系到免疫测定的特异性，因此特异性是抗体鉴定的一项极为重要的指标。特异性的测定有两种方法：第一种方法是证明特定的抗体对抗原没有交叉反应性，也就是说，除了用来免疫制备抗体的抗原外，抗体对其他相近抗原没有可测定的反应性；第二种方法是证明在抗体对原始特定抗原的结合反应中，其他相近抗原分子对这种结合反应无干扰作用。抗体的特异性鉴定一般用特异性抗原及相似的抗原与待鉴定抗体进行双向免疫扩散试验。如果出现交叉反应，说明有杂抗体存在。

（三）抗体纯度的鉴定

抗体的纯度鉴定可采用SDS-PAGE电泳、高效液相色谱、高压毛细管电泳。常用SDS-PAGE电泳，按规定的上样量电泳后，若只出现一条蛋白电泳区带说明抗体纯化已达到要求；而出现多条蛋白区带则表明抗血清中混有杂蛋白，必须进一步纯化。

（四）抗体亲和力的鉴定

抗体的亲和力（affinity）是指抗体的抗原结合部同抗原的抗原决定簇的结合强度，即抗体的单个Fab片段对相应抗原的单个抗原决定簇的特异结合能力。抗体的亲和力越高，则其对相应抗原的结合力越强，反之亦然。亲和力关系到实验方法的敏感性，是评价抗体质量的重要指标。抗体亲和力大小常以亲和常数表示，一般采用饱和平衡法测定。通常采用平衡透析法、ELISA或RIA竞争结合试验等鉴定抗体亲和力。

（五）抗血清的保存

保存抗血清的方法主要有三种：①4℃保存：抗血清在鉴定纯化前可保存在4℃冰箱内，为防止细菌污染可将血清过滤除菌或加入防腐剂。4℃保存的期限为3个月或半年。②冷冻保存：是常用的抗血清保存方法，将抗血清分为小包装保存于-20～-70℃，可保存2～3年抗体效价无明显下降，但要避免反复冻融。③真空干燥保存：抗血清分装后，用真空干燥机进行干燥，制成干粉（水分≤0.2%），密封后在普通冰箱内可保存4～5年抗体效价无明显变化。

第三节　单克隆抗体制备技术

传统方法制备的免疫血清为多克隆抗体，选用的异种动物或同种异体动物间由于遗传性差异的原因，其特异性不高，交叉反应多，来源有限，其特异性和亲和力几乎在每批产品中都有差异。由一个仅识别一种抗原表位的B细胞克隆产生的同源抗体，称为**单克隆抗体**（monoclonal antibody，McAb）。它是通过将单个效应B细胞（浆细胞）分离出来加以增生形成一个**克隆**（clone）群落，即单克隆。单克隆B细胞产生的抗体针对单一表位、结构相同、理化性状高度均一、具有高度特异性又易于大量生产。因此，单克隆抗体作为一种有效的生物制品被广泛应用于生命科学的各个领域，尤其是在疾病的诊断和治疗方面显示出极大的应用价值。

一、杂交瘤技术

细胞融合技术的发展和骨髓瘤细胞株的建立为B细胞杂交瘤技术的创建提供了条件，Kohler和Milstein于1975年首先报道并成功地应用细胞杂交技术，制备了绵羊红细胞的单克隆抗体。为此，两位发明者于1984年荣获诺贝尔医学奖。近年来，随着基因工程抗体的问世，使其临床研究与应用获重大的突破。迄今，全世界已经研制成功数以百万计的单克隆抗体，在实验研究和疾病的诊断、治疗、预防等方面发挥巨大的作用。

（一）基本原理

要制备单克隆抗体需先获得能合成专一性抗体的单克隆B淋巴细胞，但这种B淋巴细胞不能在体外生长。杂交瘤技术是在细胞融合技术的基础上，将具有分泌特异性抗体能力的致敏B细胞和具有无限繁殖能力的骨髓瘤细胞融合为B细胞杂交瘤。这种杂交瘤细胞具有两种亲本细胞的特性，它既具有B淋巴细胞合成专一抗体的特性，也有骨髓瘤细胞能在体外培养增生永存的特性，用这种来源于单个融合细胞培养增生的细胞群，可制备抗一种抗原表位（决定簇）的特异单克隆抗体。具体过程包括两种亲本细胞的选择与制备，细胞融合，杂交瘤细胞的筛选与克隆化等（图3－2）。

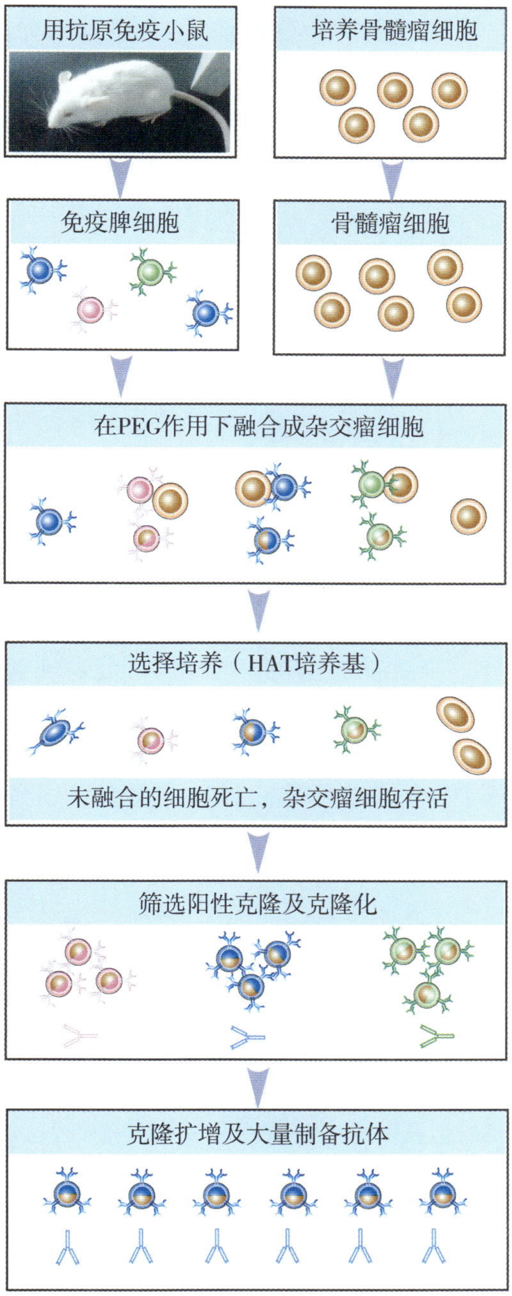

图3－2　单克隆抗体制备流程示意图

（二）亲本细胞的选择与制备

1. 骨髓瘤细胞　为B细胞系恶性肿瘤，能在体外长期增生并容易与B细胞融合。用于杂交瘤技术的骨髓瘤细胞应符合以下几个要求：①本身不分泌免疫球蛋白或细胞因子；②细胞株稳定，易于传代培养；③为次黄嘌呤－鸟嘌呤磷酸核糖转化酶（hypoxanthine－guanine－phospheribosyl－transferase，HGPRT）缺陷的细胞株；④瘤细胞能与B细胞杂交形成稳定的杂交瘤细胞；⑤与B细胞融合率高。目前常用的骨髓瘤细胞株主要有BALB/C小鼠骨髓瘤NS－1细胞株和SP2/0细胞株。

2. 致敏B细胞　选用与骨髓瘤细胞同源的BALB/c小鼠，用尽量高纯度和高活性的抗原，常用腹腔内或皮内多点注射法免疫。细胞性抗原每次用（1～2）$\times 10^9$个细胞免疫，不必加佐剂；可溶性抗原初次免疫需加完全福氏佐剂，每次免疫抗原用量一般为100μg。

通过免疫，使小鼠B细胞被激活成为具有分泌抗体能力的浆细胞。脾是B细胞聚集的重要场所，致敏B细胞主要来源于脾脏。

（三）细胞融合

细胞融合（fusion）是制备单克隆抗体的中心环节。有多种方法可使细胞融合，包括物理方法（如电场诱导）、化学方法（如PEG）或生物学方法（如仙台病毒）等。

最常用的为PEG，PEG可能导致细胞膜上脂类物质的物理结构重排，使细胞膜容易打开而有助于细胞融合。基本方法是取适量脾细胞与骨髓瘤细胞进行混合，将PEG加入培养的细胞中，在PEG作用下诱导它们融合，可见细胞形态缩小，互相粘连，凝聚成颗粒状，部分发生融合，时间控制在2min以内。然后用培养液将PEG融合液缓慢稀释至失去融合作用后，融合细胞形成具有2个或多个细胞核的异核体（heterokaryon），最终产生杂交细胞。一般使用分子量1000、1500、4000的PEG用作细胞融合剂，浓度在30%～50%之间。

（四）阳性杂交瘤细胞的筛选与克隆化

1. 选择性培养基的应用 细胞的DNA合成通常有两条途径：其一是主要途径，由糖、氨基酸等合成核苷酸，进而合成DNA。核酸生物合成的主要途径与补偿途径见图3－3。叶酸作为重要的辅酶参与这一合成过程，氨基蝶呤是叶酸的拮抗剂，能阻断该合成途径。其二为辅助途径，以次黄嘌呤和胸腺嘧啶核苷为原料，在HG-PRT和胸腺嘧啶激酶（thymidine－kinase，TK）的催化下合成DNA。当氨基蝶呤存在时，细胞只能通过辅助途径合成DNA（图3－3）。据此原理设计的HAT培养基中含有三种关键成分：次黄嘌呤（hypoxanthine，H）、氨基蝶呤（aminopterin，A）、胸腺嘧啶（thymidine，T）。用来融合的瘤细胞是经毒性培养基选择得到的缺乏HGPRT的细胞株，所以在HAT选择培养基中不能生长。只有杂交瘤细胞具有亲代双方的遗传特性，即既有骨髓瘤细胞在体外无限繁殖的生命力，又有B细胞经辅助途径合成DNA的能力，故可在HAT培养基中长期存活并繁殖。

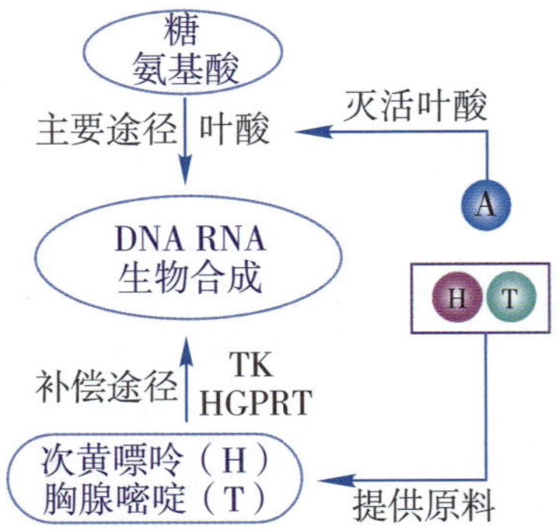

图3－3　核酸生物合成途径示意图

2. 杂交瘤细胞筛选 致敏B细胞与骨髓瘤细胞的融合是随机的，经过融合过程后将有以下几种形式的细胞出现，如瘤细胞与B细胞融合、B细胞与B细胞融合、瘤细胞与瘤细胞融合，还有未融合的瘤细胞、未融合的B细胞和细胞多聚体等形式。融合后的细胞，在HAT培养基中培养，出现以下结果：①细胞的多聚体形式容易死亡；②未融合的B细胞在培养基中不能生长繁殖，于5～7天内死亡；③未融合的骨髓瘤细胞中合成DNA的主要途径被氨基蝶呤阻断，又缺乏HGPRT而不能利用次黄嘌呤，虽有TK可利用胸腺嘧啶核苷，但终因缺乏嘌呤不能完整合成DNA，而使骨髓瘤细胞在HAT培养基中不能增生而死亡；④由骨髓瘤细胞和脾细胞融合形成的杂交瘤细胞，其合成DNA的主要途径虽然被氨基蝶呤阻断，但由于与脾细胞融合，可获得其HGPRT，利用次黄嘌呤合成嘌呤碱，最终与嘧啶一起合成DNA。因此，杂交瘤细胞通过选择性培养得以生存而被筛选出来。

3. 杂交瘤细胞克隆化 单个细胞培养又称克隆化。杂交瘤细胞在HAT培养液中生长和形成群落后。其中仅少数是分泌特异性单克隆抗体的细胞，而且有的培养孔中生长有多个细胞群落，分泌的抗体也可能不同，故必须及时通过筛选培养物上清液是否含所需的单克隆抗体，从而确定哪些是所需的杂交瘤细胞，以便有针对性地进行细胞克隆化。通过多次克隆化，可从细胞群体中淘汰遗传性不稳定的杂交瘤细胞，细胞克隆化一般至少进行3～5次。细胞克隆化培养之初，还需加入饲养细胞（如小鼠腹腔细胞等）以辅助杂交瘤细胞生长，一段时间后饲养细胞会自然死亡。

克隆化有以下几种方法：①**有限稀释法**（limiting dilution）：通常将细胞悬液连续稀释，最终使96孔板每个培养孔内平均含0～1个细胞，培养3～4天后，选择单个细胞群落且能分泌抗体的阳性孔，反复多次克隆，即可获得由单个细胞增生而形成同源性的杂交瘤细胞克隆。本法不需特殊设备，克隆出现率高，为实验室最常用的方法。②软琼脂培养法：将杂交瘤细胞培养在软琼脂平板上，待单个细胞形成群落后，再加以分离培养。本法缺点是琼脂融化温度较难掌握，过高会导致细胞死亡，过低使细胞分布不均匀，操作较复杂，克隆出现率不稳定。③显微操作法：在倒置显微镜下，用特制的弯头毛细滴管将单个细胞吸出，分别放入有饲养细胞96孔板中培养。此法直观可靠，但操作时间过长，容易增加污染机会。④荧光激活细胞分选仪分选法：先将结合有荧光染料的抗体标记待分离的杂交瘤细胞，再将细胞悬液注入流式细胞仪分选。本法筛选效率高，纯度高达90%，但仪器价格昂贵。

（五）杂交瘤细胞的冻存与复苏

1. 杂交瘤细胞的冻存 杂交瘤细胞应及时冻存，因为在没有建立一个稳定分泌抗体的细胞系的时候，细胞的培养过程中随时可能发生细胞的污染、分泌抗体能力的丧失等。如果没有冻存原始细胞，则可因上述意外而前功尽弃。

目前均采用液氮保存细胞。杂交瘤细胞的冻存方法同其他细胞系的冻存方法一样，原则上每支冻存管的细胞应在 1×10^6 以上，但对原始孔的杂交瘤细胞可以因培养环境不同而改变。将细胞杂交瘤细胞悬液加入含有小牛血清和二甲基亚砜的冻存液，逐步降温至 -70℃，次日转入液氮中，可保存数年或更长时间。冻存细胞要定期复苏，检查细胞的活性和分泌抗体的稳定性。

2. 杂交瘤细胞的复苏　复苏细胞时，从液氮罐内取出冻存管，立即浸入 37℃水浴，轻轻摇动，使之迅速融化，将细胞用完全培养液洗涤两次，然后移入含有饲养层细胞的培养瓶内培养，当细胞形成集落时，检测抗体活性。

（六）单克隆抗体的鉴定

对制备的单克隆抗体进行系统的鉴定后方能使用，应做以下几个方面的鉴定。

1. 特异性鉴定　用免疫原（抗原）和与其抗原成分相关的其他抗原进行检测，鉴定单克隆抗体的特异性，方法可用 ELISA、IFA 法。

2. Ig 类型鉴定　通常以兔抗小鼠 Ig 类及亚类抗体与培养液中单克隆抗体按双向琼脂扩散法进行测定，确定其 Ig 类型或 Ig 亚类型别。也可用夹心法 ELISA 和免疫金测定技术来鉴定。

3. 抗体效价测定　效价以腹腔积液或培养液的稀释度表示，稀释度越高，则抗体效价也越高。在凝集反应中，腹腔积液效价可达 5 万以上；在 ELISA 中，腹腔积液效价可达 100 万以上。如 ELISA 效价低于 10 万，用于诊断测定将不会达到很高的敏感度，应重新制备。

4. 表位测定　通过双向琼脂扩散法，把两种单克隆抗体混合，加入同一孔中，对侧孔放相应的抗原，如出现两条沉淀线可证明两者为抗不同表位的单克隆抗体；利用 ELISA 双抗夹心法，将一种单克隆抗体作包被抗体，另一抗体用酶标记，其中加入抗原。如显色，则证明两者抗不同的表位。

5. 亲和力测定　只有当抗原与抗体结合部位结构完全吻合时，抗体的亲和力最大。用 ELISA 或 RIA 竞争结合试验来确定单克隆抗体与相应抗原结合的亲和力。

6. 染色体分析　可以从染色体的数目和结构变化上对杂交瘤细胞加以鉴定和分析。正常鼠的脾细胞染色体数为 40，全部为端着丝粒；小鼠骨髓瘤细胞 SP2/O 细胞染色体数为 62～68，NS-1 细胞染色体数为 54～64。大多数为非整倍性，有中部和亚中部着丝点。杂交瘤细胞的染色体数目接近两亲本细胞染色体数目的总和，在结构上除多数为端着丝粒染色体外，还应出现少数标志染色体。染色体数目多且较集中的杂交瘤细胞分泌高效价的抗体。

二、单克隆抗体的批量生产及纯化

获得所需的稳定的杂交瘤细胞株后，可以大量制备单克隆抗体。方法有两类：一类是体外培养法，另一类是动物体内诱生法。

（一）单克隆抗体的生产

1. 体外培养法　杂交瘤细胞可以在体外进行培养，收集上清液而获得大量单一的克隆化抗体。不过体外培养法得到的单克隆抗体有限，其不能超过特定的细胞浓度，且每天要换培养液，可满足部分实验的要求。另一种是杂交瘤细胞高密度培养，分两种类型：一类是悬浮培养系统，即采用转瓶或发酵罐式的生物反应器；另一类是细胞固定化培养系统，包括中空纤维细胞培养系统和微囊化细胞培养系统。高密度培养可使单位体积单克隆抗体含量明显增加，产量可达 1g/L。

2. 动物体内诱生法　杂交瘤细胞具有从亲代淋巴细胞得来的肿瘤细胞的遗传特性。如接种到具有组织相容性的同系小鼠或不能排斥杂交瘤的小鼠（无胸腺的裸鼠）内，杂交瘤细胞就开始无限地繁殖，直至宿主死亡。产生肿瘤细胞的小鼠腹腔积液和血清中含有大量的杂交瘤细胞分泌的单克隆抗体，这种抗体的效价往往高于培养细胞上清液的100～1000倍。常选用BALB/c小鼠，腹腔注射杂交瘤细胞，诱生出腹腔肿瘤并产生含单克隆抗体的腹腔积液，可分次采集腹腔积液获得更多单克隆抗体。

（二）单克隆抗体的纯化

从培养液或腹腔积液获得的单克隆抗体，不需要纯化即可应用于日常诊断或定性研究。由于其中含有大量来自培养基、宿主或克隆细胞本身的一些无关蛋白，如果用于免疫标记测定，如放射性核素、酶、荧光素或生物素标记等，必须进一步分离和纯化。无论培养液、腹腔积液或血清，均可先用半饱和、饱和硫酸铵进行沉淀，达到初步浓缩和纯化的目的。经过适当溶解和充分稀释后，可用亲和色谱法（又称：亲和层析法）进一步纯化。

三、单克隆抗体的特性

单克隆抗体的问世，是生物技术领域划时代的飞跃，促进了相关学科的迅速发展。与传统的多克隆抗体相比，单克隆抗体有独特的优势，但也存在一些不足之处。单克隆抗体和抗血清中抗体的特性比较见表3－1。

表3－1 单克隆抗体和抗血清中抗体的特性比较

比较项目	McAb	免疫血清抗体
抗体产生细胞	单克隆	多克隆
抗体的结合力	特异性识别单一抗原决定簇	特异性识别多种抗原决定簇
Ig类别及亚类	同一类属，均一	质地混杂，不均一
特异性/亲和力	特异性高，批间差异小	批间差异大
有效抗体含量	0.5～5.0mg/ml（腹腔积液） 0.5～10.0μg/ml（培养上清液）	差异大，不确定
免疫学检验中的应用	应用广泛	可用
可见复合物	一般难形成	容易形成

（一）单克隆抗体的特性

1. 高度特异性 单克隆抗体只针对一个表位，一个表位一般只有4～7个氨基酸，故单克隆抗体发生交叉反应的机会很少，即高度特异性。但这种专一性也不是绝对的，在相似的抗原之间，其特异性具有浓度依赖性，当抗体达到一定浓度后，其特异性可能会有所降低。

2. 高度均一性 单克隆抗体是由单个细胞株产生的均一性抗体。只要长期保持杂交瘤细胞的稳定性，不发生突变，就可以长期获得同质的单克隆抗体，单克隆抗体仅具有单一的生物功能。

3. 弱凝集反应和不呈现沉淀反应 单克隆抗体与抗原反应不呈现沉淀反应，除非抗原上有较多的同一表位，这是因为抗单一抗原决定簇表位的单克隆抗体不易形成三维晶格结构之故。

4. 细胞毒作用较弱 由于单克隆抗体对细胞的凝集作用较多克隆抗体弱，所以单克隆抗体的细胞毒作用也较弱。其细胞毒作用不仅取决于单克隆抗体的种类，而且取决于抗原表位在细胞表面的分布。两种或两种以上的单克隆抗体可使细胞表面的抗原表位集中，并使其细胞毒的作用加强。

5. 对环境敏感性 单克隆抗体易受环境的pH、温度和盐类浓度的影响，使其活性降低甚至丧失，但单克隆抗体遇热后的聚合作用很低。

（二）单克隆抗体的优点与局限性

单克隆抗体和多克隆抗体各有其优点和局限性，只有对它们有全面的了解，才能根据不同应用领域的要求，正确地选择和应用。

1. 单克隆抗体的优点

（1）杂交瘤可以在体外“永久”地存活并传代，只要不发生细胞株的基因突变，就可以不断地生产高特异性、高均一性的抗体。

（2）可以用相对不纯的抗原，获得大量高度特异的、均一的抗体。

（3）由于可能得到“无限量”的均一性抗体，所以适用于以标记抗体为特点的免疫学分析方法，如 IRMA 和 ELISA 等。

（4）由于单克隆抗体的高特异性和单一生物学功能，可用于体内的放射免疫显像和免疫导向治疗。

2. 单克隆抗体的局限性

（1）单克隆抗体固有的亲和性和局限的生物活性限制了它的应用范围。由于单克隆抗体不能进行沉淀和凝集反应，所以很多检测方法不能用单克隆抗体完成。

（2）单克隆抗体的反应强度不如多克隆抗体。

（3）制备技术复杂，而且费时费工，所以单克隆抗体的价格也较高。

第四节　基因工程抗体技术

虽然多克隆抗体和单克隆抗体得到了广泛的应用，但它们还有许多难以克服的缺点。特别是在治疗方面，来自异种动物的抗体抗原性很强，在反复使用时常会诱导机体的免疫应答而产生抗抗体，直接用于人体会引起很强的免疫排斥反应。随着基因工程技术的发展，人们逐渐可根据需要制备各种特异性的抗体，通过降低抗体的免疫原性，获得更佳的生物学活性。应用 DNA 重组及蛋白工程技术对编码抗体基因按不同需要进行改造和装配，导入适当的受体细胞后重新表达的抗体，称为**基因工程抗体**（genetically engineered antibody，GEAb），又称**重组抗体**。

目前基因工程抗体技术主要包括两部分内容：一是应用 DNA 重组和蛋白工程技术对已有的单抗进行改造，包括人源化抗体、小分子抗体、双价特异性抗体和抗体融合蛋白等的制备（图 3－4）；二是用抗体库技术筛选、克隆新的单抗。基因工程抗体具有如下优点：①通过基因工程技术的改造，可以降低甚至消除人体对抗体的排斥反应；②基因工程抗体的分子量较

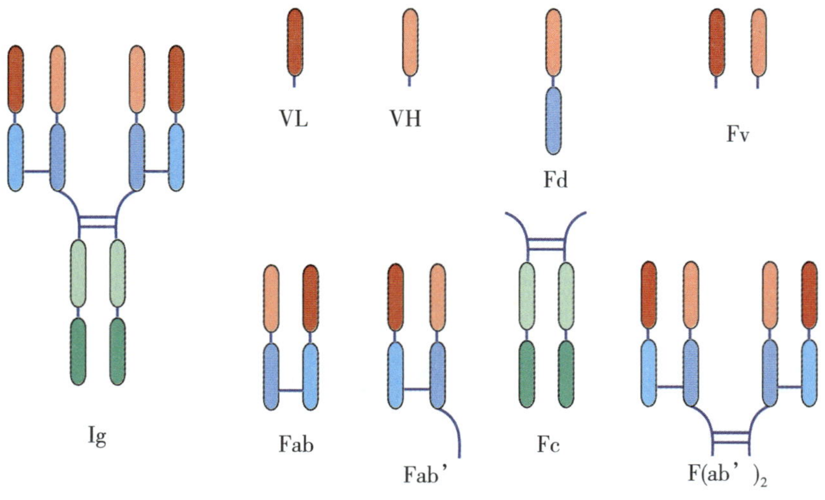

图 3－4　抗体分子片段示意图

小，可以部分降低抗体的鼠源性，更有利于穿透血管壁，进入病灶的核心部位；③根据治疗的需要，制备新型抗体；④可以采用原核细胞、真核细胞和植物等多种表达形式，大量表达抗体分子，大大降低生产成本。

一、人源化抗体

人源化抗体（humanized antibody，HAb）就是指抗体的可变区部分（即 VH 和 VL 区）或抗体所有全部由人类抗体基因所编码。制备人源化抗体的主要目的是减少抗体的异源性，以利于临床应用。人源化抗体包括嵌合抗体、改型抗体和全人源化抗体等几类（图 3－5）。

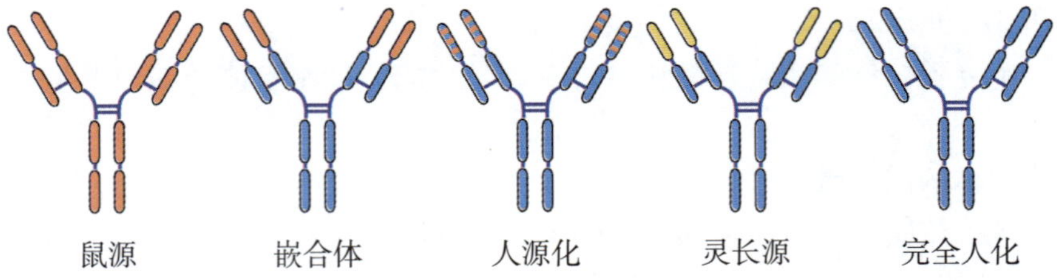

图 3－5　人源化抗体示意图

（一）嵌合抗体

嵌合抗体（chimeric antibody）又称人－鼠嵌合抗体，是利用 DNA 重组技术，从杂交瘤细胞中分离出鼠源单抗功能性 V 区基因，经基因重组与人抗体 C 区基因连接成嵌合基因后，插入适当的表达载体中，再共同转染宿主细胞，表达人－鼠嵌合抗体分子。这样整个抗体分子中轻重链的 V 区是鼠源的，C 区是人源的，抗体分子的近 2/3 部分都是人源的（图 3－6）。这样产生的嵌合抗体，减少了异源性抗体的免疫原性，同时保留了亲本抗体特异性结合抗原的能力，又含有人抗体 C 区的成分及其功能。

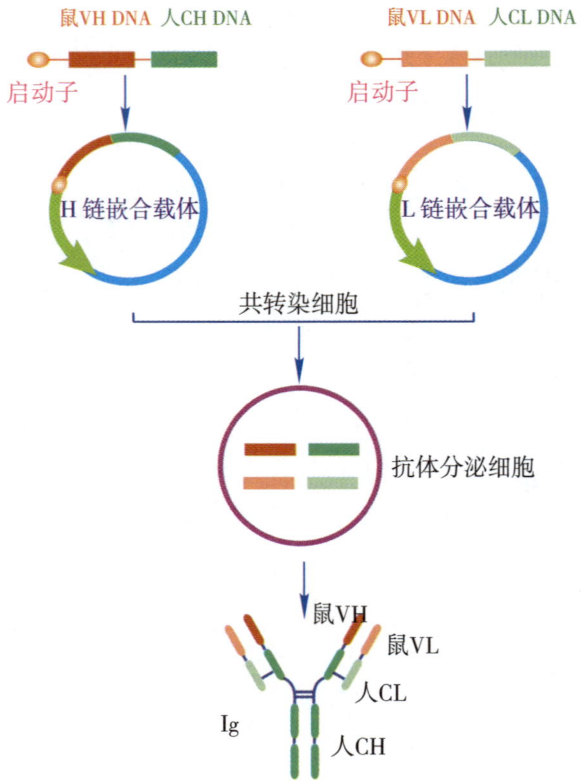

图 3－6　人－鼠嵌合基因工程抗体制备示意图

1. 抗体V区基因的克隆 准确获得抗体可变区基因是制备嵌合抗体的关键所在。鼠源单抗VL和VH基因可通过以下两种方法获得：①用适当的探针从其杂交瘤细胞系的基因组文库中筛选出V区基因；②用PCR方法从该细胞的RNA或mRNA中扩增所需的V区基因。杂交瘤细胞中有许多V区基因，只有通过V（D）J重组的V区基因才会表达，因此需用合适的J区探针钓取含有重组V区基因的克隆，此法费时费力，难度较高。而PCR技术可利用可变区中骨架区序列的相对保守性设计一组通用的引物扩增出V区基因，这样就大大简化了克隆程序。

2. 抗体C区的选择 抗体恒定区基因的序列相对恒定，比较容易得到，可通过连接上不同的人恒定区基因而改变抗体的效应功能。如选择人IgG1或IgG3的恒定区可使嵌合抗体保留其介导**抗体依赖细胞介导的细胞毒作用**（antibody - dependent cell - mediated cytotoxicity，ADCC）和增强激活补体的能力，如果抗体只是用于激活和阻断受体时，可选择人IgG2或IgG4恒定区。

3. 表达载体的构建 为了产生具有功能活性的人－鼠嵌合抗体，需要将编码V区和C区的基因插入表达载体。根据V区基因克隆的方式不同，嵌合抗体的表达载体可分为两类：①从基因组文库所克隆的V区基因本身带有上游的转录调控元件及内含子剪接信号，因此对载体成分的要求是，带有细胞内增生所必须的抗生素抗性基因、质粒复制的起始序列和在真核细胞进行选择的显性标记基因、人免疫球蛋白C区、3′端的转录终止信号以及多聚腺苷酸化信号；②用PCR法克隆的V区基因除了上述成分外，对载体的要求还包括含有适当的启动子、可变区3′端的内含子剪接信号等。

构建表达载体的方法主要有两种：①分别构建表达VL和VH基因的载体，用两个载体分别带上不同的标记基因，通过二次转染（将载体DNA导入真核细胞）选择获得嵌合抗体基因的细胞；②将VL和VH基因构建于同一载体中，这样虽然增加了重组体构建的难度，但可提高转染的成功率，同时增加表达量。

4. 表达 嵌合抗体的重组基因一般利用哺乳动物细胞等进行表达。因为抗体分子需要经过正确的装配和加工等过程才能维持其生物学功能，而原核细胞往往不能表达完整的抗体，只有哺乳动物细胞能够表达具有良好功能的抗体。但一般情况下，嵌合抗体的表达量较低，不如杂交瘤细胞的单克隆抗体分泌量。现已开发了一些有效的启动系统，可使重组蛋白表达增加。另外还可利用一些能促进基因扩增的遗传标记（如二氢叶酸还原酶扩增系统等）来提高抗体重组基因的表达量。

（二）改型抗体

虽然嵌合抗体的免疫原性明显低于鼠单克隆抗体，但由于可变区仍保留鼠源性，为了进一步降低抗体的免疫原性，近年来在嵌合抗体的基础上构建了改型抗体。**改型抗体**（reshaped antibody，RAb），也称**CDR植入抗体**（CDR grafting antibody），是应用基因工程技术在嵌合抗体基础上用人抗体可变区的骨架区（framework region，FR）序列取代鼠源单抗中**互补决定区**（complementarity determining region，CDR）以外的FR序列，重新构成既有鼠源单抗的特异性又保持抗体亲和力的人源化抗体，该抗体对人体几乎无免疫原性。

1. RAb的分子设计 许多研究表明，仅保留鼠源单抗的CDR，常会导致改型的人源化抗体对抗原的亲和力明显下降。因为抗原虽然主要和抗体的CDR接触，但FR区也常参与作用，影响CDR的空间构型。因此换成人源FR区后，这种鼠源CDR和人源FR相嵌的V区，可能改变了单抗原有的CDR构型，结合抗原的能力会下降甚至明显下降。为了保持人源化改型抗体与抗原结合的特异性和亲和力，必须重视骨架区对抗原结合部位的影响。因此，在选择骨架区时，应遵循以下几点原则：①从已知的人抗体V区数据库中确定与亲本鼠源单抗V区同源性最高的序列，以便最大可能地保持单抗原有的构象；②将骨架区内可能影响抗原抗体结合的氨基酸残基改为亲本鼠源单抗的残基；③紧靠 CDR 两侧的骨架序列往往较为重要，应尽量保留；④可变区氨基端的数个氨基酸残基也有可能关系到与抗原的结合，不可忽视。

2. RAb 的基因构建 明确了需保留的亲本鼠源单抗残基后，根据所选择的模板和亲本抗体 V 区的氨基酸序列就可以设计出改型抗体的 V 区氨基酸顺序，之后就能确定其 V 区的核苷酸序列，进而采用 PCR 技术合成 V 区基因，则可方便地进行克隆和表达。

二、小分子抗体

小分子抗体是指分子量较小但具有抗原结合功能的分子片段。它的优点表现在以下几个方面：①免疫原性低且分子量小，易于穿透血管或组织到靶细胞部位，可用于免疫治疗；②可在大肠杆菌等原核细胞中表达，降低生产成本；③不含 Fc 段，不会与带有 Fc 段受体的细胞结合；④半衰期短，有利于中和并及时清除毒素。小分子抗体包括**抗原结合片段**（fragment of antigen binding，Fab）、**可变区片段**（fragment of variable，Fv）和**单链抗体**（single chain Fv，ScFv）等。

（一）Fab

Fab 段由一条完整的 L 链以及 H 链的 V 区和 CH_1 区组成，具有与完整抗体相同的抗原结合特性，但只有一个抗原结合位点。将单克隆抗体 VH 和 CH_1 区 cDNA 与 L 链 cDNA 连接，在细胞启动子的控制下可在大肠杆菌直接表达有功能的 Fab 片段（图 3－7）。此基因工程菌表达的 Fab 段与木瓜酶水解获得的 Fab 段功能相同。

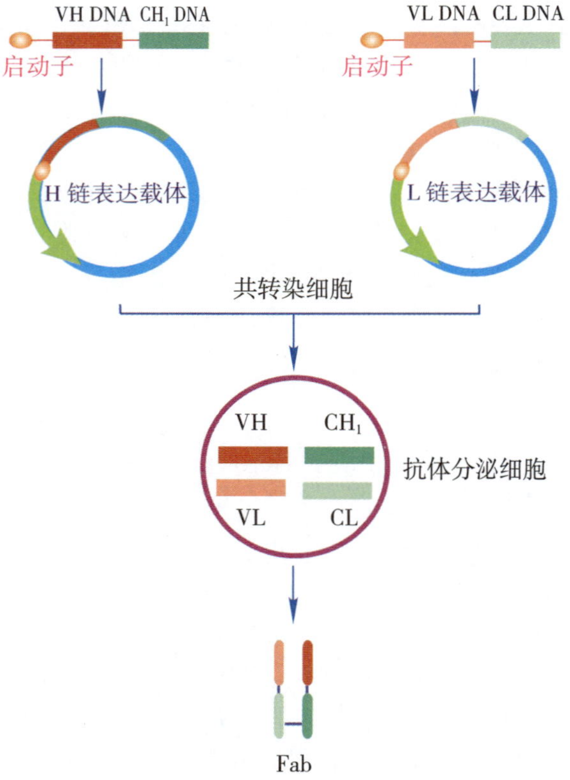

图 3－7 Fab 小分子抗体制备示意图

（二）Fv 和 ScFv

Fv 和 ScFv 是用基因工程技术构建的抗体片段，其特点为分子量小、穿透力强、免疫原性低、能较好地保持亲和性并易于进行遗传改造。Fv 是抗体分子中保留抗原结合部位的最小功能性片段，是由 VL 链和 VH 链 V 区组成的单价小分子，二者以非共价键结合，为完整抗体的1/6。目前采用基因工程技术制备，通过大肠杆菌表达VL和VH获得有功能的Fv（图3－8）。VL和VH需要连接，不然在低浓度下很容易分解为VL和VH分子。常用的方法有三种：①戊二醛处理，使VL和VH交联；②引入半胱氨酸残基，使VL和VH之间形成二硫键交联；③若将抗体VL和VH通过连接肽连接为单一的肽链则称为ScFv。获得可变区基因是制备ScFv的关键。可以根据鼠源单抗可变区中骨架区的碱基组成和顺序分别合成扩增VL和VH基因PCR引物，再进一步从杂交瘤细胞基因组的DNA或RNA逆转录的cDNA中分别扩增出VL和VH基因，而后用一段人工合成的寡核苷酸（接头）将两者连接成ScFv基因（图3－9）。ScFv可在细菌、植物、酵母、昆虫和哺乳动物细胞等各种表达系统中得以表达，目前最常用的是大肠杆菌。

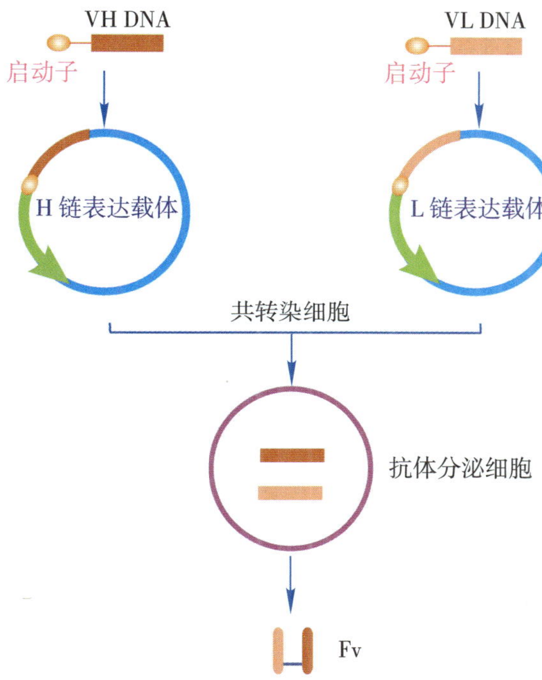

图3－8　Fv小分子抗体制备示意图

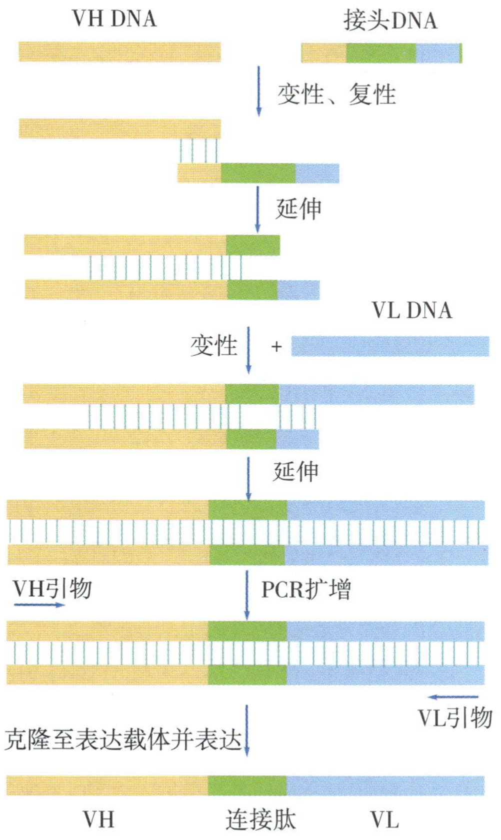

图3－9　ScFv小分子抗体构建示意图

（三）单区抗体

根据抗体分子的结构，一般将Fv称做抗体的最小单位，但有些更小的亚单位仍具有结合抗原的能力。如单独重链可变区仍可保留与抗原结合的能力，而且保持了完整抗体的特异性，称单区抗体，它的亲和力低于完整的Fv。单区抗体大小只有完整IgG分子的1/12，故更容易穿入细胞，到达完整抗体不能接近的部位。单区抗体有望作为具有抗原特异性的基本单位，用来构建有效应功能和结合亲和性的抗体。

三、双特异性抗体

双特异性抗体（bispecific antibody，BsAb）又称双功能抗体。它不同于天然抗体，其两个抗原结合部位具有不同的特异性，可以同时与两种不同特异性的抗原发生结合。BsAb可通过化学交联法或将两种杂交瘤细胞融合而制备，也可采用基因工程技术制备（图3－10）。

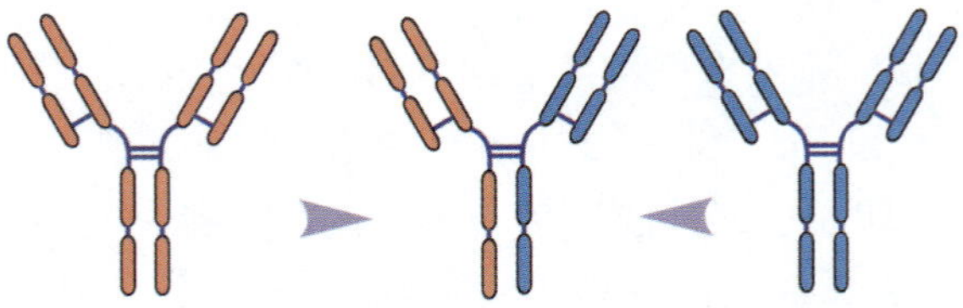

图3－10 双特异性抗体示意图

（一）化学交联 BsAb

分别分离纯化两种不同抗原的单克隆抗体，先使各抗体解离后，获得单价抗体，再使两种不同抗原特异性的单价抗体通过化学试剂交联起来，然后分离出目的组分。此法易致抗体失活，其产物亦难以保证均质性。

（二）细胞工程 BsAb

将两种分泌不同特异性单克隆抗体的杂交瘤细胞进行再次融合，产生二次杂交瘤。后者所分泌的抗体并非均一产物，而是两套重链、两套轻链的随机组合物。可能仅分泌两种亲本单克隆抗体，而无 BsAb 形成，也可能既分泌亲本单克隆抗体又可分泌 BsAb。BsAb 在其分泌的所有抗体中所占比例可为 10% ~50% 不等。

（三）基因工程 BsAb

多采用抗体分子片段，如 Fab、Fv 或 ScFv，经基因操作修饰后，或体外组装为 BsAb，或直接导入受体细胞表达分泌型的 BsAb。

1. 体外组装的 BsAb 分子 在抗体分子片段的羧基端设计半胱氨酸残基，如带有铰链区的 Fab 或带有半胱氨酸残基尾巴的 ScFv，在体外通过化学交联使其成为双特异性抗体分子。亮氨酸拉链亦可用来构建 BsAb，即两个不同抗体分子可通过肽链序列中亮氨酸残基间疏水作用形成的拉链样结构构成 BsAb。

2. 重组表达的 BsAb 通过对抗体分子基因片段的改造修饰，使细胞直接分泌表达双抗体分子。目前有以下几种方法：①设计促进双聚体形成的结构域，即在小分子抗体上设计半胱氨酸以及能促进双聚体形成的结构域，使其在大肠杆菌的分泌型表达过程中形成双体；②在基因构建上直接将两个抗体分子片段融合，表达由柔性较强的肽段将两个 ScFv 首尾相连的双特异性抗体；③将两个 ScFv 的 VL 和 VH 基因片段相互配对，分泌表达产生双特异性的抗体分子。

四、抗体融合蛋白

抗体融合蛋白（antitcody fusion protein）是指利用基因工程技术重组表达所得的抗体片段与其他生物活性蛋白融合的产物。表达的重组蛋白既具有单链抗体的抗原结合能力，也具有与之融合的蛋白的生物学特性。由于融合蛋白的不同，抗体融合蛋白可具有多种生物学功能。例如将抗体 Fab 段或 Fv 与其他生物活性蛋白融合，就可将特定的生物学效应导向靶部位；将非抗体蛋白与抗体分子的 Fc 段融合，可改善其药代动力学特性，并可使某些生物学活性与抗体的生物学功能相联；将 ScFv 与某些细胞膜蛋白融合，则可形成嵌合受体，赋予特定细胞以结合抗原的能力。

（一）含 Fv 的抗体融合蛋白

将某些毒素、酶或细胞因子等生物活性物质的基因与 Fv 基因拼接，其产物可将此生物活性物质导向与 Fv 结合的特定靶位，以便更有效地在局部发挥其生物学效应同时降低毒副反应。这方面以免疫毒素研究较多，应用于肿瘤免疫导向治疗中。常用的毒素有铜绿假单胞菌（绿脓杆菌）外毒素、白喉毒素和蓖麻毒素等。

（二）含 Fc 的抗体融合蛋白

将某些功能性蛋白分子与抗体 Fc 段融合可产生两种效果：①延长该蛋白分子在血循环中的半衰期；②通过该蛋白与其配体的作用，将抗体 Fc 段的生物学效应引导至特定的目标。例如 CD4 与抗体 Fc 段融合蛋白，CD4 分子是 T 辅助细胞膜表面的糖蛋白，它是人类免疫缺陷病毒（human immunodeficiency virus，HIV）的受体。CD4 - Fc 融合蛋白能竞争结合 HIV，从而阻断 HIV 对敏感细胞的感染，并可介导针对 HIV 感染细胞的 ADCC 及 CDC。因 CD4 分子属于黏附分子，故 CD4 - Fc 融合蛋白又称免疫黏附素。

五、抗体库技术

抗体库技术是指用细菌克隆代替 B 细胞克隆来表达抗体谱。它的出现基于 PCR 技术的发展和大肠杆菌直接表达性抗体分子片段的成功以及噬菌体显示技术的问世。抗体库技术的主要特点为：①方法简单快速，与单抗制备相比，既省去细胞融合之繁琐，又避免动物免疫之局限；②选择范围广泛，抗体基因库的抗原特异性可高达 $10^8 \sim 10^{10}$；③可模拟体内免疫系统亲和力成熟过程制备高亲和力抗体；④无需人体免疫接种过程即可获得特异性人抗体；⑤大规模生产方便。

（一）抗体库技术的流程

抗体库技术的主要步骤如下：①从经免疫或未经免疫的 B 细胞中提取 mRNA 并反转录为 cDNA，克隆全套抗体的 VL 和 VH 基因；②用 PCR 方法扩增各种抗体轻链和重链基因片段后，将其随机克隆入相应的载体形成组合文库；③转化细菌，再从表达产物中通过与抗原特异性结合的方式筛选出所需抗体并大量生产。构建抗体库所用的载体包括噬菌体、逆转录病毒、酵母及多核糖体等，其中最成功的是用丝状噬菌体建立的表面表达抗体库。它是将抗体 V 区基因插入丝状噬菌体外壳蛋白基因组中，使得噬菌体表面可表达该抗体。此技术把结合抗原的特异性与噬菌体的可扩增性统一起来构成一种高效的筛选体系，从而将有高亲和力的特异性抗体从噬菌体库中筛选出来，而且使该特异性的噬菌体得到 10^7 以上的富集。

（二）抗体亲和力成熟

不经过免疫过程就可制备特异性抗体是噬菌体抗体库技术为抗体工程带来的重大进展之一。在体内，特异性抗体的合成需要经过抗体基因重排、B 细胞的克隆选择以及抗体亲和力的成熟等三个环节。亲和力成熟是指在抗原多次刺激和选择过程中，抗体亲和力逐渐提高的现象，其机制是可变区基因的高度突变，突变后亲和力升高的克隆被选择进一步增生分化。从这一点上看，抗体库技术不包括亲和力成熟的过程。由于多次免疫对人体而言，有着很大的限制，因此模拟体内过程在体外诱发突变成为提高亲和力的一条途径。迄今已报道许多不同的可变区基因的突变方法，主要有定点突变、随机突变和链替换等方法。例如通过错配 PCR 方法可在噬菌体抗体的 V 区或 CDR 区基因中诱发随机位点的点突变；或根据抗体 V 区随机配对的原理，保持一条链不变，从原始库中筛选另一条链进行重新配组，以筛选出高亲和力的 Fv 分子等。

（邹全明　刘开云）

第四章 凝集反应

学习要点

凝集反应是指颗粒性抗原或覆盖了可溶性抗原（或抗体）的颗粒状物质与相应抗体（或抗原）结合后，出现肉眼可见的凝集现象。按照参与反应抗原性质的不同（颗粒性或可溶性），可将其分为直接凝集反应和间接凝集反应。它是体外抗原抗体反应最经典的试验，临床上广泛用于抗原或抗体的检测。

凝集反应（agglutination reaction）是指颗粒性抗原（如细菌、红细胞等）或覆盖了可溶性抗原（或抗体）的颗粒性载体与相应抗体（或抗原）结合后，出现的肉眼可见的凝集现象。早在1896年，Widal就利用伤寒患者血清与伤寒杆菌可发生特异性凝集的现象来诊断伤寒病。1900年，Landsteriner在特异性血凝现象的基础上发现了人类ABO血型系统，并于1930年获得诺贝尔奖。凝集试验由于方法简便、灵敏度高而广泛用于临床检验。

凝集试验既可用于定性判断，也可用于半定量检测。根据凝集现象的出现与否可定性判断抗原抗体是否对应。将血清标本做系列倍比稀释后再进行反应，以出现明显凝集反应的最高稀释度半定量判定抗体效价。凝集反应分为两个阶段：①抗原抗体特异性结合阶段，此阶段仅需数秒至数分钟，反应体系中抗原与对应抗体相互识别并结合，但不出现肉眼可见反应。②出现可见凝集反应阶段，此阶段需要数分钟至数小时，抗原－抗体复合物在适当电解质和离子强度等环境因素影响下，发生进一步聚集、交联，出现肉眼可见的凝集现象。实际上这两个阶段往往难以严格区分，所需反应时间亦受多种因素影响。

根据抗原性质、试验方法、检测对象等不同，凝集反应可分为直接凝集反应、间接凝集反应和抗球蛋白参与的凝集反应等类型。

第一节 直接凝集反应

细菌、红细胞等颗粒性抗原，在适当电解质参与下，直接与相应抗体结合出现肉眼可见的凝集现象，称为**直接凝集反应**（direct agglutination reaction）。凝集反应中的抗原称为**凝集原**（agglutinogen），抗体称为**凝集素**（agglutinin）。常用的方法有玻片法和试管法两种。

一、玻片凝集试验

玻片凝集试验（slide agglutination test）是将已知抗体与待测颗粒抗原直接滴加在玻片上，混匀并在室温下反应数分钟，用肉眼或低倍镜观察有无凝集现象，出现颗粒凝集的为阳性反应。该试验是一种定性试验方法，简便、快速，但敏感性较低，常用于菌种鉴定、血清学分型、人类红细胞 ABO 血型鉴定等。

二、试管凝集试验

试管凝集试验（tube agglutination test）是将已知颗粒抗原分别加入系列倍比稀释的待测血清管中，混匀，37℃孵育，观察各试管内的凝集结果。以产生明显凝集现象的最高稀释度作为待测血清的抗体效价，亦称滴度（图 4－1）。该实验是一种半定量试验方法，操作较简单，但敏感性不高，且在诊断时由于所用的抗原菌不稳定、常会影响反应的特异性。如电解质浓度和 pH 值不适当，也可引起诊断抗原的非特异性凝集，出现假阳性。因此，实验时必须设不加抗体的稀释液作为对照。

临床常用的试管凝集试验是用已知细菌抗原检测受检者血清中有无某种特异性抗体及其效价，如诊断伤寒和副伤寒的肥达试验（Widal test），诊断立克次体病的外－斐试验（Weil－Felix test）等。在输血时也常用于供、受者红细胞和血浆的交叉配血试验。

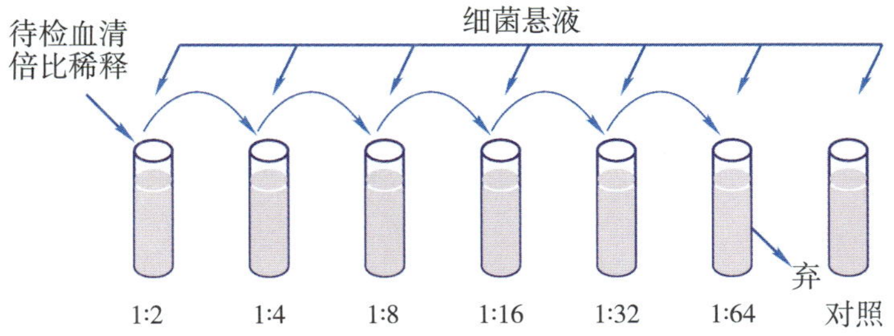

图 4－1　试管凝集试验原理示意图

第二节　间接凝集反应

将可溶性抗原（或抗体）先吸附或偶联在适当大小的颗粒性载体表面，然后与相应抗体（或抗原）作用，在适当电解质存在的条件下，出现特异性的凝集现象，称为**间接凝集反应**（indirect agglutination reaction）或**被动凝集反应**（passive agglutination reaction）。由于载体颗粒增大了可溶性抗原（或抗体）的反应面积，其敏感性要高于沉淀反应，在临床上被广泛用于多种抗体和可溶性抗原的检测。

一、载体的种类及处理方法

（一）载体的种类

在间接凝集反应中，可用作载体的颗粒种类很多，常用的有动物或人的红细胞、细菌、多种惰性颗粒如聚苯乙烯胶乳和明胶颗粒、活性炭、火棉胶、离子交换树脂等。临床最常用的是以红细胞为载体的间接血凝试验和以聚苯乙烯胶乳为载体的胶乳凝集试验。

（二）载体的处理方法

红细胞是大小均一的载体颗粒，常用的有绵羊、家兔、鸡红细胞和人 O 型红细胞。新鲜红细胞吸附多糖类抗原性能较好，但吸附蛋白质抗原能力较差，且致敏后不易保存，易溶血和污染，只能适用 2～3 天。因此，一般在致敏前先将红细胞醛化，可达到延长保存时间且不易溶血的目的。经醛化后的红细胞可反复冻溶，4℃可保存 3～6 个月，－20℃可保存 1 年。常用的醛类有甲醛、戊二醛、丙酮醛等。醛化后的红细胞如再用鞣酸处理，可增强其吸附蛋白质的能力。

致敏所用的抗原或抗体要求纯度高，并保持良好的免疫活性。用蛋白质致敏红细胞的方法有直接法和间接法。直接法只需在一定条件下（低 pH、低离子浓度），将抗原或抗体和醛化或鞣化的红细胞混合在一起，作用一段时间即可。间接法需加入偶联剂（如戊二醛、氯化铬或双偶氮联苯胺）将蛋白质偶联到红细胞上。

聚苯乙烯胶乳颗粒是一种人工合成的圆形颗粒，大小均一，直径约 0.8mm，带有负电荷，其致敏方法有物理法和化学法。物理法吸附蛋白质结合不牢固，易解离。化学法是先将胶乳颗粒制备成带有化学活性基团的颗粒，如带有羧基的羧化聚苯乙烯胶乳，再使抗原或抗体以共价键交联在胶乳表面。这种化学交联一般是通过缩合剂碳化二甲胺的作用，使胶乳颗粒表面的羧基与被交联物上的氨基缩合在一起。用这种交联法制备的致敏颗粒具有性能稳定、保存时间长等优点。

二、间接凝集反应的类型

根据致敏载体用的是抗原或抗体以及凝集反应的方式，间接凝集反应常分为以下四类。

（一）正向间接凝集反应

用抗原致敏载体，检测标本中有无相应抗体（图 4－2）。先将可溶性抗原结合于载体颗粒，然后与待测标本中的抗体反应，出现肉眼可见凝集颗粒或凝集块者为阳性。

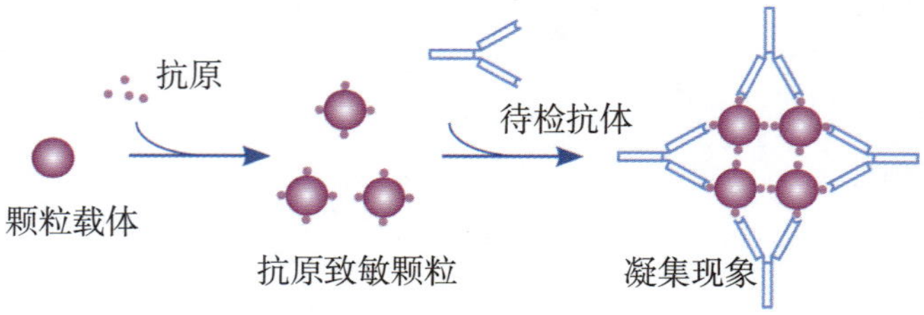

图 4－2　正向间接凝集反应原理示意图

（二）反向间接凝集反应

用特异性抗体致敏载体，检测标本中有无相应抗原（图 4－3）。先将特异性抗体结合于载体，再与标本中待测抗原反应，出现肉眼可见凝集颗粒或凝集块者为阳性。

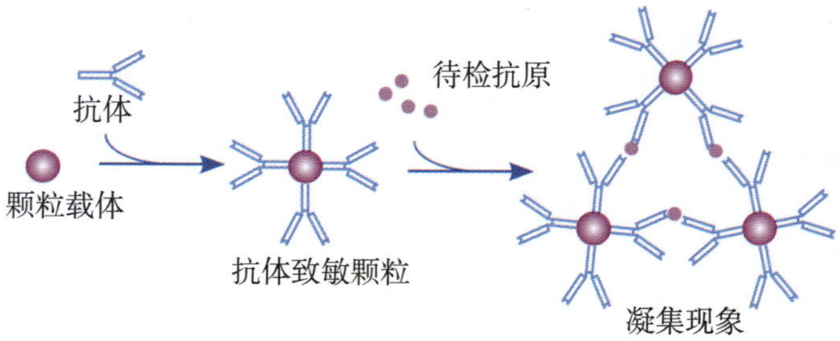

图 4－3　反向间接凝集反应原理示意图

（三）间接凝集抑制反应

用抗原致敏载体，联合相应抗体检测标本中是否存在与致敏抗原相同的抗原。先将待测标本与抗体试剂作用，再加入抗原致敏载体，如出现凝集，说明待测标本中不存在相同抗原，抗体试剂未被结合，仍可与载体上的抗原起作用。如标本中存在相同抗原，则凝集反应被抑制（图 4－4）。同理，可用抗体致敏载体及相应抗原作为诊断试剂检测待测标本中的抗体，称为反向间接凝集抑制反应。

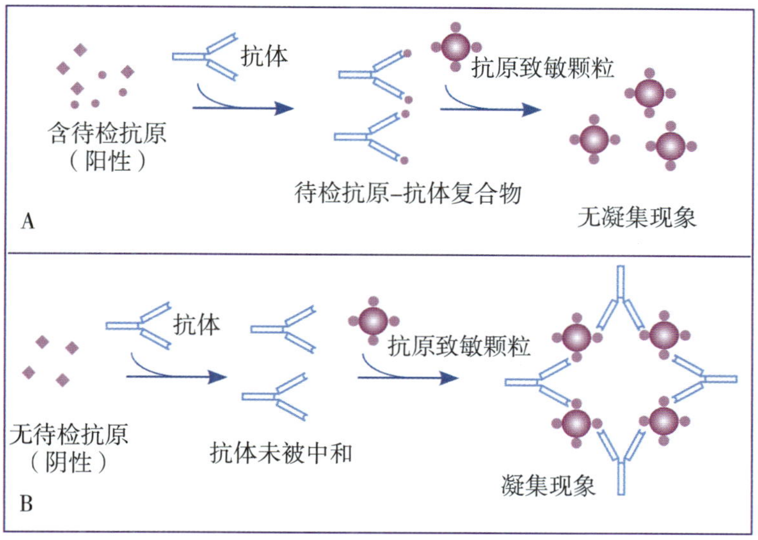

图 4－4　间接凝集抑制反应原理示意图

（四）协同凝集反应

协同凝集反应（co－agglutination reaction）与间接凝集反应的原理类似，但所用载体既非天然的红细胞，也非人工合成的聚合物颗粒，而是一种金黄色葡萄球菌。该菌体细胞壁中含有 A 蛋白（staphylococcal protein A，SPA）。SPA 具有能与 IgG 的 Fc 段结合的特性，利用该特性可将其与 IgG 抗体相连，使其成为抗体致敏的颗粒载体。当遇到相应抗原时，即出现凝集现象。

三、间接血凝试验

间接血凝试验（indirect hemagglutination test）是以红细胞作为载体的间接凝集试验。将可溶性抗原（或抗体）吸附于人 O 型红细胞或绵羊、家兔红细胞上，制备成抗原（或抗体）致敏的红细胞，然后与相应抗体（或抗原）作用，在有电解质存在的条件下，作用一定时间后可出现肉眼可见的红细胞凝集现象。

间接血凝试验一般在微量血凝板或试管中进行。首先将待测标本倍比稀释（一般稀释至 1:64），同时设不含标本的稀释液为对照孔，取不同稀释度待检标本 1 滴置于板孔或试管中，加等量致敏红细胞，充分混匀，置室温 1～2h，即可观察结果。若红细胞沉积于孔底呈一圆点为不凝集（以“－”表示），若红细胞均匀分布于孔底周围为凝集（以“＋”表示），根据红细胞凝集的程度判断阳性反应的强弱（图 4－5），以出现“＋＋”程度红细胞凝集的血清稀释度作为滴度终点。

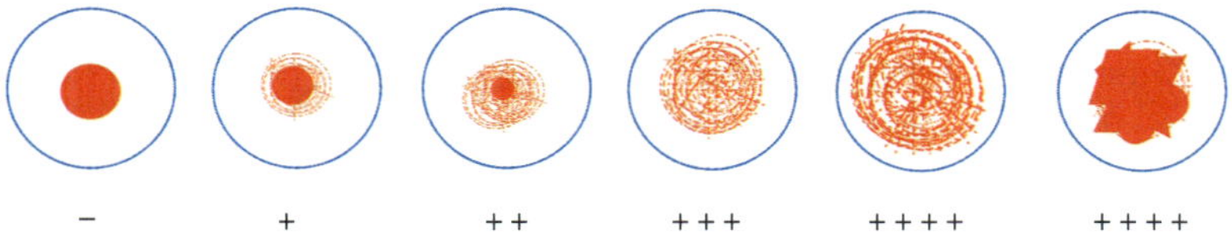

图 4－5　间接血凝试验结果判断示意图

－：细胞沉积于孔底；＋：细胞沉积于孔底，周围有少量的散在凝集；++：细胞形成片层凝集，面积较小，边缘较松散；+++：细胞形成片层凝集，面积略大于 ++；++++：细胞形成片层凝集，均匀布满孔底或边缘皱褶如花边状。

四、胶乳凝集试验

胶乳凝集试验（latex agglutination test，LAT）也是一种间接凝集试验，所用载体是聚苯乙烯胶乳。将可溶性抗原（或抗体）与聚苯乙烯胶乳颗粒结合，制备成致敏胶乳颗粒，然后与待测标本中的抗体（或抗原）反应，观察凝集结果。

胶乳凝集试验分为试管法和玻片法。试管法是先将受检标本用缓冲液做倍比稀释，然后加入致敏的胶乳颗粒，反应后观察胶乳凝集情况。玻片法是将受检标本和致敏的胶乳试剂各加 1 滴在玻片上混匀，连续摇动 2～3min 即可观察结果。若先将待测标本与一定量相应抗血清作用后，再加入抗原致敏胶乳试剂，如发生凝集，说明待测标本中无相应抗原，结果为阴性；如不发生凝集，说明抗血清中抗体被标本中抗原中和，结果为阳性，此为胶乳凝集抑制试验。

五、间接凝集试验的临床应用

间接凝集试验具有快速、敏感、操作简便、无需特殊仪器设备等优点，而且既能用于可溶性抗原的检测，也能用于抗体的检测，因此在临床检验中应用广泛。

（一）抗原的检测

应用反向间接凝集试验可检测病原体的可溶性抗原和各种蛋白质成分。间接凝集反应敏感性虽高于沉淀反应，但低于各种免疫标记技术。随着各种新型免疫标记技术的发展，检测各类微量抗原的敏感度不断得以提高，因此，在微量可溶性抗原的测定中反向间接凝集试验的应用取决于临床的实际情况和需要。如使用胶乳凝集试验检测尿绒毛膜促性腺激素（HCG），直接凝集法敏感度约为 300mU/ml，间接凝集抑制法敏感度约为 1000mU/ml，停经 35～40 天以上的孕妇可测得阳性结果。间接血凝试验检测 HBsAg 敏感度一般在 2～5ng/ml，已不符合对献血员的筛检。

（二）抗体的检测

间接凝集试验可用于检测细菌、病毒、寄生虫等感染后产生的抗体，例如可用间接血凝试验或明胶颗粒凝集试验检测抗人免疫缺陷病毒（HIV）抗体；胶乳凝集试验检测抗溶血素 O 等。也可用于检测自身免疫病的抗体，例如用胶乳凝集抑制试验检测类风湿因子，间接血凝试验检测抗 DNA 抗体和抗甲状腺球蛋白抗体等。

第三节　抗球蛋白试验

抗球蛋白试验（antiglobulin test）又称 Coombs 试验，是由 Coombs 于 1945 年建立的一种有抗球蛋白抗体参与的血凝试验，用于检测血清中抗红细胞不完全抗体。机体受某些抗原刺激后，会产生一些分子较小的 IgG 类抗体（多数为 7S 的 IgG 类抗体），这类抗体体积小，长度短（2.5nm×103nm），可与相应抗原结合，但不能起到桥联作用，在一般条件下不出现肉眼可见的凝集现象，故常称为不完全抗体。Coombs 利用抗球蛋白抗体作为第二抗体，连接与红细胞表面结合的特异性抗体，即可出现可见的凝集现象。常用的试验方法有直接法和间接法。

一、直接 Coombs 试验

用于检测患者红细胞上结合的不完全抗体。取患者红细胞悬液，直接加入抗人球蛋白试剂，如患者红细胞结合有不完全抗体，即可出现细胞凝集现象（图 4－6）。此实验可用玻片法做定性测定，也可用试管法做半定量分析。临床常用于新生儿溶血症、自身免疫性溶血症、特发性自身免疫性贫血等患者红细胞上不完全抗体的检测。

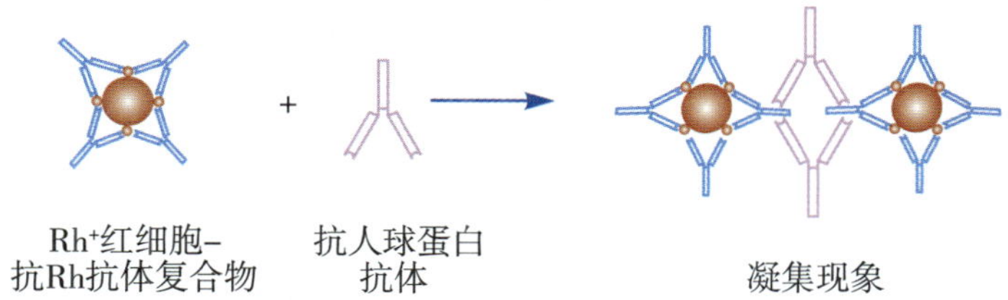

图 4－6　直接 Coombs 试验原理示意图

二、间接 Coombs 试验

用于检测血清中游离的不完全抗体。将受检血清与正常人 O 型红细胞混合，如受检血清存在不完全抗体，即可吸附于红细胞使其致敏，再加入抗球蛋白抗体，即可出现红细胞凝集现象（图 4－7）。此实验多用于检测母体 Rh（D）抗体，以便及早发现和避免新生儿溶血症的发生；亦可用于对红细胞不相容输血后产生的血型抗体的测定。

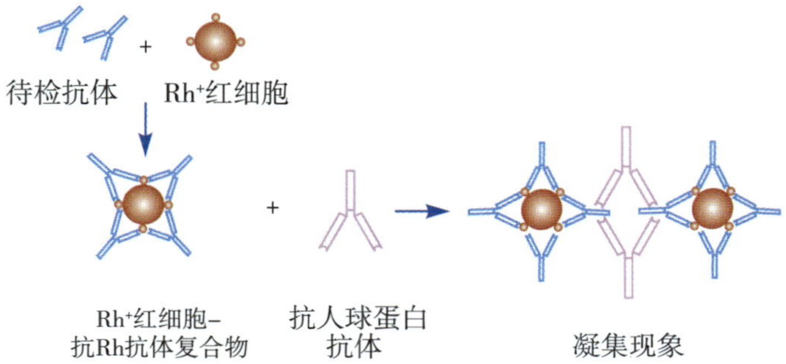

图 4－7　间接 Coombs 试验原理示意图

（吴俊英）

第五章 沉淀反应

学习要点

沉淀反应是指在适当条件下，可溶性抗原与相应的抗体特异性结合后出现沉淀物的现象。沉淀反应可在液相中和凝胶内进行，液相沉淀试验可分为经典的环状沉淀试验、絮状沉淀试验和现代的免疫浊度分析。其中，免疫浊度分析技术包括透射免疫比浊法、散射免疫比浊法、速率抑制免疫比浊法和免疫胶乳浊度测定法。凝胶内沉淀试验包括单向免疫扩散试验、双向免疫扩散试验以及与电泳技术结合的火箭电泳、对流免疫电泳和免疫电泳等。

沉淀反应（precipitation）是指在适当条件下，可溶性的抗原和相应的抗体特异性结合后形成沉淀物的现象。早在 1897 年 Kraus 就发现，用霍乱弧菌、伤寒杆菌、鼠疫杆菌的培养滤液免疫动物，制备的抗血清能与相应细菌培养滤液反应出现沉淀现象，即为经典的液相沉淀反应。1946 年，Oudin 在试管中将抗原溶液加在含有抗体的琼脂凝胶柱上进行扩散，用于免疫化学分析，建立了最早的凝胶中沉淀试验。随后经过改进出现了更实用的凝胶中沉淀试验方法，如用于定性检测的双向免疫扩散试验（Ouchterlony，1948 年）和用于定量测定的单向免疫扩散试验（Mancini，1965 年）。1953 年，Grabar 与 Williams 首先将电泳技术与凝胶中的沉淀反应结合建立了免疫电泳技术。在此基础上，随后又派生出了多种电泳技术参与的凝胶中沉淀反应技术，例如火箭免疫电泳、对流免疫电泳、免疫固定电泳等。凝胶中的沉淀试验与液相沉淀反应相比具有较高的敏感度和分辨率，且结果可拍照、保存；电泳技术的介入使凝胶中的沉淀试验时间缩短、敏感度和分辨率进一步提高。1959 年，Schultze 等建立了免疫浊度分析法，之后得到许多学者的改进，随着现代分析仪器的不断发展、完善，已使沉淀反应达到快速、微量、自动化水平，目前已成为临床快速定量检测血浆蛋白、药物等最重要的技术手段。

根据实验中使用介质和实验原理、方法的不同，可将沉淀反应分为液相沉淀反应、凝胶中沉淀反应和免疫浊度检测三个技术类型。

第一节 液相沉淀反应

液相沉淀试验（fluid - phase precipitation）是指可溶性抗原与相应抗体在液体介质中发生的沉淀反应。根据实验方法、沉淀现象不同，可将液相内沉淀分为絮状沉淀试验（flocculation）、环状沉淀试验（ring precipitation）和免疫浊度分析（immunoturbidimetry)。其中免疫浊度分析是目前临床应用最广的沉淀反应（见本章第三节）。

一、絮状沉淀试验

（一）基本原理

絮状沉淀试验是指可溶性抗原与相应抗体在有电解质存在的适宜条件下，形成可见的絮状沉淀物。

（二）技术类型

本实验有两种类型：玻片法和试管法。

1. 玻片法 是将可溶性抗原与抗血清在玻片上混合，在适宜温度下观测有无沉淀反应出现。这是一种定性方法，如在法医上鉴别各种动物或人的血迹，也可用于一些细菌如肺炎球菌、链球菌抗原的鉴定等。

2. 试管法 是一种半定量方法，将不同稀释度的抗原与适度稀释的抗体在试管内混合，在适宜温度下经数小时后观测结果，以出现沉淀最多或最快的管的抗原或抗体稀释度为效价判定结果。抗原与抗体混合有两种方法，即固定抗原量与不同稀释度抗体反应（Ramon 法），或固定抗体量与不同稀释度抗原反应（Dean－Webb 法）。前者主要用于抗毒素效价滴定，后者如诊断梅毒的康氏（Kahn）反应。试管法也可用于抗原抗体反应最适比滴定，除用 Ramon 法和 Dean－Webb 法外，更常用的是方阵滴定法（checkerboard titration），它将抗原和抗体同时稀释，一次完成滴定，能够更加准确地找出抗原抗体反应浓度的最适比，如表 5－1 举例的抗原－抗体系统的最适比是 1∶4。

表 5－1 抗原－抗体系统最适比的方阵测定法

抗体稀释度	抗原稀释度								
	1∶2	1∶4	1∶8	1∶16	1∶32	1∶64	1∶128	1∶256	1∶512
1∶2	++++	++++	(++++)	+++	++	+	+	+	－
1∶4	+	+	+++	(+++)	++	+	+	+	－
1∶8	－	－	+	+++	(+++)	++	+	+	－
1∶16	－	－	－	+	++	(+++)	+	+	－
1∶32	－	－	－	－	+	++	(++)	+	－
1∶64	－	－	－	－	－	－	+	(++)	+
1∶128	－	－	－	－	－	－	－	+	(+)
1∶256	－	－	－	－	－	－	－	－	－

注：表中括号者表示出现沉淀速度最快，为最适比例管。

（三）方法评价和应用

该实验方法简单，不需特殊设备，但敏感度较低，且受抗原、抗体比例影响明显。尽管过去絮状沉淀试验有较多应用，但是目前临床不再应用，已被其他技术方法取代。

二、环状沉淀试验

环状沉淀试验简称环状试验（ring test），主要用于抗原的定性试验，即用已知抗体来检测未知抗原。

（一）基本原理

将抗原溶液叠加在细小玻璃管中的抗体溶液上面，抗原与抗体在两液交界面处特异性结合，形成白色环状沉淀。

（二）技术要点

先用毛细滴管吸取抗血清加于沉淀管（内径约1.5～2mm）底部，避免产生气泡。然后将抗原溶液沿管壁缓缓叠加于抗血清液面上，形成清晰的交界面。置沉淀管于室温下使其反应3～5min。在两液交界面间呈现乳白色沉淀环为阳性，否则为阴性。

（三）方法评价和应用

环状沉淀试验由 Ascoli 于1902年建立，用于诊断炭疽，也可用于鉴定血迹、细菌多糖抗原、媒介昆虫体内的微量抗原等。方法操作简便、快速、敏感性低（20～200mg/L），只能定性，不能做两种以上抗原的定性。现已由其他方法所替代，较少使用。

第二节　凝胶中沉淀反应

凝胶中沉淀试验（gel－based precipitation）是指在凝胶介质中进行的沉淀反应。常用的凝胶介质有琼脂、琼脂糖、聚丙烯酰胺凝胶等，其中前两种介质最为常用。根据有无电场作用及其方法特点，可将凝胶中沉淀试验分为自由免疫扩散（dispersive immunodiffusion）、定向免疫扩散（directional immunodiffusion）和定向－自由联合免疫扩散（directional－dispersive combined immunodiffusion）三个类型的试验方法。

一、自由免疫扩散

自由免疫扩散是由抗原或抗原、抗体二者在凝胶中向四周弥散发生的可见的沉淀反应，常用的包括单向免疫扩散和双向免疫扩散试验。

（一）单向免疫扩散试验

1. 基本原理　**单向免疫扩散试验**（single immunodiffusion）又称**单向辐射状免疫扩散试验**（single radial immunodiffusion，SRID），常用于抗原定量检测。待测抗原从凝胶孔中向含有相应定量抗体的凝胶四周自由扩散，在二者浓度比例合适处形成白色沉淀环。沉淀环大小与抗原的浓度呈正相关，在检测标本的同时用标准品测定绘制标准曲线图，根据沉淀环的大小即可查知待检标本中抗原的含量。

2. 技术要点　将抗体和热融化琼脂在45～56℃平衡一定时间（15～30min），等体积混匀后，倾注成平板。待凝固后在琼脂板上打孔，孔中加入已稀释的抗原液和不同浓度的抗原标准品，置37℃扩散24～48h后观察孔周围沉淀环（图5－1）。

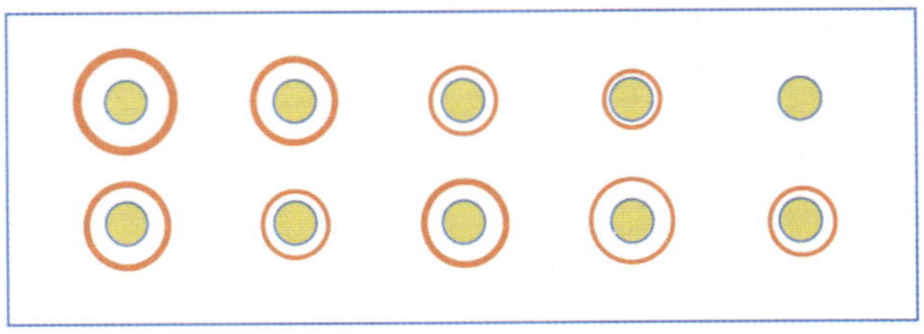

图5－1　单向免疫扩散试验示意图

注：上排为5个不同浓度的参考血清，下排为待测血清。

3. 数据处理　沉淀环直径或面积的大小与抗原量相关，但不是直线相关，而是函数关系，并且还与抗原分子量和扩散时间有关。沉淀环直径与待测标本内抗原含量有下列两种计算方法。

（1）Mancini 曲线　适用于大分子抗原（如 IgM）和长时间扩散（$>48h$）的结果处理。使用普通坐标纸作图，沉淀环直径的平方（d^2）与抗原浓度（C）呈线性关系（图 5－2），常数 $K=C/d^2$。

（2）Fahey 曲线　这种曲线适用于小分子抗原和扩散时间较短（24h）的结果处理。使用半对数坐标纸作图，抗原浓度的对数（$\log C$）与沉淀环直径（d）呈线性关系（图 5－3），常数 $K=\log C/d$。

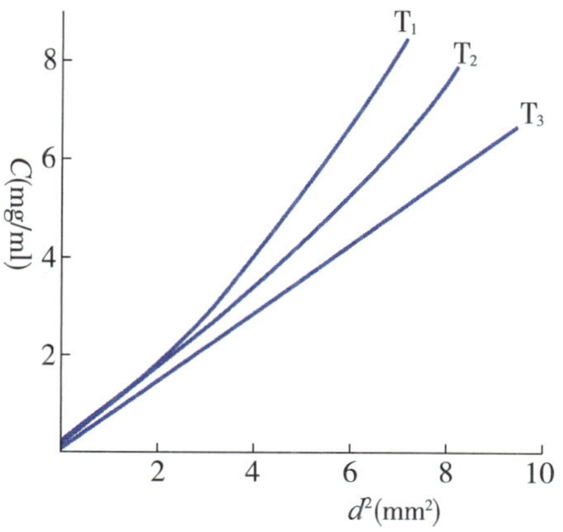

图 5－2　Mancini 曲线

T_1 为 16～24h（反抛物线）；T_2 为 24～48h；

T_3 为 48h 以上（直线）。

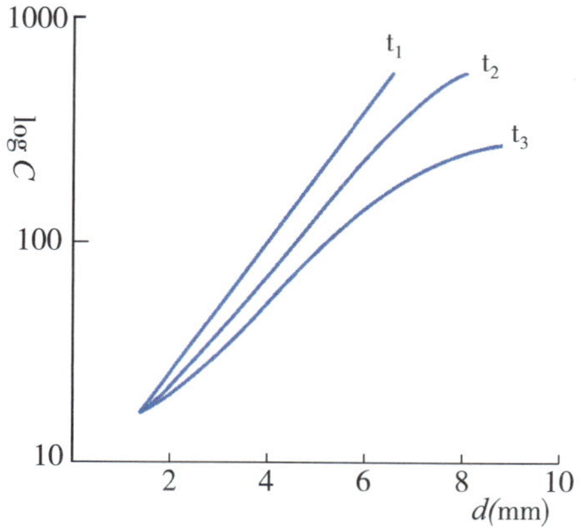

图 5－3　Fahey 曲线

t_1 为 16～24h（直线）；t_2 为 24～48h；

T_3 为 48h 以上（抛物线）。

4. 方法评价　单向琼脂免疫扩散法作为抗原的定量方法，特异性强，重复性好，但敏感度稍差。实验所需设备简单、操作方便，因而曾得到广泛应用。

5. 临床应用　过去临床上常用于定量测定 IgG、IgA、IgM、C3、C4、转铁蛋白、抗胰蛋白酶、糖蛋白和前白蛋白等血浆蛋白，目前已被免疫浊度测定等技术取代。

（二）双向免疫扩散试验

1. 基本原理　**双向免疫扩散试验**（double immunodiffusion）是将抗原和抗体溶液分别放在凝胶的对应孔中，让两者在凝胶中自由扩散，当抗原与抗体相遇在浓度比例适当处形成可见的白色沉淀线（图 5－4）。

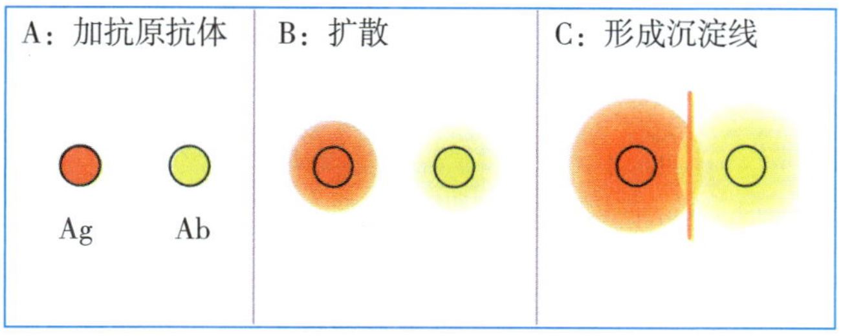

图 5－4　双向琼脂扩散试验示意图

2. 技术要点　将加热融化的琼脂倾注成一均匀的凝胶薄层，待琼脂凝固后，在琼脂胶板上打孔，于相对的孔中分别加入抗原或抗体，置室温或 37℃ 反应 18～24h 后观察沉淀线判定实验结果。

3. 方法评价　本方法重复性好，操作简便，不需特别仪器设备，但灵敏度稍差。常用于抗原或抗体鉴定。

4. 临床应用

（1）血清学诊断　曾用已知抗体检测 AFP、HBsAg，用于临床辅助诊断，目前临床已不再应用。

（2）免疫化学分析　双向免疫扩散试验可用于抗原和抗体免疫化学的初步分析，是较常用的技术之一，例如对抗原和抗体相对浓度和分子量的分析、纯度和反应性的分析等。沉淀线位置主要与抗原、抗体两者浓度比例有关，沉淀线靠近抗原孔，提示抗体含量高；靠近抗体孔，提示抗原含量较多。分子量大扩散慢，扩散圈小，形成的沉淀线弯向分子量大的一边。如二者分子量相等，则形成直线（图 5－5）。抗体多为 IgG，分子量约 150 000，据此可粗略估计未知抗原的分子量。出现多条沉淀线，则说明抗原和抗体皆不是单一成分。根据邻近孔沉淀线之间出现的方式如吻合、相切或交叉等现象可对抗原抗体的反应性进行初步分析和判断（图 5－6）。

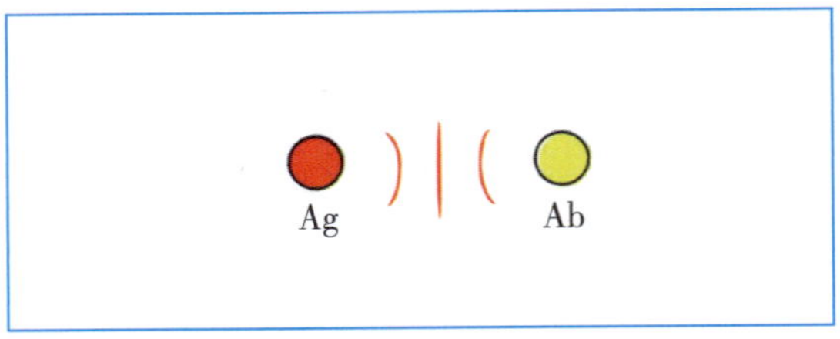

图 5－5　抗原、抗体相对分子量示意图

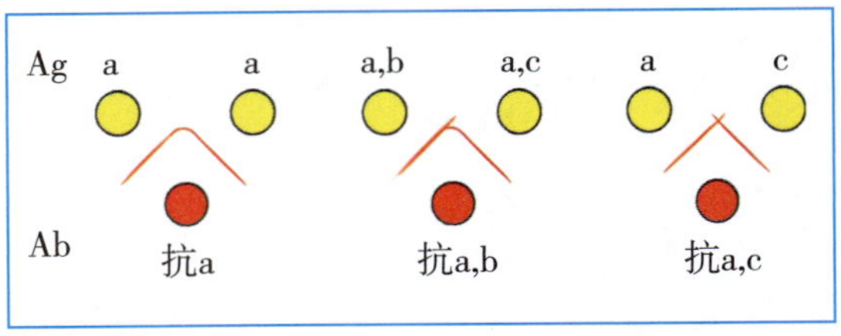

图 5－6　抗原性质分析示意图

（3）抗体效价的滴定　双向免疫扩散试验是抗血清或抗体效价滴定的常用方法。固定抗原的浓度，稀释抗体；或抗原、抗体双方做不同的稀释，经过自由扩散，以出现沉淀线的最高抗体稀释度为该抗体的效价。

双向免疫扩散试验的模式颇多（图 5－7），不同的实验用途选择不同的模式：在测定未知抗原或抗体、检查其纯度时，可选用两个孔的模式；在比较两种抗原异同时，应选用三个孔的模式，而在半定量滴定抗血清效价时，通常选梅花样多孔模式，抗原加在中心孔，不同稀释度的抗体加在周边孔。

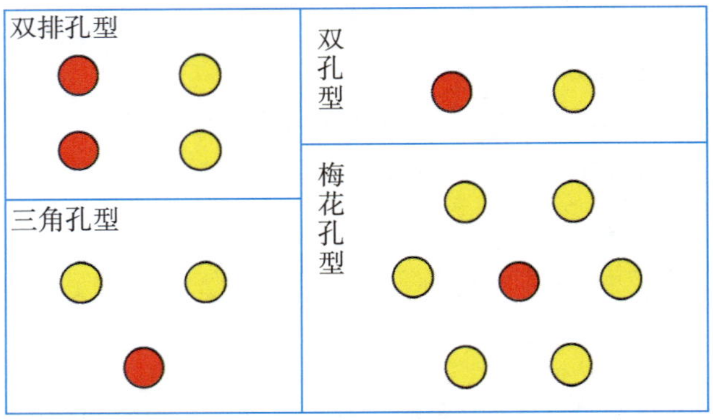

图 5－7　双向琼脂扩散试验常用模式图

二、定向免疫扩散

定向免疫扩散是在电场作用下，抗原或抗体或二者在凝胶介质中定向移动发生的沉淀反应。常用技术方法包括对流免疫电泳和火箭免疫电泳。

（一）对流免疫电泳

对流免疫电泳（counter immunoelectrophoresis，CIEP）是在电场作用下，抗原和抗体在凝胶中定向、加速的双向免疫扩散技术。

1. 基本原理　在 pH8.6 的琼脂凝胶中，抗体因等电点高、带微弱的负电荷，且分子量较大，因此在电场中的电泳力小于电渗力，泳向负极；而一般抗原蛋白常带较强的负电荷，且分子较小，电泳力大于电渗力，泳向正极。电泳时，抗原孔放于靠近负极一侧，抗体孔放于靠近正极一侧，抗原、抗体相对泳动，在两孔间相遇，比例合适时形成肉眼可见的沉淀线（图5-8）。

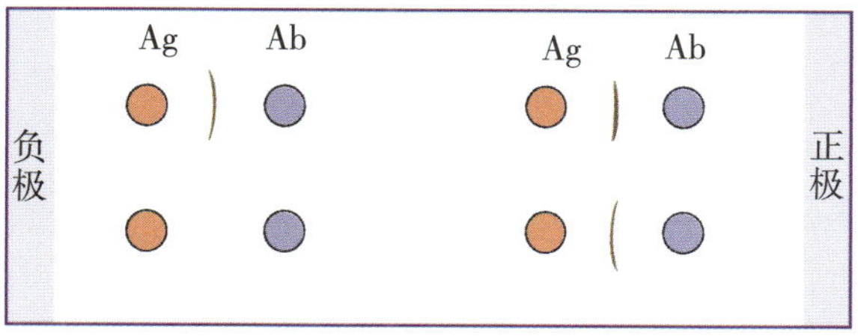

图5-8　对流免疫电泳示意图

2. 技术要点　用pH8.6的巴比妥缓冲液制备琼脂凝胶板；在琼脂板上成对打孔，按一定次序加样后置于电泳槽内，电泳后观察结果。

3. 方法评价　本实验简便、快速，敏感性比琼脂双向扩散法高8～16倍，可检出2.5～5mg/L蛋白质量，但分辨率低于双向免疫扩散试验。对抗原、抗体比例要求较严，抗原过量时，往往不出现可见的沉淀线，因此实验时采用高效价抗血清，并对抗原样品做不同的稀释度。另外，此法不能用于检测Ig类抗原。

4. 临床应用　常用于抗原或抗体的定性分析、效价测定和纯度鉴定等。

（二）火箭免疫电泳

火箭免疫电泳（rocket immnoelectrophoresis，RIE）是抗原在电场作用下，在凝胶中定向移动、加速发生的单相免疫扩散。1966年由Laurell建立，由于其沉淀形似火箭，故称为火箭电泳。

1. 基本原理　抗原在电场作用下移动，并与凝胶中抗体反应，逐渐形成梯度浓度，使沉淀带越来越窄，在抗原、抗体比例适当时形成火箭峰样沉淀，峰形高低与抗原量呈正相关（图5-9）。用已知量标准抗原作对照，绘制标准曲线，根据检测样品沉淀峰的高度可算出待测抗原的含量。

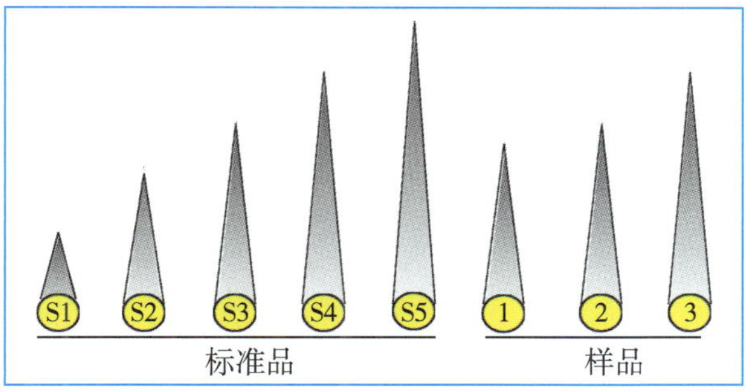

图5-9　火箭免疫电泳沉淀峰示意图

2. 技术要点　含抗体琼脂糖凝胶板的制备与单向免疫扩散中含抗体琼脂凝胶板制备方法相同。在琼脂糖凝胶板一端打孔、定量加样后尽快置于电泳槽内，样品孔侧置负极端，进行电泳。为防止自由扩散，也可将凝胶板置于电泳槽中，在低电场作用下[（2～5）V/cm]加样，加样后再短时间维持15～20min，而后按要求加大电流。等沉淀完全成峰时，停止电泳，并测量从孔中心到峰尖的高度。以峰高为纵坐标，抗原浓度为横坐标（对数坐标），绘制标准曲线，求出待检样品抗原浓度。

3. 方法评价　本法操作简便省时，重复性好，可测出2mg/L的抗原。若抗原中加入微量^{125}I标记抗原追踪做放射自显影，可使灵敏度提高至μg/L水平。

4. 临床应用　曾用于免疫球蛋白IgA、IgG、IgM和sIgA检测，补体成分C3、C4及其裂解产物以及AFP等血浆蛋白的检测，目前已被免疫浊度测定等技术取代。

三、定向－自由联合免疫扩散

定向－自由联合免疫扩散是将区带电泳与自由免疫扩散结合起来的技术方法，包括免疫电泳和免疫固定电泳。

（一）免疫电泳

1. 基本原理　免疫电泳（immunoelectrophoresis，IEP）是将区带电泳与双向免疫扩散相结合的一种免疫化学分析技术。根据沉淀线的数量、位置和形状，可分析、鉴定样品中所含抗原成分及其性质。

2. 技术要点　制备琼脂凝胶板，凝固后打孔，加入待检抗原标本或正常血清对照，样品孔置阴极端进行区带电泳。停止电泳后，在区带平行侧挖一条形槽，加入相应抗血清，置于室温或37℃作用24h后观测结果。抗原与抗体双向自然扩散，各种抗原与相应抗体在琼脂中相遇，在二者比例合适处形成肉眼可见的弧形沉淀线（图5－10）。根据沉淀线的数目、形状和位置，并与已知抗原或正常血清抗原对比，分析样品中抗原成分及性质。

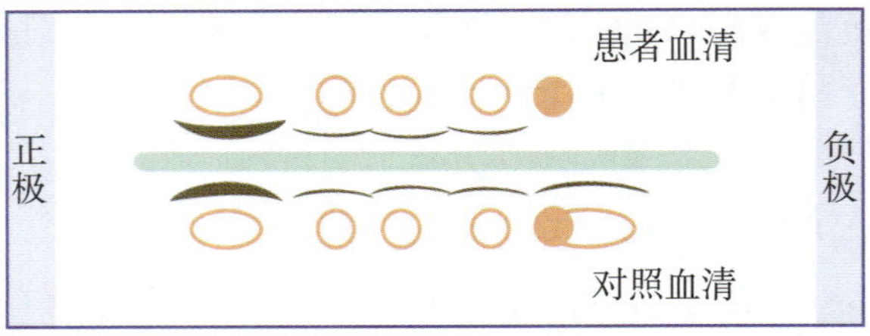

图5－10　免疫电泳沉淀线示意图

3. 方法评价　免疫电泳具有电泳高分辨率和抗原抗体反应高度特异性的特点，目前用于纯化抗原或抗体成分的分析，以及正常或异常体液蛋白的检测和鉴定等。

4. 临床应用　主要用于纯化后抗原或抗体成分的分析，粗略分析其纯度；正常及异常体液中蛋白质分析，如无丙种球蛋白血症、冷球蛋白血症、多发性骨髓瘤、白血病、系统性红斑狼疮、肝病等患者的血清蛋白成分的分析；多发性骨髓瘤血清M蛋白的检测和鉴定；免疫后不同抗体组分的动态变化研究等。

（二）免疫固定电泳

1. 基本原理　免疫固定电泳（immunofixation electrophoresis，IFE）由Alper和Johnson于1969年建立，是区带电泳与免疫沉淀反应相结合的免疫化学分析技术。该法原理与免疫电泳类似，不同之处是在区带电泳后，将抗血清或浸透抗血清的乙酸纤维素或滤纸条放在区带表面而不是旁侧槽中，使抗体与对应抗原直接发生沉淀反应，使抗原被固定在电泳位置上，对样品中所含成分及其性质进行分析、鉴定。

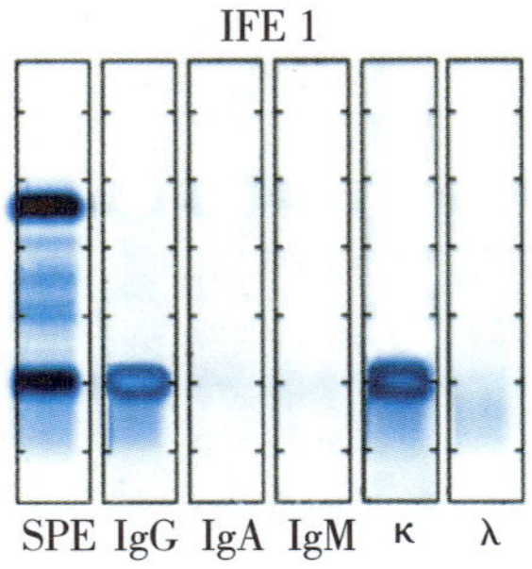

图5－11　血清M蛋白（IgG κ型）的免疫固定电泳分析

2. 技术要点　先将患者血清或血浆在琼脂糖凝胶上或乙酸纤维素薄膜上做区带电泳，将蛋白质分离成不同区带。电泳后将抗血清加于蛋白质区带表面，也可将浸泡过相应抗体的乙酸纤维素薄膜或滤纸条贴附于区带上，抗原与相应抗体发生沉淀反应，形成的免疫复合物嵌于固相支持物中。洗去游离的抗原和抗体，染色观测结果。免疫固定后的区带为单一免疫复合物沉淀带，与同时电泳而未经免疫固定的标本比较，可判明该蛋白为何种成分，以对样品中所含成分及其性质进行分析、鉴定（图5－11）。

3. 方法评价　与IEP相比，本法扩散快速（仅需1h而不是过夜）、分辨率更高。检测单种蛋白的敏感性优于免疫电泳，能鉴别具有近似迁移率的蛋白，如各种M蛋白、游离轻链、单克隆免疫球蛋白的轻链、补体裂解产物及触珠蛋白的遗传型等。缺点是对抗原抗体反应的浓度比例要求更严，对于浓度较高的抗原如骨髓瘤蛋白分析时应适当稀释。

4. 临床应用　免疫固定电泳可用于检测或鉴定具有近似迁移率的多种蛋白，如各种M蛋白、触珠蛋白的遗传型、补体的裂解产物，冷球蛋白、免疫球蛋白的轻链型别，脑脊液、尿液或其他体液中微量蛋白的检测与鉴定。

第三节　免疫浊度分析技术

免疫浊度测定（immunoturbidimetry，ITM）是将液相中沉淀反应与现代光学仪器和自动分析技术相结合的一项分析技术。本质上属于液相中沉淀反应，但是与经典的液相沉淀反应的测定原理有所不同。沉淀反应分两个阶段：第一阶段发生抗原抗体特异性结合，第二阶段形成可见的免疫复合物。经典的沉淀反应需经第二阶段反应才能观测到结果，因此称为终点法；而快速免疫浊度法则主要通过测定第一阶段抗原抗体反应速率来判定结果，所以称为速率法。显而易见，经典沉淀反应需时长，难以自动化，操作繁琐，结果判定误差大，且有敏感度低，不能微量，难以同时大规模检测等特点，因此目前在临床检测中已很少使用。免疫浊度测定技术能克服上述缺点，因此在临床上已被广泛用于临床各种体液蛋白质、激素和药物等浓度的定量测定，理论上讲几乎所有可溶性抗原都可用免疫浊度测定法进行定量检测。

免疫浊度测定按检测方式的不同可分为透射免疫比浊法（turbidimetric immunoassay 或 turbidimetry）和散射免疫比浊法（nephelometric immunoassay 或 nephelometry）。前者是测定液相中免疫复合物对透射光所衰减的光量，后者是测量免疫复合物对入射光呈一定角度散射的光量（图5-12）。

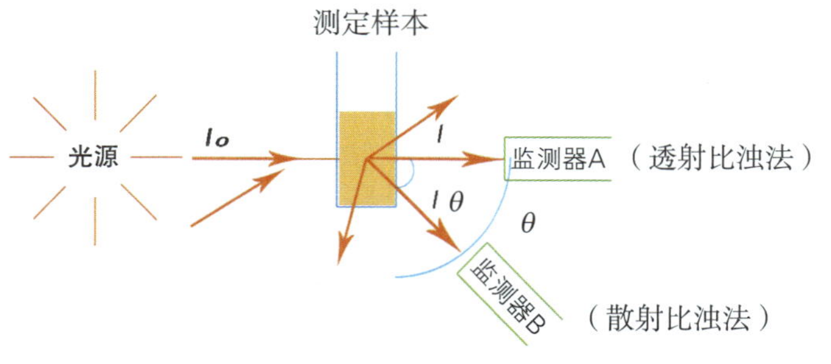

图5-12　透射比浊法和散射比浊法的比较

一、透射免疫比浊法

1959年，Schultze等根据抗原抗体结合后形成的复合物能引起液体介质出现浊度改变，使光线的透过量减少，而被吸收光线的量与免疫复合物形成量呈正相关的原理，建立了透射比浊法（transmission turbidimetry），依所测吸光度值推算待测抗原的量。

（一）基本原理

当一定波长的光线通过抗原抗体反应混合液时，由于抗原-抗体复合物形成使入射光被反射、吸收或散射而减弱，入射光被吸收的量（吸光度或A值）与免疫复合物量呈正相关。当抗体量保持过剩时，增加抗原量导致免疫复合物量增多、吸光度增强。反应液中加入增浊剂聚乙二醇（PEG）8000 能明显加速免疫复合物的形成，并提高实验敏感度。应用抗原标准品与相应抗体反应制备标准曲线，根据所测吸光度值即可算出待测抗原的量。

（二）技术要点

①先将抗原标准品及待测标本做适当稀释；②将待测标本和标准抗原液（5 个浓度）与适当过量的抗血清混合，在一定条件下，抗原抗体反应完成后，在 340nm 处检测各管吸光度；③依据标准抗原浓度以及所对应的吸光度 A 值制备剂量－反应曲线；④依据标本管的吸光度值，按剂量－反应曲线求出标本中抗原的浓度。

（三）方法评价

本法优点：操作简便，结果较准确，能用全自动化或半自动化仪器进行测试；灵敏度较高，比单扩散法高 5～10 倍。

本法缺点：抗体用量较大，检测需抗原抗体反应达到平衡，耗时较长；不宜用于药物半抗原的检测。

二、散射免疫比浊法

1967 年，Ritchie 等利用激光照射液相中抗原－抗体复合物微粒时部分光线发生散射的原理，通过测量散射光的强度来得知待测抗原的量，称为**散射比浊法**（nephelometry）。1977 年，Sternberg 进一步发展建立了**速率散射比浊法**（rate nephelometry），使微量抗原的定量测定得以快速、灵敏地进行。

（一）基本原理

散射比浊法的原理与透射免疫比浊法原理近似，但是它是通过测定免疫复合物引起的光散射强度来测定抗原含量。免疫复合物引起的光散射强度与免疫复合物的大小、形状和数量呈正相关。因此，当抗体量保持过剩时，反应液中加入 PEG（分子量 6000 或 8000），增加抗原量会导致散射光快速增强。应用抗原标准品与相应抗体反应制备标准曲线，根据所测散射光量即可算出待测抗原的量。

散射光的强度和性质除了与免疫复合物的含量呈正比之外，还与复合物的大小、形状、光的波长、测量角度及媒介的折射率等密切相关。如果颗粒直径比入射光的波长小很多（小于入射光波长的 1/20），则散射光成对称性分布，前方任一角度 θ 测定的散射光强度等于 $180° - \theta$ 角度的散射光强度，与入射光轴成 90°时散射光强度最小，0°和 180°散射光强度最大。此种散射方式称为 Rayleigh 散射。如果颗粒直径大于入射光波长 1/20，则引起 Rayleigh－Debye 散射，其特点是散射光强度呈不对称分布，即前方任一角度 θ 测定的散射光强度不等于 $180° - \theta$ 角度的散射光强度，并随着颗粒的增大，若测定角度 θ 越小于 90°则散光强度越增大。如果颗粒直径接近或大于入射光波长时，则散射光呈明显的不均匀分布，称为 Mie 散射（图 5－13）。

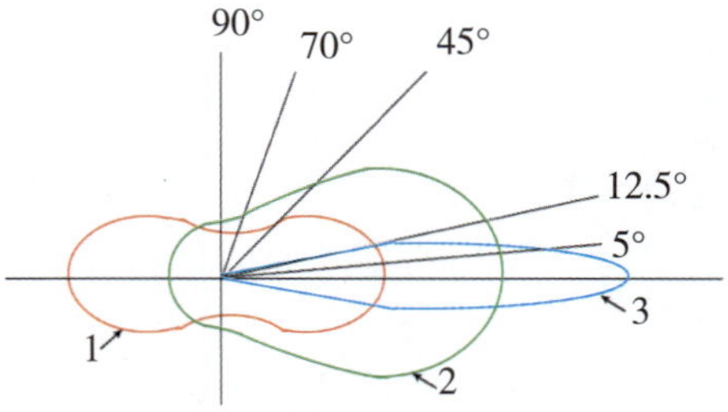

图 5－13　光散射示意图

1. Rayleigh 散射；2. Debye 散射；3. Mie 散射。

散射比浊测定的免疫复合物大小常在 Rayleigh 散射光阶段，Rayleigh 散射方程式为：

$$I_\theta = I_0\left(\frac{24\pi^2}{\lambda^4\gamma^2}\right)NV^2$$

$$\left(\frac{n^2 - n_0^2}{n^2 + 2n_0^2}\right)^2 \quad (1 + \cos^2)\ \theta$$

式中，I_θ 为与入射光成 θ 角度处散射光的强度；λ 和 I_0 分别为入射光的波长和强度；r 为焦点至检测器的距离；N 为散射粒子数（抗原抗体复合物的数量）；V 为粒子的体积；n 为粒子的折射率；n_0 为溶剂的折射率；θ 为入射光与散射光的夹角。

上式显示：①入射光波长越小，散射光越强；②散射光强度与粒子的浓度和体积呈正比；③散射光强度与焦点至检测器距离的平方呈反比；④测定的 θ 角越小，散射光越强。因此，在散射比浊中，适当增加抗原－抗体复合物的体积，减少入射光的波长，减小检测角度，都可使检测的灵敏度增加。

由于散射比浊法测定的是散射光的信号，避免了透射光中所含有的透射、散射甚至折射等杂信号成分的影响。因此，散射比浊法的灵敏性和特异性均好于透射比浊法。

（二）技术类型

散射比浊法分为**终点散射比浊法**（end－point nephelometry）和**速率散射比浊法**（rate nephelometry）。

1. 终点散射比浊法 当抗原、抗体相遇后免疫沉淀反应立即开始，但反应达到平衡通常需 10～30min。免疫浊度测定应在复合物聚合产生絮状沉淀之前进行，否则光散射值降低，影响测定结果。因此，终点散射比浊是在免疫反应进行到一定时间时测量其浊度，故亦称**定时散射比浊**（fixed time nephelometry）。

（1）技术要点 ①终点散射比浊法需减去本底值（空白对照）。抗原抗体反应的初期极不稳定，在极短时间内反应介质中散射信号变动大，以此时获取的峰值计算出的结果会产生一定的误差。②检测分两个时间进行，在抗原抗体预反应时段，加入少量样本与抗体反应，几秒钟后测定第一次散射光信号值，然后，加入全量待检样本，2min 后第二次测定散射光信号，同时以第二次测得的信号值减去第一次信号值，从而获得待测抗原与抗体反应后形成的复合物颗粒产生的信号峰值，经处理可转换为待测抗原浓度。

（2）方法评价 本法可用自动化仪器测定，但反应时间较长；检测灵敏度在微克（μg）水平，高于透射比浊法。

2. 速率散射比浊法 所谓速率是指单位时间内抗原与抗体反应的速度或免疫复合物形成的量。抗原与抗体结合形成免疫复合物的速度，在每个单位时间内是不相同的，在抗体过量的情况下，随着抗原量的增加，反应速度越来越快，免疫复合物量也迅速增加，出现峰值所需时间随之缩短。也就是说，抗原浓度越接近等价带，反应速率越快，峰值越高，而且达到峰值的时间越短，因此峰值与抗原量呈正相关。反应最快的速率峰通常出现在 25s（表 5－2）。

表 5－2 抗原－抗体复合物形成的时间与速率关系

累计时间（s）	形成复合物的量	形成速率
5	8	－
10	15	5
15	25	12
20	60	35
25	150	90
30	230	80
35	300	70
40	360	60
45	415	55
50	450	45
55	480	30
60	500	20

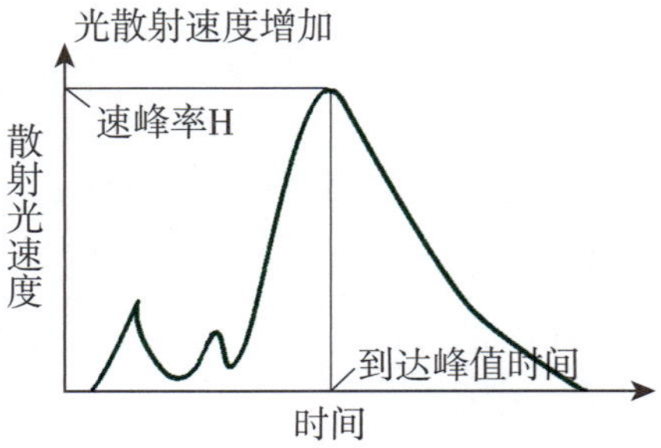

图 5－14　抗原抗体反应的速率变化

速率散射比浊法是测定单位时间内免疫复合物形成的最快时间段（而不是测定免疫复合物的最大量及最稳定期）的散射信号值，此时因抗体量大于抗原量，形成的免疫复合物为小分子不溶性颗粒，产生的散射信号最强，形成的速率散射信号值最大（图 5－14）。

（1）技术要点　①适当稀释待测标本和抗原对照品；②对仪器定标；③将待测标本、抗血清分别放入样本和试剂盘，按操作规程操纵仪器进行检测。

（2）方法评价　具有快速（30～60s 完成测试）、特异、灵敏（ng/L）、精密度高、节省试剂、检测范围宽等优点，是一种高度灵敏、快速的自动化免疫比浊测定法。

三、速率抑制免疫比浊法

速率抑制免疫比浊法（rate inhibition immunoturbidimetry）是一种竞争性结合或竞争性抑制试验，主要用于测定半抗原和药物等小分子物质。试剂中的特异性抗体是由半抗原与载体蛋白偶联，免疫动物制备而成。实验时先将一定量的已知半抗原－载体（大分子）与限量的特异性抗体发生反应，生成的免疫复合物可形成一定的速率散射峰值。当反应系统加入待检标本，其中所含的半抗原（小分子）与抗体竞争结合，使大分子的半抗原－载体－抗体复合物的形成受到抑制，速率散射峰值降低。降低程度与标本中的待测半抗原（或药物）呈正比，根据标准曲线可计算出标本中待测物质的含量。

四、免疫胶乳浊度测定法

免疫胶乳浊度测定法（immunolatex turbidimetry）又称为粒子强化免疫浊度测定法，为一种带载体的免疫比浊法，是为提高免疫浊度测定的灵敏度和试剂的微量化的要求而发展的免疫浊度测定法。

（一）基本原理

本法的基本原理与透射比浊法相似。将抗体吸附到大小适中、均匀的胶乳颗粒上，当遇到相应抗原时，胶乳颗粒发生凝集。单个胶乳颗粒在入射光波长之内，光线可透过。当两个以上胶乳颗粒凝聚时，则使透过光减少，吸光度（*A* 值）与胶乳凝聚程度呈正比，进而与待测抗原量呈正比（图 5－15）。

该技术的关键在于：首先，选择适用的胶乳，其大小（直径）要稍小于波长，目前多用 200nm 的胶乳颗粒，入射光波长为 340nm；其次，胶乳与抗体的结合，化学交联虽好但容易使抗体失活，一般用吸附法即可。

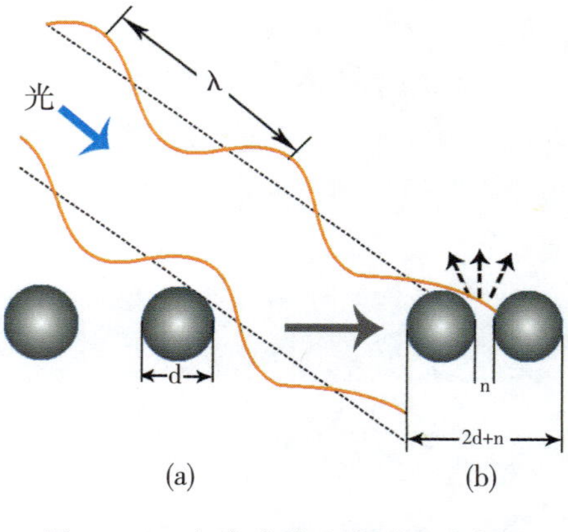

图 5－15　免疫胶乳比浊原理示意图
（a）带抗体的胶乳在波长之内可透过光线；
（b）胶乳结合后，形成光线衰减。

（二）方法评价

免疫胶乳浊度法灵敏度高于普通比浊法，可达 ng/L 或 pg/L 水平。操作简便，易自动化。

五、免疫浊度分析的影响因素

免疫浊度分析虽然有其独特的优势，由于其反应的特殊性，决定了该方法容易受到抗体性质和质量、抗原抗体的比例以及检测体系等一系列因素的影响。

（一）抗体的质量

1. 抗体质量　免疫比浊测定法要求抗体的特异性强，效价高，亲和力强。特异性差的抗血清，由于含有大量杂抗体，反应后可形成非特异性浊度（“伪浊度”），出现假性升高。使用低效价（<1:20）抗体会使试剂消耗增多，同时也可增加“伪浊度”的产生。

2. 抗体类型　根据抗血清来源的动物种类不同，抗体可分为 R 型（rabbit type）和 H 型（horse type）。R 型抗体亲和力较强，与抗原结合后不易解离，在抗体过剩时易形成大而稳定的复合物；但抗原过剩时，则形成可溶性复合物。H 型抗体亲和力弱，抗原、抗体结合后极易解离，而且抗原或抗体过剩易形成可溶性复合物。R 型抗体是用于免疫比浊测定的较为理想的试剂。

（二）抗原、抗体比例

抗原和抗体的比例是浊度形成的关键因素，抗原和抗体必须在一个适当的浓度才会出现最高结合率。当抗原过量时，形成的免疫复合物分子小，而且会发生解离，使浊度下降，光散射减少；当反应液中抗体过量时，免疫复合物的形成随着抗原量的增加而递增，光散射的强度也随之递增。因此，免疫浊度测定的反应体系中必须始终保持抗体过量，以保证免疫复合物的生成量与浊度的改变一致，这是免疫浊度测定的基本原则。

抗体过剩必须适量，因此实验中掌握抗体的浓度是关键。一般原则是事先确定某一被测物的正常值，以高于或低于此正常值的 50% 作为测定范围，抗体在此范围内均应保持过剩。为了减少“伪浊度”的出现，还应对抗原（待测样品）进行适当地稀释。

目前全自动免疫浊度测定仪一般均具有抗原过量的自动监测功能，并能对含过量抗原的待测样品进行自动稀释，重新检测。其设计原理是：在抗体过量的前提下，待测抗原在反应液中与抗体快速反应形成稳定的小复合物颗粒，产生散射光信号，该信号随复合物的增加和时间的延长（在抗体过量阶段）而动态性增强，形成速率峰值信号。在规定时间内反应介质中的抗体应将待测抗原全部结合，无游离抗原存在，此时再次加入已知的相应抗原，该抗原与剩余游离抗体结合反应形成复合物，可出现第二个速率峰值信号（图 5－16），表明第一次速率峰值信号是由全部的待测抗原产生，以此速率峰值计算待测抗原的量。如再次加入已知相应抗原后不出现第二速率峰值信号，说明反应介质中已无游离抗体存在，第一速率峰值信号是由部分待测抗原产生，其测定结果有不准确因素，提示应将待测样本进一步稀释，重新进行检测，以获取检测全部抗原的真实浓度，保证检测的准确性。

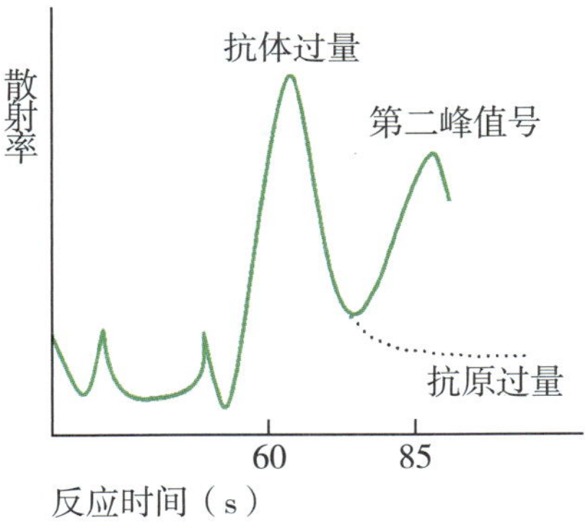

图 5－16　抗原过量检测速率峰值信号产生示意图

（三）反应的条件

抗原、抗体反应液的最适 pH 值为 6.5～8.5，超过此限度则不易形成复合物，甚至可引起复合物解离。在一定范围内，离子强度大，复合物形成快；离子强度过低或无电解质存在，则不易出现可见的沉淀反应。离子的种类也可影响免疫复合物的形成，一般常使用磷酸盐缓冲液作为免疫浊度法的反应液。

（四）增浊剂的作用

在反应体系中加入某些非离子型亲水剂，如聚乙二醇（polyethylene glycol，PEG）、吐温－20（Tween－20）等，可以促进抗原－抗体复合物的形成，增加反应浊度，其中以 PEG

8000（一般为 MW6000 ~ MW8000）为最常用。增浊剂（亦称促聚剂）的作用是消除蛋白质（抗原、抗体）分子周围的电子云和水化层，促进特异性的抗原、抗体分子靠近并结合形成大分子复合物。反应体系中加入适量的增浊剂，在终点法可以缩短反应时间，速率法可以增加反应峰值。PEG 的用量为 3% ~4%，浓度过高易引起血清中其他蛋白质非特异性沉淀，形成“伪浊度”，影响准确性。

（五）标本的因素

高血脂（尤其含有乳糜微粒和其他大分子脂蛋白）标本会较强地引起非特异性光散射，使测定值假性升高。此外，疏水巨球蛋白、内源性免疫复合物、单克隆丙球蛋白由于在 PEG 作用下可发生凝聚，也可影响测定结果。因此，高混浊标本不能用于检测。

六、免疫浊度测定法的应用

免疫浊度分析是将沉淀反应与现代光学测量仪器和自动分析检测系统相结合的一项分析技术。免疫浊度法早期主要用于血清、尿和脑脊液中蛋白质含量的测定。近年来，随着免疫浊度测定仪性能的不断完善，兼容两种技术（透射法 + 散射法）、四种方法（速率散射比浊法、速率抑制散射比浊法、近红外颗粒速率法免疫分析及近红外颗粒速率散射抑制法）的双光径免疫浊度分析仪的出现使检测范围不断扩大，应用更加广泛。目前已经应用于心血管疾病、血液病、肾功能、神经系统、免疫功能、营养状态以及药物浓度的检测和分析，检测项目分类组合见表 5 - 3。

表 5 - 3　免疫浊度分析检测项目分类组合

疾病检测分类	检测项目列举
心血管疾病	载脂蛋白 A Ⅰ，载脂蛋白 B，脂蛋白（a），超敏 CRP
血液病	触珠蛋白，抗凝血酶 III，转铁蛋白
肾功能监测	尿微量白蛋白，转铁蛋白，β_2 - 微球蛋白，α_1 - 微球蛋白，IgG，IgA
神经系统疾病	白蛋白，α_2 - 巨球蛋白，IgA，IgG，IgM
免疫功能障碍	IgA，IgG，IgM，IgE，IgG 亚型，κ 轻链/游离 κ 轻连，λ 轻链/游离 λ 轻连，补体 C3，补体 C4，C - 反应蛋白（CRP）
营养状态	白蛋白，前白蛋白，转铁蛋白，铁蛋白
炎症状况监测	C - 反应蛋白，α_1 - 酸性糖蛋白，触珠蛋白，铜蓝蛋白
类风湿关节炎	类风湿因子，C - 反应蛋白，抗链球菌溶血素 O，ADNase - B
肝脏疾病	α_1 - 抗胰蛋白酶，抗凝血酶Ⅲ，铜蓝蛋白，补体 C3、C4，IgA，IgM
新生儿体检	α_1 - 抗胰蛋白酶，C - 反应蛋白，前白蛋白
药物浓度	地高辛，卡马西平，巴比妥，茶碱，妥布霉素，苯妥因，丙戊酸，庆大霉素

注：摘自 IMMAGE 双光径免疫浊度分析仪说明。

（贾天军）

第六章　补体结合试验和补体测定

学习要点

补体是存在于人或动物血清中的一组具有酶样活性的不耐热的蛋白质。利用补体激活后的溶细胞效应，可以建立一系列试验用于检测抗原、抗体或补体。补体结合试验包含反应系统、补体和指示系统三个部分，可用于检验未知抗原或抗体。用 CH_{50} 和 APH_{50} 试验可测定补体经典途径和旁路途径的溶血活性。用免疫学方法可测定补体多数组分的抗原性，并加以定量。正常个体补体水平相对恒定，在某些病理条件下可出现波动。

补体（complement，C）是存在于人或动物血清中的一组具有酶样活性的不耐热的蛋白质，是抗体发挥溶细胞作用的必要补充条件，故称补体。补体并非单一成分，它包括 30 多种可溶性蛋白和膜结合蛋白，所以又称补体系统。补体系统各组分按其性质和功能可以分为三大类：①在体液中参与补体活化级联反应的各种固有成分，共 9 种，依照被发现的先后顺序分别命名为 C1 ~ C9；②参与调控补体活化过程的抑制因子或灭活因子，如 C1 抑制物（C1 inhibitor，C1 INH）、膜协同因子蛋白（membrane cofactor protein，MCP）、C4 结合蛋白（C4 binding protein，C4bP）和衰变加速因子（decay - accelating factor，DAF）等；③结合补体片段或调节补体生物效应的各种受体，以其结合对象命名，如 C1qR、C5aR 等。

在生理情况下，多数补体成分以非活化形式存在。补体主要的激活途径有经典激活途径及旁路激活途径，在激活过程中可产生多种生物活性物质，引起一系列的生物学效应，从而参与了机体的抗感染免疫及免疫调节过程，也可介导免疫病理性反应。当补体缺陷时，机体易受微生物的感染或发生自身免疫性疾病。正常人血清中的补体活性及含量相对稳定，在疾病情况下，补体水平可出现波动，因此对补体活性及含量的检测有助于对某些疾病的诊断、疗效观察和发病机制的研究。另外，根据补体激活后出现的某些特定生物学效应（如溶细胞和免疫黏附等），可以建立一些试验，用于检测抗原、抗体或补体。

第一节　补体结合试验

一、实验原理

补体结合试验（complement fixation test）的原理利用抗原 - 抗体复合物可结合补体，而游离的抗原或抗体不能结合补体的特点，以溶血素致敏的绵羊红细胞为指示系统，指示补体是否被结合，从而判断抗原、抗体是否对应。它可用已知抗原检测未知抗体，也可用已知抗体检测未知抗原。

该实验有五种成分参与反应，分属于三个系统：①反应系统，即已知的抗原（或抗体）与待测的抗体（或抗原）；②补体；③指示系统，即绵羊红细胞（sheep red blood cell，SRBC）与相应溶血素，实验时常将其预先结合，形成致敏绵羊红细胞。反应系统与指示系统争夺补体，实验中应先加入反应系统和补体，以利其优先结合。

在反应系统中，如只有已知的抗体（或抗原），待测标本中没有相应的抗原（或抗体）存在，补体不能被结合，仍处于游离状态，可与后加入的致敏绵羊红细胞发生结合，引起溶血，为补体结合试验阴性。如在反应系统中存在待测的抗原（或抗体），能与已知的相应抗体（或抗原）形成抗原－抗体免疫复合物而结合补体，再加入指示系统时，因反应液中已无游离补体存在，不能溶血，为补体结合试验阳性（图6－1）。

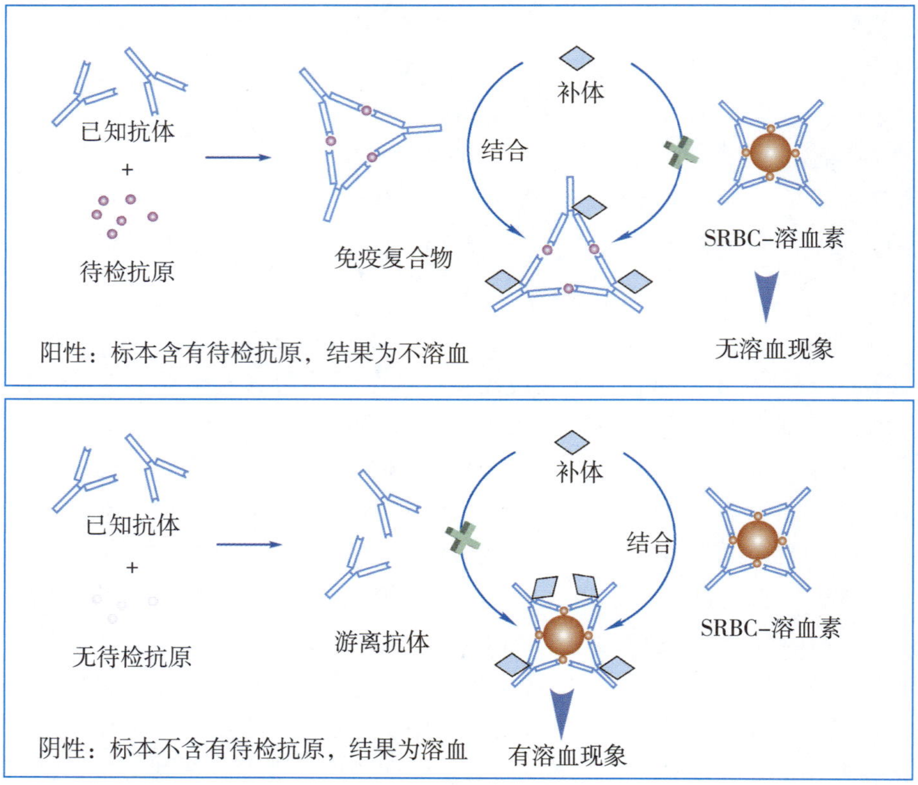

图6－1　补体结合试验原理示意图

二、技术要点

（一）试剂

1. 补体　各种属动物血清补体含量各有不同，豚鼠血清中含有丰富的补体，故实验室多采用新鲜混合豚鼠血清作为补体来源。补体性质不稳定，易受各种理化因素影响，在体外极易失活，例如加热56℃30min即被灭活，紫外线照射、机械振荡或某些添加剂等理化因素均可能破坏补体。采血后应及时分离血清，使用或检测最好在当天完成，必须保存时，可小量分装置－20℃，且避免反复冻融，如为冻干制品可较长时间（数年）保持活性。使用前需滴定其效价。

2. 绵羊红细胞（SRBC）　用Alsever液（主要成分为氯化钠、枸橼酸钠、枸橼酸和葡萄糖）保存于4℃可用3周。用前生理盐水洗3次。补体结合试验中使用的SRBC悬液浓度一般为1%～2%，配制好后应在542nm波长比浊，读取吸光度，以控制每次实验的红细胞浓度一致。

3. 溶血素　即抗绵羊红细胞抗体。免疫溶血试验所用溶血素一般没有必要用纯化抗体，多数采用兔抗绵羊红细胞血清。实验前需经56℃30min灭活补体。由于溶血试验结果与所用溶血素多少有关，实验前应预先用免疫溶血试验滴定溶血素效价，具体方法如下。

（1）稀释缓冲盐溶液　磷酸缓冲盐溶液或巴比妥缓冲盐溶液均可。pH值范围在7.2～7.4之间，加适量的氯化钠使溶液达到等渗。为保证补体的活化，在缓冲盐溶液中还需加入适量钙离子和镁离子。

（2）溶血素的稀释　溶血素的效价一般都比较高，因此稀释时需注意稀释倍数，防止单位跨度太大，不利于效价的确定。可采用交叉等倍稀释法，即两三个等倍稀释系列交叉进行。

（3）免疫溶血试验滴定溶血素的效价　将不同稀释度的溶血素和等量的补体与SRBC混合于试管中，37℃水浴30min后观察。完全溶血的试管中液体红色透明，离心后无细胞沉降；完全不溶血的试管中液体浑浊，离心后红细胞完全沉降，上清液无色透明；不完全溶血则介于二者之间。以产生完全溶血的溶血素的最高稀释度作为其效价，确定为1单位（unit，U），补体结合试验中一般采用2U溶血素，如溶血素效价为1:3000，配制2U的溶血素则需将溶血素做1:1500稀释。

（二）抗原和抗体的滴定

补体结合试验反应成分较多，其中任何一种反应成分过多或过少都会导致假阳性或假阴性结果，因此补体结合试验中各成分用量必须有适当的比例。除SRBC浓度固定为1%～2%，溶血素为2U外，其他成分需事先滴定。

抗原抗体反应在比例适当时出现的结果最为明显，因此实验前需要对抗原和抗体进行方阵滴定，找出最适比。在抗原、抗体方阵滴定中，使用溶血系统作为指示系统，以100%不溶血为反应终点，选择抗原和抗体都呈强阳性反应的最高稀释度作为抗原和抗体的效价（1单位，1U）。

将抗原和抗体分别用缓冲盐溶液做倍比稀释，按表6－1分别加入试管中。再在各管中加入补体，孵育后再加入指示系统，37℃水浴30min后观察结果。

表6－1　抗原、抗体方阵滴定结果示例

抗原	抗体					抗原对照
	1:8	1:16	1:32	1:64	1:128	
1:8	0	0	0	0	1	4
1:16	0	0	0	1	2	4
1:32	0	0	0	1	2	4
1:64	0	0	0	2	3	4
1:128	2	3	4	4	4	4
抗体对照	4	4	4	4	4	4

注：4＝100%溶血，3＝75%溶血，2＝50%溶血，1＝25%溶血，0＝100%不溶血。

在表6－1中所示滴定结果，抗原效价为1:64，抗体效价为1:32，即1:64抗原和1:32抗体各作为1U。在补体结合试验中，抗原一般采用2～4U（1:32～1:16），抗体采用4U（1:8）。

（三）补体滴定

补体结合试验中补体的量过多或过少是导致假阴性或假阳性的重要原因，故实验前需滴定补体效价。滴定方法见表6－2，取6支试管，依次加入1:30稀释的补体、缓冲盐溶液和

2U 的抗原，混匀后 37℃水浴 30min，再加入致敏羊红细胞，混匀，37℃水浴 30min 温育后观察结果，以引起完全溶血的补体最少用量为 1U。

因人血清中可能存在少量循环免疫复合物，这些免疫复合物如果是由 IgG 类、IgM 类等抗体形成，就可与补体发生结合，消耗补体，从而引起实验结果的偏差，所以在补体滴定的过程中需加入少量抗原或抗体成分以消除影响。

表 6－2 补体滴定结果示例

管号	1:30 补体（ml）	缓冲盐溶液（ml）	2U 抗原（ml）		1%致敏 SRBC（ml）		结果
1	0.06	0.24	0.10	37℃ 水浴 30min	0.20	37℃ 水浴 30min	－
2	0.08	0.22	0.10		0.20		+
3	0.10	0.20	0.10		0.20		++
4	0.12	0.18	0.10		0.20		++++
5	0.14	0.16	0.10		0.20		++++
6	－	0.30	0.10		0.20		－

注：－＝完全不溶血，+、++＝部分溶血，++++＝完全溶血。

如表 6－2 所示结果，1:30 的补体 0.12ml 为 1U，2U 则为 1:30 补体 0.24ml。在补体结合试验中，补体用 2U 的补体 0.2ml，所需补体的稀释倍数为 30:X＝0.24:0.2，X＝25，即将补体原液做 1:25 稀释后，每 0.2ml 含 2U 补体。

（四）正式试验

待检血清应预先加热 56℃30min，以破坏补体和除去一些非特异因素。

将已滴定好的补体、已知抗原（或抗体），按实验要求配制成一定浓度，按表 6－3 依次加入试剂，同时设一系列对照组，37℃水浴 60min，或 4℃16～18h，再加入致敏羊红细胞，混匀，37℃水浴 30min 温育后观察结果。

表 6－3 补体结合试验

管号	待检样品（ml）	抗原（或抗体）（ml）	补体（ml）	缓冲盐溶液（ml）		致敏红细胞（ml）	
待测血清管	0.1	0.1	0.2	－	37℃水浴 60min 或 4℃ 16～18h	0.2	37℃ 水浴 30min
待测血清对照	0.1	－	0.2	0.1		0.2	
抗原（或抗体）对照	－	0.1	0.2	0.1		0.2	
补体对照（2U）	－	0.1	0.2	0.1		0.2	
补体对照（1U）	－	0.1	0.1	0.2		0.2	
补体对照（0.5U）	－	0.1	0.05	0.25		0.2	
致敏 SRBC 对照	－	－	－	0.4		0.2	

观察结果时，应先观察各类对照管结果是否与预期的结果吻合。待测血清对照管、抗原（或抗体）对照管应完全溶血；补体对照管应呈现 2U 为全溶，1U 为全溶或部分溶血，0.5U 应不溶血，如 0.5U 补体对照出现全溶表明补体用量过多；如 2U 对照管不出现溶血，说明补体用量不够；致敏 SRBC 对照管应完全不溶血。

待检样品管完全不溶血为补体结合试验阳性，说明待检样品中含有与已知抗原（或抗体）对应的抗体或抗原，还可以对待测样品进行稀释，以出现完全不溶血的最高稀释度为抗体（或抗原）的效价。

三、方法评价和应用

补体结合试验对实验室条件要求低，不需要特殊仪器。由于补体活化过程的放大作用，使得补体结合试验灵敏度较高，能测定 0.05μg/ml 的抗体。该实验可用于定性或半定量检测多种类型的抗原或抗体。早在 1906 年 Wasermann 就将其原理应用于梅毒的诊断，即著名的华氏反应。这一传统的实验经不断改进，除了用于传染病诊断和流行病学调查以外，在一些自身抗体、肿瘤相关抗原的检测和分析中也有应用。

但是因为补体结合试验参与反应的成分较多，影响因素复杂，操作步骤繁琐且要求严格，稍有疏忽便会得出不正确的结果，而且补体不稳定，故在实际应用中多已被其他更简便、敏感的方法所取代。

第二节　补体的测定

在生理情况下，血清中大多数补体成分均以无活性的酶前体形式存在，只有在某些活化物的作用下，补体蛋白才依次活化，发生连锁的酶促反应，表现出各种生物学活性，如溶菌杀菌、细胞毒、调理吞噬、免疫黏附、中和溶解病毒和炎性介质等作用。补体的主要激活途径有：①经典激活途径：免疫复合物、C－反应蛋白、线粒体膜及甘露糖结合凝集素（mannose－binding lectin，MBL）等活化物可依次活化 C1q、C1r、C1s、C4、C2、形成 C3 与 C5 转化酶，这一激活途径称为经典途径；②旁路激活途径：不经 C1、C4、C2 活化，由病原微生物等提供结合表面，活化物（内毒素等）直接活化 C3，在 B 因子、D 因子参与下导致级联酶促反应的发生。两条激活途径有共同的末端通路，形成的 C5 转化酶依次活化 C5～C9，形成 C5b6789 复合物即膜攻击复合物（membrane attack complex，MAC）导致细胞溶解。

一、补体活性的测定

（一）血清总补体溶血活性测定

1. 实验原理　血清总补体溶血活性测定（complement hemolysis 50% assay，CH_{50} assay）检测的是血清中补体经典活化途径的溶血活性，其结果与补体 C1～C9 各组分的量及活性均有关。补体（C1～C9）被抗体（溶血素）致敏的绵羊红细胞（致敏羊红细胞）活化并使后者溶解。当红细胞与溶血素的量一定时，在规定的反应时间内，补体的量及活性与溶血程度正相关，但并不是一个直线关系。以溶血百分率为纵坐标、补体含量为横坐标作图可得典型的“S”形曲线。

由图 6－2 可见，在 50% 溶血附近，“S”形曲线最陡，接近一条直线。在 50% 附近，补体活性稍有变动，溶血程度就有明显变化，所以，以 50% 溶血作为反应终点比以 100% 溶血作为终点更为敏感，故该实验被称做补体 50% 溶血试验，即 CH_{50} 试验。以引起 50% 溶血的最小补体量为一个 CH_{50} 单位，以此计算待测血清中总的补体溶血活性，以 CH_{50} kU/L 表示。

2. 实验方法　按表 6－4 的要求在各管中加入反应物，置 37℃ 水浴 30min。同时配制 50% 溶血标准管，取 2% SRBC 悬液 0.5ml，加入 2.0ml 蒸馏水，使 SRBC 全部溶解，再加入 2.0ml 1.8% NaCl 溶液校正为等渗溶液，最后加入 2% SRBC 悬液 0.5ml，即为 50% 溶血标准管。

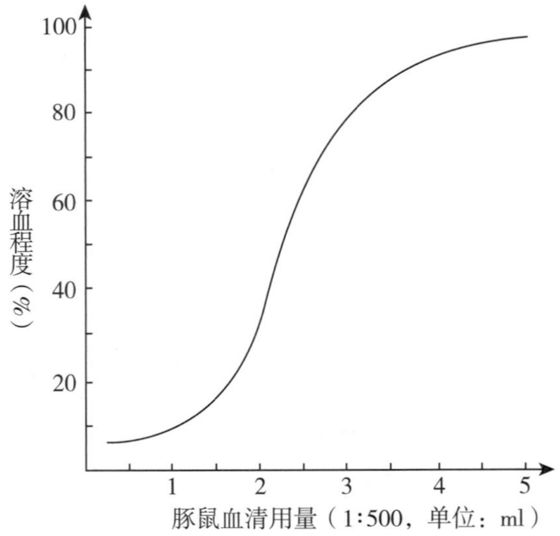

图 6-2　溶血程度与补体含量的关系

表 6-4　血清总补体溶血活性测定

管号	1:20 稀释的待测血清（ml）	缓冲液（ml）	2U 溶血素	2%SRBC（ml）
1	0.15	1.35	0.5	0.5
2	0.20	1.30	0.5	0.5
3	0.25	1.25	0.5	0.5
4	0.30	1.20	0.5	0.5
5	0.35	1.15	0.5	0.5
6	-	1.50	0.5	0.5

温育后将所有试管 2500r/min 离心 5min，通过观察比较，选择溶血程度与 50% 溶血标准管相近的两管在分光光度计上 542nm 分别读取吸光度，以最接近 50% 溶血标准管的那一管定为终点管。以该管的血清用量按以下公式计算 CH_{50} 值。

血清总补体活性（CH_{50} kU/L）=1/血清用量×稀释倍数

用 CH_{50} 法测定总补体溶血活性时，所测得的值与反应体积有关，反应体积大，测得的值略小。在表 6-4 的方法中，反应总体积为 2.5ml，测得的血清总补体活性的参考区间为 50～100kU/L。

（二）补体旁路途径溶血活性测定

1. 实验原理　正常情况下，涎酸可抑制 B 因子的活性，家兔红细胞中所含涎酸量低于其他动物的红细胞，可以激活血清中的 B 因子，导致补体旁路途径激活，兔红细胞溶解。在红细胞量一定时，在规定反应条件下，溶血程度与血清中参与旁路活化的补体量及活性呈正相关，两者之间的关系类似于 CH_{50}，故也以 50% 溶血为终点，称为旁路途径溶血活性测定（alternative pathway hemolysis 50% assay，APH_{50} assay），以 APH_{50} kU/L 表示。本实验反映的是补体旁路途径的溶血活性，其结果与 C3、B 因子、P 因子、D 因子及 C5～C9 各组分的含量及活性均有关。

2. 实验方法　补体活化时，经典途径需有 Ca^{2+} 及 Mg^{2+} 参与，而旁路途径只需 Mg^{2+} 参与，故可在测定缓冲液中加入 EGTA（乙二醇双醚四乙酸）螯合标本中 Ca^{2+}，阻断补体经典活化途径。兔红细胞用枸橼酸盐抗凝，缓冲液洗涤后，配成 0.5% 浓度备用。

按表 6－5 的要求在各管中加入反应物，置 37℃ 水浴 30min。同时配制 50% 溶血的标准管。

表 6－5　补体 APH_{50} 测定

管号	1:4 稀释的待测血清（ml）	缓冲液（ml）	0.5%兔红细胞（ml）
1	0.10	0.50	0.4
2	0.15	0.45	0.4
3	0.20	0.40	0.4
4	0.25	0.35	0.4
5	0.30	0.30	0.4
6	–	0.60	0.4

温育后将所有试管 2500r/min 离心 5min，在分光光度计上 542nm 分别读取上清液吸光度，以最接近 50% 溶血标准管的那一管定为终点管。以该管血清用量计算血清 APH_{50} 值。

血清补体活性（APH_{50} kU/L）＝1/血清用量×稀释倍数

用以上方法测得的血清 APH_{50} 的正常参考区间为（21.7±2.7）kU/L。

（三）C4 溶血活性的测定

1. 实验原理　将豚鼠血清用氨水处理去除其中的 C4，这种 C4 缺乏血清（R4）不能使溶血素致敏的 SRBC 溶解，当加入含有 C4 的受检血清后，补体连锁反应恢复，即可导致致敏的 SRBC 溶解。溶血程度与待测血清中 C4 的活性相关，测定以 50% 溶血作为反应终点。

2. 实验方法　缺乏补体 C4 的致敏羊红细胞补体复合物（EAR4）的制备：在新鲜豚鼠血清中按每毫升加 0.15mol/L 氨水 0.25ml，混匀后置 37℃ 水浴 30min，灭活其中的 C4。用 1mol/L HCl 调节至 pH7.2，制成 R4 备用。另取 5% SRBC 悬液与等体积 4U 溶血素混合制成致敏羊红细胞（EA）；然后按 EA 4ml 与 R4 0.25ml 混合，室温放置 15min 后即为 EAR4。需现配现用。

将待检标本用缓冲液做 1:150 稀释后，按表 6－6 的要求在各管中依次加入试剂和反应物，置 37℃ 水浴 30min。同时配制 50% 溶血标准管。

表 6－6　C4 溶血活性测定

管号	1:150 待检血清（μl）	缓冲液（μl）	EAR4（μl）	溶血单位*（kU/L）
1	5	95	100	30000
2	10	90	100	15000
3	20	80	100	7500
4	30	70	100	4950
5	40	60	100	3750
6	–	100	100	–

注：*该管为 50% 溶血终点时的 C4 溶血单位。

温育后将各管及 50% 溶血标准管中各加入缓冲液 2.5ml，混匀后 2500r/min 离心 5min，在分光光度计上 542nm 比色，以最接近 50% 溶血标准管的测定管为终点管，计算方法同 CH_{50} 测定。正常人血清 C4 溶血活性参考区间为（8270±2087）kU/L。

（四）B 因子溶血活性的检测

1. 实验原理　将正常人新鲜血清加热 56℃ 15min，使 B 因子丧失活性，成为缺乏 B 因子的血清（RB），旁路途径不能激活，当加入兔红细胞时不发生溶血。此时再加入含有 B 因子的待测血清，旁路途径即被激活，兔红细胞发生溶血反应。根据溶血程度可测定待测血清中 B 因子的活性。

2. 实验方法 将 Alsever 液抗凝的兔红细胞用含 EGTA 缓冲液洗涤 3 次，配制成 1% 细胞悬液。取新鲜正常人混合血清（3 个人以上），56℃水浴加热 15min，灭活其中 B 因子，即为 RB。以新鲜正常人混合血清作参考血清，按表 6－7 操作。

表 6－7 B 因子溶血活性测定

管号	1:10 稀释 RB（ml）	1% 兔红细胞（ml）	1:8 稀释待检血清（ml）	1:8 稀释参考血清（ml）
待测血清管	0.6	0.8	0.6	－
参考血清管	0.6	0.8	－	0.6

37℃水浴 30min 后，2500r/min 离心 5min，在分光光度计上 542nm 分别读取上清液吸光度（A 值），以参考血清 A 值作为 100% 进行换算。

待检血清 B 因子溶血活性（%）＝待检血清管 A 值/参考血清管 A 值 ×100%

低于 60% 者判定为 B 因子溶血活性降低。

二、补体含量的测定

补体各组分为蛋白质，具有抗原性。正常血清中各补体成分的含量相差较大，补体在血清中的含量约为 4g/L，其中 C3 含量最高，高达 1.2g/L，约为补体总量的 1/3，D 因子含量最低，仅为 0.001～0.002g/L。对补体组分含量进行测定时，因各组分血清浓度不同，检测方法也有所差异。C3、C4、C1q、B 因子等含量较高，可用单向免疫扩散法、免疫比浊法等。目前，多种补体组分（如 C3、C4 等）、膜攻击复合物（C5b6789）和一些补体裂解片断（如 C3a、C3c 等）含量可用酶联免疫吸附试验进行检测，尤其对含量低的组分的检测，敏感性较高的 ELISA 更为有效。

补体 C3 主要在肝实质细胞被合成分泌，少量由巨噬细胞和单核细胞合成。C3 在补体系统激活过程中，无论是经典途径还是旁路途径，均需 C3 活化后才能推进后续补体成分（C5～C9）的连锁反应，因此，它在两条激活途径中起关键作用。常用检测血清等其他体液的 C3 含量方法有免疫比浊法或单向免疫扩散法。

三、补体测定的临床意义

检测经典激活途径活性常用的指标为 CH_{50}、C2、C3、C4 测定，检测旁路途径常用指标为 APH_{50}、C3、B 因子和 P 因子测定。有资料显示，补体的活性和含量间并无显著相关关系，并且某些补体成分存在多态性，表型及功能也不尽相同。因此，补体活性与含量测定不能相互取代，应综合分析，并注意对补体水平进行动态观察。

一般而言，补体升高多见于各种传染病、组织损伤、急性炎症和肿瘤病人，这些病人血清补体总量可较正常人显著增高，并有个别补体成分升高，常见的是 C4、C2、C3 和 C9 的升高，这可能与炎症感染过程中一些因子促进补体合成有关，但在病情危重时，总补体活性往往下降。

补体下降分为先天性和后天获得性两种。先天性血清补体水平降低包括各种与人类补体缺陷有关的疾病，如果测定值过低或者完全无活性，首先考虑补体缺陷，可分别检测 C4、C2、C3 和 C5 等成分的血清含量。后天获得性下降可能有以下情况：①补体被循环免疫复合物固定，如急性肾小球肾炎时 CH_{50}、C3 下降。②补体合成减少，主要见于严重肝病时血浆蛋白合成能力受损，营养不良时蛋白合成原料不足，如肝硬化、慢性活动性肝炎和急性肝炎的重症病例。③补体成分失活或消耗，如Ⅲ型超敏反应中，由于免疫复合物沉积，大量激活补体导致补体消耗增加；细菌感染特别是革兰阴性细菌感染时，常因补体旁路途径的活化过度引起血清补体水平降低；急性链球菌感染后肾小球肾炎时血清中出现 C3 肾炎因子，可引起 C3 大量活化而消耗；大面积烧伤或局部缺血时，机体释放各种蛋白水解酶裂解补体成分，引起补体水平下降。④补体大量丢失：多见于肾病综合征或大面积烧伤、外伤、手术等。

在患系统性红斑狼疮、类风湿关节炎等自身免疫病时，血清补体水平随病情发生变化。疾病活动期补体活化过度，血清补体水平下降；病情稳定后补体水平又反应性增高。

（程　萍　蒋红梅）

第七章 荧光免疫技术

学习要点

荧光免疫技术是将抗原抗体反应的特异性与荧光物质检测的敏感性和直观性结合起来的一种免疫分析技术。荧光免疫技术分为荧光抗体染色技术和荧光免疫测定两大类。荧光抗体染色技术是用荧光抗体对细胞、组织切片或其他标本中的抗原或抗体进行鉴定和定位检测，包括荧光免疫显微技术和流式荧光免疫技术。荧光免疫显微技术分为直接法、间接法、补体结合法和双标记法等类型。免疫荧光测定术最常用的有时间分辨荧光免疫测定和荧光偏振免疫测定两种类型。荧光免疫技术已广泛应用于蛋白质、激素、药物、肿瘤标志物、病原体抗原/抗体、核酸分析。

荧光免疫技术（fluorescence immunoassay）是标记免疫技术中发展最早的一种，它是在免疫学、生物化学和显微镜技术的基础上将抗原抗体反应的特异性与荧光物质检测的敏感性和直观性结合起来的一种免疫分析技术。很早以来就有一些学者试图将抗体分子与一些示踪物质结合，利用抗原抗体反应进行组织或细胞内抗原物质的定位。Coons 等于 1941 年首次采用异硫氰酸荧光素标记抗体，检测小鼠组织切片中的可溶性肺炎球菌多糖抗原而获得成功。这种以荧光物质标记抗体而进行抗原定位的技术称为**荧光抗体技术**（fluorescent antibody technique）。1970 年后发展建立起了**荧光免疫测定技术**（fluorescence immunoassay，FIA），近年来，随着一系列新型仪器和新方法的问世，荧光免疫技术有了很大的改进和发展，其标准化、定量化和自动化进入了一个新的发展阶段，已成为检验医学、科学研究中广泛应用的测定方法之一。

第一节 概 述

一、荧光的基本知识

1. 荧光的产生 一些化学物质能从外界吸收并储存能量（如光能、化学能）而进入激发态，当其从激发态再回复至基态时，过剩的能量可以电磁辐射的形式发射即发光。荧光发射的特点是可产生荧光的分子或原子在接受能量后即刻引起发光，而一旦停止供能，发光（荧光）现象随即停止。可引发荧光的能量种类很多，由光激发所引起的荧光称为光致荧光。由化学反应所引起的称为化学荧光，由 X 线或阴极射线引起的分别称为 X 线荧光或阴极射线荧光。荧光免疫技术一般应用光致荧光物质进行标记。

2. 荧光效率 荧光效率是指荧光分子将吸收的光能转变成荧光的百分率。荧光分子不会将全部吸收的光能都转变成荧光，而是或多或少地以其他形式释放。发射荧光的光量子数亦称荧光强度，除受激发光强度影响外，也与激发光的波长有关。各个荧光分子有其特定的吸收光谱和发射光谱（荧光光谱），即在某一特定波长处有最大吸收峰和最大发射峰。选择激发光波长最接近于荧光分子的最大吸收峰波长，且测定光波最接近于最大发射光波峰时，可得到最强的荧光效率。

$$\text{荧光效率}=\frac{\text{发射荧光的光量子数（荧光强度）}}{\text{吸收光的光量子数（激发光强度）}}$$

3. 荧光寿命　指荧光物质被一瞬时光脉冲激发后产生的荧光随时间而衰减到一定程度时所用的时间。

4. 荧光淬灭　指荧光分子在某些理化因素作用下荧光分子的辐射能力受到激发光较长时间的照射后会减弱的现象。这是由于激发态分子的电子不能回复到基态，所吸收的能量无法以荧光形式发射所致。如紫外线照谢、高温（≥20℃）、没食子酸、苯胺、酚、I^-、Cl^-、Fe^{3+}、Ag^+等均会使荧光淬灭。

5. 影响因素

（1）pH　荧光素在溶剂中基本上处于离子化状态，因此，溶剂中的氢离子浓度对荧光强度的影响是极大的。每一种荧光素都有自己合适的 pH 值，它保持荧光素分子与溶剂之间的电离平衡。pH 的改变可以引起荧光素荧光光谱的改变，并可造成荧光强度的降低。

（2）温度　环境温度对荧光染色有明显的影响。一般情况下，温度在 20℃时，荧光素即开始表现温度淬灭作用，以后随温度升高而加强，可至荧光完全淬灭。温度在 20℃以下，荧光素的荧光强度随温度的变化改变不明显，基本上保持恒量。荧光显微镜观察在适当的低温环境中进行可得到更好的结果。

（3）荧光素的浓度　浓度对荧光素的发光影响极大。在一定浓度范围内，荧光强度随荧光素浓度的增加而增加。

（4）杂质对细胞荧光染色的影响　杂质对荧光的淬灭作用多由于溶剂中含有一些不发光的物质如溴化物、碘化物和氨基苯等。

（5）某些细胞固定剂对细胞荧光染色的影响　在细胞染色中，固定细胞的溶剂对荧光染色有明显影响。如戊二醛、甲醛固定的细胞比不固定的细胞荧光强度减弱 50% 左右。

（6）一些化合物如苯胺、酚、硝基苯及一些卤化物等都有较强的荧光淬灭作用，在进行荧光免疫试验中，要避免沾染这些物质。另外，这些物质可被用作淬灭剂来消除不需要的荧光，如用硝基苯处理有荧光的镜油等。荧光物质的保存应注意避免光（特别是紫外光）的直接照射和与其他化合物的接触。

二、荧光物质

（一）荧光色素

自然界中许多物质都可产生荧光，但并非都可用作荧光素。只有那些能产生明显的荧光并能作为染料使用的有机化合物才能称为荧光素。

1. 异硫氰酸荧光素（fluorescein isothiocyanate，FITC）　纯品为黄色或橙黄色结晶粉末，易溶于水和乙醇等溶剂。分子量为 389.4，最大吸收光波长为 490～495nm，最大发射光波长为 520～530nm，呈明亮的黄绿色荧光。有两种同分异构体，其中Ⅰ型异构体的效率、稳定性、与蛋白质结合力等方面都更良好，在冷暗干燥处可保存多年，是应用最广泛的荧光素。其主要优点是：①人眼对黄绿色较为敏感；②通常切片标本中的绿色荧光少于红色，有利于降低背景干扰。

2. 四乙基罗丹明（rhodamine，RB200）　为橘红色粉末，不溶于水，易溶于乙醇和丙酮，性质稳定，可长期保存。最大吸收光波长为570nm，最大发射光波长为595～600nm，呈橘红色荧光。

3. 四甲基异硫氰酸罗丹明（tetramethyl rhodamine isothiocynate，TRITC） 为罗丹明的衍生物，为紫红色粉末，较稳定。最大吸收光波长为550nm，最大发射光波长为620nm，呈橙红色荧光，与FITC的黄绿色荧光对比鲜明，可配合用于双标记。其异硫氰基可与蛋白质结合，但荧光效率较低。

4. 藻红蛋白（phycoerythrin，PE） 是从红藻（red algate）中提取的一种藻胆蛋白（phycobiliprotein），最大吸收波长为490～560nm，激发产生的荧光波长为595nm，呈现红色荧光。在流式荧光免疫技术中常用PE和FITC进行双标记，同时检测各种抗体或抗原。

（二）其他荧光物质

1. 镧系稀土元素 某些三价镧系稀土元素如铕（Eu^{3+}）、钐（Sm^{3+}）、铽（Tb^{3+}）等的螯合物可发射特征性的荧光，其中以Eu^{3+}应用最广。Eu^{3+}螯合物激发光波长范围宽、发射光波长范围窄、荧光衰变时间长，最适合于时间分辨荧光免疫测定。

2. 酶作用后产生荧光的物质（荧光底物） 某些化合物本身无荧光效应，一旦经酶作用便形成具有强荧光的物质。例如，4－甲基伞型酮－β－D－半乳糖苷（MUG），受β－半乳糖苷酶（β－G）的作用分解成4－甲基伞型酮（MU），后者可发出荧光，激发光波长为360nm，发射光波长为450nm。其他如碱性磷酸酶（AP）的底物，4－甲基伞型酮磷酸盐（MUP）和辣根过氧化物酶（HRP）的底物，对羟基苯乙酸（HPA）等都具有荧光底物的性质，可以用于荧光酶免疫分析。常用酶及其荧光底物见表7－1。

表7－1 常用酶及其荧光底物

酶	底物	产物	激发光（nm）	发射光（nm）	相应的信号
β－G	MUG	MU	360	450	10
AP	MUP	MU	360	450	10
HRP	HPA	二聚体	317	414	0.03

三、荧光标记物的制备

（一）荧光素标记物的制备

1. 荧光素标记抗体的方法 用于荧光素标记的抗体应具有高特异性和高亲和力。所用抗血清中不应含有针对标本中正常组织的抗体。一般需经纯化，IgG纯化后再做标记。

作为标记的荧光素应符合以下条件：①应具有与蛋白质分子形成稳定共价键的化学基团，与蛋白质结合后不易解离，而未结合的荧光素及其降解产物易于去除；②荧光效率高，与蛋白质结合后，仍能保持较高的荧光效率；③荧光色泽与背景组织的色泽对比鲜明；④与蛋白质结合后，不影响蛋白质原有的生化和免疫性质；⑤标记方法简单、安全无毒；⑥与蛋白质的结合物稳定，易于保存。

常用的标记方法有搅拌法和透析法两种。

（1）搅拌标记法 以FITC标记为例，先将待标记的蛋白质溶液用0.5mol/L pH9.0的碳酸盐缓冲液平衡，随后在磁力搅拌下逐滴加入FITC溶液，在室温持续搅拌4～6h后，离心，上清液即为标记物。此法适用于标记体积较大、蛋白含量较高的抗体。优点是标记时间短，荧光素用量少。但本法的影响因素多，若操作不当会引起较强的非特异性荧光染色。

（2）透析标记法 仍以FITC标记为例，先将待标记的蛋白质溶液装入透析袋中，置于含 FITC 的 0.01mol/L pH9.4 碳酸盐缓冲液反应过夜，以后再对 PBS 透析去除游离荧光素。低速离心，取上清液即为标记物。此法适用于标记样品量少、蛋白含量低的抗体溶液。此法标记均匀，非特异性荧光染色也较弱。

2. 荧光素标记抗体的纯化　荧光素标记抗体完成后，还应对其做进一步纯化，以去除游离的荧光素及过度标记的抗体。可采用透析法和凝胶柱层析法（Sephadex G－25 或 Sephadex G－50）、去除游离的荧光素；采用 DEAE－纤维素或 DEAE－Sephadex A－50 离子交换层析法去除未标记及过度标记的抗体；采用组织制剂（正常大白鼠或小白鼠的肝粉）吸收法和固相抗原吸收法去除非期望抗体或交叉反应抗体。

3. 荧光素标记抗体的鉴定　荧光素标记的抗体，在使用前应加以鉴定。鉴定指标包括抗体效价（抗体活性）和荧光素与蛋白质结合比率等。荧光素与蛋白质结合比率（F/P）的测定和计算方法是：将制备的荧光抗体溶液稀释至 A_{280nm} 约为 1.0，分别测定标记荧光素的特异吸收峰和蛋白质特异吸收峰（A_{280nm}），按公式计算。

$$(\text{FITC})\ F/P = \frac{2.87 \times A_{495nm}}{A_{280nm} - 0.35 \times A_{495nm}}$$

F/P 比值越高，说明抗体分子上结合的荧光素越多，反之则越少。一般用于固定标本的抗体以 F/P 比值 =1.5 为宜，用于活细胞染色的以 F/P =2.4 为宜。

抗体工作浓度的确定方法是：将荧光抗体做一系列倍比稀释（1:4 ~1:256），对切片标本做荧光抗体染色。以能清晰显示特异性荧光且非特异染色弱的最高稀释度为荧光抗体工作浓度。

4. 荧光抗体的保存　荧光抗体的保存最好小量分装（0.5ml/瓶），－20℃冻存，这样可放置 3 ~4 年。在4℃中一般也可存放 1 ~2 年。

（二）镧系稀土元素标记物的制备

镧系稀土元素离子不能直接与蛋白质结合，因此需要利用具有双功能基团的螯合剂，将稀土元素与抗体或抗原分子的氨基偶联，以获得稳定的稀土元素标记物。

1. 常用的螯合剂　①多羧基酸类螯合剂：异硫氰酸－苯基－EDTA、异硫氰酸－苯基－DTTA、二乙烯三胺五乙酸（DPTA）和环酐（CDPTA）等；②β－二酮体类螯合剂：2－萘酰三氟丙酮（2－NTA）；③W1174、4，7－双（氯化苯酚磺酸盐）－1，10 菲洛林（简称 BCPDA）。

2. 标记方法　对于抗体和完全抗原可直接标记，对于小分子半抗原则需先与大分子载体蛋白如牛血清白蛋白（BSA）、多聚赖氨酸等连接，再标记 Eu^{3+}。标记方法分为一步法和二步法两种。一步法是螯合剂先螯合 Eu^{3+}，再连接蛋白质。方法是：在纯化的抗体溶液中加入 Eu^{3+}－DTTA 螯合物，调 pH 至 9.5，4℃反应过夜。用 Sephacryl S－200 凝胶柱层析，经 A_{280nm} 值测定，收集含蛋白的洗脱液，同时取样加荧光增强液测定 Eu^{3+} 含量。按公式 Eu^{3+}/IgG = Eu^{3+}（μmol/L）/蛋白（μmol/L），计算标记率，一般为 10.0 左右。

二步法是先连接蛋白质，再螯合 Eu^{3+}。方法是：在纯化的抗体溶液中加入 DPTA 螯合剂，调 pH 至 7.0，快速旋动混合，室温反应，4℃透析除去未结合的 DPTA。加入 $EuCl_3$ 或 $SmCl_3$ 溶液，室温搅拌反应。用 Sephadex G－50 凝胶柱层析，其余步骤同一步法。

四、荧光免疫技术的类型

荧光免疫技术分为：荧光抗体技术和荧光免疫测定技术两大类。

1. 荧光抗体技术　荧光抗体技术是用荧光抗体对细胞、组织切片或其他标本中的抗原或抗体进行鉴定和定位检测。在荧光显微镜下直接观察结果，称为荧光免疫显微技术；在荧光显微技术的基础上，又发展了共聚焦显微技术，应用流式细胞仪进行自动分析检测，称为流式荧光免疫技术。

2. 荧光免疫测定技术 荧光免疫测定技术主要用于体液标本中抗原或抗体的定量检测，包括时间分辨荧光免疫测定、荧光偏振荧光免疫测定、荧光酶免疫分析和流式荧光技术等。

第二节 荧光免疫显微技术

一、基本原理

荧光免疫显微技术是以荧光显微镜为检测工具，用荧光素标记特异性抗体或抗抗体，检测固定组织细胞上的抗原或血清中的抗体，常用于定性和定位检查的一门技术。

二、技术类型

根据标记物和反应程序的不同，可将荧光免疫显微技术分为直接法、间接法、补体结合法和双标记法等四类。

（一）直接法

用荧光素标记特异性抗体，将特异性荧光抗体直接滴加于待测标本上，直接与相应抗原反应（图7－1）。此法常用于细菌和病毒等病原微生物的快速检测、肾活检及皮肤活检的免疫病理检查。

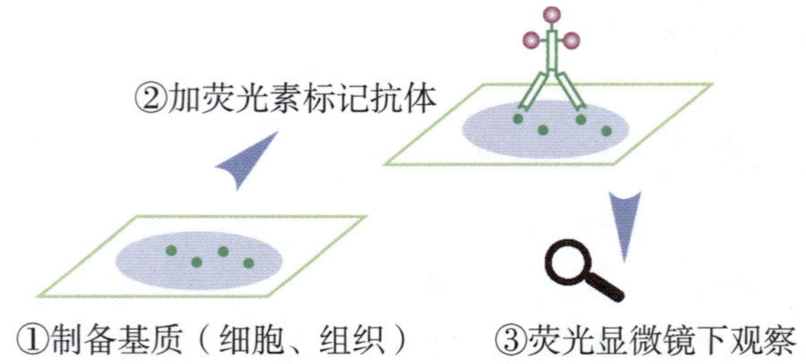

图7－1 直接荧光免疫法示意图

（二）间接法

用荧光素标记抗球蛋白抗体（抗抗体），待基质标本中的抗原与相应抗体（第一抗体）反应，再用荧光素标记的抗抗体（第二抗体）结合第一抗体，通过荧光现象检查抗原或抗体（图7－2）。此法常用于检测各种自身抗体。

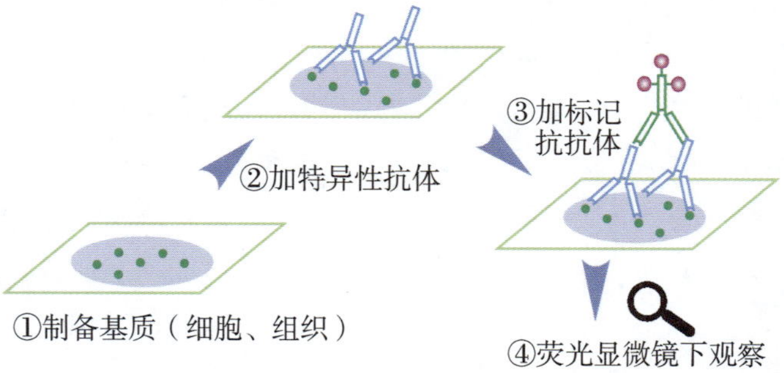

图7－2 间接荧光免疫法示意图

（三）补体结合法

用荧光素标记抗补体抗体，待基质标本中的抗原与抗体反应后，加入补体，补体和抗原－抗体复合物结合，再加入荧光素标记的抗补体抗体，通过荧光现象检查抗原或抗体（图7－3）。

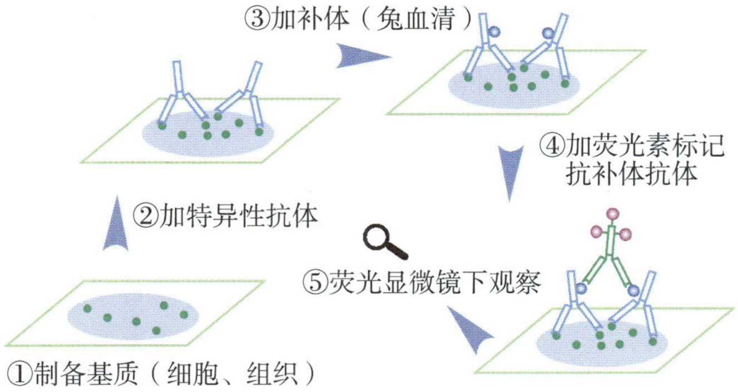

图7－3　补体结合荧光免疫法示意图

（四）双标记法

用两种荧光素（FITC和RB200）分别标记不同抗体，对同一标本进行荧光染色，若有相应的两种抗原同时存在，在荧光显微镜下用两种不同的激发光，同时显示两种荧光（黄绿色和橘红色荧光），方法与直接法相同。本法主要用于同时观察细胞表面两种抗原的分布与消长关系，区分末梢血或同一切片中T和B细胞等。

三、技术要点

荧光免疫显微技术主要包括标本的制作、荧光抗体染色和荧光显微镜检查等步骤，以直接法为例。

（一）标本的制作

荧光免疫显微技术主要靠观察标本上荧光抗体的染色结果作为抗原的鉴定和定位，因此标本制作的好坏直接影响到检测结果。在制备标本过程中，应力求保持抗原的完整性，并在染色和洗涤等过程中不发生溶解和变性，也不扩散至邻近细胞或组织间隙中去。标本切片要求尽量薄些，以利抗原、抗体接触和镜检。标本中干扰抗原抗体反应的物质要充分洗去，有传染性的标本要注意安全。

常见的临床标本材料主要有组织、细胞和细菌三大类，按不同标本可制作涂片、印片或切片。组织材料可制备成石蜡切片或冷冻切片。石蜡切片对于组织细胞的精细结构显现清楚，可用于回顾性研究，但对抗原的保存量不如冷冻切片，操作繁琐，结果不稳定，非特异性荧光反应强。冷冻切片可使抗原大量地保存，操作简便，自发荧光较少，缺点是组织结构欠清晰。组织材料也可制成印片，方法是用洗净的玻片轻压组织切面，使玻片粘上1～2层组织细胞。细胞或细菌可制成涂片，涂片应薄而均匀。培养的细胞可待细胞在玻片上培养生长形成单层，悬浮培养的细胞可制成涂片，还可将培养细胞用病毒或病人标本感染，用荧光抗体染色法检查病毒。

除活细胞外，其他标本片应在染色前以适当方式固定。丙酮和乙醇是常用的固定剂，尤以冷丙酮对冷冻切片的固定效果好，而乙醇加95%冰乙酸对于涂片抗原的固定效果较理想。固定时间5～15min。对制备好的标本应尽快染色检查，或置－20℃下低温、干燥保存。

（二）荧光抗体染色

在已固定的标本上滴加经适当稀释的荧光抗体，置于带盖的湿盒内，在一定温度下温育一定时间，一般以25～37℃温育30min。不耐热抗原的检测则以4℃过夜为宜。温育后充分洗涤干燥。

（三）荧光显微镜检查

经荧光抗体染色的标本，需要在荧光显微镜下观察。最好在染色当天即做镜检，以防荧光消退，影响结果。荧光显微镜检查应在通风良好的暗室内进行。荧光显微镜也是光学显微镜的一种，主要的区别在于光源、滤光片、聚光器及镜头等，由此决定了荧光显微镜与普通光学显微镜结构和使用方法上的不同。

1. 光源 由于荧光物质的量子效率极低，要有一个很强的激发光源，通常用高压汞灯、氙灯或卤素灯作为激发光源。

2. 滤光片 滤光片是荧光显微镜的重要部件，滤光片的正确选择是获得良好荧光观察效果的重要条件。滤光片分为隔热滤光片、激发滤光片和吸收滤光片。隔热滤光片安装在灯室的聚光镜前面，能阻断红外线的通过而隔热。在光源前面的一组激发滤光片，其作用是提供合适的激发光。激发滤光片有两种，其中紫外光滤片（UG）只透过波长275～400nm的紫外光，最大透光度在365nm；蓝紫外光滤片（BG）只透过波长325～500nm的蓝紫外光，最大透光度为410nm。靠近目镜的一组吸收滤光片的作用是滤除激发光，只允许荧光通过，透光范围为410～650nm，代号有OG（橙黄色）和GG（淡绿黄色）两种。观察FITC标志物可选用激发滤光片BG12，配以吸收滤光片OG4或GG9；观察RB200标记物时，可选用BG12与OG5配合。

3. 聚光器 荧光显微镜设计制作的聚光器是用石英玻璃或其他透紫外光的玻璃制成聚光器，有明视野、暗视野和相差荧光器等。聚光器不应吸收紫外线，它与光源、光路、激发滤光片适宜组合，以期在黑色的背景上获得满意的荧光。

4. 镜头 镜头需无荧光。目镜有消色差、氟及复消色差三类镜头，常用的是消色差镜头。

5. 光路 光路分为透射光和落射光两种形式。透射光的照明光线从标本下方经过聚光器会聚后透过标本进入物镜，适合于观察对光可透的标本。落射光的照明光线从标本上方经特殊的分光镜（同义词：分色镜、反射镜）反射从物镜周围落射到标本上，荧光经标本反射而进入物镜，适合于观察透明度不好的标本以及各种活性组织等（图7－4）。落射光与透射光联合照明，可同时观察两种荧光素的荧光，或同时观察发荧光物质在细胞内的定位。

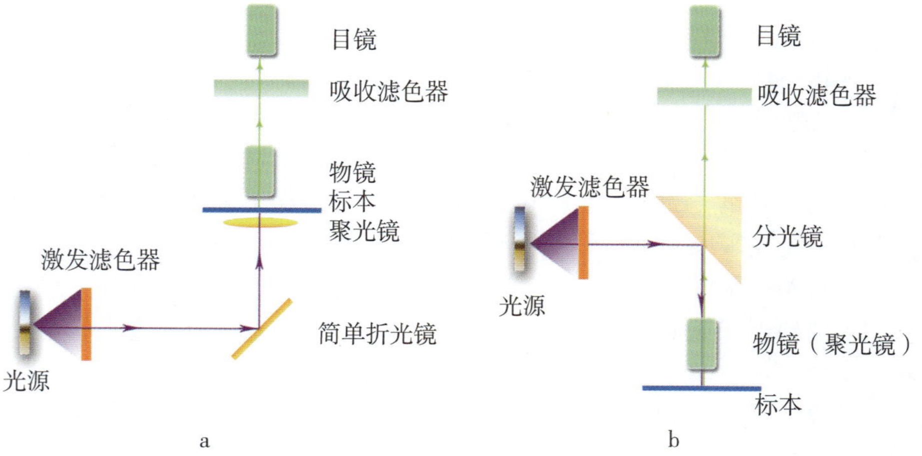

图7－4 透射荧光显微镜（a）和落射荧光显微镜（b）的光路示意图

6. 荧光强度判定 特异性荧光强度的判断一般用“＋”号表示。“－”为无或仅见极微弱荧光；“＋”为荧光较弱但清楚可见；“＋＋”为荧光明亮；“＋＋＋”为耀眼的强荧光。临床上根据特异性荧光强度达“＋＋”以上判定为阳性，而对照光应呈“－”或“±”。根据呈“++”的血清最高稀释度判定特异性抗体效价。

在荧光显微镜检查中，非特异性荧光染色是直接影响检测结果的主要问题。非特异性荧光染色可能是某些抗原的自发荧光及交叉反应等所致，可以通过对照进行鉴别与排除。荧光抗体染色的对照包括阳性和阴性对照。阳性对照即为已知的阳性对照，阴性对照包括：①用与特异性抗体种属相同的动物血清或同一动物免疫前的血清标记荧光素代替特异性抗体，结果应为阴性；②染色抑制试验：将未标记荧光素的抗体先与切片的靶抗原反应，然后再加荧光素标记的相同抗体，结果应为弱阳性或阴性；③用 PBS 代替荧光抗体，结果应为阴性；④标本自发荧光对照，即切片标本经 PBS 洗后不加荧光抗体，应为阴性。

四、方法评价

荧光免疫显微技术可用于组织学中抗原或抗体的定位、定性检查，既有抗原抗体反应的高度特异性，又能在荧光显微镜下清晰地显示其形态，直观性强。其缺点是荧光容易消退，难以制备永久性标本，非特异性荧光的干扰常影响结果的判断。

直接荧光免疫法操作简便、特异性高、非特异性荧光干扰因素少；缺点是敏感性偏低，而且每检查一种抗原需制备相应的特异性荧光抗体。间接荧光免疫法的敏感性高于直接法，而且制备一种荧光抗体可用于检测多种抗原或抗体；缺点是参与的因素多，易出现非特异性荧光，操作时间较长。补体结合荧光免疫法的敏感性高，制备一种荧光抗补体抗体可检测多种抗原或抗体，并且适用于任何动物的抗原－抗体系统；缺点是易出现非特异性荧光染色，并且每次实验都需要新鲜补体，操作复杂。

五、临床应用

荧光免疫显微技术在临床检验中已用作细菌、病毒和寄生虫的检验及自身免疫病的诊断等。

（一）血清中自身抗体的检测

荧光免疫显微技术是检测各种自身抗体的良好工具，在自身免疫病的实验诊断中应用日益广泛。其突出的优点是能够用简单的方法同时检测抗体和与抗体起特异反应的组织成分，并且能够在同一组织中同时检查抗不同组织成分的抗体。主要用于检查抗核抗体、抗线粒体抗体、抗平滑肌抗体、抗－dsDNA 抗体、抗甲状腺球蛋白抗体、抗骨骼肌抗体及抗肾上腺抗体等。

（二）各种微生物的快速检查和鉴定

在细菌学检验中主要用于菌种的鉴定，如脑膜炎奈氏菌、痢疾志贺菌、霍乱弧菌、布氏杆菌和炭疽杆菌等的鉴定，比细菌鉴定的其他血清学方法速度快、操作简便、敏感性高。但在细菌实验诊断中，常作为一种补充手段使用，不能代替常规诊断。荧光抗体染色法检测血清中的抗体可用于流行病学调查和临床回顾诊断。用荧光抗体染色法检测梅毒螺旋体抗体是梅毒特异性诊断的常用方法之一。荧光免疫技术在病毒学检验中具有重要意义，因为普通光学显微镜看不到病毒，用荧光抗体染色法可检出病毒及其繁殖情况。

（三）寄生虫感染的诊断

以间接荧光免疫法应用非常广泛，是当前公认的最有效的检测疟疾抗体的方法，对肠外阿米巴尤其是阿米巴肝脓肿也有很高的诊断价值。

（四）白细胞分化抗原的检测

用白细胞分化抗原（CD 分子）相应的单克隆抗体可对血液中的 B 细胞和 T 细胞等进行鉴定和分群。

此外，荧光免疫显微技术还应用于：人类白细胞抗原（HLA）、肿瘤组织中肿瘤抗原、组织中免疫球蛋白和补体组分、激素和酶的组织定位等的检测。

第三节　共聚焦显微技术

共聚焦显微技术（confocal microscopy）是在荧光显微镜技术基础上发展起来的，既可以获取细胞内某个薄层面上的荧光信息，也可以结合计算机自动控制，对荧光信号的分布、强度和动态变化进行全方位分析。

一、基本原理

共聚焦是利用放置在光源后的照明针孔和放置在检测器前的探测针孔实现点照明和点探测（图 7－5）。来自光源的光通过照明针孔发射出的光聚焦在样品焦平面的某个点上，该点发射的荧光成像在探测针孔内，该点以外的任何发射光均被探测针孔阻挡。照明针孔与探测针孔对被照射点或被探测点来说是共轭的，因此被探测点即为共焦点，被探测点所在的平面即为共焦平面。计算机以像点的方式将被探测点显示在计算机屏幕上，由光路中的扫描系统在样品焦平面上扫描，从而产生一幅完整的共焦图像。只要载物台沿着 Z 轴上下移动，将样品新的一个层面移动到共焦平面上，样品的新层面又成像在显示器上。随着 Z 轴的不断移动，就可得到样品不同层面的连续光切图像。共聚焦的实现方式有激光扫描共聚焦和数字共聚焦两种。

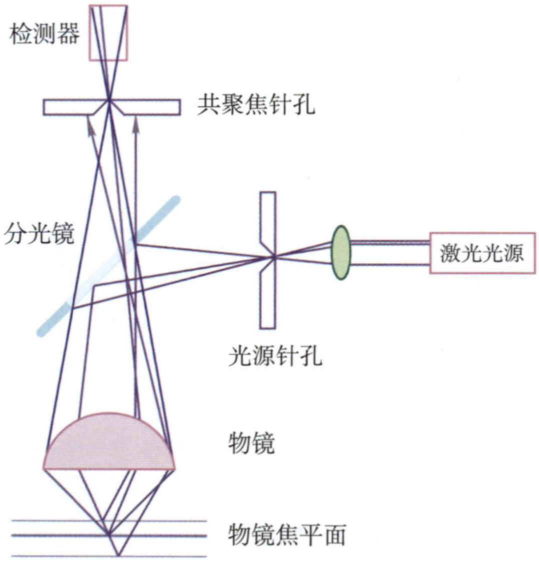

图 7－5　共聚焦显微镜原理示意图

（一）激光扫描共聚焦

激光扫描共聚焦是利用激光作为激发光源，将激光聚焦于样品中的某一点，这一区域发出的荧光反射到光电倍增管。在光电倍增管前设有 1 个计算机控制的可调节针孔，保证只有被激发点发出的荧光才能到达光电管，而附近其他点所发出的荧光被挡在视野之外。采用计算机控制激光和针孔，对细胞内的某一层面进行扫描，可以获得清晰的二维图像。该技术自动化程度高、成像速度快。缺点是在使用某种型号的激光器时，只有少数几种荧光素可以使用。

（二）数字共聚焦

数字共聚焦是在普通的荧光显微镜上加上一个计算机控制的 CCD 摄像机，摄像机获取的图像由计算机进行分析计算。这种数字式图像处理可以将聚焦平面以外的图形信号删除，保留高清晰度的焦平面信息。该技术应用范围广泛，其机械部分组成简单，灵活性高。缺点是图像获取时间相对较长，操作时除被分析的层面被激发外，细胞内其他部位也被激发，增加了荧光素的光淬灭，对某些容易被光淬灭的染料会造成明显的影响。

二、相关技术及应用

（一）荧光染色技术

1. 孵育法　将样品浸泡于荧光染料溶液中，染料分子通过扩散作用进入细胞内，与样品中的目标分子结合。该法对固定处理的细胞结构染色效果好。

2. 损伤导入法　损伤导入法是在细胞膜上造成空洞以使染料进入细胞内，有电刺激穿孔导入法、显微注射法等。其优点是染料在细胞内的浓度有保证，导入成功率高；缺点是操作繁琐、技术难度大，不适合大量细胞测定，而且损伤处理可能会对细胞的生理活动造成影响。

3. 转基因法　利用基因工程技术可以直接将某些荧光蛋白的基因导入细胞表达，也可以将蛋白质基因与荧光蛋白基因整合到一起，使之一起表达合成并连接在一起，共同存在于细胞内。对这些与目的蛋白结合在一起的荧光蛋白的荧光位置及强度进行分析，可以获得目的蛋白在细胞内定位、在发育过程中表达合成的动态变化情况。

（二）应用

共聚焦显微技术主要应用于形态学观察与测量、生物学测量、蛋白质功能检测和光谱测量方面。形态学观察与测量包括亚细胞器定位，如二维定位、定量及三维定位、图像重组等；生物学测量分为动态与静态的生物学测量。在动态与静态水平都可以同时检测活细胞或组织内游离 Ca^{2+} 分布和浓度的变化、自由基的动静态水平、线粒体膜电位的动静态变化及蛋白质的转位。动态测量可以对药物进入细胞的动态过程进行定位分布及定量。蛋白质功能检测分为荧光漂白恢复（FRAP）和荧光漂白消失（FLIP）测量、笼索解笼索的测量与动态/静态兼可的荧光能量共振转移（FRET）三种测量方式。

三、技术要点

（一）选择荧光染料

选用既适合研究对象又能满足仪器需要的荧光染料至关重要，是有效地进行实验并获取理想结果的前提。

（二）选择仪器参数

1. 共聚焦和针孔　选择共聚焦扫描成像或非共聚焦扫描成像。非共聚焦扫描成像的样品成像类似于普通荧光显微镜；共聚焦扫描成像则需根据实际使用各种物镜以及样品的光学切片厚度选择针孔直径。

2. 检测器　激光共聚焦显微镜有一个轴向检测器和两个旁轴检测器。单图扫描成像使用的是轴向检测器，双图扫描成像要求同时使用轴向检测器和旁轴检测器。

3. 扫描波长　可从 0.1 ~ 100rym 变化。波长的选择应根据细胞的大小、密度、检测量的变化快慢等因素综合确定。

4. X、Y 扫描点数　扫描点数 × 扫描波长 = 扫描距离。根据细胞的种类、分布、密度、检测量变化快慢、扫描区域大小等因素综合选择扫描点数。

5. 激光功率 表示激光器的输出功率，可从 1～100mW 变化。

6. 激光扫描强度 综合考虑激光输出率、荧光染料发光效率、样品荧光染料浓度、荧光染料光漂白率等因素选择激光扫描强度大小。

7. 扫描速度 扫描速度即为扫描步长。

8. 背景消除 为了消除背景干扰可以从各个扫描点信号中减去同一强度的背景信号。

9. 图像及数据处理。

四、方法评价

传统光学显微镜相比，激光共聚焦显微镜利用光学或数字技术消除了聚焦平面以外的荧光信号的干扰，具有更高的分辨率，成像清晰，可以得到更为准确的定位和定量信息。

共聚焦显微镜可对样品中的不同层面进行连续逐层扫描，获得各个层面的图像，再由计算机自动将这些图形重组为三维图像，得到的重组三维立体图像层次分明、清晰度高、立体感强；还可以通过计算机软件对三维图形进行任何形式的旋转，从任何角度进行观察，也可对细胞内的某个选定结构进行长度、体积的测量和计算，在分析细胞内的空间结构和某些物质在细胞内的精确定位方面具有明显的优势。

激光共聚焦显微技术可对两种或三种不同荧光染料分别标记了细胞的不同结构的样品同时进行观察，一次实验观察即可获得细胞内不同结构的信息，对不同结构组分的定位、相互联系方式进行研究。其最终所得图像可以分开表示单个结构；也可以将图像叠加，用不同颜色表示不同的结构，更加直观。

五、临床应用

1. 固定细胞观察 对固定标本的细胞形态及细胞内结构和某些物质的精确定位观察。

2. 活体细胞观察 共聚焦显微技术还可以在不对细胞进行固定或其他损伤性处理的情况下进行活体观察，获得活细胞内的信息，显示在活体情况下细胞内的真实结构和生理学特征。跟踪自然状态下或受某种因素刺激后活细胞内的结构和生理过程随时间变化的情况。

第四节 荧光免疫测定技术

荧光免疫测定同酶免疫测定一样，根据抗原抗体反应后是否需要分离结合的与游离的荧光标记物而分为均相和非均相两种类型，基本反应式如下：$Ab^* + Ag \rightarrow Ab^*Ag + Ab^*$（$Ab^*Ag$ 代表结合的标记物，Ab^* 为游离的标记物）。如在抗原抗体反应后，先把 Ab^*Ag 与 Ab^* 分离，然后测定 Ab^*Ag 或 Ab^* 中的标记物的量，从而推算出标本中的 Ag 量，该方法称非均相荧光免疫测定法，包括时间分辨荧光免疫测定（time - resolved fluorescence immunoassay，TR-FIA）和荧光酶免疫测定（fluorescence enzyme immunoassay，FEIA）。如在抗原抗体反应后 Ab^*Ag 中的标记物失去荧光特性，则不需进行 Ab^*Ag 与 Ab^* 的分离，可以直接测定游离的 Ab^* 量，从而推算出标本中的 Ag 量，该方法称为均相荧光免疫测定法，包括荧光偏振免疫测定（fluorescence polarization immunoassay，FPIA）和底物标记荧光免疫测定（substrate - labeled fluorescent immunoassay，SLFIA）。

一、时间分辨荧光免疫测定

（一）基本原理

TRFIA 用具有独特荧光特性的三价镧系稀土元素及其螯合物，如铕（Eu^{3+}）、钐

(Sm^{3+})、铽 (Tb^{3+}) 等为标记物代替荧光物质、酶、发光物质、核素标记抗体或抗原，检测标本中的相应抗原或抗体，反应完成后用 TRFIA 检测仪测定反应产物中的荧光强度，根据产物荧光强度的变化定量分析反应体系中分析物的浓度。

由于样本中通常含各种组织、蛋白或其他化合物等多种组分在激发光的照射下也能发出一定波长的自发荧光，称之为非特异性荧光，干扰荧光免疫测定的灵敏度和特异性，但这些荧光寿命短（一般不超过 20ns），而镧系元素具有较长荧光寿命，为传统荧光的 $10^3 \sim 10^6$ 倍，因此利用时间分辨荧光分析仪延缓测量时间，可排除标本中非特异性荧光的干扰，得到稀土元素螯合物发射的特异性荧光。镧系元素荧光光谱的最大特征是激发光与荧光的波长差别显著（Stokes 位移大），而普通荧光素的 Stokes 位移较小，激发光谱和发射光谱可能部分重叠，同时镧系元素如 Eu^{3+} 等被激发的荧光光带极窄，荧光的发射峰非常尖锐，可使仪器在极窄的波长范围测定。利用这些特点通过时间延迟和波长分辨将特异性荧光和非特异性荧光分辨开（故称之为时间分辨）可几乎完全消除非特异性荧光的干扰，测得的荧光为稀土元素螯合物发出的特异性荧光信号（图 7－6）。

与一般的荧光分光光度仪不同，时间分辨荧光分析仪采用脉冲光源（每秒闪烁 1000 次以上的氙灯），照射样品后即短暂熄灭，以电子设备控制延缓时间，待非特异性荧光本底衰退后，再测定样品发出的长寿命镧系荧光。

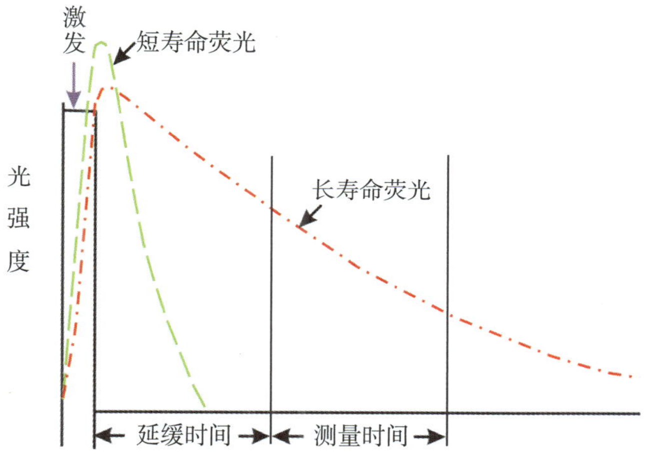

图 7－6　TRFIA 测定原理示意图

根据测定前是否分离结合与游离的标志物而将 TRFIA 分为均相和非均相两种类型。

1. 非均相时间分辨荧光测定（heterogenenous TRFIA）　非均相时间分辨荧光测定主要有三种，分别为时间分辨固相荧光免疫测定（direct solid phase lanthanide fluroimmunoassay, DSLFIA）、解离增强镧系荧光免疫测定（dissociation－enhancedlanthanide fluroimmunoassay, DELFIA）和酶放大镧系发光分析（enzyme－amplified lanthanide luminescence, EALL）。

（1）DSLFIA　原理如图 7－7 所示。该方法去掉了解离－增强步骤，可直接测定固相荧光，避免了外源性污染，但灵敏度较低。如引入生物素－亲和素系统可大大提高灵敏度。

（2）DELFIA　原理如图 7－8 所示。DELFIA 采用 EDTA 衍生物、异硫氰酸苄基二亚乙基三胺四乙酸（DTTA）等衍生物为双功能螯合试剂，其一端与镧系离子连接，另一端可与抗原或抗体的 $-NH_2$ 连接。在中性或接近中性 pH 条件下，DTTA 等衍生物与镧系离子具有足够的螯合稳定性，而在酸性条件下，DTTA－镧系离子又能将螯合的镧系离子迅速、彻底地释放出来。DTTA－镧系离子本身荧光极弱，在荧光增强液（fluorescence enhancement solution, FES）的作用下，从免疫复合物上解离镧系离子，迅速与 FES 中的配体螯合并进入胶束的疏水内核（<5min），使镧系离子荧光得以成千万倍地放大。这是 DELFIA 能实现超灵敏分析的

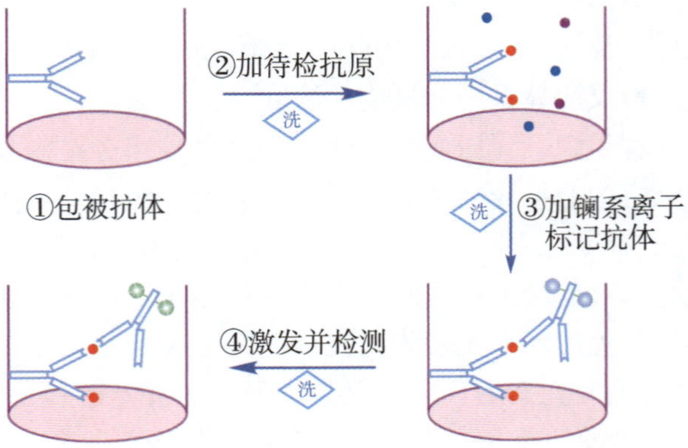

图 7 - 7　时间分辨固相荧光免疫测定原理示意图

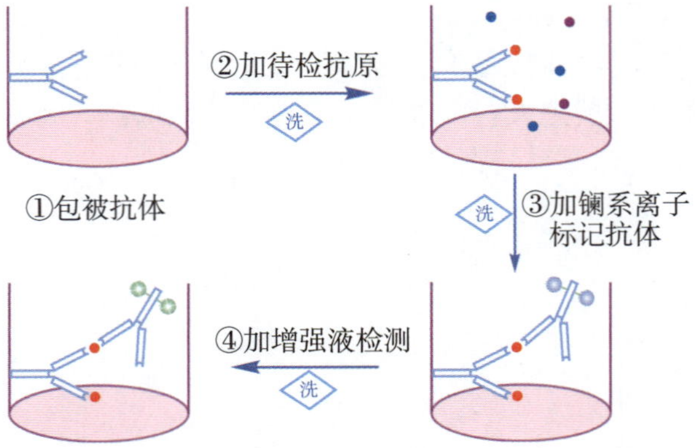

图 7 - 8　解离增强镧系荧光免疫测定原理示意图

主要原因。

（3）EALL　原理如图 7 - 9 所示。该方法结合镧系元素螯合物荧光的高度可检测性与酶分子的高效信号放大作用，酶催化底物生成的产物与反应体系中的镧系离子和螯合剂在一定 pH 条件下形成复合物，此复合物在发射光的照射下能发出长寿命的荧光。

EALL 中常用镧系元素有 Eu^{3+}、Tb^{3+}，常用的酶有碱性磷酸酶（ALP）、葡萄糖氧化酶（GOD）、过氧化物酶（POD）和酯酶等，以 ALP 应用广泛。不同的酶所用底物不同，同一种酶可利用多种底物。图 7 - 9 中以 ALP 及 5 - 氟水杨酸磷酸酯（5 - FSAP）为底物。

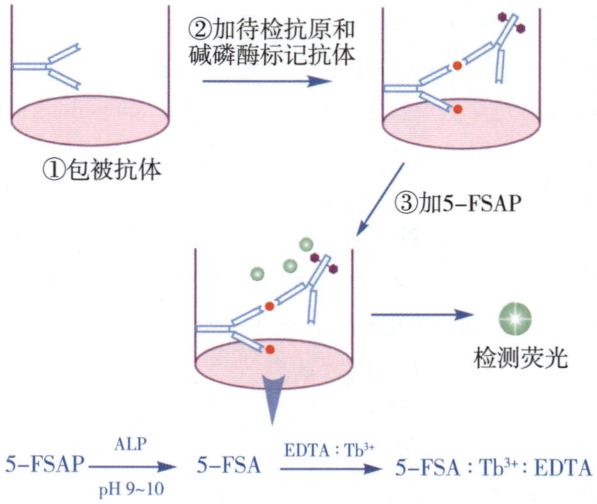

图 7 - 9　酶放大镧系发光分析原理示意图

2. 均相时间分辨荧光测定（homogenenous TRFIA）　均相时间分辨荧光测定其原理是基于时间分辨荧光能量共振能量转移（time - resolved fluorescence resonance energy transfer, TR - FRET）理论。FRET 指一对合适的荧光物质可以构成一对能量的供体和受体。当某个荧光基团的发射光谱和另一个荧光基团的吸收光谱重叠且两基团距离足够近时两个荧光发色基团在足够靠近时，能量可从短波长（高能量）的荧光基团传递到长波长（低能量）的荧光基团，这个过程称 FRET。FRET 是一种非辐射能量跃迁，通过分子间的电偶极相互作用，将供体激发态能量转移到受体激发态的过程，可使受体发射更强于本身的特征荧光，也可以不发荧光，同时也伴随着荧光寿命的相应缩短或延长。以稀土离子螯合物为标记物的均相 TRFIA 主要基于两种原理，即：螯合物荧光共振能量传递（FRET - TRFIA）和荧光淬灭。

均相 TRFIA 操作简单、适用范围广，是免疫测定领域的研究热点之一。

（二）技术类型

1. 固相双位点夹心法　使用针对抗原不同决定簇的两种特异性抗体，一种包被在固相上，另一种用 Eu^{3+} 标记。标准品或待测抗原先与固相抗体反应，洗涤后再加入 Eu^{3+} 标记的抗体，再次温育，形成固相抗体 - 抗原 - Eu^{3+} 标记抗体复合物，充分洗涤后加入增强液，测定荧光强度，所测得的荧光强度与待测抗原浓度呈正比（图 7 - 10）。

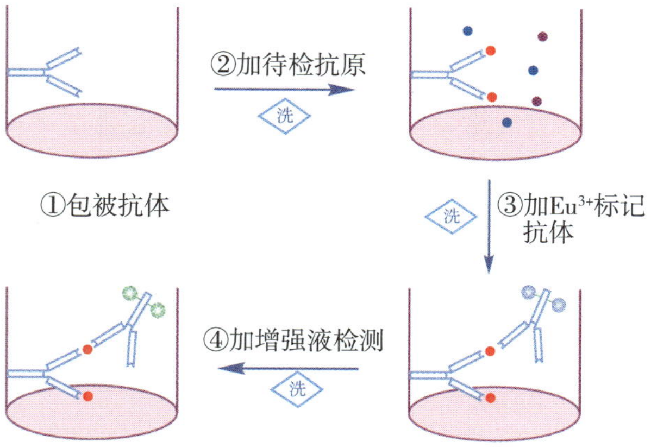

图 7 - 10　固相双位点夹心法 TRFIA 反应程序示意图

2. 固相抗原竞争法　将大分子抗原直接或小分子半抗原通过化学偶联法制成半抗原 - 蛋白质结合物包被在固相上，成为固相抗原。待测抗原和固相抗原竞争结合定量的 Eu^{3+} 标记抗体，标本中待测抗原浓度越高，则 Eu^{3+} 标记抗体结合到固相上的量越少，因此所测得的荧光强度与标本中待测抗原浓度呈反比。

3. 固相抗体竞争法　待测标本中抗原和 Eu^{3+} 标记的抗原与固相抗体（特异性抗体包被固相）发生竞争结合，温育洗涤后在固相中加入荧光增强液，测定荧光强度，所测得的荧光强度与待测抗原含量呈反比。目前为了生产试剂盒的方便，常用抗抗体（Ab_2）包被固相，这种固相抗抗体实际上是一种通用的分离剂，分离 Eu^{3+} 标记抗原和 Eu^{3+} 标记抗原 - 抗体复合物。

4. 间接法　是检测抗体常用的方法。将抗原与固相载体结合形成固相抗原，洗除未结合的抗原及杂质，加入待测标本，使标本中的抗体与固相抗原结合，形成固相抗原 - 抗体复合物，洗涤去除未结合抗体，加入镧系元素标记二抗，使之结合在固相抗原 - 抗体复合物上，洗去未结合二抗，加入增强液，进行测定。

5. 捕获法　因针对抗原的特异性 IgM 和 IgG 同时存在血清或血浆中，IgG 会干扰特异性 IgM 测定，因此需在去除特异性 IgG 后再测定特异性 IgM，即捕获法。将抗人 IgM 抗体与固相载体结合，温育后洗去未结合的抗体；加入稀释的待测标本，温育使标本中 IgM 被固相抗体捕获，洗涤去除未结合组分；加入特异性抗原，温育后洗去未结合的抗原；加入镧系元素标记特异性抗体，洗涤后加入增强液，进行测定。

（三）方法评价

TRFIA 方法特异性强，灵敏度高，标准曲线范围宽（跨越 4 ~ 5 个数量级），分析速度快，标记物制备较简便、有效使用期长，无放射性污染，因此是很有发展前途的超微量物质免疫分析技术。

（四）临床应用

1. 在免疫学的应用 可用于测定各种细胞因子和补体等

2. 在微生物学方面的应用 各种细胞和病毒抗体和抗原的测定。

3. 分子生物学的应用 铕标记的链霉亲和素 - 生物素探针，可使核酸杂交整个过程变得快速、简单。

4. 在激素方面的应用 各种激素的定量检测。

5. 在肿瘤检测方面的应用 各种肿瘤标志物的定量检测。

6. 其他方面的应用 可用于体液各种微量蛋白的检测，如微量白蛋白等。

二、荧光偏振免疫测定

（一）基本原理

荧光偏振免疫测定是利用荧光素经偏振光照射而跃入激发态，在回复至基态后可释出光子，经偏振仪形成偏振荧光，荧光偏振强度与荧光分子的大小呈正比的关系而建立的免疫分析技术。

FPIA 是一种均相竞争荧光免疫分析法。其原理是：待测的小分子抗原和荧光素标记的小分子抗原（恒定量）与相应抗体（恒定量）竞争结合。当待测的小分子抗原浓度高时，经过竞争反应，大部分抗体被其结合。而荧光素标记的小分子抗原多呈游离状态，因其分子小，在液相中转动速度较快，测量到的荧光偏振强度也较低。反之，如待测的小分子抗原浓度低时，大部分荧光素标记的小分子抗原与抗体结合，形成大分子的标记抗原 - 抗体复合物，此时检测到的荧光偏振强度也较高，即荧光偏振强度与待测小分子抗原浓度呈反比（图 7 - 11）。通过小分子抗原标准品与荧光偏振强度关系建立标准曲线，可检测小分子抗原的浓度。

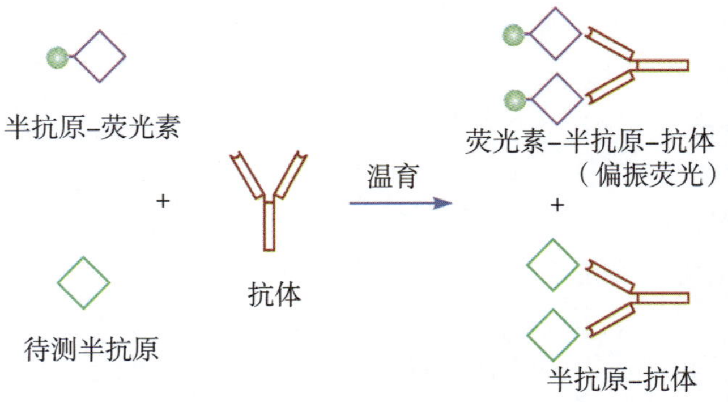

图 7 - 11 荧光偏振免疫测定工作原理图

（二）技术要点

以环孢素测定为例。

1. 标本的预处理 取待检全血，加入溶解剂和蛋白沉淀剂，混匀后离心，上清液待用。

2. 抗原抗体反应　在反应管中分别加入一定量的预处理标本上清液、荧光素标记的环孢素、抗环孢素单克隆抗体及反应缓冲液进行抗原抗体反应。

3. 偏振荧光强度测定　抗原抗体反应开始时，立即用荧光偏振免疫分析仪测定其空白偏振荧光强度（P1），反应结束时再测定其偏振荧光强度（P2），根据待测标本的偏振荧光强度P（P2－P1），从标准曲线上直接计算出所测物质的含量。

（三）方法评价和临床应用

FPIA 方法具有下述优点：①均相测定方法简便，易于快速、自动化进行；②荧光标记试剂稳定、有效期长，并使测定的标准化结果可靠；③可用空白校正除去标本内源性荧光干扰，获得准确结果。其缺点是通常不适用于大分子物质的测定。与非均相荧光免疫分析方法相比，灵敏度稍低一些，为提高 FPIA 灵敏度，可将相对大量标本进行预处理以去除干扰成分。如测定血清地高辛之前，血清蛋白先进行沉淀处理可使检测限达到0.2ng/ml。

FPIA 主要用于测定小分子抗原物质，是临床药物浓度检测的首选方法，目前已有多种药物、激素、毒品可以用 FPIA 进行分析，如环孢素、卡马西平、苯妥英钠、丙戊酸、地高辛、氨茶碱、苯巴比妥、鸦片浓度等测定。

荧光酶免疫分析参阅第九章，流式荧光技术参阅第十五章。

（张吉才）

第八章 放射免疫技术

学习要点

放射免疫技术是以放射性核素为示踪物的标记免疫技术，是把放射性核素测定的高敏感性与抗原抗体反应的高特异性结合起来进行定量测定的一项技术。根据放射性核素标记抗原还是标记抗体，把它们分成两大类，即放射免疫分析（RIA）和免疫放射分析（IRMA）。RIA 是将放射性核素标记抗原，用竞争法定量测定抗原的技术方法。IRMA 是将放射性核素标记抗体，采用非竞争法常用于定量检测抗原的技术方法。放射免疫技术具有专一性强，灵敏度和精确度高等优点，能检测到纳克（ng）水平，甚至是皮克（pg）水平。

放射免疫技术（radioimmunoassay technique）是以放射性核素作为示踪物的一种免疫标记测定技术。1959 年 Yalow 和 Berson 利用放射性核素标记胰岛素并与传统的免疫反应相结合，创立了经典的**放射免疫分析**（radioimmunoassay，RIA），并于 1977 年获得诺贝尔生理医学奖。放射免疫技术将放射性核素分析的高灵敏度与抗原抗体反应的高特异性结合在一起，为生物医学物质分析开创了一个崭新的领域，已成为生物活性物质超微量测定的重要分析技术。具有灵敏度高（检测水平达 $10^{-9} \sim 10^{-15}$ g/L）、特异性强、重复性好、样品及试剂用量少、操作简便、易于标准化等优点。但是应该指出的是，放射免疫技术总是伴有不同程度的放射性污染，目前有逐渐被其他免疫学标记技术所取代的趋势。

第一节 概 述

放射免疫技术是以放射性核素为示踪物标记抗原（或抗体），测定抗体（或抗原）的免疫分析方法。放射免疫技术按其方法学原理分为放射免疫分析和免疫放射分析两种类型。

一、常用的放射性核素

放射性核素依衰变方式分 α、β、γ 三类，用于放射免疫技术的有 γ、β 两大类，分别用于 γ-计数器和液体闪烁计数器测定。RIA 最常用的放射性核素 γ 类的是 ^{125}I，β 类的是 ^{3}H，其他较少应用的 γ 类有 ^{131}I、^{57}Co、^{75}S，β 类有 ^{14}C、^{32}P、^{35}S 等。将 ^{125}I 和 ^{3}H 的标记特点列于表 8-1。

放射性核素的选择原则是应具有高比活度，适宜半衰期，对抗原或抗体活性没有影响，并且容易标记。^{125}I 最接近理想条件，其比活度为 6.438×10^{14} Bq/g，而 ^{14}C 的最大比活度为

16.65×10^{10} Bq/g，如果标记量相同，^{125}I 敏感度比^{14}C 高 3900 倍。

表 8－1　^{125}I 和^{3}H 标记特点比较

	^{125}I 标记	^{3}H 标记
标记方法	方法简便，易获得高比放射性标记物	方法较难，不易获得高比放射性标记物
对标记化合物的影响	标记时以 I 代替 H 改变抗原结构，可影响抗原的免疫学活性	不改变抗原结构，一般不影响抗原的免疫活性
测量方法	方法简便，效率高	方法复杂，效率低
测量仪器	γ－计数器	液体闪烁计数器
半衰期	60.2 天	约 11 年
废弃物	处理容易	处理较难（易造成环境污染）

二、抗原与抗体及其最适稀释度的选择

抗体也是放射免疫技术测定中的主要试剂之一，必须选用亲和力高（亲和常数 K_a 应达到 10^9～10^{12}mol/L）、特异性强、高效价的抗体，这是提高分析方法的灵敏度和特异性所必备的前提之一。

另外，为了使检测方法接近最适敏感度要求，还需要优化标记抗原与抗体的最适反应浓度，常用的简单程序是：首先确定标记抗原被抗体结合 10%～50% 时计数时间和精度最佳的最低标记抗原量，然后固定标记抗原浓度稀释抗体，以正式实验时的相同条件测定各稀释度抗体与标记抗原反应后的 B/F 值，选择 B/F 值接近 1.0 时的稀释度作为该抗体的最适稀释度。通常用该抗体浓度和标记抗原的浓度用于测定的灵敏度最高。但是需要注意，如果改变标记抗原浓度，抗体浓度也需要做相应调整，才能使灵敏度达到最优化。

三、放射性核素标记物的制备

放射免疫技术分别以放射性核素标记抗原检测抗体和放射性核素标记抗体检测抗原。现以放射性核素^{125}I 标记抗原为例说明标记物的制备。而放射性核素标记抗体制备可参考抗原的标记方法进行。^{125}I 标记抗原的方法有直接标记法和间接标记法两类。

（一）直接标记法

直接标记法是在氧化剂作用下将$^{125}I^-$ 氧化成$^{125}I^+$，取代蛋白质酪氨酸苯环羟基邻位上的氢，直接结合在蛋白质侧链酪氨酸残基的苯环上，形成单碘酪氨酸或双碘酪氨酸，碘化过程如图 8－1。该法操作简便，结合效率高，故标记物具有高度比放射性。但只能标记含酪氨酸的化合物，有时可能会损害蛋白质的特异性和生物活性。

常用的氧化剂是氯胺 T，此外亦可用乳过氧化物酶、氯甘脲（Iodogen）等。

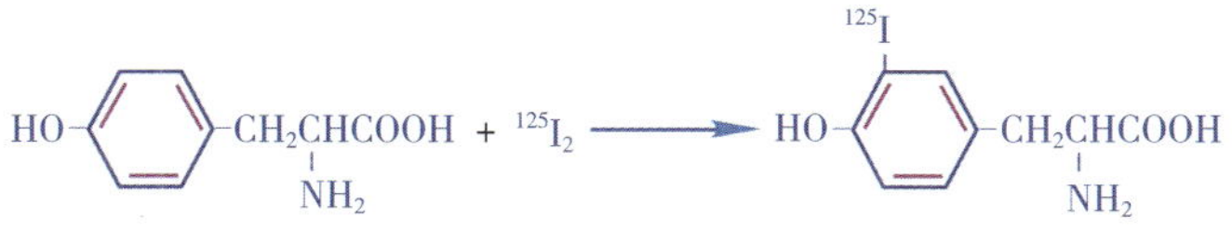

图 8－1　蛋白质^{125}I 标记反应示意图

（二）间接标记法

间接标记法是先将^{125}I 标记在含酪氨酸残基并能容易与蛋白质交联的载体（如 *N*－羟基琥珀酰亚胺酯）上，然后再与蛋白质交联。由于操作较复杂，标记蛋白质的比放射性显著低于直接法。此法用于标记缺乏酪氨酸的肽类及某些蛋白质，直接法标记引起蛋白质酪氨酸结构

改变而损伤其免疫及生物活性时，也可采用间接法。它的标记反应较为温和，可以避免因蛋白质直接加入^{125}I引起的生物活性的丧失。

四、放射性标记物的纯化与鉴定

（一）标记物的纯化

放射性标记物的纯化可采用离子交换法、凝胶过滤及高效液相层析法、亲和层析法、电泳法、透析法等。

（二）标记物的鉴定

理想的放射性标记物应有高放射化学纯度、适当的比放射性和免疫活性。

1. 放射化学纯度（radiochemical purity） 是指结合于抗原上的放射强度占总放射强度的百分率，即碘化蛋白质的放射强度占总放射强度的百分率，一般要求大于95%。影响因素：①被标记物不纯，杂质也被放射性核素标记；②标记后的分离纯化不完全；③标记化合物贮存过程中的碘脱落。

2. 比放射性（specific radioactivity） 或称放射性比度，是指单位质量标记物的放射强度，常用Bq（Becquerel）/μg、Ci（Curie）/g或Ci/mmol等单位表示。标记抗原的比放射性越高，实验系统的敏感度越高。但过高的比放射性可能会损伤抗原的免疫活性。如碘标记化合物以单碘标记为宜。

3. 免疫活性（immunoreactivity） 免疫活性是指标记抗原结合于抗体的放射强度占总放射强度的百分率，即指制备的标记物与抗体结合的能力，用以反映抗原标记后免疫活性的损失情况。检测免疫活性的方法是取少量标记抗原与过量抗体反应，测定结合部分（B）和游离部分（F）的放射强度，算出B/（B+F）的百分率，正常应在80%以上，值越大，说明抗原损伤越少；如果值过小，标记抗原应重新提纯或废弃重做。

五、免疫复合物与游离抗原的分离

在放射免疫技术的反应系统中，由于抗原和抗体其浓度低，免疫复合物不能自动沉淀。必须采用适当方法将※Ag－Ab复合物（B）和游离※Ag（F）分开，才能分别测定其放射性强度。

理想的分离技术应符合如下要求：①简便易行，适用于大批量样品分析；②分离效果完全、快速，非特异结合低；③试剂来源容易，价格低廉，稳定性好，可长期保存；④不受外界因素和样品中其他组分的干扰，对标准品和待测抗原分离效果相同；⑤适合自动化分析的要求。目前尚无完全满足上述条件的分离方法，常用方法有以下几种。

（一）吸附去除游离抗原法

未与抗体结合的检测抗原和标记抗原与某些吸附剂结合，通过离心去除沉淀，可与上清液中的抗原－抗体复合物分离。常用的吸附剂如葡聚糖包被的活性炭、滑石粉、硅酸盐等，特点是分离迅速、试剂经济，缺点是吸附选择性差，仅适用于某些抗原，并需经验确定。

（二）免疫复合物沉淀法

如果抗原的分子量（<30 000）明显低于抗体分子，可采用硫酸铵、PEG6000沉淀免疫复合物。若抗体属于IgG类，可选用SPA或SPG分离。也可用二抗来分离免疫复合物，但是费时，现常与PEG联合应用，分离效果较好，适用范围较大。

（三）双抗体法

利用抗抗体与※Ag－Ab复合物中的抗体结合，形成更大的免疫复合物，离心沉淀即可分离B与F。本法特异性强，非特异结合少，操作方便，可重复性好；但反应时间太长，沉淀物较少，抗抗体用量大。

（四）PR 试剂法

该法是将双抗体法和 PEG 化学沉淀法相结合的一种沉淀分离方法，可弥补各自的不足，分离效果好，适用范围广。

（五）固相分离法

固相分离法是将抗体或抗原结合在固相载体（如 Sepharose 微粒、磁颗粒、聚苯乙烯管或珠子等）上，利用固相抗体或抗原分离 B、F，具有简便、快速，适合于自动化分析等特点，已逐步取代传统的液相分离方法。

第二节　放射免疫分析

一、基本原理

放射免疫分析的基本原理是标记抗原（※Ag）和非标记抗原（Ag）对限量特异性抗体（Ab）的竞争结合反应，其反应式如图 8－2 所示。在这一反应系统中，抗体和标记抗原的量是固定的，而待检抗原（Ag）的量是变化的，因此，当标本中无待检抗原时，抗体与标记抗原结合，并有游离的标记抗原存在；当待检抗原量逐渐增多时，则引起标记抗原与抗体结合形成复合物（B）的量逐渐减少，而游离标记抗原（F）的量逐渐增多，即待检抗原的量与※Ag－Ab 复合物（B）呈反比例关系，而与游离标记抗原（F）呈正比例关系（图 8－3）。以一系列稀释的已知浓度的标准抗原反应得到相应的 B 和 F 值，即可绘制标准曲线，待检抗原便可从标准曲线上查得。

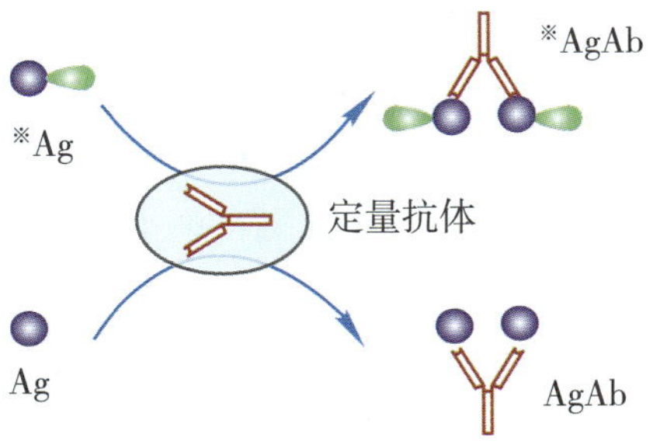

图 8－2　竞争性抗原抗体结合反应

二、技术要点

RIA 技术要点包括适宜高亲和力抗体和放射性标记抗原的制备，结合和游离标记抗原的分离法，确立满足最大灵敏度的最适抗体浓度和标记抗原浓度，根据已知浓度的竞争性非标

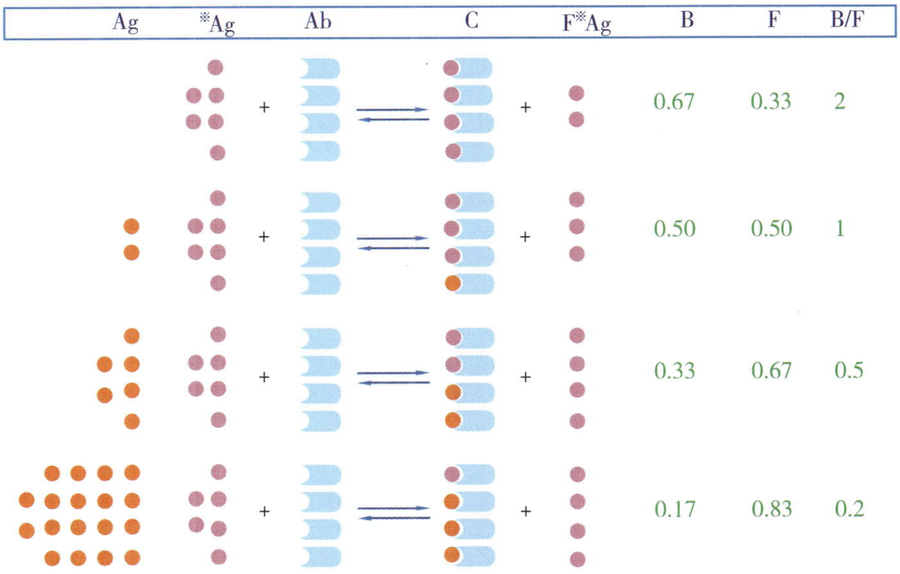

图 8－3　放射免疫分析检测原理示意图

记性抗原绘制的标准曲线，最后从中查得待检样品中抗原的含量。

（一）抗原抗体反应

待测抗原和抗原标准品与抗体的竞争性结合反应，根据加样顺序不同，可分为下述两种方法。

1. 平衡法 将 Ag 和※Ag 同时与 Ab 反应，达到平衡后分离※Ag－Ab 和※Ag。该法稳定，但敏感度稍差。

2. 顺序饱和法 先将待测 Ag 与 Ab 充分反应，达平衡后再加入※Ag。该法敏感度提高，但稳定性不如平衡法。

（二）B 和 F 分离

B 和 F 分离技术如本章第一节所述，但应注意 B 和 F 分离好坏是实验成功的关键。为了使测量结果能真实代表反应结果，要求分离方法能使 B 和 F 得以完全、有效地分开，且要求分离不破坏已经达到动态平衡的免疫反应。因此，常常要求提高分离速度，降低操作温度，缩短分离剂和反应系统的作用时间等。

（三）放射性强度测定

根据放射性核素的类型分别选用液体闪烁计数仪（β 型）和 γ－计数仪（γ 型），测定各待测标本和抗原标准品的※Ag－Ab 放射性强度（B）或游离※Ag 放射性强度（F）。

（四）数据处理

1. 标准曲线制作 固定抗体和标记抗原浓度，稀释标准抗原进行竞争实验，作用一定时间后分离 B、F，测 B 的放射性，以标记 Ag 与抗体复合物的脉冲数或结合率为纵坐标，以未标记的标准抗原浓度的对数为横坐标作图（图 8－4）。如得不到直线可通过 logit 计算，将曲线换成直线。在座标上，曲线的、最大的部分是放射免疫测定的工作范围。斜率越大，敏感性越高，测定范围小；斜率小，工作范围大，而敏感性就较差。

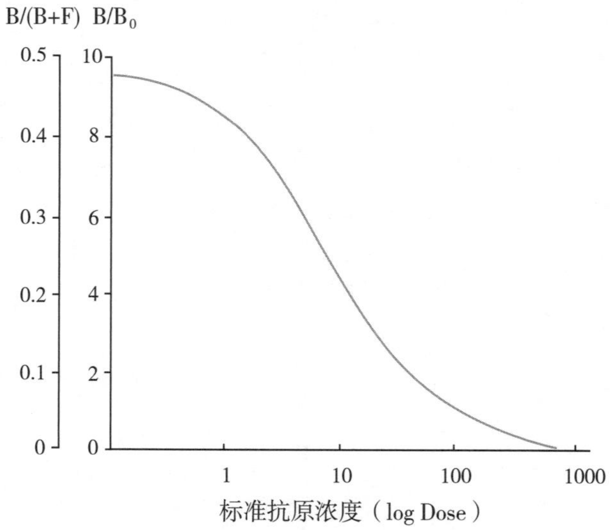

图 8－4 放射免疫分析标准曲线

2. 抗原含量计算 在同样条件下测未知样品，根据待测抗原管的放射性强度计算相应反应参数值，再从标准曲线图上查得待测抗原相应含量。

三、方法评价

RIA 敏感度高，能测到 μg/L，甚至可测到 ng/L 或 pg/L 水平。与结构类似物质间的交叉反应少，特异性强，重复性好，批间、批内误差小，标本用量少。缺点是放射性核素易衰变以及放射性标记物不稳定，试剂有效期短，放射性核素易对环境和实验室造成污染。

第三节　免疫放射分析

1968年，Miles和Hales将放射线核素标记抗胰岛素抗体，用双抗体夹心法检测牛血清中的胰岛素获得成功，为了与经典的放射免疫测定区别，他们将之称为免疫放射分析（immuno-radiometric assay，IRMA）。

IRMA是从放射免疫分析（RIA）的基础上发展起来的核素标记免疫测定技术，IRMA是以过量放射性标记抗体与待测抗原进行非竞争性免疫结合反应，抗体与待测抗原在2～3h内就可达到结合状态的化学平衡，然后用固相免疫吸附剂对B或F进行分离，其灵敏度和可测范围均优于RIA，操作程序较RIA简单。

一、基本原理

IRMA属固相免疫标记测定，其原理与ELISA极为相似，不同点主要是标记物为核素及最后检测的为放射量。

（一）直接IRMA

直接IRMA亦称为单位点IRMA，先用过量标记抗体与待测抗原进行反应，反应平衡后，再加入固相抗原免疫吸附剂，吸附游离的标记抗体，离心去沉淀，测定上清液的放射量（图8－5）。此法可用于检测半抗原。

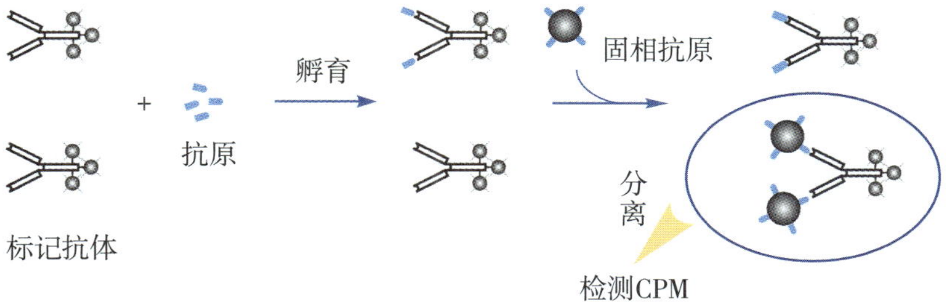

图8－5　直接IRMA原理示意图

（二）双抗体夹心IRMA

双抗体夹心IRMA先用固相抗体与抗原反应，再与过量的标记抗体作用，形成固相抗体－抗原－标记抗体复合物，反应平衡后洗涤除去游离的标记抗体，测定固相上的放射量。改进的双抗体夹心IRMA是用针对抗原分子上不同表位的两种单克隆抗体分别制作为固相抗体和标记抗体，测定时将检测样品与标记抗体同时加入固相抗体管内，反应后去除上清液，并经洗涤后直接测定固相结合物的放射性强度，根据标准曲线即可查得结果。改进的双抗体夹心IRMA亦称为双位点IRMA，此法进一步提高了免疫放射分析的特异性，并简化了操作程序（图8－6）。此法仅适用于检测多价抗原。

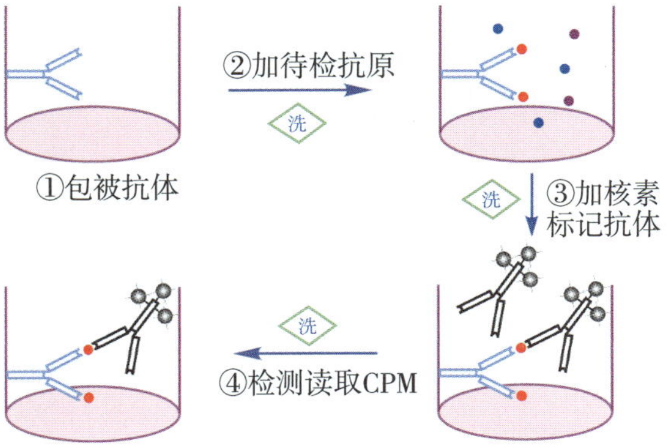

图8－6　双抗体夹心IRMA原理示意图

不论是直接法还是双抗体夹心法IRMA，

最后测得的放射性与受检抗原的量呈正比。

二、技术要点

IRMA 技术要点主要包括标记抗体、固相抗原与固相抗体制备、B 和 F 分离和结果测定等。

（一）标记抗体的制备

特异性抗体的质量要求与^{125}I 标记方法和 RIA 基本相同。抗体分子含有多个酪氨酸残基，经标记后比放射性较高，一般不影响抗体活性，并且标记方法单一，容易掌握。若用^{125}I 标记抗体 Fab 用于 IRMA，其敏感性明显高于一般的标记抗体。

（二）固相抗原和抗体的制备

直接法中抗原免疫吸附剂是将高纯度抗原连接在固相载体上制成，所用固相载体要求对抗原结合力强，对非特异性蛋白质吸附性低，分散性大。常采用纤维素、溴化氰（CNBr）活化的纤维素、琼脂糖 4B 珠、聚丙烯酰胺、葡聚糖凝胶或玻璃粉等作为吸附抗原的固相载体。双抗体夹心 IRMA 常采用聚苯乙烯小珠或试管，物理吸附抗体制成固相抗体。

（三）B 和 F 分离及结果测定

直接法用固相抗原吸附游离标记抗体，经离心去除沉淀将 B、F 分离，测定上清液。双抗体夹心法通过洗涤将 B、F 分离，测定固相结合物。测定的放射性强度即代表与抗原结合的标记抗体量，与待测抗原量呈正比例关系，用抗原标准品绘制标准曲线，可由此得待测抗原量。

三、方法评价

IRMA 法敏感性高。双位点 IRMA 法要求待测物必须同时具备两个表位，才能最后形成标记复合物，故不易产生严重的交叉反应，具有较好的检测特异性。IRMA 法测定结果的稳定性较好，因标记抗体和固相抗体均属过量，不易受外界环境的影响，也不易受实验操作的影响，因抗体过量，加样误差影响不大（但抗原加样误差影响较大）。缺点是 IRMA 抗体用量偏多，而且抗体的特异性纯化较难，如用单克隆抗体可克服这些缺点。

四、IRMA 与 RIA 比较

IRMA 与 RIA 同属放射性核素标记免疫测定技术，在方法学上各具典型性（表 8－2）。从某种意义上二者的比较代表了标记免疫技术中竞争和非竞争结合方法学的特点。

表 8－2　IRMA 与 RIA 的区别

	IRMA	RIA
被标记物质	抗体	抗原
标记物用量	过量	定量较小
反应速率	快	稍慢
反应方式	非竞争性结合	竞争性结合
特异性	高	稍差
抗原检测浓度范围	宽	较窄

第四节　放射免疫技术在医学检验中的应用

放射免疫技术自创立以来，由于其灵敏度高、特异性强、重复性好，市场上有各种试剂盒供应，已经广泛用于抗原和半抗原的定量测定。

一、激素测定

RIA 可用于大多数激素的测定，包括：①蛋白质及肽类激素，如胰岛素、TBG、胰泌素、蛙皮素、ACTH、TSH 等；②非肽类激素，如甲状腺激素、性激素、醛固酮、儿茶酚胺类激素等。

二、药理学方面

在药理学和临床药学方面，RIA 可用于药物的吸收、分布和代谢研究，检测违禁药物和监测治疗药物浓度等，涉及药物有地高辛、吗啡、巴比妥类和一些常用的抗生素等。

三、其他

用于微生物抗原或抗体检测，如病毒性肝炎各抗原、抗体及系列标志物检测等；用于肿瘤的胚胎性抗原检测，如 AFP、CEA 等，糖类肿瘤抗原，如 CA－50、CA－19－9 等；也用于维生素、核酸衍生物、受体和配体、血浆蛋白成分及酶等检测。

（全家贵　沈富兵）

第九章 酶免疫技术

学习要点

酶免疫技术是以酶为标记物，将酶催化底物的高效性和抗原抗体反应的特异性相结合的免疫技术。酶标技术分为酶免疫组化技术和酶免疫分析技术，前者用于组织切片或细胞表面抗原的测定，后者用于体液标本抗原或抗体含量的测定。辣根过氧化物酶和碱性磷酸酶是常用的标记酶，辣根过氧化物酶可通过过碘酸钠氧化法标记在抗体分子上，形成稳定酶标记抗体。酶联免疫吸附试验（ELISA）是最常用的酶免疫技术，属于异相免疫分析。酶联免疫吸附试验有四种基本反应模式：双抗体夹心法，用于测定大分子蛋白；间接法，用于测定自身抗体或病原体抗体；竞争法，用于测定小分子物质（半抗原）；捕获法，用于测定 IgM 类病原体抗体。酶免疫印迹技术采用膜为固相载体，反应原理与 ELISA 类似。斑点酶免疫试验和酶免疫印迹试验为常见技术类型，用于单一蛋白检测和复杂蛋白成分分析。生物素－亲和素系统广泛应用于酶免疫技术，可提高检测的敏感度，用于超微量物质检测，ABC－ELISA 是常用模式之一。酶放大免疫测定技术和克隆酶供体免疫测定法是均相酶免疫测定的基本模式。酶免疫技术具有无放射性污染、操作简便、技术类型多、应用灵活等优点，广泛应用于临床检验医学和基础医学研究领域。

酶免疫技术（enzyme immunoassay）是以酶标记的抗体（或抗原）作为试剂，将抗原抗体反应的特异性和酶催化反应的高效相结合的一种免疫检测技术，是继荧光免疫技术和放射免疫技术之后建立的一种非放射性免疫标记技术，属于三大经典标记技术之一。自 1971 年由 Engva 等学者创立以来，已广泛应用于临床检验医学、基础医学和生物学科的各个领域。

第一节 概 述

一、技术原理和特点

（一）技术原理

酶免疫技术以酶标记抗体（抗原）作为主要试剂，是一种将抗原抗体反应的特异性和酶催化底物的高效性相结合的免疫检测技术。酶蛋白能作为示踪剂（或标记物）是由于其催化底物的高效性，即微量酶分子可催化大量底物，显色后通过检测光密度实现对微量标记物的检测。将酶蛋白与抗体（抗原）结合成酶标记抗体（抗原），该结合物既保留抗体（抗原）的免疫学活性，又保留酶对底物的催化活性。在酶标抗体（抗原）与抗原（抗体）的特异性反应完成后，加入相应底物，通过酶对底物的显色反应，对抗原（抗体）进行定位、定性或定量分析。

（二）技术特点

1. 敏感性高　酶标记的抗体（抗原）与抗原（抗体），通过酶催化底物显色或发光后间接测定，这会增加反应试剂和反应步骤，提高了检测的敏感性。

2. 操作简便　实验条件要求不高，酶免疫技术适合基层医院开展，如采用显色底物（酶催化底物形成有色产物），检测信号可通过分光光度计（酶标仪）检测或直接目测。

3. 安全、环保　酶免疫技术无放射性污染问题，对环境和操作者本身无不良影响。

4. 对抗体（抗原）分子天然构象有一定影响　与其他标记物相比，酶分子量较大，标记抗体分子或抗原分子时，有可能对抗体（抗原）分子天然构象产生一定影响，尤其是标记小分子半抗原。酶标记小分子半抗原，与未标记半抗原相比，在结合抗体能力方面将会产生影响。

二、技术类型

（一）酶免疫测定技术与酶免疫组织化学技术

按照实际应用的目的不同，酶免疫技术可分为**酶免疫组织化学技术**（enzyme immunohistochemistry，EIH）和**酶免疫测定技术**（enzyme immunoassay，EIA）；前者主要用于组织切片或其他标本中抗原的定位分析，后者主要用于体液标本中抗原（抗体）的定性和定量检测。

1. 酶免疫组织化学技术　应用酶标抗体与组织或细胞标本中的抗原发生反应，如组织或细胞中含有相应抗原，二者结合形成抗原－抗体复合物。加入显色底物后，酶催化底物产生显色反应，在光镜和电镜下，就可识别出标本中抗原的分布和性质；经图像分析也可达到定量的目的。

2. 酶免疫测定技术　将已知含量的标准品和待测样本分别与酶标记物（抗原或抗体）置于同一体系中，温育后反应达到平衡。抗原抗体反应强度通过检测标记物中酶活性间接测定，且检测信号与标准品（抗原或抗体）的含量呈一定剂量关系，待测样本相应物质含量通过标准曲线获得。

（二）均相酶免疫测定与异相酶免疫测定

酶蛋白与抗体或抗原结合形成**酶标记物**（enzyme conjugate）具备酶活性和免疫活性。因抗原抗体反应为可逆反应，处于动态平衡状态，且多数情况反应体系中标记物是过量的，故反应结束后体系中必然存在未与抗原（抗体）结合的标记抗体（抗原），称为游离标记物；而与抗原（抗体）结合的标记抗体（抗原），称为结合标记物。以标记抗体为例，反应平衡时：

$$Ag + Ab^{E} \rightleftharpoons AgAb^{E} + Ab^{E}$$

如抗原抗体反应未影响标记物中酶活性，检测时需分离结合标记物（Ag Ab^{E}）和游离标记物（Ab^{E}），检测结合标记物酶活性，才能使检测信号与抗原含量呈正比关系，即可以对抗原进行定量。另一种情况，抗原抗体反应影响标记物中酶活性，如酶活性消失，即 $AgAb^{E}$ 无酶活性，Ab^{E} 有酶活性；此时，检测时不需分离结合标记物（$AgAb^{E}$）和游离标记物（Ab^{E}），检测体系中标记物酶活性（Ab^{E}），检测信号与抗原含量呈反比关系，即可以对抗原进行定量。根据抗原抗体反应后进行酶活性检测是否需要将游离的和结合的酶标记物分离，将酶免疫测定技术分为**均相酶免疫测定**（homogenus enzyme immunoassay）和**非均相（或异相）酶免疫测定**（heterogenous enzyme immunoassay）两种类型。

1. 均相酶免疫测定　均相酶免疫技术不需分离结合标记物和游离标记物，抗原抗体反应均在液相中进行。抗原、抗体分子分布于液相保持原有天然蛋白结构，能够保证原有生物活性。同时，液相中抗原、抗体分子相互碰撞概率高，反应在较短时间达到平衡，缩短检测时间。但是，多数情况下抗原抗体反应后均不会导致标记物中酶的活性发生改变，因此，均相酶免疫测定技术较为罕见。

2. 异相酶免疫测定　根据体系中是否使用固相支持物作为抗体（抗原）的载体，将异相酶免疫测定又可分为液相酶免疫测定和固相酶免疫测定两种类型。如今，固相酶免疫测定为最常用的技术，分离结合标记物和游离标记物采用固相吸附法。

固相吸附分离法是将抗原（抗体）吸附在固相载体表面，使免疫反应在固相载体表面上进行，待测物质（抗体或抗原）、酶标记抗体（抗原）均可通过免疫反应结合在固相材料表面，未结合物质（含游离标记物）存在于液相。此时，弃去液相并经洗涤，便可轻松去除游离标记物。固相吸附酶免疫测定技术称为**酶联免疫吸附试验**（enzyme linked immunosorbent assay，ELISA），是应用最为广泛的酶标记免疫技术。酶免疫技术的技术类型见图9－1。

- 酶免疫技术
  - 酶免疫组织化学技术
  - 酶免疫测定技术
    - 均相酶免疫测定技术
    - 异相酶免疫测定技术
      - 固相酶免疫测定技术
      - 液相酶免疫测定技术

图9－1　酶免疫技术的技术类型

第二节　酶标记物的制备

酶标记物（或酶结合物）是酶免疫技术中的重要试剂，选择合适的酶对抗体（抗原）进行标记，制备高质量酶标记物是酶免疫技术中的重要环节之一；同时，标记物的质量与检测方法的主要技术参数密切相关。

一、标记酶和相应底物

在酶免疫技术中，用于标记抗体或抗原的酶必须具备如下要求。

（1）活性高，催化反应具有较高效率，且在抗原抗体反应的最适条件下，仍保持酶活性稳定。

（2）作用底物专一性强，酶活性不受样品中其他成分影响，待检标本中不存在与标记酶相同的内源酶或酶抑制物。

（3）性质稳定，易与抗体或抗原偶联形成稳定酶结合物，结合物中的酶和抗体或抗原的活性均不受影响（或影响较小）。

（4）酶和相应底物应对人体无害、价廉易得；底物溶液易于配制且稳定性好；催化形成的产物易于检测，敏感度高。

满足上述条件的酶才能用于酶免疫标记技术，常用的酶有两种：辣根过氧化物酶和碱性磷酸酶，国内以辣根过氧化物酶最为常用。

（一）辣根过氧化物酶和相应底物

1. 辣根过氧化物酶（horseradish peroxidase，HRP）　因在蔬菜植物辣根中含量丰富而得名。HRP是一种复合酶，由糖蛋白（主酶）和亚铁血红素（辅基）结合而成；分子量约

40 000，最适 pH 范围为 5～9。

（1）酶活力　酶活力以单位（U）表示。通常情况下，以能在 20℃、pH6.0、0.2s 时间内催化底物焦培酚（pyrogallol）产生 1mg 红培酚（purpurogallin），作为 HRP 的一个活性单位。用于标记的 HRP 其比活力应大于 250U/mg。

（2）酶纯度　糖蛋白为无色蛋白，最大吸收光谱为 275nm，亚铁血红素是酶的活性中心，最大吸收光谱为 403nm。因此，通常酶纯度用（reinheitzhal，RZ）衡量，$RZ = A_{403nm}/A_{275nm}$。RZ 值越大，酶的纯度越高。用于标记的 HRP 其 RZ 应大于 3.0。需注意的是：酶纯度并不代表酶的活力。因此，被选用的酶不仅要纯度高，而且还必须要活力强。

2. 相应底物　HRP 作用底物为过氧化氢（H_2O_2）和供氢体（DH_2）。真正底物是 H_2O_2，但人们习惯把供氢体称为底物。HRP 催化反应如下：$DH_2 + H_2O_2 = D + H_2O$。

HRP 的供氢体底物种类较多，见表 9－1。

表 9－1　HRP 常用的供氢体底物及其特性

供氢体底物（DH_2）	产物特性	终止剂	测定波长（nm）
二氨基联苯胺（DBA）	棕色，不溶性	—	—
联苯胺（benzidine）	蓝色，不溶性	—	—
邻苯二胺（OPD）	黄色，可溶性	0.5M H_2SO_4	492
四甲基联苯胺（TMB）	蓝色（黄色），可溶性	0.5M H_2SO_4	450
四甲基联苯胺硫酸盐（TMBS）	蓝色，可溶性	0.5M H_2SO_4	450
5－氨基水杨酸	棕色，可溶性	3M NaOH	550

在酶免疫测定技术中，常用的供氢体为邻苯二胺（O－phenylene diamine，OPD）、四甲基联苯胺（tetramethyl benzidine，TMB）及四甲基联苯胺硫酸盐（tetramethyl benzidine sulphate，TMBS）。OPD 是应用较早的供氢体，酶作用后显黄色（最大吸收波长为 492nm）。OPD 优点为灵敏度高，便于检测；缺点是溶解后不稳定，需新鲜配制。TMB 是近年来常用的一种供氢底物，经酶作用后显天蓝色，目测对比度鲜明，加酸终止酶的反应后变黄色（最大吸收波长为 450nm），易于比色定量测定。TMB 不溶于水溶液，需先用二甲基亚砜溶解后再配成工作液，TMBS 为盐溶液，溶于水，易于配置。在实际工作中，一般将供氢体（TMB）和受氢体（H_2O_2）分别置于不同缓冲液中：显色液 A 主要成分为 H_2O_2，显色液 B 主要成分为 TMB，临用前等体积混合后使用。此外，TMB 见光易于分解，应避光保存，置于黑色瓶中。

二氨基联苯胺（diamino benzidine，DAB）是另一种供氢体底物，其反应产物为不溶性的棕色吩嗪衍生物，沉积于组织细胞间隙，可通过光镜观察；此种多聚物能被还原和螯合四氯化锇（OsO_4），形成具有电子密度的产物，便于电镜观察。因此，DAB 是免疫组织化学技术的常用底物。同时，以膜为载体的酶免疫印迹试验也采用这种供氢体底物。

HRP 是酶免疫技术中最常用的示踪系统，这是因为：①与碱性磷酸酶相比，HRP 分子量较小，标记物穿透力强，适用于免疫组化染色；②标记方法简单，酶及酶标记物比较稳定，保存期长；③溶解性好，100ml 缓冲盐溶液中可溶解 5g HRP；④价格较低且已商品化，易于标准化，成本低；⑤底物种类多，可供不同的实验选择。要注意的是，NaN_3 可抑制 HRP 的活性，故实验设计时，各种缓冲液及标本禁用 NaN_3 防腐。

（二）碱性磷酸酶和相应底物

1. 碱性磷酸酶（alkaline phospharase，AP）　AP 是一种磷酸脂的水解酶。一般由大肠杆菌和小肠黏膜中提取；从大肠杆菌中提取的 AP 分子量为 80 000，最适 pH 为 8.0，从小肠中提取的 AP 分子量为 100 000，最适 pH 范围 9～10。

AP 酶活力测定以对硝基苯磷酸盐（PNP）为底物，用两种方式表示：二乙醇胺（DEA）和甘氨酸单位，即分别以 1.0mmol/L 二乙醇胺溶液和 0.1mmol/L 甘氨酸溶液作为缓冲系统测定的活性单位。二者换算关系为：1 个二乙醇胺单位等于 2 个甘氨酸单位。用于标记的 AP 其活力单位应大于 1000U/mg。

2. 相应底物 AP 常用的显色底物为对硝基苯磷酸盐（PNP），降解产物为黄色的对硝基酚。经 NaOH 终止酶反应后，测定波长为 405nm，并且颜色维持比较稳定。此外，在酶促发光免疫技术中，常使用具有潜在荧光物质——4－甲基伞形酮磷酸盐（4－methylumbelliferyl phosphate，MUP）作为发光底物。MUP 的降解产物 4－甲基伞形酮产生强荧光，可用荧光光度计测量，大大提高了酶免疫测定的敏感性（详见发光免疫技术一章）。

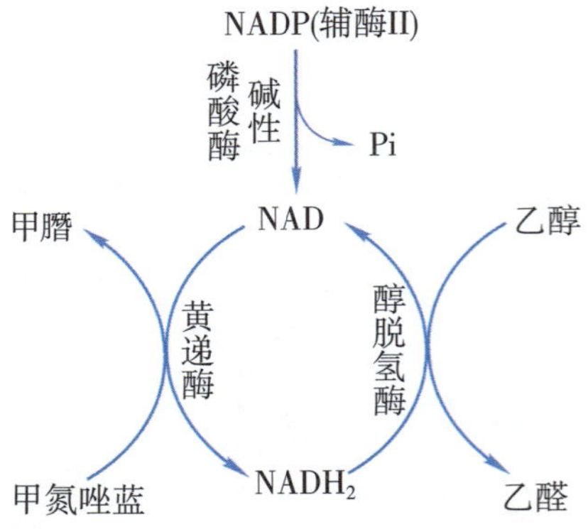

图 9－2 碱性磷酸酶底物循环系统工作原理

为增加检测敏感度，建立了一种 AP 底物循环系统，增强酶的催化效能，基本原理是：AP 作用底物不直接生成有色产物，而是使 NADP（辅酶Ⅱ）脱磷酸，生成 NAD（辅酶Ⅰ）；NAD 进入由醇脱氢酶和黄递酶催化的氧化还原循环（redox cycle），生成紫色物质甲臜（formazan），其最大测定波长 492nm。此系统具有极高的放大效率，每分子 AP 每分钟可催化生成 6×10^4 个 NAD，而每个 NAD 分子每分钟又可促使 60 个甲臜分子生成。此底物循环系统对 AP 信号的放大比普通显色系统至少增大 250 倍；少至 3000 个 AP 分子即可被此系统检出（图 9－2）。

此外，AP 也被广泛应用于酶免疫印迹技术（详见本章第四节）。此技术中使用的作用底物，经 AP 催化后应生成不溶性底物沉积于 NC 膜表面，可经肉眼直接观察。

AP 检测系统的敏感性高于 HRP 系统，且空白值（本底）低，是酶免疫技术中常用的示踪酶，特别是一些进口试剂盒。但是，与 HRP 相比，AP 分子量较大，组织穿透力弱，故很少用于酶免疫组化。此外，AP 稳定性差、价格偏高，国内生产厂家较少使用该系统。

（三）其他

能够作为标记物的酶蛋白分子还有 β－*D*－半乳糖苷酶（β－*D*－galactosidase，β－*D*－Gal）、葡萄糖氧化酶（glucose oxidase，GOD）等。β－*D*－Gal 以 4－甲基伞形酮－β－*D*－半乳糖苷为底物，用于发光免疫技术中；GOD 以葡萄糖为底物，供氢体为对－硝基蓝四氮唑（nitroblue tetrazolium，NBT），酶促反应的终产物为不溶性的蓝色沉淀，可用于酶免疫组化技术。

二、酶标抗体的制备

标记抗体（抗原）指通过化学反应，将酶与抗体（抗原）形成的结合物称为酶标记物。酶标记抗体（抗原）应同时保持酶分子催化活性和抗体（抗原）分子的免疫活性，并且应有适当的标记量。然而，在用酶标记一些小分子物质（如甾体激素）时，由于二者分子量间的差异，导致标记物中的半抗原在结合抗体能力方面，将不同于未标记的半抗原分子。因此，在竞争法检测小分子抗原时，酶免疫技术会存在诸多缺陷。

抗体与酶的连接方法有多种，常因不同的酶而采用不同方法。对于蛋白质抗原，标记酶的方法同抗体分子；而对于非蛋白质抗原，因存在广泛异质性，需根据抗原性质选择合适的方法。有些小分子抗原（半抗原）不能直接标记，需修饰后才能与相应酶蛋白连接。选择标记方法的一般原则是：①技术方法简单、标记效率高；②对酶和抗体生物活性影响较小；③形成的酶标记物稳定，不易发生解离。酶标记抗体是最常用的试剂，国内主要应用 HRP，这里以制备辣根过氧化物酶标记抗体（IgG）为例，介绍酶标记物的制备方法。

（一）过碘酸钠氧化法

1. 标记原理　此法仅用于 HRP 的标记。HRP 为一种糖蛋白，过碘酸钠可将与酶活性无关的多糖羟基氧化为醛基。该醛基很活泼，能与抗体分子的游离氨基结合，形成 HRP－CH_2－NH－IgG。为防止酶蛋白氨基与醛基反应发生自身偶联，常在标记前用二硝基氟苯（fluorodinitrobenzene，FDNB）封闭酶蛋白上的 α 和 ε 氨基。酶与抗体的结合反应后，再加入硼氢化钠（$NaHB_4$）还原，即生成稳定的酶标记物。

2. 技术要点

（1）抗体处理　选择高质量抗体装入透析袋（MWCO：12 000～14 000）内，置于 0.3M、pH 9.5 碳酸盐缓冲液中，4℃透析过夜。取出抗体溶液，用紫外分光光度计测定抗体蛋白总量。

（2）酶蛋白处理　根据用量称取 HRP，加入 10mM、pH 4.5 乙酸钠溶液，磁力搅拌使之充分溶解；加入 0.2M 高碘酸钠溶液，避光、搅拌，室温反应 15min；加入乙二醇溶液，终止氧化反应。将醛化的酶样品上样于已准备好的 Sephadex G－25 凝胶柱，用 0.3M 碳酸盐缓冲液（pH 9.5）洗脱，收集颜色最深部分，测定酶蛋白浓度并计算总量。

（3）标记反应　按照一定比例将醛化好的酶加入透析好的抗体溶液中（同时装入透析袋），室温避光，温和搅拌，结合 1～2h；加入 5mg $NaHB_4$ 终止反应。然后将透析袋置于 0.1M、pH 7.4 磷酸盐缓冲液（PBS）中，4℃透析过夜。

（4）纯化　制备 Sephadex G－200 凝胶柱，用 PBS 平衡层析柱；将透析后的酶结合物溶液上样，用 PBS 洗脱，收集第一个峰即为酶结合物；关于洗脱液蛋白监测可采用紫外检测法，同样可应用底物直接监测酶的活性。酶结合物经鉴定后，加入 BSA 至蛋白浓度为 10mg/ml，小量分装，低温保存备用。

3. 方法评价　此法只适合 HRP，有局限性，但酶标记物产率较高，为常用的 HRP 标记抗体的方法。

（二）戊二醛交联法

1. 标记原理　交联法是以双功能交联剂为“桥”，分别与酶和抗体（抗原）连接而形成结合物。戊二醛具有两个活性醛基，可分别与酶分子和抗体分子上的氨基结合。戊二醛法分为一步法和两步法：前者将抗体、酶和戊二醛同时混合；后者先将过量的戊二醛与酶反应，让酶分子上的氨基仅与戊二醛分子上的醛基结合，不发生酶与酶的结合，除去多余戊二醛后，再加入抗体，形成酶－戊二醛－抗体结合物。两步法标记物均一，无自身聚合且产率较高。

2. 技术要点（两步法）

（1）用 0.01M、pH 6.8 PBS 将 25% 戊二醛稀释为 1.25%。

（2）称取 10mg HRP 溶于 0.2ml 1.25% 戊二醛，室温作用 18h。

（3）反应物经 Sephadex G－50 层析，去除游离戊二醛，洗脱缓冲液为 0.15M NaCl 溶液；或置于 0.01M，pH 7.2 PBS 缓冲液中，4℃透析过夜。

（4）将 5mg 抗体 IgG 溶于 1ml 0.15M NaCl，再与醛化 HRP 溶液（10mg/ml）混合。加入 1M pH 9.6 碳酸盐缓冲液 0.1ml，调节 pH 至 9.0～9.5。

（5）搅拌条件下，4℃作用 24h，再加入 0.1ml 0.2M 赖氨酸溶液，封闭残留的醛基，并终止反应。

（6）4℃静止 2h，装入透析袋，置于 0.01M pH7.2 PBS 透析过夜；或通过 Sephadex G－200 凝胶柱层析，用 PBS 洗脱，收集第一峰洗脱液即为酶结合物；酶结合物经鉴定后，加入

BSA 至蛋白浓度为 10mg/ml，小量分装，低温保存备用。

3. 评价 戊二醛连接反应是最温和的交联反应之一，适合各种酶蛋白的标记。由于不同的酶所含氨基的数量不同，其交联产物不均一，除形成酶－抗体结合物外，酶与酶、抗体与抗体之间也可发生交联。戊二醛交联法标记产率较低。

（三）其他方法

利用化学反应进行酶结合物的制备，将不同程度地影响酶和抗体的生物活性。如以酶作为抗原与其相应抗体形成的免疫复合物代替酶标记物，就可提高酶免疫方法的灵敏度，减少化学偶联反应对酶和抗体活性的影响。目前，不论过氧化物酶（peroxidase），还是碱性磷酸酶（alkaline phospharase）均已制备相应抗体，HRP－抗 HRP（PAP）、AP－抗 AP（APAAP）已广泛用于酶免疫技术中，有关此方面内容将在酶免疫组化技术中详细叙述。

三、酶标抗体的鉴定

1. 标记率测定

（1）标记率的测定 常用分光光度法分别测定酶标记物中酶和抗体（抗原）蛋白的含量，再按公式计算其标记率。

标记率 $= OD_{403nm}/OD_{280nm} = 0.3 \sim 0.6$，即 1 个抗体分子上结合 1～2 个 HRP 分子。标记率可以大于 0.6～0.9：$OD_{403nm}/OD_{280nm} = 0.4$，约相当于 $E/P = 1.0$。

（2）常用分光光度计法分别测定酶标记物中酶和抗体的含量，再根据公式计算标记率。酶量（mg/ml）$= OD_{403nm} \times 0.4$，即酶在 403nm 波长的 OD 值为 1 时，酶的含量为 0.4mg/ml。

$$\text{IgG 量（mg/ml）} = (OD_{280nm} - OD_{403nm} \times 0.42) \times 0.94 \times 0.62$$

注：其中 0.42 为酶蛋白本身（0.3）及结合戊二醛后增加的 OD 值，0.94 为抗体蛋白与醛化酶结合后 OD_{280nm} 约增加 6%，故乘以 0.94。兔 IgG 的 $OD_{280nm} = 1.0$ 时为 0.62。

$$\text{过碘酸钠标记法的 IgG 量（mg/ml）} = (OD_{280nm} - OD_{403nm} \times 0.3) \times 0.62$$

2. 酶结合率的计算

$$\text{酶结合率} = \frac{\text{结合物中酶量}}{\text{标记时的酶量}} \times 100\%\text{，或酶结合率} = \frac{OD_{403nm}}{OD_{280nm}}$$

3. 克分子比值（E/P）的计算

$$\text{克分子比值（E/P）} = \frac{\text{mg/ml（酶）}}{\text{酶分子量}} \div \frac{\text{mg/ml（IgG）}}{\text{IgG 分子量}} \times 4\text{，E/P 一般为 1～2。}$$

4. 酶活性和抗体活性测定 采用双向免疫扩散法（稀释抗体）和 DAB－H_2O_2 显色反应检测结合物中抗体效价和免疫沉淀线中的酶促反应。

5. 工作浓度滴定 酶标记抗体工作浓度采用棋盘滴定法检测，详见本章第三节。

第三节 酶联免疫吸附试验

一、基本原理

酶联免疫吸附试验（ELISA）是一种异相酶免疫检测技术，1971 年分别由瑞典学者 Engrall 和 Perlmann、荷兰学者 Van Weeman 和 Schuurs 报道。ELISA 开创了运用酶标记免疫技术进行液体标本微量物质测定的实验方法。基本原理包括两个要点：其一，使抗体或抗原结合到酶蛋白分子上制备成酶标记抗体或抗原（酶结合物），即所谓的酶联；标记旨在使抗体或抗原携带敏感示踪物质，检测敏感示踪物质即可测定抗原抗体反应强度，从而实现放大效应。

其二，在不损伤抗原或抗体免疫活性的条件下预先将其结合到固相载体表面，即所谓的免疫吸附；免疫吸附的目的是捕获能与吸附抗体（捕获抗体）相结合的免疫复合物于固相表面，使之容易与液相中其他物质（特别是游离标记物）分离。在测定时，将待检抗原或抗体和标记抗体或抗原按一定次序与固相载体上的抗原或抗体反应，形成的免疫复合物（结合标记物）存在于固相载体表面，未结合的标记物游离于液相中，用洗涤的方法去掉未结合的标记物和其他物质；固相表面的结合标记物通过加入底物后显色，根据酶对底物催化的显色反应程度，对标本中的抗原（抗体）进行定性或定量。

二、技术类型与检测原理

ELISA 技术可用于检测抗原，同时也可用于检测抗体。根据检测目的、标记物性质、加样顺序等因素差异，ELISA 可分为四种基本类型：双抗体夹心法、间接法、竞争法和捕获法。随着技术发展，新的方法不断涌现，但仍为上述方法的改良。因此，重点介绍以上四种方法。

（一）双抗体夹心法

双抗体夹心法用于测定大分子抗原。连接于固相载体上的抗体和液相的酶标抗体分别与样品中待测抗原分子上两个不同抗原表位结合，形成固相抗体－抗原－酶标抗体的双抗体夹心复合物。由于反应体系中固相抗体和酶标抗体相对于待检抗原是过量的，因此，复合物的形成量与待检抗原的含量呈正比（在可检测范围内）。洗涤去除反应体系中的游离标记物和其他成分，加入底物，酶催化底物生成有色物质（用光密度表示），可测定溶液光密度，从而确定待检抗原含量。

由于单克隆抗体具有较好的特异性，而多克隆抗体具有较好亲合力，因此，在双抗体夹心体系中，两种抗体混合使用，即分别作为固相抗体（捕获抗体）和酶标抗体。一般情况下，单克隆抗体与固相载体连接，作为捕获抗体，多克隆抗体标记酶用作酶标抗体（图 9－3）。

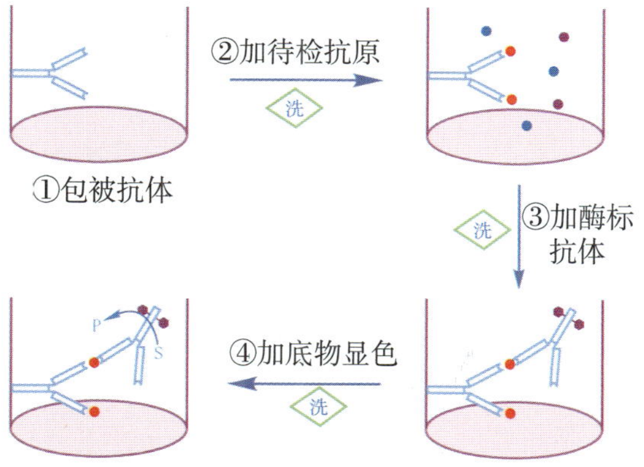

图 9－3 双抗体夹心法检测原理示意图

经典双抗体夹心法采用两步进行，即“两步法”：首先，加入标准品或待检抗原并温育，抗原与捕获抗体结合形成免疫复合物，洗涤去除未结合物质；其次，加入酶标记抗体并温育，酶标抗体与固相表面中抗原结合，形成双抗体夹心复合物，洗涤去除未结合标记抗体，通过加入显色底物，显色后可对待测抗原进行定量。

杂交瘤技术的出现，能够制备针对单一表位的抗体，即单克隆抗体。而蛋白质抗原结构复杂，一种抗原可同时含有多种抗原表位，即可同时制备多种单克隆抗体。选择两种不同单克隆抗体（针对同一抗原的两种不同表位），分别作为固相抗体和酶标记抗体。测定时，将标准品或待检抗原和酶标抗体同时加入反应体系中。由于两种抗体针对的抗原表位不同，加入的抗原会分别与固相抗体和酶标抗体结合且互不干扰。这一检测模式习惯称之为“一步法”。

“一步法”简化流程，缩短实验时间，深受广大临床工作者欢迎。但是，若标本中待检抗原浓度过高，抗原较容易与酶标抗体结合，而未与固相抗体结合，不能形成上述夹心复合物（类似于免疫沉淀反应中抗原过剩时出现的后带现象），使最终测定结果低于实际含量，此种现象称为**钩状效应**（hook effect）。为防止由此导致假阴性结果，此类标本应适当稀释后再进行测定。此外，若两种单克隆抗体识别的抗原表位在抗原分子空间构象中较为靠近，这两个表位与抗体结合时会受到空间位阻效应的影响，同样不利于夹心复合物的形成。因此，需要对固相抗体和酶标抗体进行匹配，才能形成较好的工作曲线。

双抗体夹心法的另一种改良是双抗原夹心法，用于检测抗体。同理，将抗原分子标记酶制备酶标抗原，同时将抗原分子与固相载体连接形成固相抗原；加入待测抗体后，同样会形成固相抗原－待检抗体－酶标抗原复合物。

（二）间接法

间接法是测定抗体最常用的方法，属非竞争结合试验。检测原理是将抗原连接到固相载体上，样品中待检抗体与之结合成固相抗原－待检抗体复合物；洗涤后再用酶标二抗（针对受检抗体同种型表位的抗体，如羊抗人 IgG 抗体或兔抗鼠 IgG 抗体）与固相免疫复合物中的抗体结合，形成固相抗原－待检抗体－酶标二抗的复合物；通过洗涤去除反应体系中的游离标记物和其他成分，再加入底物，酶催化底物生成有色物质，测定溶液光密度即可确定待检抗体的含量。

间接法由于采用的酶标二抗是针对免疫球蛋白分子同种型抗原表位（如抗人 IgG），能与该种属所有个体免疫球蛋白分子结合，而与待检抗体的特异性无关；如酶标抗人 IgG 可与人抗－HIV 反应，同时也可与人抗－HBs 反应。因此，该法只需变换固相抗原，即可用一种酶标抗抗体检测各种与抗原（病原体）相应的抗体，酶标抗体具有更广的通用性（图 9－4）。

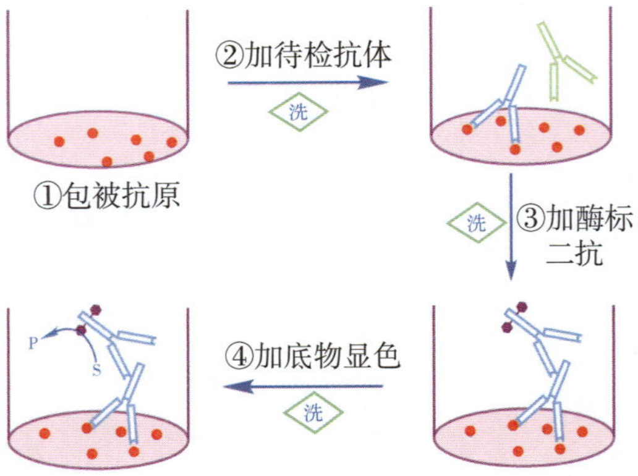

图 9－4　间接法检测原理示意图

（三）竞争法

竞争法可用于抗原和半抗原的定量检测，也可对抗体进行测定。以测定半抗原为例，其方法学的特点是：①酶标记抗原与样品或标准品中的非标记抗原（待测抗原）具有相同的与固相抗体结合的能力；②在反应体系中，固相抗体限量且结合位点小于酶标记和非标记抗原的总量，确保形成竞争性反应；③免疫反应后，结合于固相载体上复合物中被测定的酶标抗原的量（酶活性）与样品或标准品中的非标记抗原（待测抗原）的浓度呈反比。

先将定量的特异性抗体连接于固相载体，分别设置对照孔和测定孔。对照孔中仅加酶标抗原，无非标记抗原竞争，酶标抗原即与固相抗体充分结合；而测定孔中加有待测抗原和酶标抗原，由于非标记待测抗原可竞争性地占据固相抗体结合位点，使酶标抗原与后者的结合受到抑制而减少。加酶底物显色后，对照孔因固相抗体上结合的酶标抗原多，称为最大结合

（$OD_{对照}$）；测定孔则依被检测抗原和酶标抗原竞争结合固相抗体程度不同而显色深浅有异（$OD_{测定}$）：被检测抗原多，酶标抗原与固相抗体结合少，底物显色反应弱，色浅；反之呈色深（图 9－5）。即结合于固相的酶标抗原量与样品中待测抗原浓度负相关。以 $OD_{测定}/OD_{对照}$ 为纵坐标，标准品抗原浓度的对数为横坐标，绘制标准曲线，待测抗原含量经标准曲线查出。

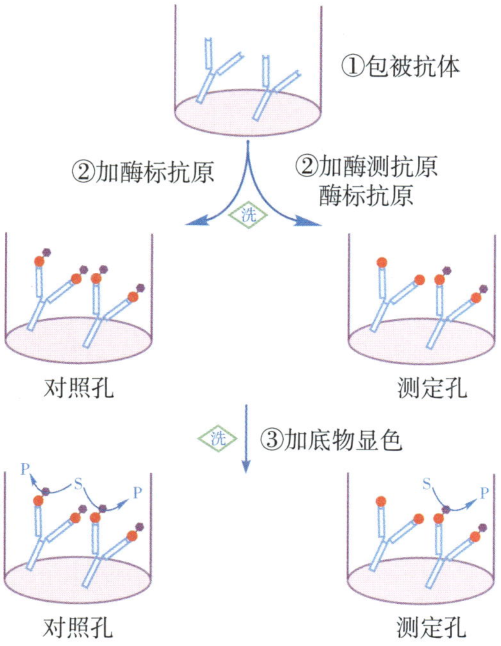

图 9－5　竞争法检测原理示意图

如将抗原包被于固相载体，相应抗体标记酶制备酶标抗体，加入待检抗原后同样形成竞争反应用于测定抗原（图 9－6A）。将抗原包被固相载体，相应抗体标记酶制备酶标抗体，加入待检抗体，形成双抗体竞争抗原便可用于检测抗体（图 9－6B））。

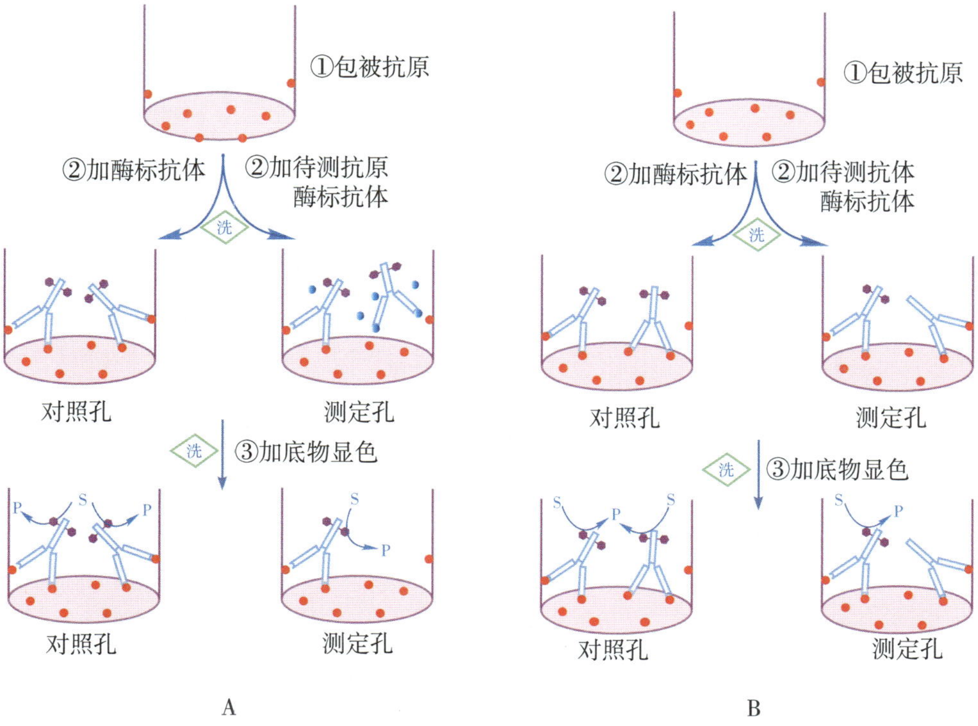

图 9－6　改良竞争法检测原理示意图

（四）捕获法

捕获法用于测定血清中 IgM 类抗病原体抗体。病原体感染机体后诱导机体发生免疫应答，相继产生 IgM、IgG 等抗体。IgM 类抗体具有出现早、消失快等特点，如检测到此类抗体，说明为初次感染或感染早期。采用传统间接法检测 IgM 类抗体，IgG 类抗体会干扰 IgM 的测定。捕获法工作原理为先将羊（兔）抗人 IgM 抗体（抗人 μ 链）连接于固相载体，用以捕获血清样品中所有 IgM（特异或非特异），洗涤除去 IgG 等无关物质；加入特异病原体抗原识别特异性 IgM（针对某种病原体 IgM）并与之结合形成免疫复合物；加入抗原特异性酶标记抗体，与免疫复合物中抗原发生特异性结合，形成固相抗人 IgM－特异性 IgM－抗原－特异酶标抗体四分子复合物；加入底物，酶催化底物生成有色物质，测定溶液光密度值即可对样品中待检 IgM 是否存在及含量进行测定（图 9－7）。

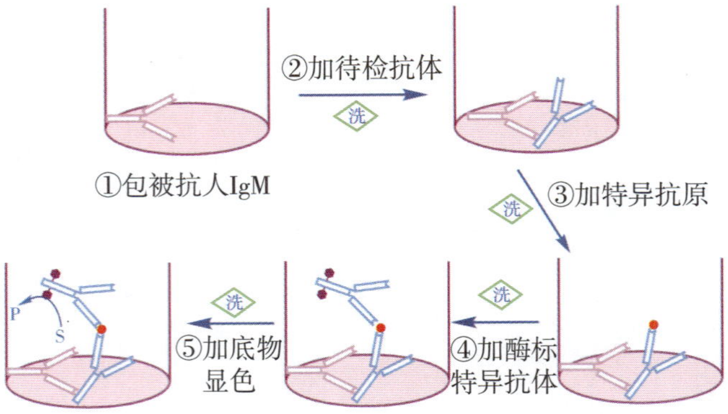

图 9－7　捕获法检测原理示意图

三、技术要点

（一）包被技术

如前文所述，酶联免疫吸附试验是一种异相酶免疫技术，采用固相吸附方式去除未结合酶标记物，实现对结合标记物的测定。因此，将抗原或抗体固定于固相载体表面并保留原有免疫活性的稳定，是酶联免疫吸附试验的基础。一般情况下，制备固相抗体（抗原）就是将抗体（抗原）涂布于固相载体表面，且不发生脱落。将抗体（抗原）与固相载体连接的过程称为**包被**（coating）。

1. 固相载体　理想的固相载体应具备如下条件：①与抗体（抗原）有较高的结合容量，且结合稳定极少脱落；②生物大分子固相化后仍保持生物活性，且有利于反应充分进行；③固相材料具有较好可塑性便于制备成各种形状（试管、微孔或微球），并且透明度高利于比色；④材料成本低，包被方法应简便易行、快速经济。常用材料有聚苯乙烯、聚乙烯、聚丙烯酰胺、琼脂糖、硝酸纤维素膜等，其中以聚苯乙烯最为常用。

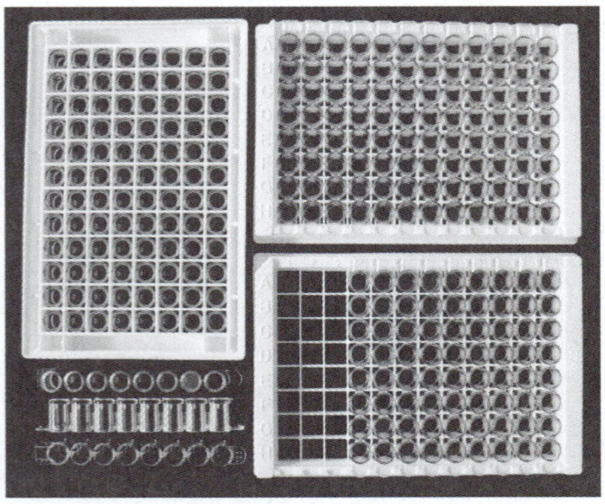

图 9－8　酶标微量反应板

（1）聚苯乙烯塑料　聚苯乙烯塑料可通过非共价或物理吸附机制结合蛋白质（抗体或抗原），且透光性好、制备方法简便、经济。同时，塑料具备很好的可塑性，根据需要可制成小试管、微珠（球）和微量反应板。在酶联免疫吸附试验中，使用最多的是微量反应板（8×12）或条（12×8）（图 9－8）。96 孔酶标反应板的优点是便于批量标本测定，并可在特定的比色计上迅速测定结果，易于自动化仪器配套使用，利于操作步骤的标准化。而缺点是抗体（抗原）结合容量不高，解离及吸附程度不均一，影响测定的灵敏度、精确性及检测范围等；此外，由于制作时原料及生产工艺的差别，各种聚苯乙烯板的质量差异大，常需在使用前进行质量评价。

目前，已有商品化的经预处理后带有不同结合蛋白质的功能基团（如肼基或烷胺基）的塑料微量反应板。抗体（抗原）通过化学偶联方式与固相载体上的功能基团结合，可明显提高固相化抗体（抗原）的结合量、均一性和牢固程度，降低反应时的脱吸附率，提高测定的灵敏度、精密度和检测范围。

（2）磁性微球　磁性微球是由高分子单体聚合成的微球或颗粒，其直径多为微米（μm）。此种微球由于带有能与蛋白质结合的功能团（如—NH_2、—COOH、—OH、—CHO或—NH—NH_2等），故易与抗体（抗原）形成化学偶联，且结合容量大。此外，固相微颗粒在反应时，可以均匀地分散到整个反应溶液中，反应速度快。磁性微球中包裹磁性物质，制成磁化微颗粒，从而使分离步骤得以简单地用一般磁板或自动化磁板完成。因此，磁性微球载体日渐普遍地应用于自动化程度较高的荧光酶免疫测定及化学发光酶免疫测定等新技术中。

2. 包被方法

（1）直接包被　经典包被方法为直接包被，即将抗体分子直接包被于固相材料表面。直接吸附属于被动吸附法，常用的包被缓冲液有 pH9.6 碳酸盐溶液和 pH7.4 磷酸盐溶液。用包被缓冲液将欲包被的抗原或抗体稀释到一定浓度（一般终浓度为 3～10μg/ml），包被体积为 100～150μl/well。包被条件 37℃ 2～6h 或 4℃过夜。用于包被的蛋白质（抗原或抗体）浓度不宜过大，以免过多的蛋白质分子在固相载体表面形成多层聚集，洗涤时易脱落，影响随后形成免疫复合物的稳定性和均一性。此外，包被溶液中抗原或抗体的最适浓度，需经预实验筛选确定。

（2）间接包被　直接包被将抗体分子非特异性固定于塑料表面，空间分子构象不同于液相，势必影响抗体的利用效率，导致抗原、抗体之间亲和力降低。推荐两种间接包被模式：①亲和素－生物素化抗体（抗原）模式：即先包被链霉亲和素（链霉亲和素属于碱性糖蛋白物质，易于与聚苯乙烯塑料微孔板结合），同时将欲包被抗体用生物素修饰，生物素－亲和素之间具有很高的亲和力，抗体分子通过生物素－亲和素间接吸附于微孔板表面。②葡萄球菌蛋白 A（SPA）－抗体模式：多数包被抗体属于 IgG，IgG Fc 段可与 SPA 结合，先将葡萄球菌蛋白 A 与固相载体连接，再结合欲包被抗体，可实现稳定连接。此外，同样存在其他连接方法，如将固相载体引入一些功能基团（醛基），可与欲包被的抗体氨基结合形成化学键，产生良好的包被效果。

3. 封闭　酶标反应板用抗原或抗体包被后，由于包被液蛋白浓度很低，造成固相载体表面常剩余少量未吸附位点，可非特异地吸附标本中的蛋白质及酶标记物，形成非特异性结合，导致本底偏高。因此，包被后的反应板需用 1%～5% 牛血清白蛋白或 5%～20% 小牛血清等再包被一次，高浓度蛋白占据空白位点以消除上述干扰，此过程称为**封闭**（blocking）。

4. 包被效果评价　制备好的微孔反应板应具有良好的均一性和稳定性。均一性用 CV 值表示，稳定性指酶标反应板的有效期。

（二）抗体匹配试验

如前文所述，在双抗体夹心法中酶标抗体和包被抗体应相互匹配，才能获得良好的工作曲线，即随着待测抗原浓度升高，检测信号不断加强。同样，其他 ELISA 类型同样会存在抗体是否匹配的问题。下面以双抗体夹心测定甲状腺刺激激素为例，说明抗体如何选择的问题。

双抗体夹心法测定抗原，当使用两种单克隆抗体作为固相抗体和酶标抗体时，需进行抗体匹配试验，以避免空间位阻等其他不利于夹心复合物形成的影响因素，获得较好的工作曲线。待测抗原的浓度范围根据待测指标的临床意义决定，如甲状腺刺激激素（TSH）测定范围为 0～40μIU/ml，正常参考区间为 0.3～5μIU/ml。因此，在此区间内检测信号的强度与待测抗原含量应具备较好的剂量关系。

首先，将欲匹配的抗体分组，并对酶标抗体做适当稀释。按常规程序包被抗体。以标准质控品做标准品，绘出标准曲线。随后，测定每个标准品的吸光度，计算标准品的浓度。根据结果确定匹配抗体。

表 9－2　TSH 抗体匹配试验结果

	第一组		第二组		第三组		第四组		第五组	
包被 Ab	10TSH（10μg/ml）		13TSH（10μg/ml）		13TSH（10μg/ml）		15TSH（10μg/ml）		15TSH（10μg/ml）	
酶标 Ab	13TSH（1∶1000）		10TSH（1∶2000）		18TSH（1∶2500）		18TSH（1∶6000）		10TSH（1∶6000）	
Sample（uIU/ml）	*OD*	Conc	*OD*	Conc	*OD*	Conc	*OD*	Conc	*OD*	Conc
0	0.04		0.022		0.022		0.018		0.020	
ESC－1 2.8	0.252		0.143		0.166		0.409		0.240	
ESC－2 10.0	0.611		0.495		0.488		0.973		0.651	
ESC－3 32.0	1.700		1，763		1.633		2.101		1.681	
Bovine Serum	0.099	0.7	0.040	0.4	0.050	0.5	0.030	0.1	0.040	0.3
STD－1－0.5	0.133	1.2	0.054	0.7	0.050	0.5	0.050	0.2	0.069	0.6
STD－1－1.0	0.153	1.4	0.063	0.9	0.050	0.5	0.065	0.3	0.094	1.1
STD－1－2.5	0.266	3.0	0.125	2.3	0.076	1.0	0.124	0.7	0.207	2.3
STD－1－5.0	0.411	5.9	0.218	4.3	0.098	1.4	0.203	1.3	0.380	4.6
STD－1－10.0	0.692	11.6	0.479	9.6	0.172	2.9	0.354	2.4	0.759	11.0
STD－1－20.0	1.272	23.3	0.992	18.6	1.401	5.0	0.815	7.9	1.481	24.0
STD－1－40.0	1.970	37.4	1.823	33.0	1.989	19.3	1.384	18.0	2.146	42.0
结果	剂量曲线良好 存在非特异		剂量曲线较好		低浓度 无剂量关系		低浓度 无剂量关系		剂量曲线很好 且与质控吻合	

注：ESC 为定值血清，作为质控品；牛血清（Bovine Serum）作为空白，用于稀释标准品，观察非特异吸附；STD 为标准品。

表 9－2 为一次 TSH 抗体匹配试验结果，根据实验结果可绘制各组标准曲线（图 9－9）。

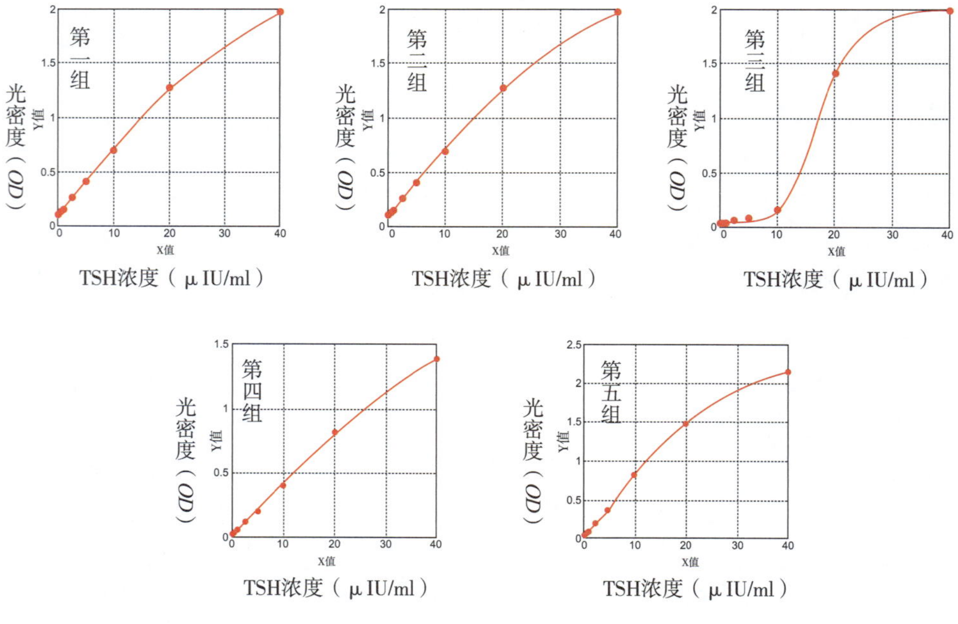

图 9－9　双抗体夹心法测定 TSH 抗体匹配试验结果

结合质控品对标准品浓度的校准结果及标准曲线可知：①应用第三组和第四组抗体时，标准曲线线性不佳，且当使用第三组抗体时，无法测定 TSH 的低值区，第四组表现为高浓度抗原亲和力较低，故 13JHJ 与 18JHJ 抗体、15JHJ 与 18JHJ 抗体不匹配。②第一组和第二组抗体，两组抗体的标准曲线线性尚可，基本能较准确地测定出标准品的浓度。但第一组出现非特异性结合，本底偏高；第二组标准品测定值与质控血清有一定差距。③第五组与前四组相比，标准曲线线性良好，标准品测定值与质控血清相吻合。此外，该组酶标抗体用量最少，故本组为最适抗体匹配组合。

抗体匹配需要考虑如下因素：①剂量曲线范围是否满足要求；②非特异性结合较弱，及零点的 *OD* 接近“0”，确保检测方法的灵敏度；③标准品测定值与质控血清相吻合程度，确保检测结果的准确度；④包被抗体和酶标抗体的用量，减少用量，节约成本。

（三）确定最佳工作浓度

工作浓度指抗原或抗体实际稀释比例。“比例性”是抗原、抗体最重要特点之一，即抗原抗体反应需在最适比例条件下进行，此时可获得较好的工作曲线，实现对未知标本的测定。在 ELISA 试验中，反应试剂多，其工作浓度对工作曲线影响较大，因此，必须对包被抗原（抗体）和酶标抗体（抗原）进行最佳工作浓度的滴定和选择，以达到最佳的测定条件。不同反应类型参与成分不同，最佳工作浓度滴定方法略有差别，以双抗体夹心法检测抗原为例，说明最佳工作浓度如何确定。

双抗体夹心法用于测定抗原，需对包被抗体和酶标抗体工作浓度进行滴定。包被抗体和酶标抗体的工作浓度与待测抗原的浓度范围有关。因此，应优先确定待测抗原的浓度范围。待测抗原的浓度范围根据待测指标的临床意义决定，如前列腺特异抗原（prostate specific antigen，PSA）测定范围为 0 ~ 100ng/ml，正常参考区间为≤4ng/ml。因此，在此范围内检测信号的强度与待测抗原含量应具备较好的剂量关系。

准备工作：首先，配制不同溶度抗原溶液，其含量应经质控血清校准。PSA 标准品（抗原）浓度依次是 0ng/ml、2ng/ml、10ng/ml、25ng/ml 、50ng/ml、100ng/ml；其次，将欲滴定的包被抗体稀释成 3 ~ 5 个浓度，分别包被酶标板并进行封闭，待用；再次，将酶标抗体分别稀释成 3 ~ 5 个浓度。

准备工作结束后，将包被抗体和酶标抗体不同浓度分别组合后，进行双抗体夹心反应，并将实验结果填表（表 9 – 3）并绘图（图 9 – 10）。

表 9 – 3 包被抗体和酶标记抗体棋盘滴定实验结果

包被抗体		1:2000			1:4000			1:8000		
Ab – HRP		1:1000	1:2000	1:4000	1:1000	1:2000	1:4000	1:1000	1:2000	1:4000
前列腺特异抗原浓度（ng/ml）	0	0.071	0.051	0.047	0.053	0.063	0.046	0.050	0.051	0.054
	2	0.333	0.223	0.126	0.299	0.237	0.126	0.260	0.173	0.113
	10	0.746	0.459	0.459	1.015	0.673	0.419	0.841	0.522	0.375
	25	1.309	1.123	0.900	1.468	1.539	0.918	1.760	1.139	0.903
	50	1.285	1.423	1.307	1.404	2.033	1.378	2.453	1.772	1.424
	100	1.051	1.290	1.615	1.725	2.223	1.758	2.468	2.247	1.803

实验结果显示：①当包被抗体稀释度为 1:2000，酶标记抗体稀释度为 1:4000 也能显示良好线性关系，但包被抗体较为浪费；②包被抗体稀释度为 1:8000，酶标记抗体稀释度为 1:2000 显示良好线性关系，但最大光密度值偏高，且酶标记抗体较为浪费；③当包被

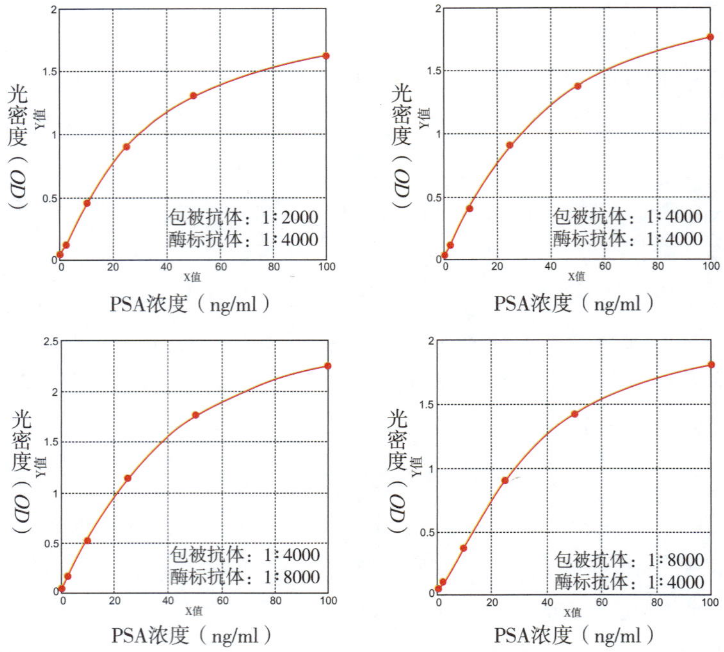

图 9－10　两种抗体不同稀释比例组合的剂量曲线

抗体稀释度为 1∶8000，酶标记抗体稀释度为 1∶4000 显示良好线性关系。一般情况下，最大 *OD* 值为 1.8 并考虑试剂盒成本等因素，选择包被抗体稀释度为 1∶8000，酶标记抗体稀释度为 1∶4000。

最佳抗体工作浓度选择需要考虑以下因素：①剂量曲线范围是否满足要求；②最大 *OD* 值是否在 2.0 左右；③“临界点”是否落在斜率最大范围，即待测物质含量略有变化，检测信号变化也很大，确保临界点附近的标本较为精确；④非特异性结合较弱，及零点的 *OD* 值接近“0”，确保检测方法的灵敏度。

（四）酶标仪简介

在酶免疫测定中，由于均相酶免疫测定不需分离过程，结果测定可在生化分析仪上进行，而大部分酶免疫测定均属异相，异相免疫测定不能借助于生化自动分析仪，需用酶免疫显色测定比色计即酶标仪或全自动酶免疫分析仪器测定。

简单的酶标仪为一个多通道分光光度计，能提供单一波长对 ELISA 结果进行比色，测定光密度值（*OD*）或吸光度值（*A*）。由于采用多通道同时比色，使测定速度较快。仪器厂家生产的板式 ELISA 自动分析仪（8×12、96 孔微量板标准模式）均为“开放式”的，即适用于各厂家的试剂产品。微孔板的清洗是 ELISA 的关键，亦是自动分析的难点。因此，直至近年才有全自动板式分析仪问世。Bio－Rad 公司的 CODA 自动酶免疫分析仪和 Dynex 公司的 DIAS 型微孔板自动处理系统均可同时进行多块微板的全自动测定。

第四节　酶免疫印迹试验

酶免疫印迹试验（enzyme immunoblotting test，EIBT）是一种以膜为载体的酶免疫技术。以膜为固相载体将蛋白质抗原直接吸附或通过电转移方式转移至膜载体表面，形成固相抗原，加入特异性抗体和酶标记抗抗体，温育后形成免疫复合物存在于膜表面，加底物显色通过膜表面形成有色斑点或条带判定检测结果。

一、技术类型与检测原理

酶免疫印迹试验的类型包括斑点酶免印迹试验、酶免疫渗滤试验、酶免疫层析试验和（电转移）免疫印迹试验，其中酶免疫渗滤试验和酶免疫层析试验逐渐被金免疫技术取代，检测原理详见金免疫技术一章，本节主要介绍斑点酶免疫试验和（电转移）免疫印迹试验。

（一）斑点酶免疫试验

斑点酶免疫印迹试验（dot immunoenzyme filtration assay，DIEFA）是一种经典酶印迹试验。操作时在 NC 膜上用铅笔画成 5mm×5mm 的小方格，将少量已知抗原（1～2μl）点加于小格中央，干燥后经封闭液处理，滴加待测血清和酶标抗抗体（间接法测抗体）；或将少量待测血清（2～5μl）点加于小格中央，干燥后经封闭液处理，滴加特异性抗原和酶标抗体（间接法测抗原）；或将特异性抗体（1～2μl）包被 NC 膜上，滴加待测血清和酶标抗体（双抗体夹心法测抗原）；或直接用待检血清包被 NC 膜，滴加酶标抗体（直接法测抗原）进行反应。洗涤后将膜进入底物溶液中（如 HRR 采用 DAB），能形成不溶性有色沉淀物。如在 NC 膜上出现肉眼可见的染色斑点，即为阳性反应（图 9－11）。

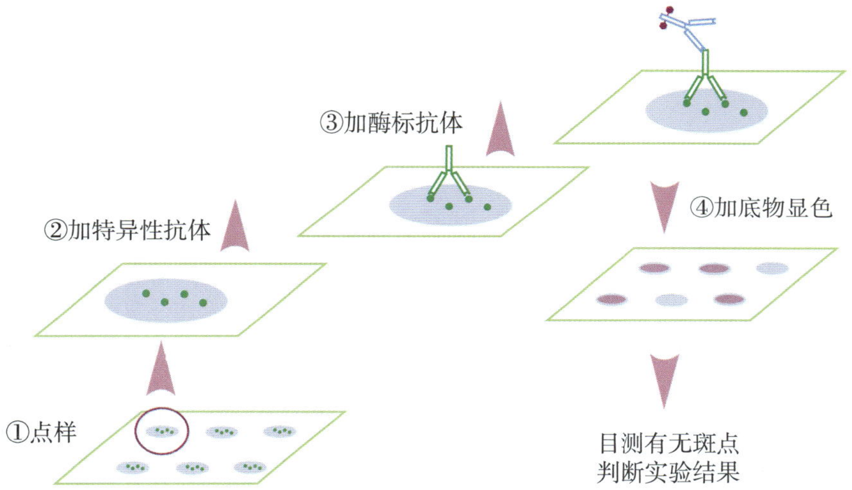

图 9－11　斑点酶免疫试验原理示意图

（二）免疫印迹试验

免疫印迹试验（immuno－blotting test，IBT）亦称**酶联免疫电转移印斑法**（enzyme linked immunoelectrotransfer blot，EITB）。因与 Southen 早先建立的检测核酸的印迹方法 Southen blot 相类似，亦被称为 Western blot。免疫印迹（Western blotting）是在蛋白质电泳分离和抗原抗体反应的基础上发展起来一项生物技术。

免疫印迹试验分下述三个阶段进行。

1. SDS－PAGE 电泳分离蛋白质　组分复杂蛋白质样品经处理后带阴电荷，在聚丙烯酰胺凝胶中从阴极向阳极泳动，分子量越小，泳动速度越快。电泳后蛋白质根据分子量大小分成若干区带。此阶段样本分离效果肉眼不可见（染色后可见），若应用预染分子量标准可显示电泳分离效果。

2. 蛋白区带转印　采用电转移，有两种方法：一种是湿转印法，即将凝胶－膜夹层组合完全浸入转印缓冲液中；另一种是半干转印法，即将凝胶－膜夹层组合放在浸有转印缓冲液的吸水纸之间。前者是将夹层组合放入铂丝电极的缓冲液槽中，而后者是将凝胶－膜夹层组合置于两个石墨平板电极之间。

3. 免疫反应与显色 将印有蛋白质条带的硝酸纤维素膜（相当于包被了抗原的固相载体）依次与特异性抗体和酶标记第二抗体作用后，加入能形成不溶性显色物的底物，使区带染色。此时由电泳分离的各蛋白质区带中只有能与特异性抗体起反应的抗原成分显示颜色。常用的 HRP 底物为二氨基联苯胺（DAB）（呈棕色）和 4－氯－1－萘酚（呈蓝紫色）。阳性反应的条带清晰可辨，如在 SDS－PAGE 时加入不同的分子量的蛋白参照品，染色后与显色的抗原条带的位置做对比，即可确定各抗原组分的分子量（图 9－12）。

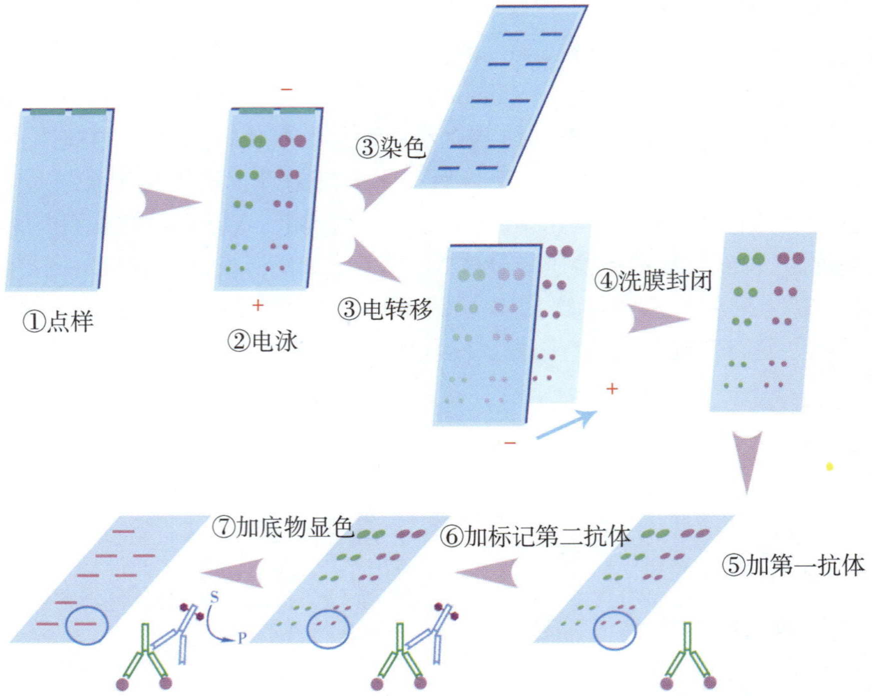

图 9－12 酶免疫印迹试验原理示意图

免疫印迹法综合了 SDS－PAGE 技术的高分辨力和酶免疫技术的高特异性与高敏感性，是一种有效的分析手段，既可用于抗原组分及其免疫活性的分析，又可用于疾病的诊断，如将已知病毒裂解液电泳、转膜、与待测血清反应，可同时检测同一病毒多种抗体（艾滋病病毒感染确认试验）；若将细胞核抗原电泳、转移后的 NC 膜上的抗原作为已知的抗原，和病人血清反应，用于自身抗体谱的测定。

此外，可通过其他途径（亲和层析、基因重组）制备蛋白纯品，并将多种组分分区包被于 NC 膜表面，同样可实现免疫印迹效果。如将多种食物过敏原成分分区包被 NC 膜，封闭后与病人血清温育，特异性 IgE 与相应过敏原结合形成免疫复合物；加入酶标记抗人 IgE 抗体、底物，通过显色区带即可检测血清中特异性 IgE，进而对过敏原进行判断。

二、技术要点

（一）膜载体

膜载体常用微孔滤膜。微孔滤膜为一种多孔性薄膜过滤材料，包括固相膜和扩散膜。微孔滤膜的化学组成有乙酸纤维素、硝酸纤维素或二者以不同比例混合的混合物，同时也有非纤维型的微孔滤膜，如氟乙烯膜。微孔膜的孔径范围为 0.025～14μm，使用前应根据需要选用。微孔滤膜有众多优点：孔隙率高、孔径分布均一，质地薄、阻力小、滤速快，能耐受消毒、高压灭菌处理，具有较强蛋白吸附性能、性质稳定。酶免疫印迹中常用微孔滤膜为硝酸纤维素膜（nitrocellulose，NC）。

（二）包被与封闭

1. 包被　NC 膜通过非共价吸附抗体（抗原），且吸附能力强，如对大多数抗体（抗原）的吸附近 100%，而且当样品量微少时（$<1\mu l$），吸附也完全。包被时可先将 NC 膜用 PBS 溶液浸湿 5～10min。将浸泡过的 NC 膜放在平铺的垫上（保持水平），将适当浓度包被溶液（抗体或抗原）加在相应位置，室温静置 1～2h。

2. 封闭　同 ELISA，采用高浓度蛋白封闭空白位点，可应用牛血清白蛋白或脱脂奶，也可采用聚乙烯醇（PVA），室温下封闭过夜。弃去封闭液，用蒸馏水冲洗 3 次，PBS 洗 3 次，每次 10min。

（三）免疫反应

NC 膜置于平皿或反应槽内，加入标本、标记抗体等，置于摇床上让抗原抗体反应充分并达到平衡。抗原抗体反应同样需要一定离子强度、pH、温度等条件。

（四）结果观察

免疫印迹试验结果可肉眼观察显色区带直接获得定性结果，如需定量可通过图像扫描后，经图像分析也可达到定量的目的。

三、技术评价

酶免疫印迹试验具有特异性强、敏感度高等特点；NC 膜对蛋白质抗原有较强的吸附性能，具有保存时间长等优势。此外，蛋白印迹或蛋白电泳转膜等过程由试剂生产厂家完成，临床实验室只需进行免疫反应、显色过程，因此本法操作简单、技术要求低，适合基层医疗单位开展。免疫印迹试验可对复杂抗原成分进行分析或同时检测多种抗体、血清，标本用量少、成本低。

第五节　与生物素－亲和素系统相关的酶免疫技术

生物素－亲和素系统（biotin－avidin－system，BAS）是 20 世纪 70 年代末发展起来的一种新型生物反应放大系统。此技术利用生物素和亲和素均可偶联抗原、抗体等生物大分子，同时也可偶联酶、荧光素等示踪物质，同时生物素、亲和素之间具有高度亲和力和放大作用的特点，建立了标记亲和素－生物素法（LAB/BA）与桥联亲和素－生物素技术（BAB）。这些技术在酶免疫分析中均有广泛的应用，且该系统的放大效应可进一步提高酶免疫技术敏感度，拓宽酶免疫分析技术的应用范围。

一、生物素－亲和素系统

（一）生物素

生物素（biotin，B）广泛分布于动、植物组织中，在机体内以辅酶形式参与各种羧化反应，分子量为 244.3，等电点为 3.5，难溶于水，易溶于二甲基酰胺。生物素可从含量高的卵黄和肝组织中提取，而现已能人工合成，制备方便。生物素基本结构为双环结构：Ⅰ环为咪唑酮环，是与亲和素结合的部位；Ⅱ环为噻吩环，含一个戊酸侧链，其末端羧基可与生物大分子连接，形成生物素标记抗原、抗体、酶及荧光素等。同时，生物素的戊酸侧链的羧基可经过化学修饰，形成带有各种活性基团的衍生物，称为活化生物素。如生物素经羟基琥珀酰亚胺活化为 *N*－羟基琥珀酰亚胺生物素，其酯键可与抗原、抗体、酶及核酸的氨基、羧基或糖基共价结合形成稳定化合物。生物素与生物大分子结合后并不影响生物大分子和生物素原有的生物活性，即生物素标记抗体同时具备与亲和素和相应抗原结合之特性。通常情况下，一个生物大分子可结合多个生物素分子，而结合于抗体上的生物素可以与多个亲和素结合，从而产生多级放大效应。

（二）亲和素和链霉亲和素

1. 亲和素（avidin，A） 亦称为抗生物素蛋白，是从卵白蛋白中提取的一种碱性糖蛋白；等电点为10～10.5，含有糖基，分子量为68 000，在pH 9～13缓冲液中性质稳定，耐热并耐多种蛋白水解酶的作用。亲和素是由4个相同亚基组成的四聚体糖蛋白，每个亚基都可以结合1个生物素分子，即1个亲和素分子上有4个生物素结合位点，这种结合特性赋予生物素－亲和素系统的放大效应。亲和素的活性单位是以亲和素结合生物素的量来表示的，即以能结合1Pg生物素所需要的亲和素量为1个亲和素活性单位。一般1pg亲和素约含13～15个活性单位。亲和素与生物素具有较高亲和力，亲和常数（K_a）为10^{15}/mol。由于亲和素属于碱性蛋白，且富含糖基（可高达10%），与聚苯乙烯的非特异性吸附较高，会导致实验本底增大，降低检测灵敏度，实际工作中更习惯应用链霉亲和素。

2. 链霉亲和素（streptavidin，SA） 是由Streptomyces avidin菌在培养过程中分泌的一种蛋白质，现已可通过基因工程手段生产。链霉亲和素的分子量为65 000，等电点为6.0，由四条相同的肽链组成，即1个链霉亲和素分子能结合4个生物素分子，活性单位可达到18。与亲和素相比，链霉亲和素碱性氨基酸含量低，等电点为6.0，为弱酸性蛋白，且不带任何糖基，检测中出现的非特异性吸附远远低于亲和素。因此，链霉亲和素的应用更为广泛。

（三）生物素－亲和素系统的特点

生物素－亲和素系统具有以下显著特点。

1. 高度特异性 生物素－亲和素结合反应因其亲和力极高而呈现高度专一性，生物素、亲和素一旦结合则很难分离。此系统的高度特异、稳定地结合，使反应试剂可经得起高度稀释，从而明显降低或避免了可能存在的非特异性结合。

2. 高度灵敏性 亲和素可通过4个结合位点多价桥联生物素的反应物和标记物。一个生物大分子（抗原或抗体）可连接多个生物素，生物素化的蛋白、核酸、酶等物质不仅保持其活性不受影响，更因生物素化形成许多“触手”，使整个反应体系出现多级放大效应，赋予检测系统极高的灵敏性。

3. 应用广泛 生物素或亲和素与多种标记系统如酶、荧光素、放射性核素等联合用于抗原、抗体、蛋白、激素、受体、核酸系统等多种生物学反应体系，也可作为亲和介质用于上述各类反应体系中反应物的分离、纯化。

4. 简易、快速、稳定 高度特异性及灵敏性，使其在反应体系中用量极微，故成本低廉。较高亲和常数赋予系统快速反应的性能。生物素标记容易、稳定，可于4℃存放2年而效价不变。

二、与生物素－亲和素系统相关的酶免疫技术

在酶免疫技术中，生物素－亲和素系统的基本应用方法可分为两大类：一类以游离亲和素居中，分别连接生物素化大分子反应体系和标记生物素，称**桥联亲和素－生物素法**（biotin－avidin bind，BAB；or bridged avidin biotin technique，BRAB），其改良法称**亲和素－生物素化酶复合物法**（avidin－biotin－HRP complex，ABC），另一类以标记亲和素连接生物素化大分子反应体系，称**标记亲和素－生物素法**（labelled avidin－biotin technique，LAB or BA）。

（一）BAB法

将生物素分别标记抗体分子和酶蛋白分子。由于亲和素（或链霉亲和素）存在4个生物

素结合位点，以亲和素作为中心或桥臂分别将生物标记的抗体（或抗原）与标记生物素的酶桥连起来。分为直接法和间接法。直接法是将第一抗体标记生物素，抗原与生物素化第一抗体作用后，再加游离亲和素。由此，抗原－抗体复合物通过生物素可与亲和素分子结合，而亲合素又可通过剩余的结合价与随后加入的酶标生物素结合，故使大量酶分子积聚于抗原－抗体复合物周围，当加入相应底物时，会出现强烈的酶促反应（显色）（图9－13）。所谓间接法是将生物素标记在第二抗体（抗抗体）上，先让抗原特异性抗体（Ab1）与抗原反应，再陆续加入生物素标记第二抗体、亲和素、生物素化酶蛋白等。

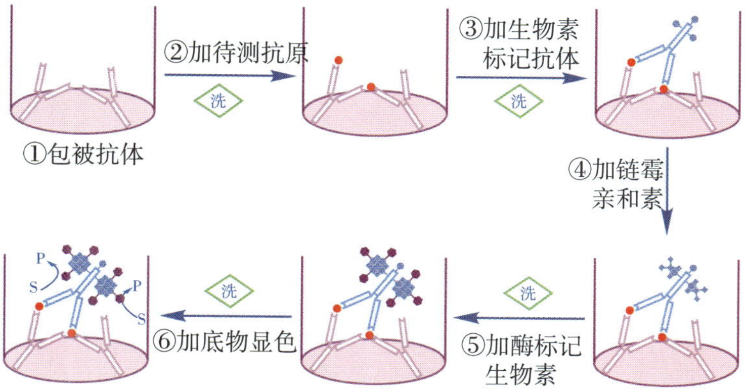

图9－13　BAB法（直接法）检测原理示意图

（二）LAB或BA法

LAB法以标记亲和素为特点，需制备亲和素－酶结合物，同时也需制备生物素标记抗体（第一抗体或第二抗体）。直接法反应模式为先将生物素标记抗体与抗原反应，洗涤去除游离生物素标记抗体，再加入酶标记亲和素（亲和素－酶结合物），最后加入底物显色。与BAB法相比，省略加游离亲和素后再加标记生物素的步骤，操作简单（图9－14）。LAB法也可以采用间接法，将生物素标记在第二抗体上（抗抗体），用于检测抗体。

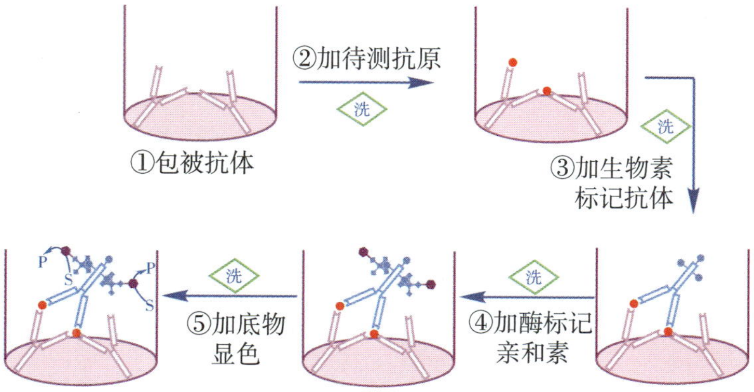

图9－14　LAB法（直接法）检测原理示意图

（三）ABC法

ABC是亲和素－生物素化酶蛋白复合物的简称，ABC法是对BAB法的改良，其基本原理就是利用亲和素对生物素的高度亲和力，预先使亲和素和生物素化酶形成复合物，在此复合物中，亲和素作为生物素－标记酶之间的桥梁，而后者又可成为亲和素之间的连接物。由于酶分子能与多个生物素分子结合，而亲和素含有4个结合位点与生物素化酶反应，同时酶蛋白上的多个生物素分子又可称为很多“触手”与亲和素形成晶格样连接的复合物，该复合物中未饱和的亲和素结合位点，再与第一抗体（或第二抗体）分子上的生物素结合，从而使抗原抗体反应与 ABC 标记体系成为一个多级放大的体系，使该方法检测的敏感度明显提高。结果形成含多个酶分子类似晶格样复合结构。该复合物的亲和素与生物素化抗体或抗原相结合，再去连接相应的抗原或抗体，经底物显色，即可测定抗原或抗体（图 9 – 15）。

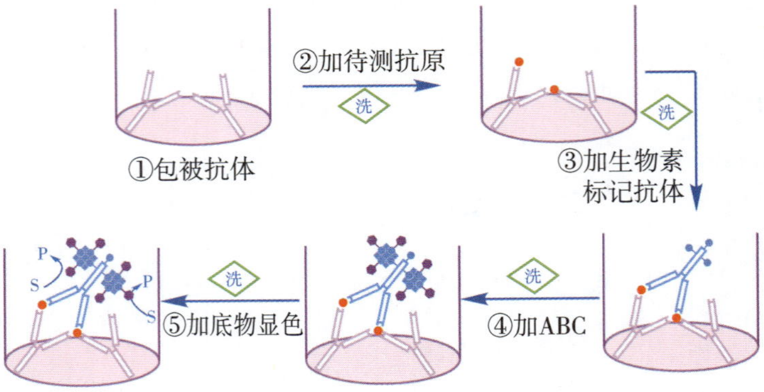

图 9 – 15　ABC – 双抗体夹心 ELISA 检测原理示意图

ABC 反应体系中，亲和素与生物素 – 酶两种试剂的比例直接关系反应的敏感性。能产生最佳效果复合物结构模式为：亲和素分子的 4 个结合位点在尽量与生物素化酶分子中的生物素结合后，必须保留有一定量与生物素化抗体结合的位点。因此，标准化 ABC 试剂中亲和素与生物素化酶之比为 1∶4。

（四）PAP – ABC 复合法

PAP 为（辣根）过氧化物酶 – 抗过氧化物酶复合物的简称，是一种非标记抗体的酶免疫组化技术的一种。PAP – ABC 复合法是在 PAP 法基础上，继续应用 ABC 法，使生物素化二抗（桥连抗体）和 PAP 系统中的抗体（抗过氧化物酶抗体）的 Fc 段结合。这种模式使检测敏感度进一步增高，第一抗体稀释度加大，从而降低了实验成本（图 9 – 16）。

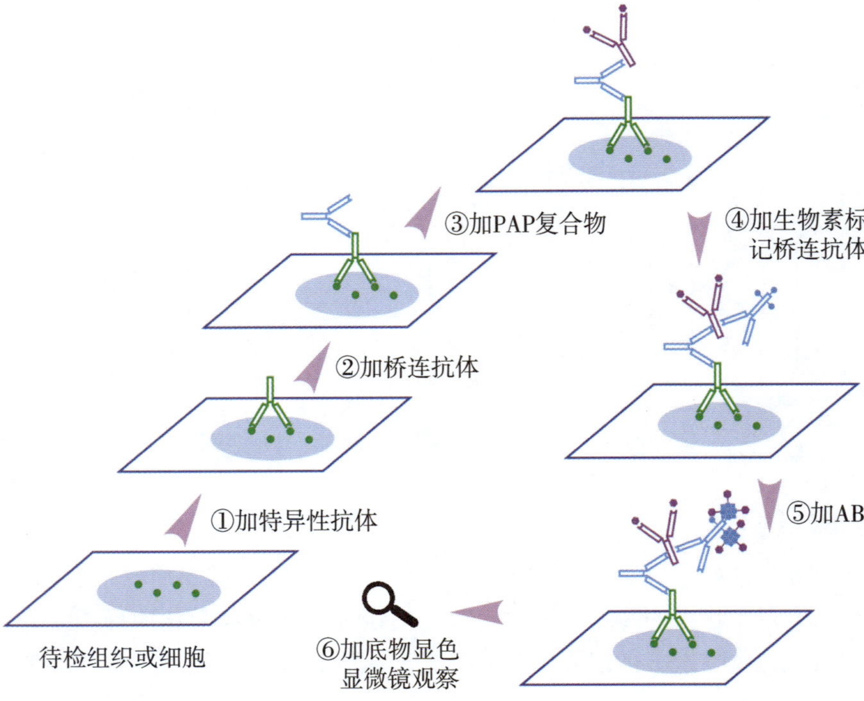

图 9 – 16　PAP – ABC 复合法检测原理示意图

第六节　均相酶免疫测定

均相酶免疫分析和非均相免疫分析方法不同，只需将酶标试剂、待测样品溶液置于同一反应体系，待抗原、抗体结合反应到达平衡后直接加入底物测定结果，无需分离和洗涤程序，整个过程均在均匀的液相中进行。因此，均相酶免疫分析具有简便、快速、利于自动化等优点。均相免疫分析方法虽多种多样、方法原理各异，但基本原则相同。设计基本原则是利用抗原抗体反应导致标记物中酶的活性发生改变（酶活性增强或减弱），酶活性改变的程度与抗原抗体反应的强度呈正相关，通过测定改变的酶活性来推算样品中待测物的含量。下面介绍两种均相免疫分析方法。

一、酶放大免疫测定技术

酶放大免疫测定技术（enzyme multiplied immunoassay technique，EMIT），由美国SYVA公司最先研制成功，主要用于小分子抗原或半抗原的测定，在药物测定中应用最多。EMIT设计原理是：将半抗原与酶结合成酶标半抗原，保留半抗原和酶的生物活性；当酶标半抗原与抗体结合后，半抗原分子上的酶蛋白与抗体密切接触，使酶的活性中心受到影响，酶的活性受到抑制。测定时标本中的半抗原、酶标半抗原与抗体竞争性结合，标本中的半抗原含量越高，加底物后其 *OD* 值越高（图9－17）。

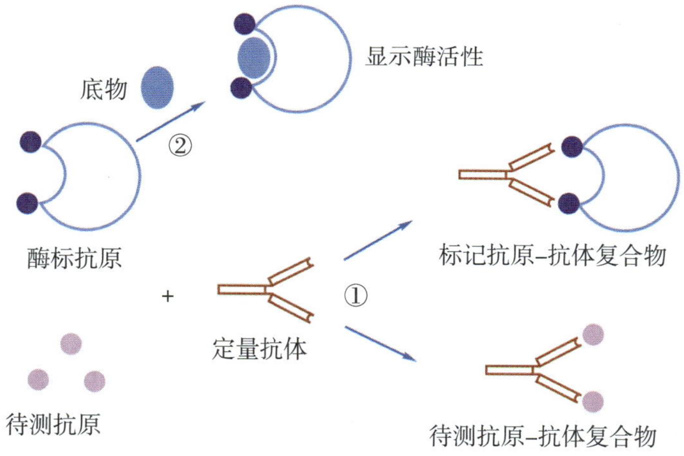

图9－17　酶放大免疫测定检测原理示意图

如将毒品（如吗啡）与溶菌酶结合成酶标记物，标记物中吗啡和酶各自的生物活性保持不变。若酶标抗原与抗体结合后，抗体与标记的酶紧密接触，使酶的活性中心受到影响，而其酶活性受抑制。测定时将待测样品、酶标记吗啡与抗吗啡抗体一起混合，前二者与抗吗啡抗体竞争结合后，加溶菌酶底物（藤黄微球菌），测定反应体系酶的活性；若待测样品中吗啡含量越多，消耗抗体分子越多，酶标吗啡与抗体结合机会越少，能与抗体结合酶标记吗啡越多，酶活性越高。因此，酶的活性与待测样品中吗啡含量呈正比，测定酶活性以标准曲线推算出待测吗啡含量。

同样，有些酶标记半抗原分子与抗体分子结合后可增强酶的活性。如将甲状腺素（T4）与苹果酸脱氢酶（MDH）共价结合成酶标记物后，MDH活性被抑制；当标记抗原与抗－T4抗体结合时，被抑制的酶的活性可逆性地恢复；如样品中T4含量增多，竞争结合抗体，MDH活性仍被抑制，酶的活性与标本中T4含量呈反比。

二、克隆酶供体免疫测定技术

克隆酶供体免疫测定技术（cloned enzyme donor immunoassay，CEDIA）用与酶活性相关酶的供体（enzyme donor，ED）标记抗原，若标记抗原与抗体结合将会干扰 ED 与酶受体（enzyme acceptor，EA）的结合，从而使酶的活性受抑制。利用 DNA 重组技术制备 β－半乳糖苷酶的两个片段，大片段为酶受体（EA），小片段为酶供体（ED），单独的两个片段均无活性，在一定条件下结合后可显示酶的活性。用 ED 标记抗原形成标记抗原，游离状态下不影响与 EA 结合，结合后显示酶活性；标记抗原与特异性抗体结合形成免疫复合物后，由于抗体分子空间位阻效应，阻止标记物中 ED 分子与 EA 结合，不能显示酶的活性。测定时将待测抗原、标记抗原、特异性抗体置于同一体系中，形成竞争反应并达到平衡。加入底物（氯酚红－β－半乳糖吡喃苷）测定酶活性，酶活性强弱与待测抗原含量呈正相关（图 9－18）。

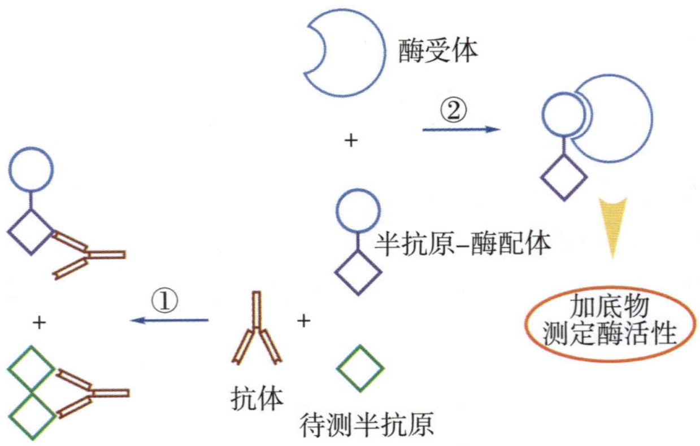

图 9－18　克隆酶供体免疫测定原理示意图

总之，均相酶免疫测定法设计比较复杂，但由于简便、快捷而深受欢迎，目前已有商品化试剂盒供应，如甲状腺素（T3、T4）、地高辛、吗啡、兴奋剂等。

第七节　酶免疫技术的临床应用

酶免疫组化技术主要应用于组织或细胞表面抗原的定位，用于细胞鉴定、受体检测等，详见免疫组化一章。酶免疫测定技术常用于下列各种物质的定性及定量分析。

一、病原体（抗原）及其抗体

微生物培养是证实机体感染的金标准，而病原体（抗原）及其抗体检测同样是证实病原体感染的有效指标，广泛用于传染病的诊断、病情与病理分析以及预后判断等。病毒如肝炎病毒、疱疹病毒、出血热病毒、艾滋病病毒等；细菌如链球菌、伤寒沙门菌、结核杆菌、幽门螺杆菌、布氏杆菌等，寄生虫如弓形虫、阿米巴、疟原虫等均可应用酶免疫技术实现。乙肝“两对半”、HIV 筛查是普遍选用酶免试剂。

二、微量蛋白或肽类激素

体内许多微量蛋白均具有很好的免疫原性，能够获得相应抗体。因此，应用免疫化学技术能实现对微量蛋白的定量测定。这些蛋白包括：肿瘤相关抗原（如 AFP、CEA），酶蛋白和同工酶（如 CK－MB）、细胞因子（如 IL－1、IFN）及肽类激素（如 HCG、FSH、TSH）等，以上这些蛋白均可应用 ELISA 方式测定。

三、非肽类激素

非肽类激素如甲状腺激素（T3、T4）、性激素（雌二醇、睾酮）等在体内含量极低，通常用放射免疫技术检测。与放射免疫技术相比，ELISA 具有无放射性污染、操作简单、省时等优势。但是，非肽类激素属于小分子抗原，采用双抗原竞争法测定，当用酶蛋白标记半抗原时稳定性差，且与待测半抗原竞争时，标记半抗原与天然半抗原不同，影响检测结果的稳定性。总之，酶免疫测定非肽类激素有许多问题需要克服。

四、自身抗体

自身抗体是针对自身抗原的特异性抗体的总称，是自身免疫病的特征之一，对自身免疫病的诊断、疗效评价及预后均具有重要价值。与免疫荧光抗体技术相比，ELISA 可对自身抗体进行精确定量，酶免疫印迹技术可同时检测多种抗体，实现相关抗体的联合测定。

五、总 IgE 和特异性 IgE

正常人 IgE 含量微量，过敏反应性疾病时 IgE 含量升高。血清总 IgE 水平用于疾病筛查。特异性 IgE 指针对某一过敏原的 IgE，通过检查特异性 IgE 可用于判断过敏原性质，指导临床进行脱敏。总 IgE 测定一般采用双抗体夹心 ELISA 法，特异性 IgE 可采用间接 ELISA 或酶免疫印迹法。

六、药物

临床药物浓度监测多采用高效液相法，操作复杂、实验成本较高。将小分子药物与蛋白载体连接，如能制备高亲和力抗体，同样可通过免疫化学方法检测。应用 ELISA 技术检测的药物有 FK506、地高辛、吗啡、兴奋剂、抗生素等。

（李会强）

第十章 化学发光免疫分析技术

学习要点

化学发光免疫分析技术是最新发展起来的自动化分析的免疫学标记技术。本章主要介绍了发光现象、化学发光剂种类及化学发光标记物的制备以及化学发光免疫分析技术的技术类型和在医学检验中的应用。重点掌握发光酶免疫分析、化学发光免疫分析、电化学发光免疫分析的原理和技术要点及方法学评价。

化学发光免疫分析技术（chemiluminescence immunoassay techniques）是将化学发光分析和抗原抗体反应相结合而建立的一种新的免疫分析技术。这种方法不仅具有化学发光分析的高灵敏度和抗原抗体反应的高度特异性，而且还可以实现自动化分析特点，使之成为医学、生物学研究领域中一种新的重要的免疫学分析手段。

第一节 概　　述

一、发光

一种物质由电子激发态回复到基态时，释放出的能量表现为光的发射，称为**发光**（luminescence）。根据形成激发态分子的激发能可将发光分为三种类型：光照发光、生物发光和化学发光。

（一）光照发光

光照发光（photoluminescence）是指发光剂经短波长入射光照射后进入激发态，当回复至基态时发出较长波长的可见光（见第七章）。

（二）生物发光

生物发光（bioluminescence）是荧光素（firefly luciferin）在荧光素酶（luciferase）的催化下，利用 ATP 能，生成激发态氧化荧光素（oxyluciferin），在回复基态时多余的能量以光子释放出的光。反应式如下：生物发光的典型例子为萤火虫发光。

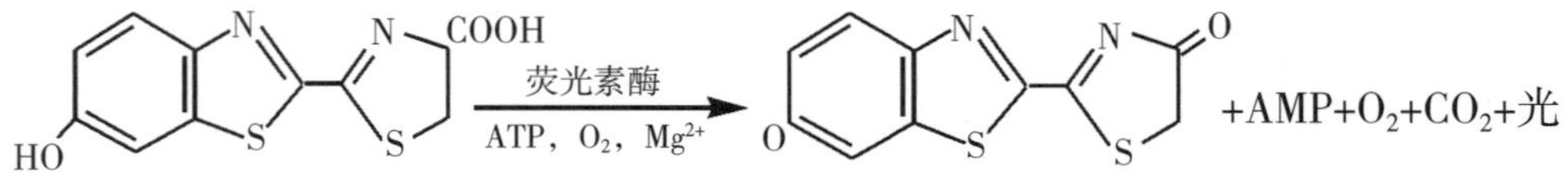

萤火虫荧光素　　　　氧化萤火虫荧光素

实际生物体内的各种发光现象都与化学反应有关，生物发光就是发生在生物体内的一种化学发光。

（三）化学发光

化学发光（chemiluminescence）指物质在化学反应过程中，其物质分子吸收化学能产生的光的辐射现象。化学发光包括化学激发和发光两个步骤，其机制为某些化合物（发光剂或发光底物）利用化学反应产生的能量使其产物分子（或反应中间态分子）上升至电子激发态，当产物分子（或中间态分子）衰退至基态时，以发射光子的形式释放能量的现象即化学发光。

二、化学发光效率

化学物质在化学反应过程中，生成激发态分子的化学激发效率（φCE）和发射效率（φEM），称为化学发光效率（φCL），又称化学发光反应量子产率。化学发光是某种物质分子吸收化学能而产生的光辐射。能产生化学发光的反应，通常应具有足够的能量使电子跃迁到激发态；电子激发态产物本身会发光或者将能量传递给会发光的分子。化学发光效率与电子激发态的生成效率（φex）和发光效率（φL）有关，它们三者之间的关系为：$\varphi CL = \varphi ex \cdot \varphi L$。而化学发光强度（ICL）取决于化学发光效率和单位时间内反应的分子数（dc/dt），$ICL = \varphi CL \cdot dc/dt$。

在化学发光分析中，化学发光效率越高，单位剂量发光剂的发光强度就越高，化学发光检测的灵敏度就越高。而对于一般化学发光反应，化学发光效率约为 10^{-6}，较典型的发光剂，如鲁米诺，化学发光效率可达 10^{-2}，化学发光效率大于 10^{-2} 的化学发光反应极少见。

第二节　化学发光剂与标记技术

一、化学发光剂

化学发光剂（chemiluminescence reagent）是指在化学反应中参与能量转移并最终以发射光子的形式释放能量的化合物。下面主要叙述化学发光免疫技术中常用的化学发光剂。

（一）酶促反应的发光剂

酶促反应的发光剂是指经酶的降解作用而发出光的一类发光剂，目前化学发光酶免疫分析中常用的酶有辣根过氧化物酶（HRP）和碱性磷酸酶（ALP）。

1. HRP 的发光剂　常用的底物为鲁米诺及其衍生物和对－羟基苯乙酸。

（1）鲁米诺或其衍生物　鲁米诺的氧化反应在碱性缓冲液中进行，通常以 0.1mol/L pH8.6 Tris 缓冲液作底物液，发光反应式如下：

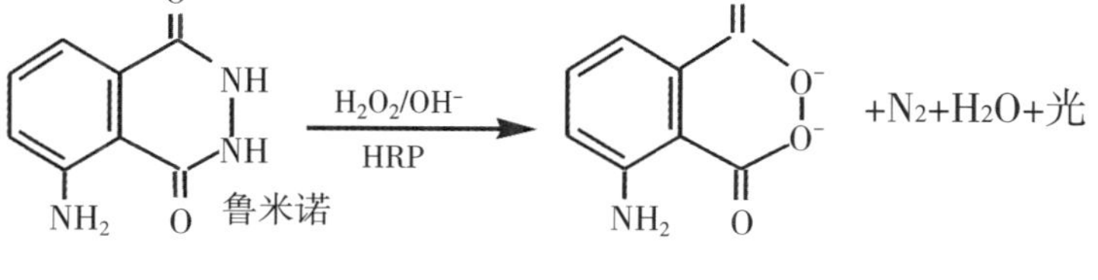

（2）对－羟基苯乙酸　对－羟基苯乙酸（HPA）在 H_2O_2 存在下被 HRP 氧化成氧化二聚体（荧光物质），在 350nm 激发光作用下，发出 450nm 波长的荧光，可用荧光光度计测量。反应式如下：

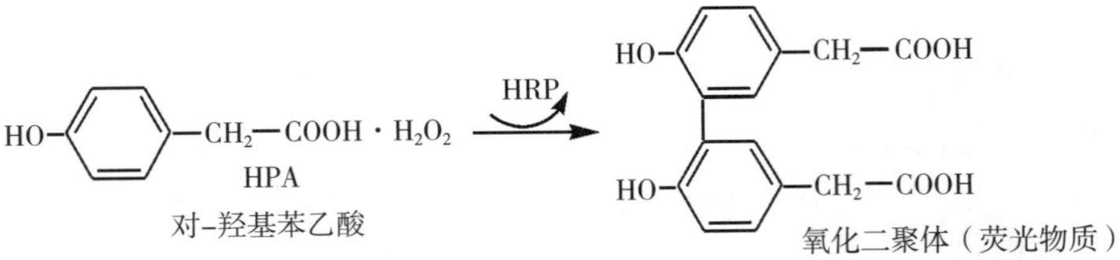

2. ALP 的发光底物 常用的底物为3－（2′－螺旋金刚烷）－4－甲氧基－4－（3′－磷酰氧基）苯－1，2－二氧杂环丁烷（AMPPD）和4－甲基伞形酮磷酸盐（4－MUP，荧光底物）。

（1）AMPPD AMPPD 在碱性条件下，被 ALP 酶解生成相当稳定的 AMP－D 阴离子，其有2～30min 的分解半衰期，发出波长为470nm 的持续性光，在15min 时其强度达到高峰，15～60min 内光强度保持相对稳定。发光反应式如下：

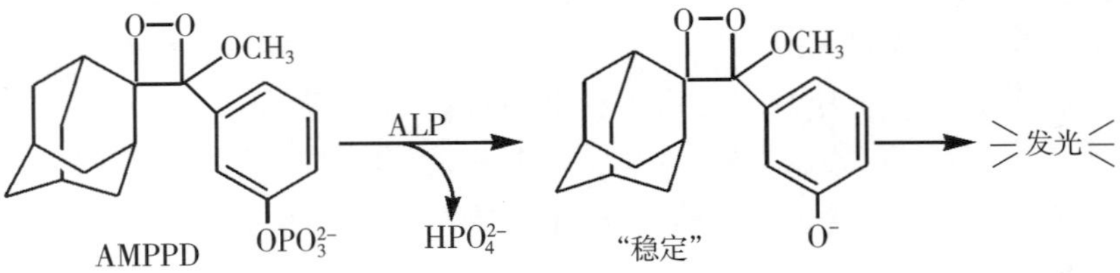

（2）4－MUP 4－MUP 在 ALP 催化下生成4－甲基伞形酮，在360nm 激发光的作用下，发出448nm 的荧光，用荧光光度计进行测量。反应式如下：

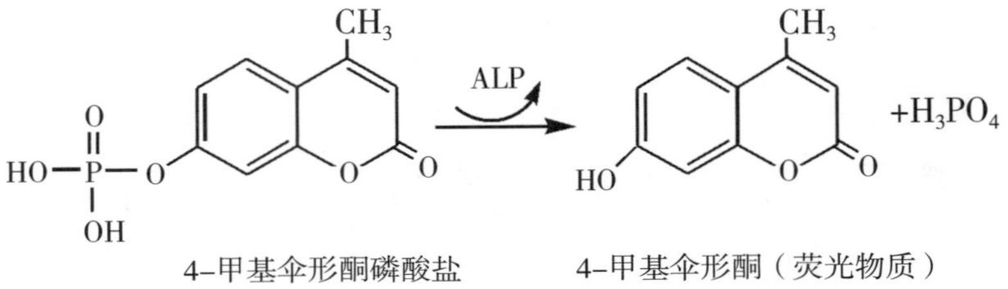

（二）直接化学发光剂

这类发光剂是不需酶的催化作用，只需改变溶液的 pH 等条件就能发光的物质，如吖啶酯（acridinium，AE）在含过氧化氢的稀碱溶液中即能发光，反应式如下：

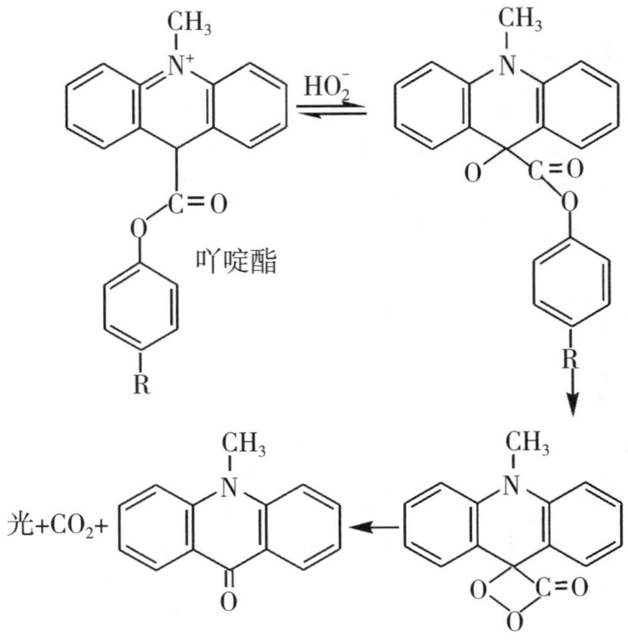

（三）电化学发光剂

电化学发光剂是指通过在电极表面进行电化学反应而发出光的物质。化学发光剂三联吡啶钌 [Ru（bpy)$_3$]$^{2+}$（图 10－1）和电子供体三丙胺（TPA）在阳性电极表面可同时失去一个电子而发生氧化反应。二价的 [Ru（bpy)$_3$]$^{2+}$ 被氧化成三价，成为强氧化剂，TPA 失去电子后被氧化成阳离子自由基 TPA$^+$，它很不稳定，可自发地失去一个质子（H$^+$），形成自由基 TPA$^\bullet$，成为一种很强的还原剂，可将一个高能量的电子递给三价的 [Ru（bpy)$_3$]$^{3+}$ 使其形成激发态的 [Ru（bpy)$_3$]$^{2+}$。激发态的三联吡啶钌不稳定，很快发射出一个波长为 620nm 的光子，回复到基态的三联吡啶钌。这一过程可在电极表面周而复始地进行，产生许多光子，使光信号增强（图 10－2）。

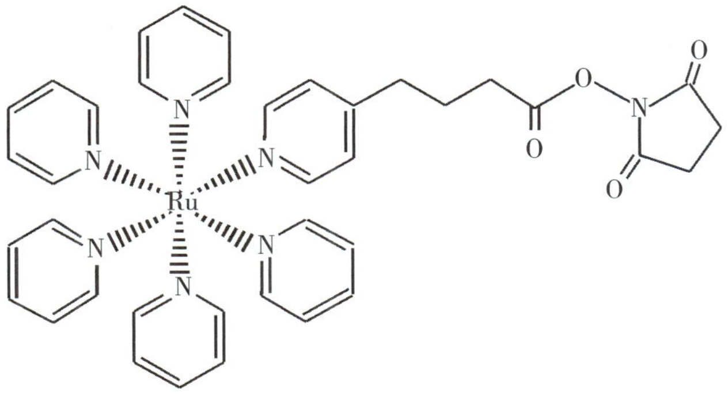

图 10－1　三联吡啶钌分子结构图

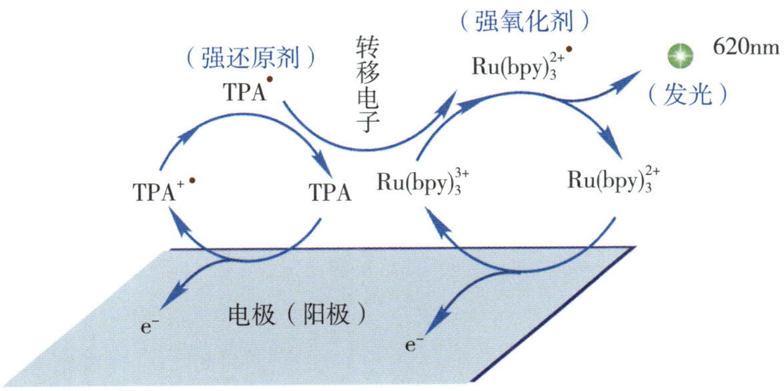

图 10－2　电化学发光原理图

二、化学发光剂标记物的制备

化学发光剂标记物是将化学发光剂与抗体或抗原结合在一起的复合物。其标记方法很多，大多是利用交联剂使化学发光剂与被标记物分子结构中游离的氨基、羧基、硫氢基（－SH）、羟基等基团形成不可逆连接。如吖啶酯类化学发光剂常用 *N*－羟基琥珀酰亚胺活化法，使蛋白质（抗体或抗原）分子中的羧基，通过 *N*－羟基琥珀酰亚胺活化，再与发光剂的氨基偶联形成酰胺键的发光标记物。

三联吡啶钌 [Ru（bpy)$_3$]$^{2+}$ *N*－羟基琥珀酰胺（NHS）可与蛋白质、半抗原激素、核酸等多种化合物结合成化学发光剂标记物，故 ECLIA 检测的项目很广泛。

第三节　化学发光免疫分析技术的类型

根据化学发光方式不同，化学发光免疫分析技术可分为化学发光酶免疫分析（chemiluminescence enzyme immunoassay）、化学发光免疫分析（chemiluminescence immunoassay）和电化学发光免疫分析（electrochemiluminescence immunoassay）三种类型。

一、发光酶免疫分析

（一）原理

发光酶免疫分析（luminescence enzyme immunoasssay，LEIA）是用参与催化某一发光反应的酶来标记抗原或抗体，在抗原抗体反应结束后，加入底物，通过酶催化底物发光反应，发出的光在特定仪器上进行测定。常用的标记酶有辣根过氧化物酶（horseradish peroxidase，HRP）和碱性磷酸酶（alkaline phosphatase，ALP）；根据酶促反应底物不同，可分为荧光酶免疫分析和化学发光酶免疫分析。荧光酶免疫分析就是利用理想的酶荧光底物，经酶促反应生成稳定且高效的荧光物质，通过测定荧光强度进行定量（图 10 -3）；化学发光酶免疫分析就是利用酶对发光底物催化作用而直接发光，通过光强度的测定而直接进行定量（图 10 -4）。

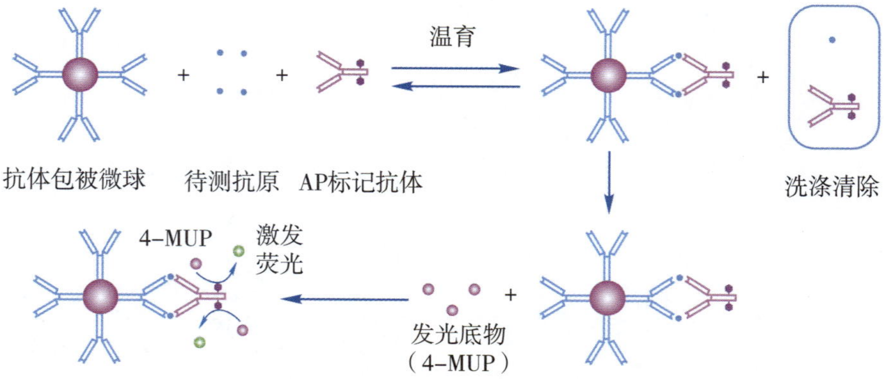

图 10 -3　荧光酶免疫分析（双抗体夹心法）

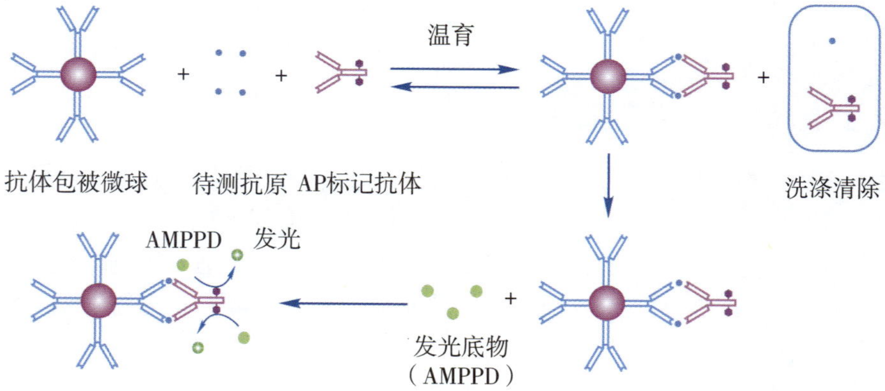

图 10 -4　化学发光酶免疫分析（双抗体夹心法）

（二）技术要点

发光酶免疫分析的技术要点包括抗原抗体反应、标记物游离部分和结合部分分离、酶促发光反应及检测三部分。

1. 抗原抗体反应　抗原抗体反应模式主要有以下三类。

（1）双抗体夹心法　该法用于大分子抗原检测。用固相抗体和酶标抗体与待测标本中相应抗原反应，生成固相抗体－待测抗原－酶标抗体复合物，经B、F分离，加入底物经酶促反应后发光，其发光量与待测标本中抗原含量呈正比。

（2）双抗原夹心法　该法用于抗体的检测。用固相抗原和酶标抗原与待测标本中相应抗体反应，生成固相抗原－待测抗体－酶标抗原复合物，经B、F分离，在免疫复合物中加入底物进行酶促发光，其发光量与待测标本中抗体含量呈正比。

（3）固相抗原竞争法　该法常用于多肽类小分子抗原的测定。用已知固相抗原和待测标本的相应抗原与一定量的酶标记抗体发生竞争性结合反应，反应平衡后经B、F分离，固相抗原与酶标抗体形成复合物被留下来，通过加入底物进行酶促发光反应，其发光量与待测标本中抗原含量呈反比。

2. B和F分离　B和F分离是指抗原抗体反应达平衡后将游离酶标记物（free part，F）和酶标记物免疫复合物（binding part，B）进行分离的过程，常用分离技术有三种。

（1）磁颗粒分离法　用抗原或抗体包被的磁颗粒与标本中相应抗原或抗体和酶标的抗体或抗原通过一定模式的免疫学反应后，最终通过磁场将结合酶标记物免疫复合物和游离酶标记物进行分离的技术。

（2）微粒子捕获法　与磁颗粒分离法所不同的是，用无磁性的微粒子作为抗体或抗原的包被载体，然后用纤维膜柱子进行结合状态和游离状态酶的标记物的分离。

（3）包被珠分离法　用聚苯乙烯等实验材料制成小珠，在小珠上包被抗原或抗体，经抗原抗体反应后，将结合状态和游离状态的酶标记物进行分离。

3. 酶促发光反应　以荧光酶免疫分析为例，加入底物4－MUP，酶标抗体上ALP将4－MUP分解，脱磷酸基团后形成4－甲基伞形酮（4－MU），它在360nm激发光的照射下，发出448nm的荧光，经荧光读数仪记录其荧光强度。

4. 标准曲线制作和标本结果计算　厂家每批试剂出厂时都附有标准曲线的发光量值，用校准液对标准曲线进行校准，每次校准后应关注标准品发光量值的变化，并用质控品验证校准曲线的有效性。根据标本的发光量值自动计算待测物的含量。

（三）方法学评价

经过酶和发光两级放大，并加入发光增强剂以提高敏感度和发光稳定性，故方法灵敏度较高。酶标抗体或酶标抗原因非特异性吸附而易产生较高本底，实验评价时应引起注意。由于洗涤不够彻底，血清中其他来源的过氧化物酶类物质易产生非特异性酶发光反应，影响测定结果。若标本中含有影响标记酶活性的物质，也会影响结果测定。

二、化学发光免疫分析

（一）原理

化学发光免疫分析（chemiluminescence immunoassay，CLIA）是用化学发光剂（吖啶酯）直接标记抗原或抗体与待测标本中相应的抗体或抗原、磁颗粒性的抗原或抗体反应，通过磁场把结合状态（B）和游离状态（F）的化学发光剂标记物分离，然后在结合状态（B）部分中加入发光促进剂进行发光反应，通过对结合状态（B）发光强度的测定进行定量或定性检测（图10－5）。

（二）技术要点

化学发光免疫分析的技术要点包括抗原抗体反应、标记物游离部分和结合部分分离、直

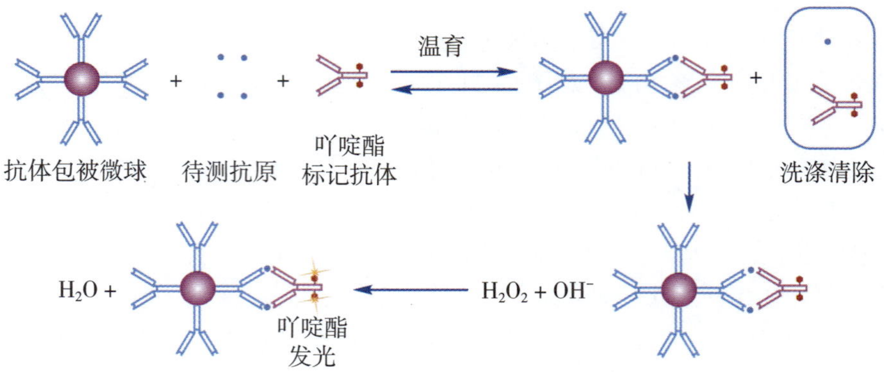

图 10－5　化学发光免疫分析反应原理（双抗体夹心法）

接发光反应及检测三部分。

1. 抗原抗体反应　抗原抗体反应类型同酶发光免疫测定技术，也有双抗体夹心法、双抗原夹心法和固相抗原竞争法三种主要模式，现以双抗体夹心法为例说明。将包被单克隆抗体的磁颗粒和待测标本加入到反应管中，标本中待测抗原与磁颗粒上抗体结合，再加上吖啶酯标记抗体，经过温育，形成磁颗粒抗体－待测抗原－吖啶酯标记抗体复合物。

2. B 和 F 的分离　常用磁颗粒分离技术，在电磁场中进行 2～3 次洗涤后，很快地将未结合的多余抗原和吖啶酯标记抗体洗去，而磁颗粒抗体－待测抗原－吖啶酯标记抗体复合物和磁颗粒抗体留下。

3. 化学发光反应与结果计算　经过洗涤的磁性颗粒中，加入 pH 纠正液（NaOH）使其呈碱性，然后加入氧化剂（H_2O_2），这时吖啶酯在不需要催化剂的情况下分解并发光，由集光器进行接收，经光电倍增管放大，记录 1s 内所产生的光子能，这部分光的积分与被测抗原含量呈正比，根据标准曲线，仪器可以自动计算出待测抗原含量。

（三）方法学评价

吖啶酯发光背景噪音低，化学反应简单，快速而无需催化剂。吖啶酯可直接标记抗原或抗体，结合稳定，不影响标记物的生物学活性和理化特性，试剂有效期可达 1 年。所用分离剂为极细的固相磁粉，除可增大包被面积、加快反应外，亦同时使清洗及分离更简便、快捷。吖啶酯发光为瞬间发光，持续时间短，因此，对信号检测仪的灵敏度要求比较高。

三、电化学发光免疫分析

（一）原理

电化学发光免疫分析（electrochemiluminescence immunoassay，ECLIA）是电化学发光（ECL）和免疫测定相结合的产物。它的标记物的发光原理与一般化学发光（CL）不同，是一种在电极表面由电化学引发的特异性化学发光反应，实际上包括了电化学和化学发光两个过程。ECL 与 CL 的差异在于 ECL 是电启动发光反应，而 CL 是通过化合物混合启动发光反应。用电化学发光剂三联吡啶钌 $[Ru(bpy)_3]^{2+}$ 标记抗体，通过抗原抗体反应和磁颗粒分离技术，根据三联吡啶钌在电极上发出的光强度的大小对待测抗原或抗体进行定量或定性检测（图 10－6）。

（二）技术要点

电化学发光免疫分析的技术要点也包括抗原抗体反应、标记物游离部分和结合部分分离、电化学发光反应及检测三部分。

1. 抗原抗体反应　抗原抗体反应类型同酶发光免疫测定技术，主要也有双抗体夹心法、

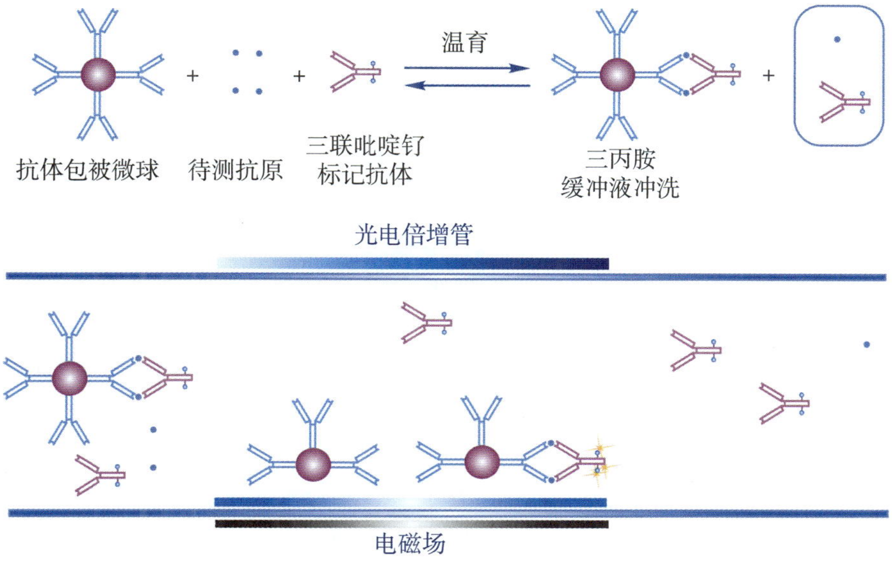

图 10-6　电化学发光免疫分析技术反应原理（双抗体夹心法）

双抗原夹心法和固相抗原竞争法三种模式，现以双抗体夹心法为例说明。三联吡啶钌标记抗体和生物素标记抗体与待测标本同时加入一个反应杯中孵育反应，然后加入链霉亲和素包被磁珠，再次孵育，使生物素通过与亲和素的结合将磁珠、抗体连接为一体，形成双抗体夹心物即 $[Ru(bpy)_3]^{2+}$ -抗体-待测抗原-抗体-生物素-链霉亲和素-磁珠复合体。

2. B 和 F 分离　常用磁颗粒分离技术，蠕动泵将形成的双抗体夹心物吸入流动测量室，此时，磁珠被工作电极下面的磁铁吸附于电极表面；同时，游离的抗体（与生物素结合的和与 $[Ru(bpy)_3]^{2+}$ 结合的抗体）也被吸出测量室。

3. 电化学发光反应与结果计算　蠕动泵加入含三丙胺（TPA）的缓冲液，同时电极加电压，启动 ECL 反应过程。该过程在电极表面周而复始地进行，产生许多光子，光电倍增管检测光强度，光强度与 $[Ru(bpy)_3]^{2+}$ 的浓度呈线性关系，根据标准曲线算出待测抗原的含量。最后，终止电压，移开磁珠，加入清洗液冲洗流动测量室，准备下一个样品测定。

（三）方法学评价

三联吡啶钌在电场中因不断得到三丙胺提供的电子，可周而复始地发光，持续时间长，信号强度强，容易测定，容易控制。标记物的循环再利用，使发光强度更强、时间更长、更易于测定。三联吡啶钌直接标记抗原或抗体，结合稳定，不影响标记物的理化特性，标记物稳定性好。本法具有灵敏度高（可达 pg/ml 水平）、线性范围宽、反应时间短等特点。

第四节　化学发光免疫技术的应用

发光免疫技术因标记物为非放射性物质，而且实现自动化，具有快速、简便、灵敏、特异等特点，已广泛应用于各种激素、肿瘤标志物、药物及其他微量生物活性物质的测定。

1. 甲状腺激素　T3、T4、TU、hTSH、FT4、FT3、抗 TPO、甲状腺球蛋白、抗甲状腺球蛋白抗体。

2. 生殖激素　β-HCG、催乳素、促卵泡激素、促黄体激素、孕酮、雌二醇、非联合雌三醇、甲胎蛋白、睾丸酮、硫酸脱氢异雄酮。

3. 肾上腺和垂体激素　醛固酮、皮质醇、尿皮质醇、人生长激素、甲状旁腺素、促肾上腺皮质激素。

4. 贫血因子 维生素 B_{12}、叶酸、红细胞叶酸及铁蛋白。

5. 肿瘤标志物 AFP、CEA、PSA、fPSA、CA19－9、CA125、CA15－3 等。

6. 感染性疾病 衣原体抗原、尿衣原体抗原、衣原体抗原确认、弓形体 IgG 抗体、弓形体 IgM 抗体、风疹病毒 IgG 抗体、风疹病毒 IgM 抗体、巨细胞病毒 IgG 抗体、巨细胞病毒 IgM 抗体。

7. 糖尿病 胰岛素、血清 C－肽等。

8. 心血管系统 肌酸激酶（CK）、肌酸激酶同工酶（CK－MB）、肌红蛋白、肌钙蛋白 I。

9. 病毒标志物 HBsAg、抗－HBs、抗－HBc、HBeAg、抗－HBe、抗－HIV1/2、抗－HCV 等。

10. 骨代谢 骨胶原酶、脱氧吡啶啉。

11. 过敏性疾病 IgE。

12. 治疗药物监测 茶碱、地高辛、环孢素、巴比妥等。

（陶志华）

第十一章　胶体金免疫技术

学习要点

胶体金免疫技术主要包括胶体金免疫组织化学技术和胶体金免疫测定技术两种类型。前者用于电镜或光镜定位检测；后者用于抗原或抗体检测、流式细胞术、免疫转印技术等，其中在临床检验中广泛应用的斑点免疫金渗滤试验和斑点免疫金层析试验具有操作简便、快速、无需任何仪器设备，试剂稳定、便于保存和运输等特点，是当今“即时检验”的主要技术方法之一。

胶体金免疫技术（colloidal gold immunoassay）是以胶体金作为示踪标记物或显色剂，应用于抗原抗体反应的一种标记免疫测定技术。该技术主要包括胶体金免疫组织化学技术和胶体金免疫测定技术两种类型。1971 年由 Faulk 与 Taylor 首先将胶体金免疫技术应用于免疫电镜技术，目前不仅应用于免疫电镜和光镜定位检测，而且在抗原或抗体检测、免疫转印技术、流式细胞术及芯片技术等检测中也有广泛应用。尤其是斑点免疫金渗滤试验和斑点免疫金层析试验，以其简便、快速、安全等特点在急诊医学、输血医学、现场诊断及个体自我体检方面应用非常广泛，成为临床医学检验快速诊断领域中的主要检测方法。

第一节　胶体金与免疫金的制备

一、胶体金的特性

胶体金（colloidal gold）也称为**金溶胶**（gold solution），是金盐被还原成金原子后形成的金颗粒悬液。胶体金颗粒由一个金原子核与包围在外周的双离子层构成（内层为负离子层 $AuCl_2^-$，外层是带正电荷的 H^+）。由于静电作用，金颗粒之间相互排斥而悬浮成一种稳定的胶体状态，故称胶体金。胶体金具有以下几个特性。

（一）胶体特性

胶体金颗粒大小多在 1～100nm，也称为**金纳米颗粒**（gold nanoparticles），它稳定、均匀，呈单一分散状态悬浮在液体中，成为胶体金溶液。胶体金具有胶体的多种特性，特别是对电解质的敏感性。电解质能破坏胶体金颗粒的外周水化层，从而打破胶体金的稳定状态，使分散的单一金颗粒凝聚成大颗粒，而从液体中沉淀下来。因此，胶体金制备时应采用去离子水作为溶剂。某些蛋白质等大分子物质有保护胶体金、加强其稳定性的作用。

（二）呈色性和光吸收性

胶体金颗粒大小不同，呈色不同，光吸收性也不同。最小的胶体金颗粒（2～5nm）是橙黄色的，中等大小的颗粒（10～20nm）是橙色的，较大颗粒（30～80nm）则是紫红色的。胶体金在可见光范围内有一单一光吸收峰，这个光吸收峰的波长（λmax）在510～550nm范围内，随胶体金颗粒大小而变化，大颗粒胶体金的λmax偏向长波长；反之，小颗粒胶体金的λmax偏向短波长。根据这一特点，用肉眼观察胶体金的颜色或测定其吸收峰波长的变化可粗略估计金颗粒的大小（表11－1）。

（三）稳定性

溶胶的稳定性介于小分子离子溶液和粗分散相之间，其颗粒做布朗运动，不易受重力影响而下沉。然而，溶胶又是不稳定体系，当胶粒相互碰撞时，有自动合并为较大、较重颗粒的倾向，因重力作用而下沉，称做聚沉作用或凝聚、胶凝作用。但是，当稳定因素不受破坏时自身凝聚极慢，可放置数年不发生凝聚。影响稳定的因素主要有电解质、溶胶浓度、温度、稳定剂等。

1. 电解质 由于电解质能中和胶粒电荷，使胶粒带电量减少，疏水性增加，排斥力降低，稳定性破坏，易使胶粒相互聚结而发生聚沉。

2. 溶胶浓度 浓度增大时，粒子间距离缩小，引力增加，容易聚结而发生聚沉。所以，制备比较稳定的溶胶，要有一定的合适浓度。

3. 温度 升高温度能减弱胶体对离子的吸附，破坏胶粒的水化膜，使胶粒运动加快，增加胶粒间的碰撞机会，从而使胶粒聚沉，破坏它的稳定性。

4. 稳定剂 标记后胶体金溶液需加入高分子非电解质稳定剂如蛋白质、PEG20000、葡聚糖等，用量要足以在胶粒表面形成饱和的吸附层，如果浓度过低，不但起不到保护作用，还会降低胶体的稳定性。

二、胶体金的制备

（一）制备原理

胶体金是氯金酸（$HAuCl_4$）在还原剂作用下，聚合成特定大小的金颗粒，所形成的带负电的疏水胶溶液。目前常用的还原剂有柠檬酸钠、鞣酸、抗坏血酸、白磷、硼氢化钠等。根据还原剂类型以及还原作用的强弱，可以制备颗粒直径为0.8～150nm不等的胶体金。

（二）技术要点

最常用的制备方法为柠檬酸三钠还原法（以制备16nm的胶体金为例）：取0.01%的氯金酸水溶液100ml，加热至沸腾，磁力搅动下准确加入1%的柠檬酸三钠水溶液2ml，此时可观察到淡黄色的氯金酸溶液在柠檬酸三钠加入后2min内很快变灰色，继而转为黑色，随后逐渐稳定成橙色。继续煮沸15min，冷却后加蒸馏水恢复到原体积。制备时加入不同剂量的柠檬酸三钠可获得不同粒径的胶体金颗粒（表11－1）。

表11－1 100ml氯金酸中柠檬酸三钠加入量与胶体金粒径的关系

胶体金粒径（nm）	1%柠檬酸三钠（ml）	胶体金特性	
		呈色	λmax（nm）
16.0	2.0	橙色	518
24.5	1.5	橙红色	522
41.0	1.0	红色	525
71.5	0.7	紫红色	535

（三）注意事项

（1）氯金酸易潮解，应干燥、避光保存。在配制其水溶液时，最好将整个小包装一次性溶解。1% 氯金酸水溶液在 4℃ 可保持数月稳定。

（2）氯金酸对金属有强烈的腐蚀性，因此在配制氯金酸水溶液时，不要使用金属药匙称量氯金酸并避免接触天平称盘。

（3）用于制备胶体金的蒸馏水应是双蒸馏水或三蒸馏水，或者是高质量的去离子水。

（4）玻璃表面少量的污染会干扰胶体金颗粒的生成，因此制备胶体金的玻璃容器必须绝对清洁，用前应先经酸洗并用蒸馏水冲净。最好是经硅化处理的，硅化方法可用含 5% 二氯甲硅烷的氯仿溶液浸泡数分钟，用蒸馏水冲净后干燥备用。

（四）鉴定和保存

胶体金的主要鉴定指标有粒径大小、粒径的均一程度及有无凝集颗粒等。粒径大小可通过日光下观察胶体金的颜色和用分光光度计测定其最大吸收波长（λmax）来粗略估计，有条件时可做电镜观察并进行显微摄影，可以较精确地测定胶体金颗粒的平均粒径。一般需测量 100 个以上的胶体金颗粒，然后用统计学处理，计算胶体金颗粒的平均直径及标准差，前者反映颗粒的大小，后者说明颗粒是否均匀一致。良好的胶体金是清亮透明的，若制备的胶体金浑浊或液体表面有漂浮物，提示制备的胶体金有较多的凝集颗粒。

胶体金在洁净的玻璃容器中于室温、避光、无灰尘的环境中可放置 3 个月左右，在冰箱内可放置半年左右。应避免低温冻存，因为冻存可导致胶体金凝集，破坏了胶体状态。根据胶体金的性质，有不稳定和聚沉的可能性，因此，制备完毕后最好在 20 天以内进行标记。

三、免疫金的制备

（一）制备原理

免疫金（immunogold）是指胶体金与抗原或抗体等大分子物质的结合物。其制备过程实质上是抗体蛋白等大分子被吸附到胶体金颗粒表面的包被过程。吸附机制尚不清楚，一般认为是胶体金颗粒表面的负电荷与蛋白质表面带正电荷的基团借静电吸附而形成牢固的结合。这种结合过程主要是物理吸附作用，不影响蛋白质的生物活性。

（二）技术要点

1. 胶体金溶液 pH 的调整　胶体金对蛋白的吸附主要取决于 pH 值，在接近蛋白质的等电点或偏碱的条件下，二者容易形成牢固的结合物。如果胶体金的 pH 值低于蛋白质的等电点时，则会聚集而失去结合能力。常用 0.1mol/L K_2CO_3 溶液上调或用 0.1mol/L HCl 下调 pH 至选定值。一般标记 IgG 时，pH 调至 9.0；标记 McAb 时，调至 8.2；标记亲和层析抗体时，调至 7.6；标记 SPA 时，调至 5.9～6.2；标记 ConA 时，调至 8.0；标记亲和素时，调至 9～10（链霉亲和素为 7.4 或 6.6）。但通常最适反应 pH 需经多次试验才能确定。

2. 待标蛋白质最适标记量的确定　将待标记蛋白质做一系列稀释后各取一定量加入装有定量胶体金的试管中，稍后分别加入 NaCl 溶液，混匀后静置数小时，对照管（未加蛋白质）及加入蛋白质量不足的管，溶液发生由红变蓝的聚沉现象，蛋白量足够或过量的管保持红色不变。以其中能保持红色不变而蛋白含量最低的一管作为稳定胶体金所必须的最适标记量，在此基础上蛋白质含量增加 10%～20% 即为标记所需的蛋白质量。

3. 标记过程　确定胶体金与蛋白质的最适用量比例后，在磁力搅拌下，将蛋白质溶液逐滴加入到胶体金溶液中，数分钟后再加入一定量的稳定剂，如 5% BSA 或 1% PEG（分子量 20 000），使终浓度分别达到 1% 和 0.5%～0.1%。

4. 金标记物的纯化　目的是除去未标记的蛋白质、未充分标记的胶体金以及在标记过程中形成的聚合物。可采用以下两种方法：①超速离心法：根据胶体金颗粒大小、标记蛋白质的种类及稳定剂不同，选用不同的离心转速和时间。5nm 胶体金结合物可用 6000 × g，4℃离心 1h；20 ~ 40nm 胶体金结合物用 14 000 × g，4℃离心 1h。离心后仔细吸弃上清液，沉淀物用含 1% BSA 的 PBS 液（含 0.02% NaN_3）重悬后再离心。如此洗涤 2 ~ 3 次，以彻底除去未结合的蛋白质。为了得到颗粒均一的免疫金试剂，可将上述初步纯化的结合物再进一步用 10% ~ 30% 蔗糖或甘油进行密度梯度离心，分带收集不同梯度的胶体金与蛋白质的结合物。②凝胶过滤法：只适用于纯化以 BSA 作为稳定剂的胶体金标记蛋白制剂。将胶体金 - 蛋白结合物装入透析袋置硅胶中浓缩至原体积的 1/5 ~ 1/10，再经 1500r/min 离心 20min，取上清液加至 Sephacryl S - 400 层析柱分离纯化。先流出的是微黄色不透亮的液体（含大颗粒聚合物等杂质），接下来为含纯化的蛋白结合物的洗脱液（红色透亮），最后流出的是略带黄色的未标记蛋白组分。

（三）注意事项

（1）测定胶体金 pH 值时应注意，胶体金会阻塞 pH 计的电极，一般用精密 pH 试纸测定或用胶填充的联合电极测定。

（2）由于蛋白质溶液含盐量较高或形成聚合物极易影响标记过程，因此，标记之前最好将蛋白质溶液用低浓度的盐水透析数小时并高速离心除去聚合物。

（四）免疫金的保存

免疫金复合物最终用稀释液配制成工作浓度保存。稀释液通常是含稳定剂的缓冲液。缓冲液常用中性的 PBS 或 Tris 缓冲液。多种蛋白质、葡聚糖、PEG20000、明胶等均为良好的高分子稳定剂，PEG 和 BSA 是最常用的稳定剂。如在结合物内加 50% 甘油置于 - 18℃可保存 1 年以上。

第二节　胶体金免疫测定技术

一、斑点免疫金渗滤试验

（一）原理

斑点免疫金渗滤试验（dot immunogold filtration assay，DIGFA）是在以硝酸纤维素膜为载体并包被了抗体或抗原的渗滤装置中，依次滴加待测标本、免疫金及洗涤液，因微孔滤膜贴置于吸水材料上，故溶液流经渗滤装置时与膜上的抗原或抗体快速结合形成大分子胶体金复合物，由于胶体金本身呈红色，从而使阳性结果在膜上呈现红色斑点。全过程可于数分钟内完成。

（二）技术类型

1. 双抗体夹心法　将抗体包被在硝酸纤维素膜中央，滴加待测标本，若标本中有待测抗原则在渗滤过程中被膜上抗体捕获，其余无关蛋白等滤出膜片。其后加入的胶体金标记物也在渗滤中与已结合在膜上的抗原相结合。因胶体金本身呈红色，阳性者在膜中央呈红色斑点（胶体金聚集）。

2. 间接法　将抗原包被在硝酸纤维素膜中央，依次滴加待测标本、洗涤液和胶体金标记的抗人 IgG，再加洗涤液洗涤，阳性者即在膜中央呈红色斑点（胶体金聚集）。该法由于人血清标本中非目的 IgG 的干扰，容易因本底过高而影响结果的判断，临床上已较少应用。

（三）技术要点

1. 试剂盒组成　①渗滤装置（或称滴金反应板）：由塑料小盒、吸水垫料和包被了抗原或抗体的硝酸纤维素膜片三部分组成，塑料小盒盖的中央有一直径 0.4 ~ 0.8cm 的小孔（图 11 - 1）；②胶体金标记物；③洗涤液；④抗原或抗体阳性对照品。

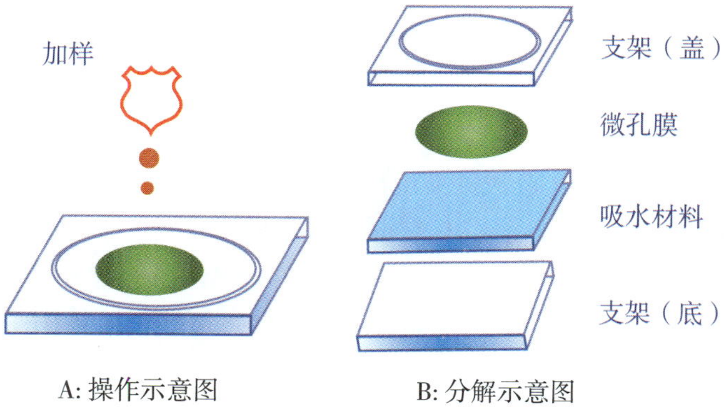

图 11 - 1　DIGFA 渗滤装置及操作示意图

2. 操作程序　①将反应板平放于实验台上，于小孔内滴加待测标本 1 ~ 2 滴，待完全渗入；②于小孔内滴加胶体金标记物 1 ~ 2 滴，待完全渗入；③于小孔内滴加洗涤液 2 ~ 3 滴，待完全渗入；④结果观察：膜中央有清晰的红色斑点者判为阳性，反之则为阴性。斑点呈色的深浅相应地提示待测标本的阳性程度。

二、斑点免疫金层析试验

（一）原理

斑点免疫金层析试验（dot immunogold chromatographic assay，DICA）是以硝酸纤维素膜（简称：硝纤膜）为载体，将胶体金标记技术和蛋白质层析技术结合起来的快速固相膜免疫分析技术。与斑点免疫金渗滤试验的过滤性能不同，DICA 液体的移动不是通过直向的穿流（flow through），而是基于层析作用的横流（lateral flow）。测试时滴加在膜一端的标本溶液受载体膜的毛细管虹吸作用向另一端移动，犹如层析一般，在移动过程中被分析物与途经玻璃纤维上干燥的抗体结合形成可溶性复合物，继续层析与固定于载体膜上某一区域的抗体或抗原结合而被固相化，无关物则越过该区域而被分离，然后通过胶体金的呈色条带来判断实验结果。

（二）技术类型

DICA 多用于检测抗原，亦可用于检测抗体。常见方法学类型有下述三种。

1. 双抗体夹心法　用于测定分子中至少含有两个抗原表位的多价抗原。以测定尿绒毛膜促性腺激素（HCG）为例（图 11 - 2），试剂条中 G 区为胶体金标记的抗人 β - HCG 单抗，T 区为包被的抗人 α - HCG 单抗，C 区为包被的羊抗鼠 IgG。

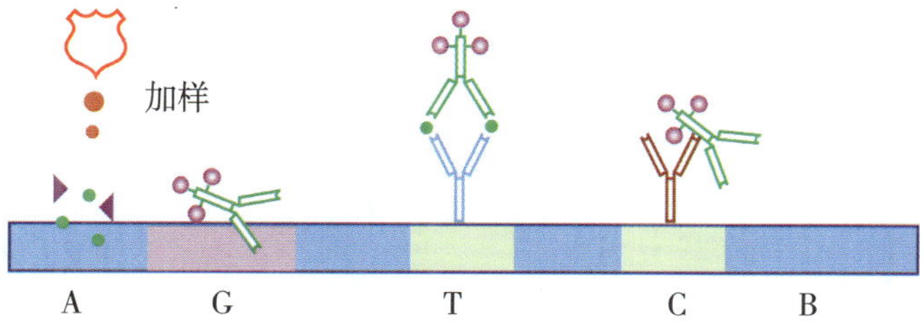

图 11 - 2　双抗体夹心法原理示意图

测试时在 A 区滴加尿液（或将 A 区浸入尿液中），通过层析作用，尿液向 B 区移动，流经 G 区时将胶体金标记的抗 β－HCG 复溶，若尿液中含 HCG，即结合形成胶体金抗 β－HCG－HCG 复合物；继续移行至 T 区时，HCG 复合物与抗 α－HCG 结合，形成胶体金抗 β－HCG－HCG－抗 α－HCG 复合物，胶体金抗 β－HCG 被固定下来，在 T 区显示红色线条，为阳性反应；多余的胶体金抗 β－HCG 继续移行至 C 区时，被羊抗鼠 IgG 捕获，显示红色质控线条。阴性：一条红线；阳性：两条红线；无红线出现为试剂失效。

2. 抑制法 用于测定小分子抗原，如图 11－3、图 11－4 所示。试剂条中 G 区为干燥的金标记特异性抗体（兔型），T 区包被标准抗原，C 区包被有羊抗兔 IgG。测试时待测标本加于 A 区，若待测标本中含有抗原，流经 G 区时结合金标记抗体，形成待测抗原和金标记抗体复合物；当复合物移至 T 区时，因无足够的游离金标记抗体与膜上标准抗原结合，T 区无红色线条出现，结果为阳性；若标本中不含待测抗原，游离金标记抗体则与 T 区膜上标准抗原结合，呈现红色条带，实验结果为阴性。游离金标记抗体或金标记抗体复合物流经 C 区时，与该区包被的羊抗兔 IgG 结合出现红色质控条带，若 C 区无红色条带出现则为试剂失效。

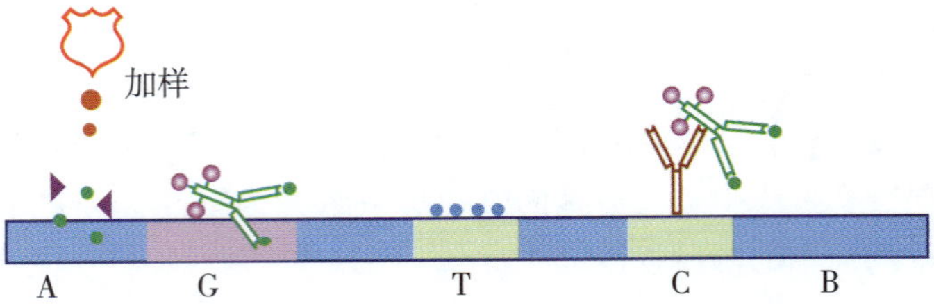

图 11－3 DICA（抑制法）阳性结果示意图

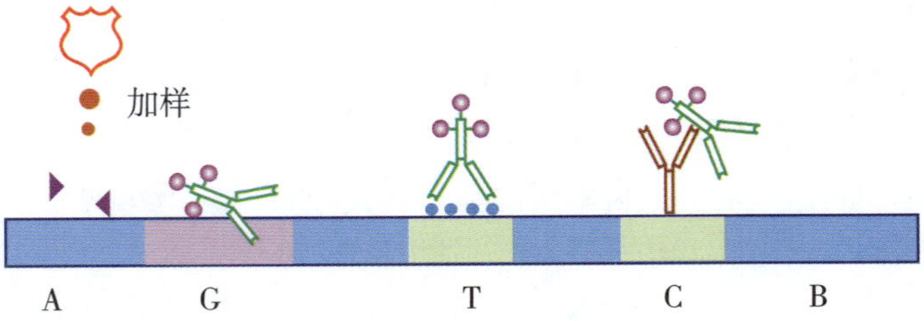

图 11－4 DICA（抑制法）阴性结果示意图

3. 间接法 用于测定抗体。为了消除待测血清标本中大量非特异性 IgG 与特异性 IgG 竞争结合胶体金标记的抗人 IgG 的影响，免疫金层析试验间接法常设计成反流免疫层析法（图 11－5）。

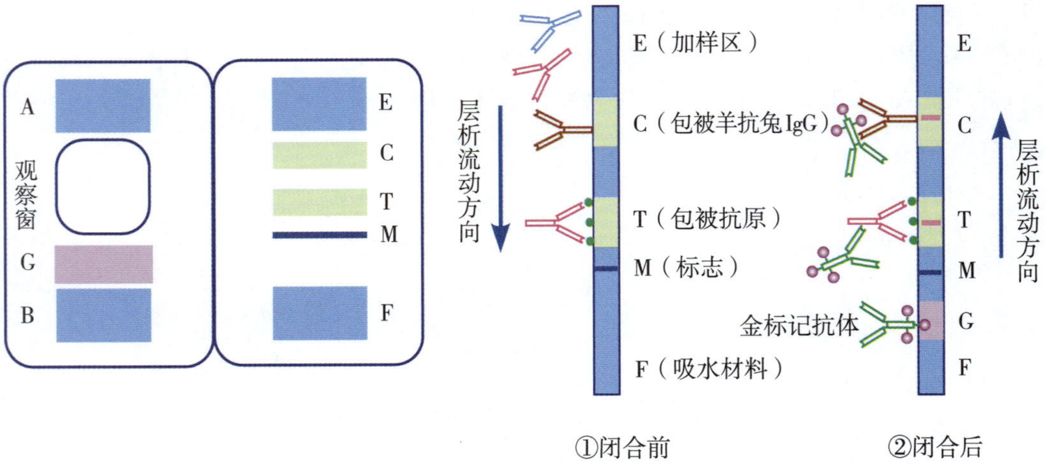

图 11－5 DICA 间接法测抗体原理示意图

测试卡分成左右折叠的两部分，右面中央纵向贴有硝酸纤维素膜条，T 处固定有已知抗原，C 处固定了羊抗兔 IgG，E 处为含能与蛋白质结合的有色染料的标本加样区，G 处为干燥的金标记兔抗人 IgG，A、B、F 处为吸水材料。测定时先将缓冲液加在 B 处，层析至 G 处使金标记物复溶，然后将标本加在 E 处使其与染料一起在膜的层析作用下向 F 端移动，若标本中有待测抗体存在，则与膜上包被抗原结合形成抗原－抗体复合物，待有色染料延伸至膜上标记线 M 处时，在 F 处加缓冲液，合上测试卡，A 处强大的吸水作用使膜上液体反向流动，标本中非特异性 IgG 及无关物被洗回 E 处，随后而来的金标记兔抗人 IgG 与抗原－抗体复合物结合，在 T 处出现红色线条，过量的金标记兔抗人 IgG 层析至 C 处，与羊抗兔 IgG 结合，出现红色质控线条。若标本中不含待测特异性抗体，金标记兔抗人 IgG 则不能固定在膜上 T 处已知抗原上，故 T 处不出现红色线条，实验结果为阴性，而质控带仍然出现红色线条。该法有效地排除了非特异性抗体对测试的干扰。

（三）技术要点

主要以常用的双抗体夹心法予以介绍。

1. 试剂盒组成　所用试剂全部为干燥试剂，它们被组合在一起成为胶体金试剂条。试剂条底板为单面胶塑料片，层析条可为多孔聚乙烯、硝酸纤维素、玻璃纤维素等，A、B 两端粘贴吸水性强的滤纸等材料。G 处为玻璃纤维材料上有干燥的胶体金结合物，T 处为黏附固定的已知抗体或抗原（检测线），C 处黏附固定有质控品（对照线），T、C 点物质以直线的形式包被在膜上（图 11－6）。以上各组分首尾互相衔接，因此在 A 处滴加液体标本，液流即向 B 处移动。当液体到达 G 处时，金标记抗体被溶解，同时与标本中的抗原反应而形成复合物。液流继续前移至 T，金标记的复合物再与膜上的抗体结合而呈现红色的线条，多余的金标记抗体继续前移至 C 处。

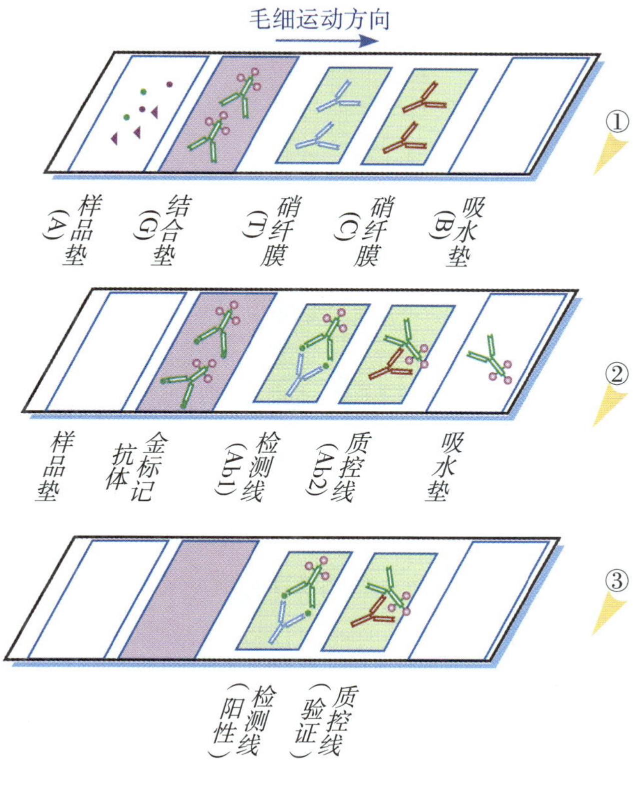

图 11－6　DICA 试纸条组成及结果判断示意图

2. 操作程序　①将试剂条标记线一端浸入待测标本中 2～5s 或在标本加样处加一定量待

测标本，平放于水平桌面上；②5～20min内观察结果；③结果判断：出现一条棕红色质控条带为阴性，出现两条棕红色条带为阳性，无棕红色质控条带出现标明试剂失效。

三、临床应用与评价

胶体金免疫测定技术具有操作简便、快速、可单份测定、无需任何仪器设备，试剂稳定、便于保存和运输等特点，因此特别适用于急诊检验、现场检验、家庭检验及需要大面积推广的筛查项目的检验等，是即时检验（point of care test，POCT）的主要手段之一。由于这类试验不能准确定量，故目前主要限于检测正常体液中不存在的物质和正常含量极低而在特殊情况下异常升高的物质。目前国内外研发的商品化试剂品种已多达数十种，测定项目包括激素系列如人绒毛膜促性腺激素（HCG）、促黄体激素（LH）、促卵泡激素（FSH）等；毒品系列如可卡因、吗啡等；肿瘤标志物系列如甲胎蛋白（AFP）、癌胚抗原（CEA）等；传染病系列如人类免疫缺陷病毒（HIV）抗体、乙型肝炎表面抗原（HBsAg）等；心血管病标志物系列如心肌钙蛋白Ⅰ（Tn－Ⅰ）、心肌钙蛋白T（Tn－T）等，并有继续发展的趋势。但胶体金免疫测定技术由于没有类似于酶免疫技术等的二次放大系统，因此灵敏度较低，目前主要用于定性检测，或通过在膜条上设置数条标准线，对一些蛋白质进行半定量或定量检测，或用反射光密度计对斑点颜色的强度进行测定来完成半定量。通过开发选择更高质量的基膜、提高包被物的纯度和效价、引入信号放大系统和结合仪器使用等都是有希望提高灵敏度的途径之一。此外尚需注意的是，DIGFA和DICA测定时，虽然增加了一些质控标记，但只能作为鉴别试剂盒是否失效的自身对照，其作用仅限于反应标记物是否失效、层析或渗滤过程是否正常、被测物中有无干扰物等，不能作为评价敏感性、特异性、重复性等质量指标。

第三节　胶体金免疫组织化学技术

一、免疫金电镜染色技术

（一）原理

胶体金标记物与镍网上待测标本的相应蛋白质发生结合反应，由于金颗粒具有高电子密度的特性，故胶体金标记物与蛋白质结合处，电镜下可见黑褐色颗粒，从而可对细胞膜或细胞内的蛋白质进行定性和定位。

（二）技术要点

1. 标本包埋　用戊二醛固定标本后，行锇酸固定（固定膜结构），丙酮或乙醇逐级脱水，包埋（Epon812树脂），超薄切片（80nm），置300目镍网上。

2. 免疫组化染色　白蛋白封闭，加第一抗体，孵育，PBS冲洗，卵白蛋白封闭，加第二抗体（胶体金标记IgG），孵育，PBS冲洗，蒸馏水冲洗，乙酸双氧铀、枸橼酸铅复染，电镜观察。

二、免疫金（银）光镜染色技术

（一）原理

免疫金银染色（immunogold silver staining，IGSS）是在金免疫技术基础上发展起来的更为敏感的技术。1983年，Holgate等人将免疫金染色与银显影方法相结合创立了免疫金银法。其基本原理是先进行免疫胶体金染色，使胶体金颗粒沉积在组织细胞抗原所在位置上，然后进行银显影，当显影剂中的对苯二酚将银离子还原成银原子时，后者将围绕金颗粒形成一个"银壳"。"银壳"本身亦具有催化作用，进一步促使更多银离子还原，使"银壳"越来越大，最终使抗原位置得到清晰放大（图 11－7）。

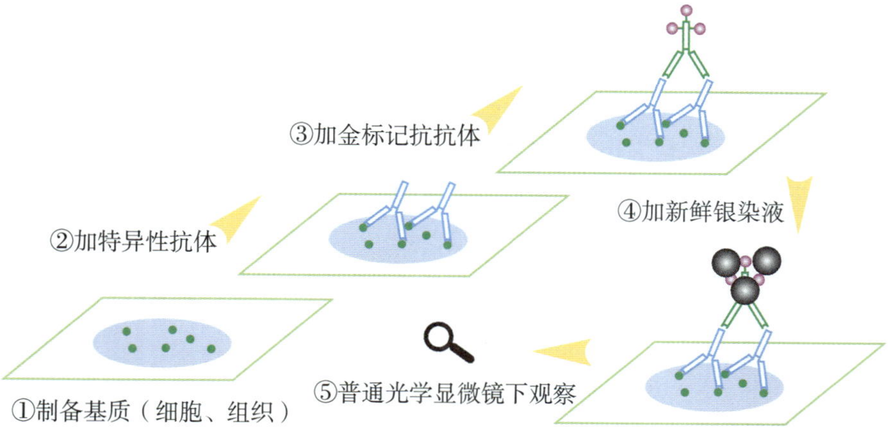

图 11－7　免疫金银法原理示意图

（二）技术要点

1. 配制银染色液　在 pH3.5 柠檬酸缓冲液中加入明胶、对苯二酚、硝酸银配制而成。

2. 染色　①待测血清经适当稀释后均匀滴加在细胞抗原片上，血清中抗体与片上抗原结合，流水冲洗后再用缓冲液冲洗，加 BSA 进行封闭；②滴加适当稀释液的 SPA－胶体金进行反应；③滴加新鲜配制的银染液，室温下避光进行染色反应；④流水冲洗，晾干，中性树胶封片后光镜下检查，见银灰色颗粒沉积者判为阳性。

三、临床应用与评价

免疫金电镜染色技术主要用于：①细胞悬液或单层培养细胞表面抗原的观察；②单层培养细胞内抗原的检测；③组织抗原的检测。该法样本用量少，对比清晰，定位精确，操作简便，敏感性高，特异性好，既可用于抗原检测，也可用于抗体检测。此外，可用直径大小不同的胶体金颗粒分别标记不同抗体，可用双标记或多标记同时检测同一标本上的不同抗原。

免疫金（银）光镜染色技术主要用于：①用单克隆抗体或抗血清检测细胞悬液或培养的单层细胞的膜表面抗原；②检测培养的单层细胞胞内抗原；③组织中或亚薄切片中抗原的检测。该法可以弥补其他标记染色技术不可避免的本底过高和内部酶活性干扰等缺点。

（徐　霞）

第十二章　免疫组织化学技术

学习要点

免疫组织化学技术是将显色剂显色的特性和抗原抗体反应相结合，从而对相应抗原进行检测的一项技术。主要包括酶免疫组化技术、金免疫组化技术、免疫电镜技术以及亲和组织化学技术等。酶免疫组化技术是用酶标记抗原或抗体，利用抗原抗体反应及酶催化底物显色的特性，对相应抗体或抗原进行检测的一项技术。免疫电镜技术是利用显色剂显色的特性、抗原抗体反应的特异性与电子显微镜的高分辨力的特性，在亚细胞和超微结构水平上对抗原物质进行检测的一项技术。亲和组织化学技术是将两种物质之间的高度亲和力而相互结合的化学反应与抗原抗体反应相结合，对抗原进行检测的一项技术。

免疫组织化学技术（immunohistochemistry technique）简称**免疫组化技术**，是指用显色剂标记的特异性抗体在组织细胞原位通过抗原抗体反应和组织化学的呈色反应，对相应抗原进行定性、定位、定量测定的一项新的免疫学检测技术。它把抗原抗体反应的特异性、组织化学的可见性和分子生物学技术的敏感性等巧妙地结合起来，借助显微镜（包括荧光显微镜、电子显微镜）的显像和放大作用，在细胞、亚细胞水平检测各种抗原物质（如蛋白质、多肽、酶、激素、病原体以及受体等）。因此，免疫组化技术具有特异性强、灵敏度高及能将形态研究与功能、代谢研究有机地结合在一起的显著特点。

早期的免疫组化技术仅限于荧光免疫组化技术，以后逐渐发展建立了高度敏感且更为实用的酶免疫组化技术、金免疫组化技术、免疫电镜技术以及亲和组织化学技术等。特别是近年来与分子生物学基因探针、核酸分子杂交、原位 PCR 等技术相结合，使免疫组化技术进入到了一个新的发展阶段；图像分析仪、流式细胞仪的应用，使免疫组化定量分析技术提高到了更精确的水平。目前，免疫组化技术已有近十种技术方法及几百种标记抗体，技术方法逐步规范化、标记抗体逐步商品化，已被广泛地应用于生物学和医学研究的许多领域，为疾病的诊断、鉴别诊断和发病机制的研究提供了强有力的手段。

根据标志物的不同，可将免疫组化技术分为荧光免疫组化技术、酶免疫组化技术、金免疫组化技术、免疫电镜技术以及亲和组织化学技术等。荧光免疫组化技术详见第七章，金免疫组织化学技术详见第十一章，本章仅介绍酶免疫组织化学技术、免疫电镜技术以及亲和组织化学技术。

第一节　酶免疫组织化学技术

酶免疫组织化学技术（enzyme immunohistochemistry technique，EIHCT），简称**酶免疫组化**

技术，是用酶标记已知的抗体（或抗原）与组织或细胞中相应的抗原（或抗体）在一定条件下发生反应，形成抗原－抗体复合物，复合物中的酶催化底物显色，通过光镜或电镜对标本中的抗原或抗体进行定性、定位研究，也可通过图像分析技术达到定量的目的。与荧光免疫组化技术相比，酶免疫组化技术具有敏感性高、可用普通光镜和电镜观察结果、可观察细胞的细微结构、染色标本能长期保存等特点。酶免疫组化技术分为酶标记抗体免疫组化技术和非标记抗体酶免疫组化技术两大类型。

一、酶免疫组织化学技术的操作程序

（一）标本的处理

酶免疫组化技术主要通过观察组织细胞标本的染色结果对抗原进行鉴定和定位，因此标本的处理十分重要。

1. 取材与制片

（1）活体组织　各种实验动物和人体活检组织。标本应取材于病变组织及病变与正常组织交界处，大小适中，应减少组织标本的损伤与挤压。可制成组织切片或印片。

（2）各种体液、穿刺液　标本量少可直接涂片或经离心后取沉淀物涂片。

（3）培养细胞　悬浮培养的细胞经离心沉淀后做细胞涂片，盖玻片上的单层培养细胞直接固定，吹干后保存备用。

2. 固定与保存

（1）标本固定的目的与原则　标本固定是使细胞内蛋白质凝固，终止细胞内酶的反应过程，防止细胞自溶，保持细胞固有形态和结构，防止细胞脱落，去除妨碍抗原抗体结合的类脂，更重要的是保存组织细胞的抗原性，使其在染色和反复洗涤的过程中使抗原不致释放。标本的固定以不损伤细胞形态、不妨碍固定后抗原的识别和结合为原则。

（2）常用的固定剂与固定时间　10% 的中性甲醛溶液、Zenker 固定液、Bouin 固定液及 Bouin 改良的 Zanbani 固定液等都是可供选择的理想固定液。固定时间因固定剂的不同而异，一般说来，10% 的中性甲醛溶液的固定时间为 6～12h，Zenker 固定液的固定时间为 2～4h，Bouin 固定液的固定时间为 2～4h。

（3）固定剂的选择　为达到上述固定的目的与原则，固定剂必须满足以下三个条件：①能快速固定抗原；②防止抗原物质扩散；③固定后的抗原能被抗体识别，不影响与抗体的反应。

标本的固定必须根据其性质及所进行的组织化学反应选择适当的固定剂。蛋白质类抗原可用乙醇或甲醇固定；微生物抗原可用丙酮或三氯化碳固定；如需除去病毒的蛋白质外壳，可用胰蛋白酶；多糖类抗原可用 10% 甲醛溶液（福尔马林）固定或以微火加热固定；如有黏液物质存在，可用透明质酸酶等处理除去；类脂质丰富的组织在进行蛋白、多糖抗原检测时，用有机溶剂（乙醚、丙酮等）处理除去类脂。冷丙酮对冷冻切片的固定效果较好，乙醇加 5% 冰乙酸对于涂片抗原保存较为理想。

石蜡包埋的材料大都用甲醛固定保存，固定过程中由于醛键形成而使某些抗原决定簇被封闭，因此在进行酶免疫反应之前，需用酶消化处理切片，可使抗原决定簇重新裸露；否则，染色结果不理想，甚至出现假阴性结果。

常用的消化酶有胰蛋白酶、胃蛋白酶、蛋白酶 K 等。不同的酶消化时间不同，消化处理时间与组织标本的固定时间有关，固定时间久，可适当延长消化时间，一般不超过 1h。

（4）保存　标本在固定干燥后，最好立即进行酶标抗体（或抗原）染色及镜检。如必须保存时，则应保持干燥，置 4℃以下保存。一般细菌涂片或器官组织切片经固定后可保存 1 个月以上；但病毒和某些组织抗原标本抗原性丧失很快，数天后就失去其抗原性，需在 －20℃以下保存。

3. 标本制作时的注意事项

（1）保持标本抗原的完整性　在标本制作过程中应力求保持抗原的完整性，在染色和洗涤过程中不发生溶解和变性，不扩散至邻近细胞或组织间隙中。

（2）标本应尽量薄　制作的标本要尽量薄些，以利于抗原、抗体接触和镜检。

（3）去除标本中的干扰物质和传染性　制作标本时应充分去除标本中干扰抗原抗体反应的物质，有传染性的标本要注意安全。

（4）改善标本的透过性　对涂片、细胞培养等标本，由于大分子抗体不易透过细胞膜，必须改善组织细胞的透过性，才能使酶免疫组化染色顺利进行。方法是在 PBS 中加入 0.2% ~1% Triton X－100 在染色前浸泡涂片标本；也可通过反复冷冻解冻法处理标本，以增强细胞膜的透过性。

（二）抗体的选择与处理

抗体是酶免疫组化技术的首要试剂，由于抗体的商品化，目前国内外市场提供有多种特异性抗体，基本能满足工作需要。通常选用的高特异性、高效价的第一抗体为多克隆抗体。如自制的是异种抗血清，可用特异性抗原进行亲和层析，去除非特异性抗体，或将抗体进行稀释处理。抗体稀释的原则是阳性（抗原）物质着色应鲜明，背景应浅或不着色。抗体效价越高，孵育时间越长，方法越敏感，抗体稀释度应越高。

（三）免疫标记

酶免疫组化技术中最常用的酶是辣根过氧化物酶（HRP），常用的供氢体有二氨基联苯胺（DAB），反应产物呈棕色；氨基乙基卡巴唑（AEC），反应产物呈橘红色；4－氯－1－萘酚，反应产物为灰蓝色。

其次，是碱性磷酸酶（AP）。它是磷酸脂的水解酶，可通过偶氮偶联反应（底物为 α－萘酚磷酸盐），经水解的 α－萘酚与重氮化合物如快蓝（fast blue）或快红（fast red）形成深蓝色或红色的不溶性沉淀产物；也可通过靛蓝－四唑反应（溴氯羟吲哚磷酸盐，BCIP），经酶水解并氧化形成靛蓝，而氮蓝四唑（NBT）在此氧化过程中被还原成不溶性紫蓝色沉淀产物。

此外，标记酶还有葡萄糖氧化酶（GO）、β－半乳糖酶等。葡萄糖氧化酶的底物为葡萄糖，配以 NBT 和 PMS，呈蓝色沉淀。

酶标记抗体（抗原）的方法、酶标记物的纯化及鉴定详见第九章。常用标记方法见本节“二、常用的酶免疫组化技术”。

（四）对照实验

为排除各种因素的干扰，证实免疫标记结果的特异性，并能正确评价染色结果，必须同时进行对照实验。在抗体的特异性无问题的前提下，对照实验有以下几种：①用未经免疫的同种动物正常血清代替第一抗体，结果应为阴性；②不加一抗，结果应为阴性；③用不含靶抗原的标本进行免疫标记，结果应为阴性；④对肯定含有靶抗原的标本进行免疫标记，结果应为阳性。

（五）结果观察和分析

结果主要观察阳性细胞。阳性细胞的特异性染色常分布于细胞质、细胞核和细胞膜。阳性细胞显色的深浅可反映出抗原浓度，并以此作为定性、定量和定位的依据。阳性细胞的染色常定位于细胞，并与阴性细胞间有明显间隔，而非特异性染色不只是单个细胞着色，常累及一片细胞。

二、常用的酶免疫组化技术

（一）酶标记抗体免疫组化技术

酶标记抗体免疫组化技术是借助交联剂的共价键将酶连接在抗体分子上，形成酶标

（记）抗体。酶标抗体与靶抗原反应后，通过酶对底物的特异性催化作用，生成不溶性有色产物，达到对抗原定性、定位和定量检测的目的。常用的方法有直接法和间接法。

1. 直接法（一步法）

（1）基本原理　用酶标抗体直接与组织标本中的相应抗原反应，形成抗原－酶标抗体复合物，最后加底物显色，形成有色产物沉积在抗原抗体反应部位，从而对细胞或组织抗原定位、定性和定量。

（2）技术要点　①标本处理：用0.3% H_2O_2 和80%甲醇室温处理标本20～30min，以去除内源性过氧化物酶的干扰。石蜡切片要求去除内源性酶并用胰蛋白酶或胃蛋白酶消化处理，然后用PBS洗涤。用正常血清或牛血清白蛋白（bovine serum albumin，BSA）溶液处理标本，以封闭非特异性结合点，减少背景染色。②免疫染色：加酶标抗体，温育，使形成Ag－Ab·E复合物，洗涤后加底物（DAB－H_2O_2），光镜下观察显色结果。

（3）方法评价　该法操作简便、快速，特异性强，切片可较长时间保存；但敏感性低，检测不同的抗原需制备相应的酶标抗体，制备的抗体种类有限。

2. 间接法（二步法）

（1）基本原理　用未标记的已知抗体与标本中的相应抗原反应，形成抗原－抗体复合物，再用酶标抗抗体与之反应，形成抗原－抗体－酶标抗体复合物，最后加底物显色，根据显色反应对抗原定位、定性和定量。

（2）技术要点　①标本处理：同直接法。②免疫染色：加稀释的Ab1，温育，使形成Ag－Ab1复合物，洗涤后加稀释的酶标Ab2，温育，使形成Ag－Ab1－Ab2·E复合物，洗涤后加底物（DAB－H_2O_2），光镜下观察显色结果。

（3）方法评价　该法敏感性高，制备一种酶标抗体即可对多种抗原进行检测，实用性强于直接法；但特异性不如直接法，而且操作较为繁琐。

3. 三步酶标间接法　三步酶标间接法是在酶标间接法的基础上再加一步酶标记三抗，信号进一步放大，使敏感性进一步增加（图12－1）。第三步酶标记三抗必须是抗第二步酶标记二抗的抗体，如第二步酶标记二抗是兔抗鼠，第三步酶标记三抗应该是羊抗兔酶标记抗体。另外，第二步与第三步酶标抗体所用的酶必须是同一种酶。

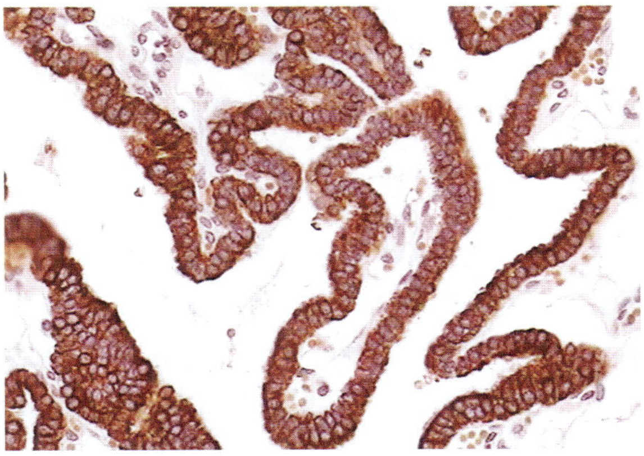

图12－1　三步酶标间接法检测甲状腺乳头状癌高倍（400×）镜下图

此外，还有酶标记抗原法，仅用一种特异性抗体，其抗体必须过量，因此，一般情况下不使用该法。

（二）非标记抗体酶免疫组化技术

非标记抗体酶免疫组化技术不是把酶标记在抗体上，而是先用酶免疫动物，制备效价高、特异性强的抗酶抗体，通过免疫学反应将抗酶抗体与组织抗原联系在一起的一种免疫染色技术。该法克服了酶标记时因酶与抗体以共价键连接而对酶活性和抗体的损伤，以及非特异性抗体同时被标记而出现的非特异性着色，提高了方法的敏感性。非标记抗体酶免疫组化技术有酶桥法、PAP法、双桥PAP法、APAAP法等技术类型。

1. 酶桥法

（1）基本原理　用抗酶抗体作为第三抗体，先将特异性抗体（第一抗体）与组织细胞抗原结合形成抗原－抗体复合物，通过桥抗体（第二抗体）将第一抗体与抗酶抗体（第三抗体）连接起来，再将酶结合在抗酶抗体上，形成抗原－抗体－桥抗体－抗酶抗体－酶复合物，经酶底物显色反应对抗原进行定位、定性和定量（图12－2）；但抗酶抗体必须与待测抗原的特异性抗体为同一种属动物的抗体。

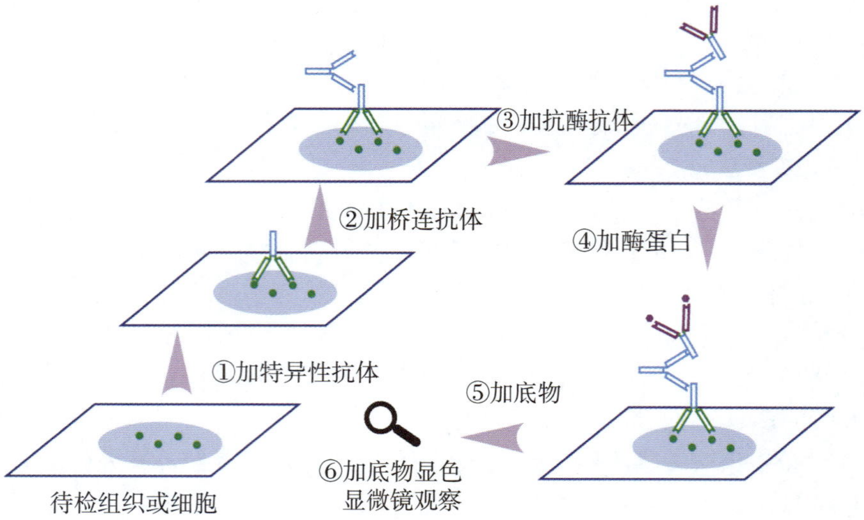

图12－2　酶桥法检测原理示意图

（2）技术要点　①标本处理：同酶标记抗体免疫组化技术的直接法。②免疫染色：加稀释Ab1，温育，使形成Ag－Ab1复合物，洗涤后加Ab2，温育，使形成Ag－Ab1－Ab2复合物，再洗涤后加抗酶抗体，温育，使形成Ag－Ab1－Ab2－Ab（E）复合物，第三次洗涤后加酶反应液，温育，与Ab（E）反应，第四次洗涤后加底物（DAB－H_2O_2），光镜下观察显色结果。

（3）方法评价　该法未经化学交联，省去了酶标记抗体时繁琐的纯化过程，避免了抗体和酶活性的降低，其敏感性较酶标法高；但缺点是操作分四步，较为复杂。

2. 过氧化物酶－抗过氧化物酶（PAP）法

（1）基本原理　用抗过氧化物酶抗体作为第三抗体，先将其与过氧化物酶结合形成PAP复合物，以PAP代替酶桥法中的抗酶抗体和酶，把酶桥法中的两步变成了一步，通过桥抗体（第二抗体），将特异性抗体（第一抗体）与PAP复合物的抗酶抗体连接，通过特异性抗体与组织抗原结合，形成Ag－Ab1－Ab2－PAP复合物，最后加入底物显色（图12－3）。

（2）技术要点　①标本处理：同酶标记抗体免疫组化技术的直接法。②免疫染色：加稀释Ab1，温育，使形成Ag－Ab1复合物，洗涤后加Ab2，温育，使形成Ag－Ab1－Ab2复合物，洗涤后加PAP复合物，温育，使形成Ag－Ab1－Ab2－PAP复合物，第三次洗涤后加底物（DAB－H_2O_2），光镜下观察显色结果。

（3）方法评价　该法未经化学交联，省去了酶标记抗体时繁琐的纯化过程，避免了抗体和酶活性的降低；其操作分三步，比酶桥法简便；PAP复合物通常是由两个抗酶抗体和三个过氧化物酶分子组成，呈五角形结构，非常稳定，洗涤时酶分子不易脱落，故敏感性较高；PAP中不存在游离的抗体，不易产生非特异性染色；但PAP的制备过程较复杂。

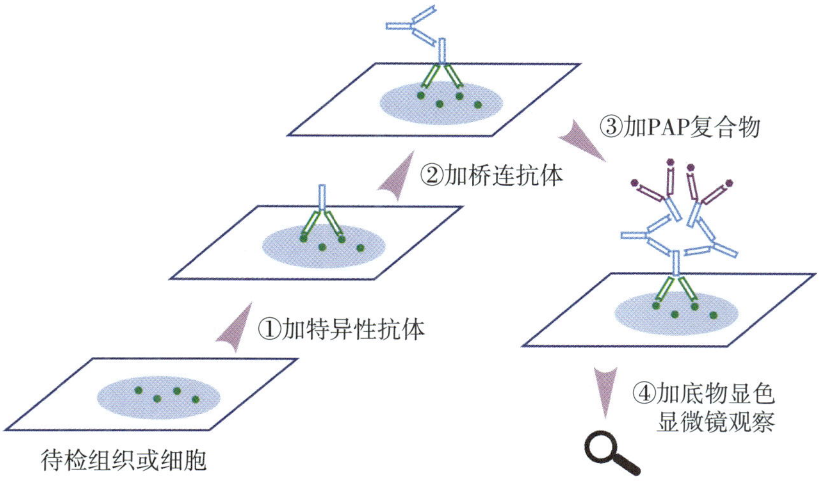

图 12－3　PAP 法检测原理示意图

3. 双桥 PAP 法

（1）基本原理　在 PAP 法的基础上，再次连接桥抗体和 PAP，通过双桥可在抗原－抗体复合物上结合比 PAP 法更多的酶分子，形成 Ag－Ab1－Ab2－PAP－Ab2－PAP 复合物，最后通过 PAP 的酶催化底物显色。

（2）技术要点　①标本处理：同酶标记抗体免疫组化技术的直接法。②免疫染色：加稀释 Ab1，温育，使形成 Ag－Ab1 复合物，洗涤后加 Ab2，温育，使形成 Ag－Ab1－Ab2 复合物，再洗涤后加 PAP 复合物，温育，使形成 Ag－Ab1－Ab2－PAP 复合物，第三次洗涤后再加 Ab2，温育，使形成 Ag－Ab1－Ab2－PAP－Ab2 复合物，第四次洗涤后加 PAP，温育，使形成 Ag－Ab1－Ab2－PAP－Ab2－PAP 复合物，第五次洗涤后加底物（DAB－H_2O_2），光镜下观察显色结果。

（3）方法评价　该法由于两次连接桥抗体和 PAP，在抗原－抗体复合物上结合比 PAP 法更多的酶分子，这种放大式重复使用桥抗体，对抗原有明显的放大作用，从而进一步提高了检测的敏感性；但操作方法较繁琐。

4. 碱性磷酸酶－抗碱性磷酸酶（APAAP）法　酶免疫组化技术中最常用的酶是辣根过氧化物酶（HRP），但由于某些组织细胞中含有内源性过氧化物酶，如骨髓等造血组织内含有大量的类过氧化物酶，染色时不宜使用 HRP，需选用其他的酶进行酶免疫组化反应。APAAP 法就是用碱性磷酸酶（AP）代替 HRP 的一种非标记抗体酶免疫组化技术。其技术要点与 PAP 法相似。使用 AP 代替 HRP 可减少内源性过氧化物酶的影响，使方法特异性增强；但制备高纯度的 AP 和 APAAP 复合物过程较复杂，且价格较高。

三、临床应用

由于酶免疫组织化学技术的特点，其在临床诊断中应用较为广泛，可以用于提高病理诊断的准确性；用于癌基因蛋白的检测；微小转移灶的检测；对肿瘤细胞增生程度的评价；指导肿瘤治疗；还可用于免疫性疾病的诊断及病原微生物的检查等。

第二节　免疫电镜技术

免疫电镜（immunoelectron microscope，IEM）技术是免疫组化技术与电镜技术结合的产物，是将抗原抗体反应的特异性与电子显微镜的高分辨力相结合，在亚细胞和超微结构水平上对抗原物质进行定位、定性及半定量分析的一种新的免疫组化技术。该方法为精确定位各种抗原的存在部位、研究细胞结构与功能的关系及其在病理情况下所发生的变化提供了有效的手段。免疫电镜技术主要经历了铁蛋白标记技术、酶标记技术以及胶体金标记技术三个主要发展阶段，即用于标记的示踪物主要有铁蛋白、过氧化物酶和胶体金等。随着电镜技术的发展免疫电镜技术也从最初的透射免疫电镜发展为扫描免疫电镜技术和冷冻蚀刻免疫电镜技术等。

一、免疫电镜技术的操作程序

（一）标本处理

1. 取材　与本章第一节取材方法基本相同。

2. 固定　固定液常会对抗原的活性产生不同程度的影响，为了保存细胞的超微结构和抗原的活性，应通过预实验，确定固定液的种类、浓度、温度、pH 及固定时间和方式，可用已知效价的抗原进行实验，选择合适的固定方法。

（1）常用固定液　①多聚甲醛－戊二醛固定液（PG）：多用 1% 多聚甲醛加 0.01% ～ 0.05% 戊二醛。②过碘酸盐－赖氨酸－多聚甲醛混合固定液（PLP）：该固定液与抗原的糖类结合，而不结合蛋白成分的抗原表位，这样既稳定了抗原，又不影响抗原表位与抗体结合。③苦味酸－多聚甲醛－戊二醛固定液（PAPG）：苦味酸穿透迅速，可在不影响抗原活性的前提下固定蛋白质，改善对膜和胞质的保存。特别是不能采用高浓度的戊二醛与锇酸做后固定时（如包埋后的免疫标记），在前固定液中加入苦味酸对超微结构的保存有很大帮助。④四氧化锇（OsO_4）：是一种强氧化剂，与氮原子有较强的亲和力，因而对于细胞结构中的蛋白质成分有良好的固定作用。

（2）固定方法与时间　①灌注固定：该法是使动物在麻醉状态下，通过心室先灌入生理盐水，再灌入固定液，让固定液沿血液循环的通路快速充满组织，在组织材料还是活体的时候即被初步固定，这样能够最大限度地保持组织细胞活体时的状态，避免抗原的丢失。灌注后，直到全身组织变硬才能取材。②浸没固定：将手术或灌注后切成的标本块浸没在固定液中固定，浸没固定时间一般为 2 ~ 5h，游离细胞固定 0.5 ~ 1h。

3. 包埋　常用的包埋剂有环氧树脂包埋剂（Epon812）和低温包埋剂（如 Lowicryl 系列包埋剂、LR White 包埋剂和 LRGold 包埋剂）。环氧树脂本质是疏水性的，在包埋前样品必须先进行完全脱水，然后在温箱中进行热聚合。热聚合会使大多数抗原变性，因此该包埋剂适用于包埋前免疫标记，不适用于包埋后免疫标记。低温包埋剂能在低温下（－35 ～ －80℃）用紫外光（波长 315 ~ 360nm）进行聚合，避免了高温对抗原性的负面影响，提高了阳性标记率，而且对胶体金的非特异性吸附少，对温度敏感的抗原应选择使用低温包埋剂。一般用于包埋后免疫标记。

4. 制片方法

（1）厚切片　常用于包埋前免疫标记。制备厚切片的方法有以下两种：①冰冻切片：用恒冷箱冰冻切片机将固定后的组织块切成 8μm 左右的厚片。②震动切片：用震动切片机可以切出 20 ~ 30μm 的厚片。振动切片机可以切新鲜的或经过固定的组织，切片时不需要冰冻或包埋，因此，避免冰冻对组织带来的损害，最大程度保持了样品活性和细胞的形态。

（2）半薄切片　利用超薄切片机切厚度为 1 ~ 5μm 的切片，一般用于包埋前免疫标记、包埋后对抗原进行定位。

（3）超薄切片　用机械推进式切片机或热胀冷缩式切片机对包埋后经过定位的组织进行切片，厚度一般为 50 ~ 70nm。可用于包埋前免疫标记，也可用于包埋后免疫标记。

（4）冷冻超薄切片　用特殊的冷冻切片机对冷冻状态下的组织进行切片。改良的冷冻切片技术更好地保存了组织的超微结构，但技术难度较高。一般用于无包埋免疫标记。

（二）抗体的制备与选择

与本章第一节中抗体制备与选择基本相同。

（三）免疫标记

根据免疫标记与标本包埋之间的关系，可分为包埋前、包埋后和无包埋免疫标记。

1. 包埋前免疫标记　指组织在用树脂包埋前进行免疫染色，即先对标本进行免疫标记，然后进行包埋、超薄切片并观察结果。此法优点是染色前未经固定、脱水包埋等过程，抗原未被破坏，易于获得良好的免疫反应；但由于经过一系列的免疫染色步骤，常出现一定的超微结构损伤。

2. 包埋后免疫标记　指组织经固定、包埋、超薄切片后，直接在超薄切片上进行免疫染色。此法优点是超微结构保存较好，方法简便，免疫反应阳性结构有高度的可重复性，还能在同一张切片上进行多重免疫染色；但抗原活性在电镜生物样品处理过程中可能减弱甚至丧失或者抗原性质发生改变。

3. 无包埋免疫标记　是用冷冻超薄切片进行免疫染色，即生物组织标本不经脱水包埋，用液氮速冻，在冷冻状态下用特制的冷冻超薄切片进行免疫染色。此法由于不需经固定、脱水、包埋等步骤，直接进行免疫染色，所以抗原性保存较好，兼有包埋前和包埋后染色的优点；但技术难度大，使其应用受到限制。

（四）对照实验

见本章第一节对照实验内容。

（五）结果观察与分析

在电镜下观察免疫标记的结果，通过标记物（胶体金、铁蛋白、酶催化底物的显色反应等）显示免疫反应部位，从而对抗原进行定位、定性分析。注意区分特异性标记和背景的非特异性标记（见本章第一节结果观察与分析），保证进行正确的结果分析。

二、常用免疫电镜技术

（一）铁蛋白标记免疫电镜技术

铁蛋白标记免疫电镜技术是将电镜的高分辨力与铁原子强大的电子散射力，在电镜下形成很大的反差，易区别于其他粒子，显像清晰等特性相结合，在超微结构水平上对抗原物质进行定位、定性的一种高度精密、灵敏的技术。

1. 原理　铁蛋白是一种直径10～12nm的球形的蛋白质（图12－4），分子量450 000。它含有致密的铁胶粒核心（直径约7.5nm），该核心含2000～5000个铁原子，分布于四个区域，形成四个圆形致密区，具有很高的电子密度，因此可用于电镜观察。抗体与铁蛋白通过低分子量的偶联剂形成抗体－铁蛋白复合物，此复合物既保留抗体的免疫活性，同时因为铁蛋白含有高电子密度的铁胶粒核心，便于电镜观察。

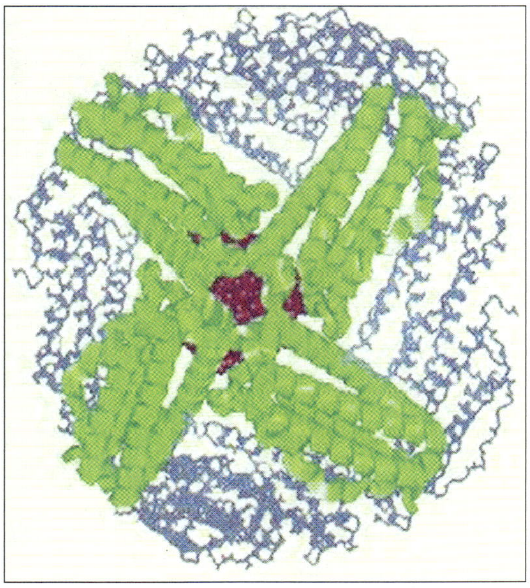

图12－4　铁蛋白结构图

2. 技术要点

（1）包埋前染色法 ①固定：用戊二醛固定标本，以维持细胞核组织的超微结构。细胞标本用冷的 PBS 液洗涤，离心；组织块在解剖显微镜下切成厚片。②免疫组化染色：分为直接法和间接法。直接法是将切成的厚片直接浸泡于标记抗体液中，孵育后，洗涤去除未结合的标记抗体。间接法是将组织切片浸于第一抗体液中，孵育后，洗涤去除未结合的抗体，再加入铁蛋白标记抗体，孵育，洗涤。③包埋、切片：标本用锇酸固定，脱水、包埋、超薄切片。④电镜观察：晾干后，用乙酸铀和枸橼酸铅复染，水洗、晾干、电镜观察。

（2）包埋后染色法 ①固定：用戊二醛或锇酸固定标本。②包埋、切片：标本用锇酸固定，脱水、包埋、超薄切片，在水上收集切片置于经 4% 牛血清白蛋白 PBS 液处理的披有胶膜的载网上。③免疫组化染色：分为直接法和间接法。与包埋前染色法基本相同，只是滴抗体或铁蛋白 - 抗体结合物于载网上。PBS 液漂洗，以去除多余结合物。④电镜观察：晾干、电镜观察。

3. 方法评价 该法敏感性高、特异性好，但铁蛋白分子量较大，不易穿透细胞膜和组织，对细胞内抗原定位较困难。

（二）酶标记免疫电镜技术

酶标记免疫电镜技术是将电镜的高分辨力与酶免疫技术的高灵敏性和特异性相结合，在超微结构水平上对抗原物质进行定位、定性的一种高度精密、灵敏的技术。常用酶及底物、酶标记抗体（抗原）的方法、酶标记物的纯化及鉴定详见第九章。

1. 原理 用酶标记抗体与组织或细胞抗原发生特异性结合，酶被原位固定在细胞内，利用酶的高效率的催化作用对其底物的反应形成不同的电子密度产物，借助电子显微镜观察，证明酶的存在，从而对抗原进行定位、定性（图 12 - 5）。

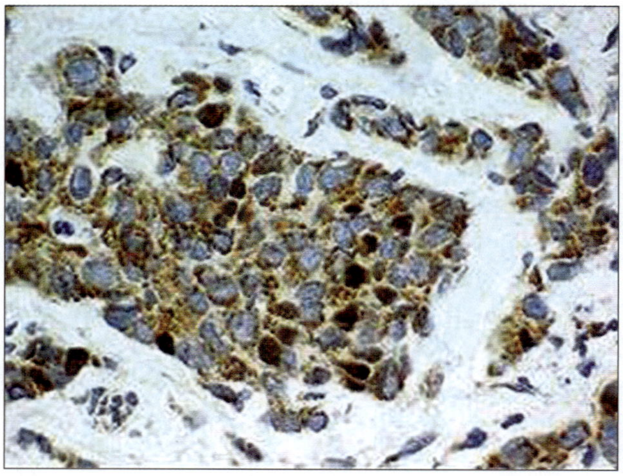

图 12 - 5 电镜下酶标记免疫染色图

2. 技术要点 常用的实验方法有酶标抗体法和非酶标抗体法。酶标抗体法常用包埋前染色，非酶标抗体法常用包埋前和包埋后染色。

（1）酶标抗体包埋前染色法 ①固定：用戊二醛固定标本，组织切厚片。②免疫组化染色：常用间接法。加一抗反应，洗涤，加入酶标二抗反应，洗涤，再用戊二醛固定，加底物显色。③包埋、切片：在解剖显微镜下检出免疫反应阳性部位，修整后，用锇酸固定，脱水、包埋、超薄切片。④电镜观察：晾干后，用醋酸铀和枸橼酸铅复染，水洗、晾干、电镜观察。

（2）PAP 包埋前染色法 ①固定：用戊二醛固定标本，组织切厚片。②免疫组化染色：以漂浮法在反应板上进行反应。羊血清封闭，加一抗（A 动物血清）反应，洗涤，加入二抗反应，洗涤，加 A 种动物血清 PAP 复合物反应，洗涤，加底物显色。③包埋、切片：在解剖显微镜下检出免疫反应阳性部位，修整后，用锇酸固定，脱水、包埋、超薄切片。④电镜观察：晾干后，用乙酸铀和枸橼酸铅复染，水洗、晾干、电镜观察。

（3）PAP 包埋后染色法　①固定：用戊二醛或锇酸固定标本。②包埋、切片：标本用锇酸固定，脱水、包埋、超薄切片，置镍网上。③免疫组化染色：将载有切片的镍网在 H_2O_2 液中蚀刻，生理盐水冲洗后，用滤纸吸干。羊血清封闭，加一抗（兔抗血清），孵育，洗涤，加二抗（抗 A 动物血清），孵育，洗涤，加兔 PAP 复合物，孵育，洗涤，加底物显色。④电镜观察：晾干后，用乙酸铀和枸橼酸铅复染，水洗、晾干、电镜观察。

3. 方法评价　该法敏感性高、特异性好。酶的分子量较小，易穿透细胞膜，但酶反应产物会发生一定程度的扩散，其分辨率相对于铁蛋白、胶体金标记要低。

（三）胶体金标记免疫电镜技术

详见第十一章。

三、临床应用

铁蛋白标记免疫电镜技术适用于细胞膜表面抗原的定位检测。酶标记免疫电镜技术可用于细胞内抗原定位检测。胶体金标记免疫电镜技术既可用于细胞膜表面抗原的检测，也可用于细胞内抗原的检测。

第三节　亲和免疫组织化学技术

亲和免疫组织化学技术是将亲和组织化学（affinity histochemistry）与抗原抗体反应相结合而建立起来的一项新技术。亲和组织化学不同于免疫组织化学，它是利用两种物质之间的高度亲和力而相互结合的化学反应。随着免疫组化技术的广泛应用，在技术方法上不断加以改进，一些具有双价或多价结合力的亲和物质，如生物素（biotin）、亲和素（avidin）、链霉亲和素（streptavdin）、植物凝集素（lectin）、葡萄球菌 A 蛋白（SPA）等，被应用于免疫组织化学中，涌现出了一批新的技术方法。这些亲和物质既能偶联抗原或抗体等大分子生物活性物质，又可被荧光素、酶、放射性核素等示踪物标记。因此，亲和免疫组织化学技术的建立，使免疫组化技术的敏感性得到进一步提高，更有利于微量抗原（或抗体）在细胞或亚细胞水平的定位，扩大了其应用范围，从而促进了免疫组化技术的发展。生物素 - 亲和素免疫组化技术详见第九章第六节。本节主要介绍葡萄球菌 A 蛋白和凝集素亲和免疫组化技术。

一、葡萄球菌 A 蛋白亲和免疫组化技术

葡萄球菌 A 蛋白（staphylococcal protein A，SPA）是金黄色葡萄球菌细胞壁中的一种蛋白质成分，简称 SPA。SPA 是一个单链多肽，内含三个高度相似的 Fc 段结合区，能与人和多种动物如豚鼠、小鼠、狗、猪、猴、家兔等的 IgG 结合，结合部位在 CH2 和 CH3 的交界处。SPA 对 IgG 亚型的结合有选择性，如与人的 IgG1、IgG2 和 IgG4 结合，而不与 IgG3 结合。SPA 结合 IgG 的同时，还可与多种标志物如荧光素、酶、胶体金、铁蛋白等结合，通过抗原抗体反应，借助各种标志物的特点进行免疫学检测。可用于组织内抗原、IgG 和免疫复合物的检测，还可用于细菌、病毒等各种微生物的定群和分型、B 淋巴细胞和 T 淋巴细胞的检测、IgG 的分离纯化等方面。

SPA 在免疫组织化学中的应用具有其独特之处，如用于替代连接抗体的桥抗体可不受动物种属限制。SPA 分子量比酶标抗体小，这样就易于穿透组织，提高了方法的敏感性。同时

该法还具有操作简便、染色时间短、灵敏度高和背景着色淡等优点。

二、凝集素亲和组化技术

凝集素（lectin）是一类从植物、无脊椎动物和高等动物中提取的糖蛋白，因其能使红细胞、淋巴细胞、成纤维细胞等凝集而得名，其中以植物凝集素最为常用。其命名多按照提取的植物名称，如花生凝集素（peanut agglutin，PNA）、刀豆素（concanavaline，ConA）等。凝集素不是来源于或参与免疫反应的产物，它具有与特定糖基专一结合的特性，所以凝集素在组织化学中的应用被称为凝集素组织化学，而不是凝集素免疫组织化学。另外，大多数凝集素是多聚体，具有多价结合力，能在结合糖基的同时与荧光素、酶、生物素、胶体金等多种标志物结合，从而在光镜或（和）电镜水平显示结合部位。

凝集素有多方面的应用。凝集素受体是存在于细胞膜上的糖蛋白和糖脂中的寡糖，而这些受体在胚胎不同发育阶段、细胞成熟过程及代谢改变、细胞恶性变等过程中都有不同程度的改变，故将其作为肿瘤标记、细胞分化和成熟的标记用于病理研究。还可以利用不同的凝集素分离不同类型的细胞，利用凝集素能识别特异性糖分的特点用于分离含糖高分子。

（刘晓霞　陈育民）

第十三章　免疫芯片技术

学习要点

免疫芯片是将抗原抗体结合反应的特异性与电子芯片高密度集成原理相结合而产生的一种全新概念的生物芯片检测技术。其原理是将几个、几十个甚至几万个或更高数量的抗原（或抗体）高密度排列在一起制成芯片，与患者待检样品或生物标本同时进行反应，可一次获得芯片中所有已知抗原（或抗体）的检测结果。免疫芯片已应用于高通量药物筛选、蛋白质组学和食品卫生等方面的研究，以及感染性疾病、自身免疫病、肿瘤的辅助诊断。

免疫芯片（immunochip）亦称**抗体芯片**（antibody - chip），是研究得最多的一种蛋白芯片（protein microarray），其突出的优点是仅需少量患者标本或生物样品，通过一次检测便可获得几种甚至几万种有关的生物信息或疾病的检测结果。该技术具有信息量大、快速、及时、操作简便、生产成本低、用途广泛以及自动化程度高等优点。免疫芯片技术除了在蛋白质组计划（后基因组计划）和生物医学领域对于重要的蛋白质功能鉴定和疾病诊断研究应用外，还广泛应用于高通量药物筛选、环境和农业检测、食品卫生、生物武器等方面。

第一节　免疫芯片的技术原理及制备

一、免疫芯片的技术原理

免疫芯片是将抗原抗体结合反应的特异性与电子芯片高密度集成原理相结合而产生的一种全新概念的**生物芯片**（biochip）检测技术。

免疫芯片是根据基因芯片技术的基本原理，以抗体或抗原蛋白作为固定物而制成的检测抗原或抗体的芯片。与 DNA 芯片技术比较，主要有两方面不同：一是固定物为抗体或抗原蛋白而不是基因探针；二是反应属于抗原抗体之间特异性结合，而不是 DNA 分子之间的互补杂交。其基本操作程序为：首先在一块微小的固体表面上，将几个、几十个甚至几万个或更高数量的抗原（或抗体）按设计的阵列方式高密度排列在一起制成芯片与患者待检样品或生物标本同时进行反应，然后用经过标记的抗体（可以是酶、荧光、核素、发光物质或生物素等）检测反应结果，或直接标记待测标本，通过扫描仪或 CCD 照相机对标记信号进行扫描分析，联合应用双向凝胶电泳，表面增强激光解析离子化飞行时间质谱（SELDI - TOF - MS）或串联质谱（MS/MS）还可以对蛋白分子进行定量分析，可一次获得芯片中所有已知抗原

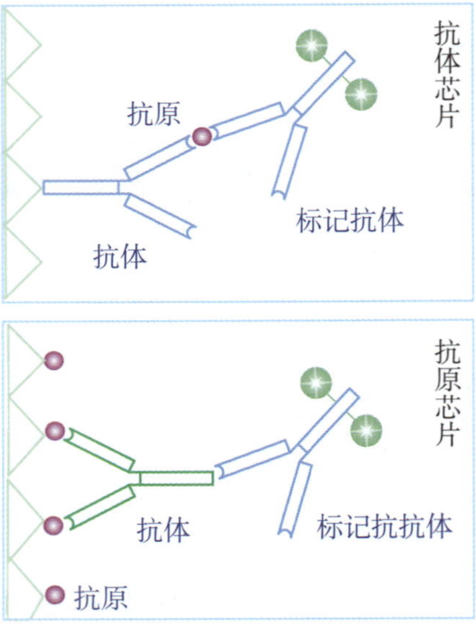

图 13－1 免疫芯片的技术原理

（或抗体）的检测结果（图 13－1）。免疫芯片中的抗体可以是单克隆抗体（应用最普遍），也可以是基因工程抗体，基因工程抗体可以是完整的，也可以是某一片段，如 Fabs（有抗原结合位点）、scFvs（单链抗体）。

免疫芯片最突出的优点是只需少量患者标本或生物样品，通过一次检测便可获得几种甚至几万种有关的生物信息或疾病的检测结果。与现行的检测方法相比，该技术具有信息量大、快速、及时、操作简便、生产成本低、用途广泛以及自动化程度高等优点。

二、免疫芯片的分类

免疫芯片的种类繁多，可以从不同的角度进行分类。

（一）根据载体不同分类

1. 固相芯片 固相表面型芯片（plain－glass slide）是较早出现的蛋白质芯片，即在固相支持物表面高度密集排列探针蛋白质点阵，当待测靶蛋白与其反应时，可特异性地捕获样品中的靶蛋白，通过检测系统对靶蛋白进行定性和定量分析。最常用的包被蛋白质是抗体，基于抗原抗体特异性反应原理检测预先用荧光素或核素标记的样品中的抗原，然后用激光共聚焦扫描系统或 CCD 扫描系统对信号进行检测；也可以用表面增强激光解析离子化飞行时间质谱技术（SELDI－TOF－MS）将靶蛋白离子化，然后直接分析靶蛋白的分子量以及相对含量。

作为抗体芯片的常用固相载体有：微孔、塑料、多孔胶片、渗透滤膜（如硝酸纤维素膜）和包被了不同试剂（如多聚赖氨酸、琼脂糖）的载玻片，外形可制成各种不同的形状。固相载体的选取在高通量的抗体芯片上扮演了非常重要的角色，它对于捕获分子的结合、目标蛋白的锚定以及检测分析都起了很重要的作用。

细胞免疫芯片是以蛋白质芯片技术为基础，利用细胞表面的抗原与其相应的特异性抗体产生抗原抗体反应，并借助显微镜直接观察细胞结合情况，将其作为判断细胞表面抗原是否存在的一类新型的固相芯片技术。细胞免疫芯片把免疫标记技术的敏感性、免疫反应的特异性、细胞的可见性和生物芯片高通量的特点巧妙地结合，借助普通光学显微镜的显像和放大作用，在细胞水平上检测各种细胞表面抗原物质，为医学病理学提供了一种高通量、精确、快速的细胞水平分析工具。在芯片表面固定已知的抗体，与细胞样品进行反应，观察各种固定抗体表面的细胞结合情况，以断定细胞表面是否有相应的表面抗原，从而对疾病进行免疫诊断。与传统的免疫组织化学技术、组织芯片技术和流式细胞术比较，细胞免疫芯片技术具有如下特点：①体积小，信息含量高，可根据不同疾病的免疫学特性进行表面抗原的组合和设计；②每种固定的抗体与细胞表面抗原结合的实验条件完全一致，因而可以克服利用免疫组织化学技术、组织芯片技术和流式细胞术进行多种抗体检测时，多次实验的实验条件差异造成的实验误差；③芯片上固定抗体表面结合的细胞只需简单的光学显微镜即可观察。

2. 液相芯片　亦称为**微球体悬浮芯片**（suspension array，liquid chip），简称悬浮阵列，是基于 xMAP（flexible multi-analyte profiling）技术的新型生物芯片技术平台，它是在不同荧光编码的微球上进行抗原、抗体、酶、底物、配体、受体的结合反应及核酸杂交反应，通过红、绿两束激光分别检测微球编码和报告荧光来达到定性和定量的目的，一个反应孔内可以完成多达 100 种不同的生物学反应，是继基因芯片、蛋白芯片之后的新一代高通量分子检测技术平台。

液相蛋白芯片体系主要包括微球、蛋白探针分子、被检测物和报告分子四种成分。液态芯片技术平台是一种全新概念的液相蛋白芯片，该技术的核心是将微小的乳胶颗粒（5.6μm）用荧光染色的方法进行编码，每种颜色的微粒（或称为荧光编码微粒）代表一种检测标志物。应用时将针对不同检测物的彩色编码微粒混合后再加入微量患者标本，在悬液中靶分子与微粒特异性地结合，最后用激光流式仪分析，由计算机以数据信息的形式记录下来。液态芯片的优势：①高通量：微量（10μl）标本，1 次检测 100 个指标；②高速度：最快可达 10 000 测试/h；③低成本：液芯联检试剂用量少，降低了检测成本；④灵敏度高：检测低限可达 0.01pg/ml；⑤重复性好：每个指标有 1000～5000 个反应单元，分析 100 次取平均值，CV 值 $<5\%$；⑥线性范围广：动态范围可达 4～6 个数量级；⑦全过程无需洗涤：操作简便、省时省力；⑧组合灵活：可任选指标构建个性化组合液芯；⑨通用型生物芯片平台：惟一既能检测蛋白，又能检测核酸的多指标并行检测平台，平台全开放、配套试剂多：国内外已有 50 多家公司在开发和推广液态芯片试剂，已有 200 多个项目得到了美国 FDA 的严格认证进入临床使用。

（二）根据检测方法不同分类

1. 放射性核素法免疫芯片　放射标记检测通常使用 ^{125}I 和 ^{3}H，由于放射标记具有放射污染的危害，不适合大规模的高通量方法，因而很少使用。

2. 荧光法免疫芯片　荧光检测是最简单的检测方法，优点是敏感性高、可以进行多颜色分析、动力学范围广泛。荧光抗体芯片的优点是可以在一张芯片上对两种样品的蛋白表达模式进行比较分析；其缺点是在检测过程中易受高背景的干扰，样品中所有的蛋白质都被标记，包括血浆中的高浓度的白蛋白，由于与抗体以及芯片支持物非特异结合与吸收干扰了检测的敏感性和精确性。选择合适的仅与少量蛋白质结合的基片，如水凝胶，或者改进封闭与洗涤程序，可以使在直接标记中出现的高背景减低。荧光标记的免疫芯片可以检测出浓度在 1ng/ml 左右的蛋白质，提供了具有高特异性、高敏感性、可定量、可平行分析的检测大量蛋白质的方法。

3. 生物素-抗生物素法免疫芯片　生物素分子量小，与蛋白质结合更牢固、更稳定，而且还可以作为进一步信号放大的基础来增加检测的敏感性。目前大部分芯片的检测都是先标记生物素，再用荧光素标记的抗生物素抗体检测，操作程序极其简便（图 13-2）。

（三）其他分类

根据实验原理不同可分为间接法免疫芯片、双抗体夹心法免疫芯片、竞争法免疫芯片、免疫-PCR 芯片等。

三、免疫芯片的制备和检测

免疫芯片的基本原理同传统的免疫分析方法，所不同的是免疫芯片采取了更为先进的设

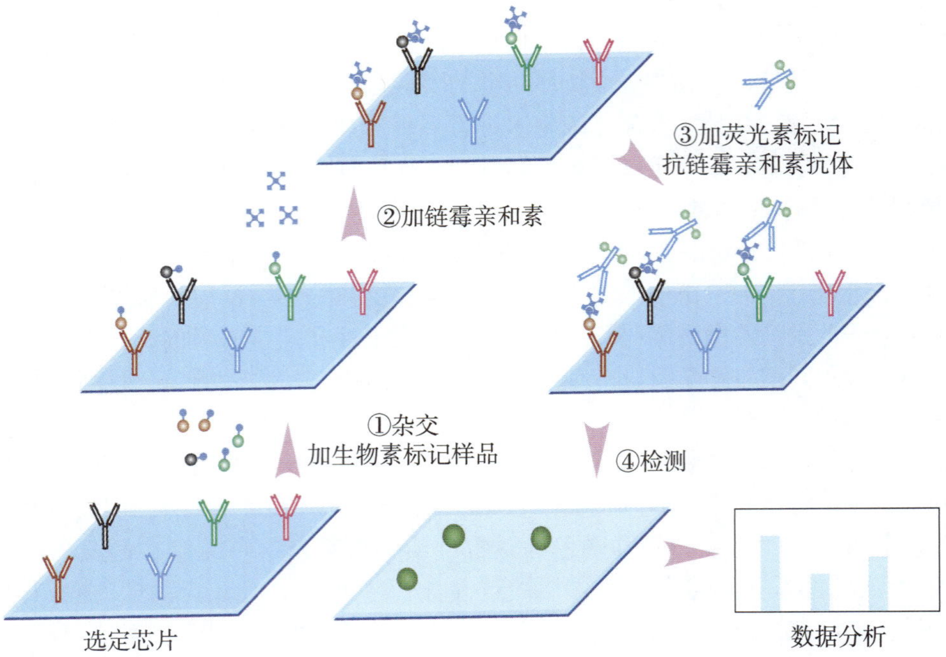

图 13－2　生物素－抗生物素法免疫芯片的操作流程

备仪器，使免疫分析更进一步趋向于操作的自动化、信息的大量化及测定的高灵敏化。因此，在免疫芯片制备和检测过程中常常需要解决一些关键技术。

（一）固相芯片的制备和检测

1. 芯片阵列项目的合理组合　是决定生物芯片实用性以及能否产生社会与经济效益的根本问题。反复认真分析和合理组合最适合的阵列组合是关键。

2. 阵列所需抗体库　抗体是制备免疫芯片必不可少的原材料，也是制备和纯化抗原常用的亲和层析材料。大部分抗体可以采购获得，亦可利用抗原免疫家兔制备多克隆抗体，或免疫小鼠采用杂交瘤技术制备单克隆抗体。上述设计阵列组合中的抗体要配齐。

3. 抗体或抗原固化　用人工或全自动微阵列点样制备系统，将已知抗体（或抗原）固化在固相载体或微球上。常用的固相载体材料有载玻片、尼龙膜、硅片、金属片或微球等。

4. 抗原抗体反应　加入待测样品，在一定条件下，使抗原抗体反应一定时间。可以在芯片上设计一些微细的结构，使不同抗原－抗体系统的混合、浓缩、分离、反应以及免疫复合物与未反应的游离标记物的分离、清洗等反应操作集中在同一张免疫芯片中进行。因此，不论检测多少种抗原或抗体，除添加待检标本外，其清洗和加入标记物等每一实验操作步骤，只需进行一次操作即可完成，或通过自动反应系统一步完成。

5. 检测分析　反应结果用核素、荧光、生物化学发光、酶的成色反应等显示，然后用扫描仪或 CCD 摄像技术进行记录，通过计算机软件分析，综合成可读的生物样品信息。

（二）液相芯片的制备和检测

1. 彩色微球的制作和探针分子的固定　液相芯片的核心技术是把微小的乳胶颗粒亦称**微球**（bead or microsphere）分别染成不同的荧光色，然后再把针对不同检测物的寡核苷酸或蛋白质探针以共价方式吸附到不同颜色的微球上。乳胶颗粒是由聚苯乙烯制成的大小均一的圆形微球（直径约 5.6μm），在其制作过程中按照严格的精确比例掺入了两种不同的红色分类荧光染料，每种染料各有 10 种区分，因而根据其搭配比例不同可以把球型基质分为 100 种，使得每个微球都获得了其特定的光谱地址，且此光谱地址是由两种红色荧光染料的相对掺入比例惟一决定的。利用这 100 种球形基质，可以标记上 100 种不同的探针分子，从而对一个样本中的100种不同的目的分子同时进行检测。此种设计理念亦是液相芯片与传统生物芯片相比较的最大不同之处，即：传统生物芯片依靠其承载基片上的坐标定位进行寻址，而液相芯片则是根据微球颜色进行区分。为了便于探针分子的连接固定，微球表面常需要进行一系列的碳氧化学修饰和预处理。

2. 相悬浮反应　由于微球表面既可以包被蛋白质抗体亦可以加上核酸探针，因而液相芯片既可以用来诊断蛋白质变化亦可以分析核酸丰度，应用面非常广泛。使用时，先把针对不同检测物的不同颜色的乳胶颗粒混合，再加入被检测物。在悬液中乳胶颗粒与待测标本特异性结合，并加上荧光标记。由于多种颜色的乳胶颗粒可以放在同一个反应体系内，所以患者的一小份标本可以被用来同时检测上百个生理或病理指标，标本利用率高；杂交是在悬浮的液相中进行，因而反应时间短，杂交后常不用洗涤就可以直接读数，操作简单；检测效率亦大大高于固相沉底杂交，且液相也给蛋白质的检测提供了一个相对稳定的环境，更有利于保持蛋白质的天然构象，有利于探针和被检测物的反应。

3. 反应结果的检测　乳胶颗粒被微量液体传送系统排成单列通过两束激光：一束判定颗粒的颜色从而决定被测物的性质（定性），另一束测定微粒上的荧光标记强度从而决定被测物的量（定量）。所得到的数据经计算机处理后可以直接用来判断结果，其实验流程类似流式细胞仪。两束激光分别分析乳胶颗粒上荧光颜色（特异性）和杂交信号（敏感性），而且激光只分析颗粒一定半径内的信息，所以检测特异性强，信噪比高，背景低。

第二节　免疫芯片在医学中的应用

免疫芯片可以检测蛋白质表达水平，亦可用来研究蛋白质翻译后加工（磷酸化水平改变）以及蛋白质间的相互作用。除了在蛋白质组计划（后基因组计划）和生物医学领域对于重要的蛋白质功能进行鉴定和疾病进行诊断外，在高通量药物筛选、环境和农业检测、食品卫生、生物武器战争等方面得到应用，本节主要介绍免疫芯片在医学中的应用。

一、在疾病诊断中的应用

（一）感染性疾病病原体的检测

1. 肝炎病毒的检测　丙型肝炎是全球性疾病，目前尚无有效的治疗方法，因此从疾病控制的角度应加强预防为主，切断传播途径。目前国外均用RBA3.0试剂作为HCV的确认试剂，但其价格昂贵、操作复杂等诸多问题限制了其临床应用。利用丙型肝炎病毒（HCV）不同编码区蛋白的抗体，我国学者建立了一种蛋白质芯片分片段检测方法，这种芯片既可以避免ELISA法的假阳性，又可以避免由于C、NS3、NS4、NS5等组成的混合抗原之间的相互干扰。该芯片能够同时检测样品中各种丙型肝炎抗原的相应抗体，故在丙型肝炎病毒感染的有关流行病学调查、丙型肝炎患者临床疗效考核、血站的血源筛查等方面具有重要的应用价值。类似的免疫芯片检测亦有应用于乙型肝炎等其他肝炎的临床诊断。

2. 细菌的检测

（1）结核杆菌　我国现有结核病患者约450万例，每年病死近13万人。目前结核病的早期快速诊断技术不够理想，已有的结核抗体检测试剂均为未纯化的结核菌菌液抗原，存在特异性差的问题。应用基因工程表达的结核菌蛋白（16 000、38 000）和脂多糖（LPS）制备的结核芯片系统的特异性虽然较低，但其敏感性较高，可以用其作为体外快速辅助诊断活动性肺结核，并且有望成为一种适用于高危人群的筛查工具。

（2）幽门螺杆菌　幽门螺杆菌是慢性胃炎、消化性溃疡的主要致病因素，与胃癌的发生密切相关。我国的人群感染率高达50%～80%，防治任务十分艰巨。目前诊断幽门螺杆菌（Hp）感染的方法主要有细菌涂片、细菌培养、病理组织切片、C14呼气试验和血清学试验等。其中血清学试验因其取材方便、患者易于接受而在临床诊断中应用比较广泛，依据其实验原理不同又可分为蛋白印迹法、ELISA法和金标法。幽门螺杆菌蛋白芯片检测系统利用基因重组技术、斑点免疫渗滤技术和微阵列技术，为快速、方便、准确地检测幽门螺杆菌提供了科学、先进的方法，是幽门螺杆菌检测快速诊断的一大突破。幽门螺杆菌蛋白芯片检测系统的阳性检出率明显高于ELISA检测法，且具有比蛋白印迹法检测更高的灵敏度和特异性，是对传统的免疫学检测手段的发展，在幽门螺杆菌感染的诊断、筛查和防治中具有重要意义，是一种值得推广的新型检测技术。目前，还有可同时检测CagA、VacA、Ure、Hsp60、RdxA五种抗体的商品化幽门螺杆菌蛋白芯片。

3. 梅毒螺旋体检测 采用吸附－交联法将梅毒基因工程重组抗原固定在镀金石英晶体表面，运用压电免疫传感芯片检测技术快速检测梅毒特异性抗体。与ELISA方法相比，该芯片具有灵敏度高、特异性好、检测速度快等优点，特别适用于野战条件下献血者血液快速筛查。

（二）肿瘤标志物的检测

肿瘤是21世纪危害人类健康的第一杀手。肿瘤标志物是肿瘤早期诊断、疗效监测、预后判断的重要指标。血清肿瘤标志物的测定方法主要有酶联免疫法、放射免疫法、微粒子捕捉酶免法（MEIA）等。多年来临床上通常检测单一的肿瘤标志物，其特异性不强、灵敏度低，若选相关的肿瘤标志物组成联合检测，虽提高了肿瘤诊断的灵敏度及准确性，但联检使用RIA、EIA和化学发光免疫分析等费用昂贵，且需要的标本血清量较大，工作量较大，限制了临床的广泛应用。多肿瘤标志物蛋白芯片诊断法，是2001年底获国家有关部门批准，可应用于肿瘤标志物筛选和鉴定的新方法，其特点是通量大、可一次同时检测多项指标、成本低、用血量少。

1. 卵巢癌肿瘤标志物的检测 应用抗体芯片联合检测卵巢癌患者血清中肿瘤标志物CA125、CEA、CA153和CA242，抗体芯片的反应强度与血清标本中CA125、CEA、CA153含量具有良好的相关性。另外，用肿瘤标志物抗体芯片系统对卵巢肿瘤患者术前肿瘤良、恶性的判断也有一定的临床应用价值。

2. 肝癌肿瘤标志物的检测 用肿瘤标志物抗体芯片系统测定肝癌患者、乙型肝炎患者、肝硬化患者血清中12种常见的肿瘤标志物，结合SVM软件分析，无正常人被判断为肝癌患者，而肝癌诊断的准确度提高，正确判断率可达88%。

3. 胰腺癌肿瘤标志物的检测 多肿瘤标志物的抗体芯片检测系统对胰腺癌的辅助诊断具有重要价值，综合分析几种标志物的检测结果，较任何单一标志物的阳性率更高；在高危年龄段人群中，常规进行CA19－9、CA242、CEA、Fer检测，将有助于胰腺癌的早期发现。

4. 肺癌肿瘤标志物的检测 用肿瘤标志物抗体芯片检测肺癌患者血清中CEA、NSE、CA242、CA153等肿瘤标志物，同时，采用常规检测仪器定量与抗体芯片检测比较，表明抗体芯片的反应强度与血标本中含量具有较好的相关性，可对肺癌的临床诊治提供有价值的参考。

5. 前列腺癌肿瘤标志物的筛选与鉴定 将184种不同的抗体固化在水凝胶和聚赖氨酸修饰的玻片上，与不同的荧光素直接标记的前列腺癌患者血清反应，可筛选出5种对前列腺癌检测意义重大的蛋白质：血管内皮因子、IGM、IGG、绒毛蛋白、甲胎蛋白－抗胰凝乳蛋白酶，可以与PSA联合检测前列腺癌。

6. 白血病CD抗原（免疫组型）的检测 不同的白血病细胞表达不同的特定分化抗原（CD抗原），运用抗体芯片能同时检测50种甚至更多的在白细胞及白血病细胞上的CD抗原。构建一矩形芯片，在基片上固定一层硝酸纤维膜，再点上60种不同CD分子的抗体，用正常的和慢性淋巴细胞白血病的白细胞与之反应，再用荧光素标记的同型对照抗体进行特异性结合检测。结果证明能鉴别慢性淋巴细胞白血病与正常的白细胞的抗原是CD19、CD20、CD21、CD22、CD23、CD24、CD25、CD37。此外，这种芯片可以对白血病样品进行表面抗原的筛选，对白血病的分析不仅有可能识别细胞的谱系和成熟期，而且还可能发现新的标记。

（三）自身免疫病的检测

自身免疫病是以体内存在多种针对自身抗原成分的自身抗体为特征的一类疾病，对抗原抗体及其反应系统的深入研究不仅有助于揭示本类疾病的病因和病理过程，而且对于临床诊断具有非常重要的意义。2000年，应用免疫芯片实现了18种自身抗原的诊断，这是免疫芯片研究领域取得的令人振奋的成果。抗dsDNA抗体检测方面，免疫芯片法优于胶体金标法；皮肌炎/多发性肌炎（multiple myositis，MM/PM）组Jo-1抗体、混合性结缔组织病（MCTD）组u1RNP抗体、系统性硬化症（progressive systemic sclerosis，PSS）组Scl-70抗体等检测方面，免疫芯片法的检测结果也明显优于免疫印迹法。在检测自身抗体方面，四种方法的总体敏感性依次为免疫芯片法、免疫印迹法、间接免疫荧光法、胶体金标法。总的来说，免疫芯片法检测项目多、简便快速、敏感性好、特异性强、分析客观，值得推广使用。对25例自身免疫病患者血清的检测表明，免疫芯片具有非常敏感的检测特异性，可检测出低于40fg的自身抗体，对非特异性蛋白的交叉反应性较低。

免疫芯片技术还有利于对自身免疫病或疾病某个时期的特殊蛋白分子的检测，如联合SELDI-MS对风湿性关节炎和骨性关节炎患者滑液中的蛋白图谱比较，从中发现了几种具有重现性和可辨别性的候选生物标志，如骨髓相关性蛋白8，其血清和滑液中的表达水平与幼年型类风湿关节炎的活动性相关，因此该蛋白的测定有利于与骨性关节炎的临床鉴别，同时还可对病情的进展进行跟踪调查。

（四）过敏原的筛查

1. 诊断过敏性疾病　引起过敏性疾病的抗原被称为过敏原，对过敏原的准确判断有利于对过敏性疾病的治疗和预防。目前，常用的过敏原实验室检测方法有传统的点刺试验、皮内试验和ELISA体外诊断。其中点刺试验、皮内试验需用过敏原直接在患者身上试验，或多或少地给受检者带来痛苦，对于严重过敏体质者则有一定的危险性。而ELISA的体外诊断方法一次只能检测一种或几种指标，不能满足临床上多种指标同步检测的要求。免疫芯片实现了多指标的同步检测，为临床过敏原的寻找提供了便捷的途径和方法。我国学者制备了过敏性疾病S-IgE联合筛查型蛋白芯片，可以对屋尘、粉尘螨、豚草花粉、蒿属花粉、多价真菌、猫毛、狗毛、夏秋花粉、海蟹、牛奶、鸡蛋等10多种过敏原进行检测，其操作简便，成本低，血清用量少，无相互干扰，是一种很有发展前景的过敏性疾病体外筛查新方法。市场上开发了一种过敏原综合检测液相芯片（SurPlex™敏检灵），特点：可精确定量（pg/ml），具有高度特异、高通量、多指标同步检测特点，且仅需25μl血清、3h完成检测，以及无躯体侵害和无副作用等优点。

2. 筛查中药注射剂致敏成分　根据免疫芯片的基本原理，通过集成中药化学分离技术、芯片制备技术、免疫分析技术等，以中药注射剂中的绿原酸为指标，制备中药注射剂全组分过敏原特异性IgE检测芯片，用来检测鉴定临床用药过敏患者血清中的过敏原，并进行追踪分离和结构鉴定，可以分析并确认中药注射剂中的致敏成分。该芯片技术既奠定了中药注射剂新工艺研究和二次开发的基础，又开创了从中药复杂组分中鉴定、判断、分离寻找小分子致敏成分或其他药理活性成分的新思路和新方法。

二、药物筛选

免疫芯片可以研究药物的作用或者细胞对药物的反应，发展和鉴定新的治疗化合物。如检测毒性基因或者蛋白的表达情况，跟踪药物的疗效和剂量。发展新的治疗药物需要对靶蛋白进行高通量筛选，临床前和临床试验，获得预期的药物活性特异性和敏感性。

1. 药物靶标及其作用机制的研究 疾病的发生、发展与某些蛋白质的变化有关，如果以这些蛋白质构筑芯片，对众多候选化学药物进行筛选，直接筛选出与靶蛋白作用的化学药物，不仅能为药物的应用奠定坚实的理论基础，还能为药物的进一步开发和设计提供理论指导。目前，国外几乎所有规模较大的制药公司都不同程度地采用了芯片技术，减少了动物实验，以促进创新药物的研究与开发。主要研究途径包括：直接筛选特定的蛋白质组以寻找药物作用靶点，检测用药前后蛋白质的变化找出靶蛋白，比较患病及正常组织或细胞中蛋白质改变得到潜在的药物靶点。另外，蛋白质阵列芯片有助于了解药物与其效应相关蛋白质的相互作用，并允许在对化学药物作用机制细节不够清楚的情况下，直接研究蛋白质谱，这可能将化学药物作用与疾病联系起来，以反映药物是否具有毒副作用、判定药物的治疗效果，为指导临床用药提供实验依据，并能进一步建立和发展外源化学药物与蛋白质表达谱的数据库，促进药理学和毒理学的研究。

2. 肿瘤耐药蛋白检测 应用蛋白质芯片检测白血病细胞表面对汉防已甲素（Tetrandrine，Tet）单独及与屈洛昔芬（Droloxifene，Drol）伍用的耐药蛋白，包括 P－糖蛋白（P－glycoprotein，P－gp）、多药耐药相关蛋白（multidrug resistance associated protein，MRP）、乳腺癌耐药蛋白（breast cancer resistance protein，BCRP）的表达，为逆转剂的临床应用提供实验依据。

3. 在药物开发中的应用 在病理状态下表达异常或特异性蛋白质，以及细胞信号传递通路中的关键性蛋白质，都可能成为药物设计的靶分子。对其研究还有利于了解致病机制，为新药筛选更合理的药物靶点。用芯片进行大规模筛选研究，对已知药物治疗前后病理组织的蛋白质组进行比较分析，可以为新药研究缩短药物筛选所用时间，减少后继工作的盲目性。蛋白质芯片技术可以通过对个体蛋白质组的分析，筛选出患者最适用的药物靶点，为实现个体化医疗提供新思路。

细胞免疫芯片在新药物的开发筛选等方面亦将提供强有力的技术支持。如筛选新药物时，利用芯片上的靶细胞筛选和其作用的新药物，或者根据细胞表面特定抗原的是否表达，通过芯片上的抗体微阵列来筛选经过不同新药物处理过的细胞，不仅可以提高药物开发的效率，而且实现了药物筛选的敏感性、高通量和自动化的集成。

三、蛋白质组学研究

尽管抗体芯片可用于疾病的诊断，但其主要用途却是基础蛋白质组学研究。蛋白质组的研究焦点在于靶蛋白的鉴定和发现，蛋白质的功能分析，细胞表达谱的鉴定。2001 年，实现了基于抗体微阵列的 24 种细胞因子的检测，为免疫芯片在蛋白质组学分析中的应用研究奠定了基础。经实验证明稳定性较好，测定结果准确、可靠，可以为临床疾病的诊断及治疗提供更好的监测评价。抗体芯片主要用于蛋白质表达谱、蛋白质磷酸化及蛋白质相互作用等方面的研究。

（一）蛋白质表达谱

可检测一种样品的蛋白质表达谱，也可检测两种不同样品间蛋白质表达水平的相对差异。一次实验可比较出数百种蛋白质（可多达 500 种）表达水平的变化，其样品可为细胞、组织或体液中提取的蛋白质，可以是总蛋白、胞浆蛋白、核蛋白或某种细胞器蛋白。如临床中从慢性肝病（chronic liver disease，CLD）患者（AFP < 500mg/L）中检测出肝细胞癌（hepatocellular carcinoma，HCC）是比较困难的，利用对血清蛋白质组图谱的分析，联合应用阴离子交换分级，飞行时间质谱和人工网络（artificial networks，AN），可以对 AFP 升高的 CLD 及完

全缓解的 HCC 患者的血清样品进行辨别，该检测的特异性为 90%，灵敏度为 92%。另外，还可以用免疫芯片及其他相关技术对前列腺癌、乳腺癌、卵巢癌、头颈部鳞状上皮细胞癌等多种肿瘤的特异性生物标记分子进行蛋白质组图谱鉴定，为了解肿瘤的发病机制、早期临床诊断、制订新的治疗方案及预后提供了新手段。

（二）蛋白质翻译后加工（磷酸化水平改变）

可从几百种已知蛋白质中快速筛选磷酸化水平发生改变的蛋白质，蛋白质磷酸化是翻译后加工的主要类型，涉及许多重要细胞功能的改变，是蛋白质活性改变的标志，在信号转导研究中具有重要意义。如应用抗体芯片能够检测到正常前列腺上皮细胞到前列腺内皮细胞新生物和前列腺癌的癌变过程中，Akt 的磷酸化水平升高，凋亡因子的抑制，ERK 磷酸化降低。

（三）蛋白质间相互作用

用于检测某一种蛋白质与芯片上各种蛋白质之间是否存在相互作用，如研究新基因及其编码的蛋白质的功能时，需鉴定出该新蛋白质与其他已知蛋白质之间的相互作用。抗体芯片还可以应用于信号转导研究，目前已有公司生产出专门的信号转导研究抗体芯片。该抗体芯片技术不仅能检测各种信号蛋白的表达，还能同时分析多种蛋白质与蛋白质间的相互作用，非常适用于推导分子网络和信号转导途径。

四、其他

除上述免疫芯片外，在临床上还有进行尝试和研究并取得了一些进展的免疫芯片。如风湿性疾病检测蛋白芯片，优生优育检测蛋白芯片，乳腺癌预警蛋白芯片，呼吸道疾病诊断蛋白芯片，性传播疾病诊断蛋白芯片，急性心肌梗死标志物检测蛋白芯片，子宫颈癌预警蛋白芯片，免疫球蛋白检测蛋白芯片，卫生检验蛋白芯片，变态反应性疾病检测的蛋白芯片、产前筛查的蛋白芯片、术前筛查的蛋白芯片等。国内外均有人尝试建立多种病原体抗体的蛋白芯片，并取得了较好的效果。例如将 HCV、HBV、梅毒 Tp 病原体的多肽或蛋白点在玻片上，建立了一种新的肽 - 蛋白微阵列，可同时进行这些病原体的血清学检查，具有较高的灵敏性和特异性；我国也建立了相似的芯片检测系统。

（王晓娟）

第十四章 免疫细胞的分离与功能检测

学习要点

分离和制备免疫细胞并对其数量及功能进行测定，是免疫学研究及临床应用中最常用、最基本的核心技术之一。正是这一技术的不断更新和完善推动着免疫学研究和临床应用的快速发展，故学习免疫细胞分离技术有着重要的应用价值。可供选择使用的免疫细胞分离技术很多，应根据实际需要、免疫细胞自身特点及实验室条件选择最切合实际的分离方法，力求简便可行，并能获得高纯度、高得率、高活力的细胞；临床上通常根据各类免疫细胞表面标志物及生物学特性的不同而采用相应的检测技术进行免疫细胞数量、功能及功能强弱的检测，借此判断机体的免疫功能。

免疫细胞（immunocyte）是指参与免疫应答或与其相关的细胞，主要包括淋巴细胞（T淋巴细胞、B淋巴细胞、NK细胞）、抗原提呈细胞（单核－巨噬细胞、树突状细胞）及各种粒细胞、红细胞和肥大细胞等。免疫细胞的分离、纯化、数量及功能测定，是免疫学研究和临床应用中最常用、最基本的核心技术之一，是观察、评价机体免疫状态的一种重要手段。

第一节 免疫细胞的分离与纯化

免疫细胞的分离方法很多，主要是根据细胞表面标志、理化性状以及功能等方面的差异而设计的。采用何种方法，应根据实验的目的及所需细胞的种类、纯度及数量等要求来确定。分离细胞选用的方法应力求简便可行，收获细胞后应尽量保持其活性，保证较高的纯度和较高的获得率。目前，免疫细胞分离技术在向着越来越精细化和尖端化的方向发展，如免疫磁珠、流式细胞仪分离细胞亚群及表达特定抗原的免疫细胞群体等，但常规的密度梯度离心法分离外周血单个核细胞等技术仍因其简单、快捷、实用而被广泛使用，且常常作为免疫磁珠、流式细胞仪等技术分离细胞前必不可少的基础准备和细胞富集。

一、白细胞的分离

人外周血中红细胞和白细胞的比例约为600:1～1000:1，两类细胞密度不同，粒细胞为1.092，红细胞为1.093，因此，两者的沉降速度就有差异，可采用沉降法将外周血中的白细胞与红细胞分离开。常用的方法有下述几种。

（一）自然沉降法

利用在自然情况下红细胞沉降速度快于白细胞而使两者分离。分离时采集外周静脉血置于含肝素等抗凝剂的试管内，将试管在室温或37℃直立静置，让血细胞自然沉降，30～60min后，可使白细胞与红细胞分离。此时，可见试管中的血液分为三层：上层为淡黄色血浆，底层为红细胞，紧贴红细胞层上面的灰白色层为白细胞和血小板。将试管略倾斜，吸取富含白细胞的细胞层，PBS洗涤、离心后加入少量蒸馏水轻振、短时低渗处理，使红细胞裂解，再经反复洗涤可得纯度较高的白细胞悬液。

（二）高分子聚合物沉降法

某些高分子聚合物如明胶、右旋糖酐、甲基纤维素和聚乙烯吡咯烷酮（polyvinyl pyrolidone，PVP）等可使红细胞呈钱串状凝集，加速其沉降，更易于白细胞的分离。

1. 明胶沉降法　取抗凝静脉血与等量3%明胶混合，将试管于37℃垂直静置，使红细胞自然沉降，乳白色上层即为白细胞聚集层，吸取白细胞聚集层经反复洗涤、离心，稀释配制成所需浓度的白细胞悬液。

2. 右旋糖酐法　取抗凝静脉血与等量6%右旋糖酐溶液混匀，其余方法同明胶沉降法。

自然沉降法速度较慢，但对白细胞的活性损伤小；高分子聚合物沉降法白细胞获得率比自然沉降法高，但一些聚合物如明胶可使白细胞黏性增加，对实验产生一定影响。

二、外周血单个核细胞的分离

外周血单个核细胞（peripheral blood mononuclear cell，PBMC）主要指淋巴细胞和单核细胞，是免疫学实验中最常用的细胞群。人PBMC主要来源于外周静脉血，实验动物（如大鼠、小鼠）则大多从其脾脏或淋巴组织中获得单个核细胞（MNC）。获取PBMC是进一步分离纯化T、B淋巴细胞的基础，是开展免疫细胞检验的重要前提条件。常用的方法是密度梯度离心法，对于人PBMC，根据其细胞密度与其他细胞不同的特点（表14－1），利用密度介于1.075～1.092之间、近于等渗的分层液进行密度梯度离心，可使不同密度的血细胞按其相应密度梯度重新分布、聚集、分层，从而将PBMC分离出来。

表14－1　各类血细胞密度

细胞	密度
血小板	1.030～1.035
淋巴细胞	1.075～1.090
粒细胞	1.092
红细胞	1.093

聚蔗糖－泛影葡胺分层液法是分离PBMC最常用的方法，它是一种单次差数密度梯度离心分离法。聚蔗糖（Ficoll）分子量为40 000，具有高密度、低渗透压和无毒性的特点。常用的聚蔗糖溶液浓度为6%，密度为1.020。由于高浓度的Ficoll溶液黏性高，常在聚蔗糖溶液中加入适量密度为1.200、浓度为34%的泛影葡胺（Urogarfin，商品名Isopaque或Hypaque）以增加密度，配制成密度合适的聚蔗糖－泛影葡胺分层液，故又称为Ficoll－Hypaque分层液，其密度为1.077±0.002，可作为常规的淋巴细胞分层液。

分离细胞时，将肝素抗凝全血用PBS或Hanks稀释后，沿管壁缓慢叠加在等量（或1/2量）的分层液上面，使两者形成一个清晰的界面，2000r/min，20min水平离心后，便可形成不同层次的液体和细胞区带。红细胞和粒细胞密度大于分层液，沉积于试管最下层；血小板密度最小，悬浮于最上层血浆内；中间层是分层液；血浆层与分层液交界处可见到灰白色混浊薄层即为单个核细胞层（图 14－1）。沿管壁吸出单个核细胞，经洗涤、离心、计数、台盼蓝染色检查细胞活力后稀释备用。分离实验动物 PBMC 使用的分层液，其密度大鼠为1.084～1.087，小鼠为 1.080。

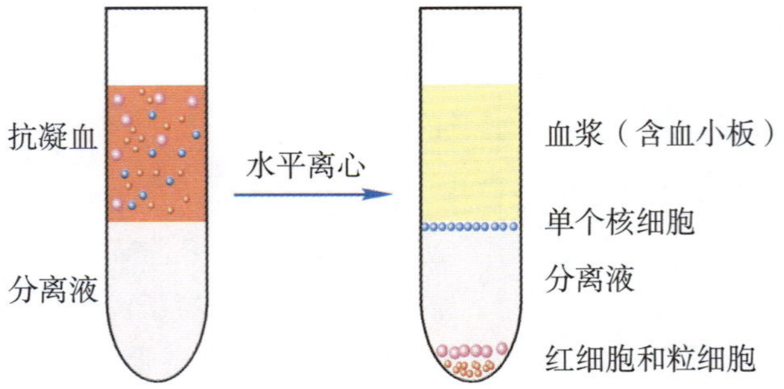

图 14－1　Ficoll 密度梯度离心法分离单个核细胞示意图

本法分离的细胞纯度可达 95%，细胞获取率可达 80% 以上，但与室温有关，当室温超过 25℃时可影响细胞的获取率。另外，在获取细胞后的试验操作应尽量在低温（4～8℃）条件下或置冰块中进行。

三、淋巴细胞和单核细胞的分离与纯化

PBMC 中主要含有淋巴细胞（约 80%～90%），同时还含有单核细胞（约 10%～20%）及少量的粒细胞、红细胞和血小板等。若实验要求不高，通常可用其代表淋巴细胞，但严格意义上的淋巴细胞需将其他细胞分离剔除。常采用洗涤、裂解及利用淋巴细胞或单核细胞各自的一些特性采用不同的方法分离出所需的细胞群体。常用的方法有下述几种。

（一）红细胞的去除

可采用 0.83% 氯化铵处理法或低渗裂解法，后者即在沉淀的 PBMC 悬液中加入蒸馏水，轻摇片刻使红细胞由于低渗而破裂，随后加入等量的 1.8% 氯化钠溶液恢复等渗，再多次洗涤可除去红细胞和血小板。

（二）血小板的去除

将 PBMC 悬液通过离心洗涤 2～3 次，常可去除 PBMC 中绝大部分混杂的血小板。如果因某些疾病，外周血中的血小板异常增多，可采用胎牛血清（FCS）梯度离心法去除 PBMC 中混杂的血小板，因为 FCS 允许单个核细胞通过而阻止血小板通过。

（三）单核细胞的去除与纯化

1. 黏附贴壁去除法　单核细胞具有黏附玻璃、塑料和葡聚糖凝胶的特性（淋巴细胞无此特性），利用这一特性，可将单核细胞与淋巴细胞分开而获得单核－巨噬细胞和纯的淋巴细胞悬液。通常将 PBMC 悬液与玻璃或塑料平皿共同孵育使其黏附贴壁，取培养瓶轻轻晃动，收集悬浮细胞即为淋巴细胞，再用培养液轻轻洗刮下贴壁细胞，离心重悬，即可得单核－巨噬细胞。亦可应用玻璃纤维或葡聚糖凝胶 Sephadex G－10 柱，不同的细胞对柱的黏附能力不同，单核－巨噬细胞黏附能力远大于淋巴细胞，因此，淋巴细胞可随洗脱液先行洗脱出。此法简便易行且快捷，不需要昂贵的设备，对细胞损伤极少，但 B 细胞也有较弱的黏附能力，因此会造成部分 B 细胞丢失。该法去除单核细胞后，大约 95% 的单个核细胞为淋巴细胞，活性大于 95%。

2. 羰基铁粉吞噬法　单核细胞具有吞噬羰基铁粉的能力，吞噬羰基铁粉后的单核细胞密度增大，再经 Ficoll－Hypaque 分层液连续密度梯度离心后，则单核细胞沉积于管底而被分

离。也可在单核细胞悬液内加入羰基铁粉颗粒，待单核细胞充分吞噬羰基铁粉后，用磁铁将细胞吸至管底，上层液中即含较纯的淋巴细胞。

（四）Percoll 密度梯度离心法

Percoll 是经聚乙烯吡咯烷酮（PVP）处理的大小不一的硅胶颗粒混悬液，原液密度为 1.135，对细胞无毒性和刺激性，可高压灭菌，但压力过高可形成凝胶，长期储备有时会析出结晶，但不影响其使用。

1. Percoll 连续密度梯度离心法　分离细胞时，先将 Percoll 原液与等量 PBS 均匀混合，置 15ml 锥形离心管内，高速离心（21 000 × g，40min），因硅胶颗粒大小不一，故使分层液形成一个从管底至液面密度逐渐递减的连续密度梯度；再将已制备的 PBMC 悬液（或抗凝全血）轻轻叠加在液面上，低速离心（1000 × g，20min），可使密度不等的细胞分离纯化。此时可见试管中的细胞分成四层：顶层不透明细胞带为死细胞、残片和少量血小板，其下为单核细胞层，再下为淋巴细胞层，底层为粒细胞和红细胞，收集所需的细胞群（图 14－2）。该法是分离淋巴细胞和单核细胞的一种较好的方法，淋巴细胞纯度可高达 98%，单核细胞纯度可达 78%，但操作流程较长，步骤较繁琐，设备条件要求较高，试剂耗费亦较大。此外，硅胶颗粒也有活化单核细胞的可能。

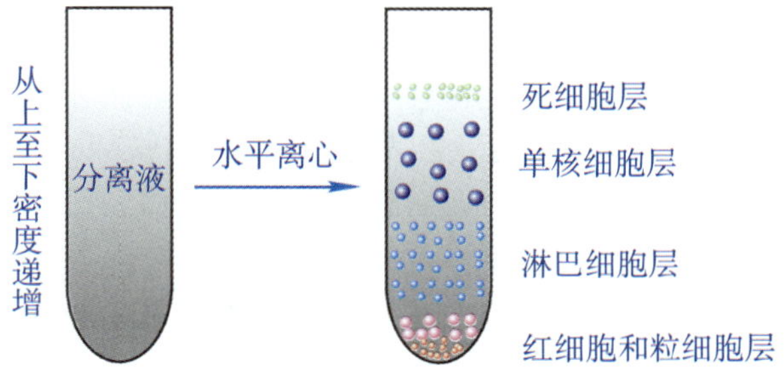

图 14－2　Percoll 连续密度梯度离心法分离单核细胞与淋巴细胞示意图

2. Percoll 不连续密度梯度离心法　将 Percoll 原液用 Hanks 液配制成不同浓度的分离液，再按浓度大小依次叠加至离心管中，形成不连续密度梯度分层液，然后加入待分离细胞悬液离心，可进一步分离 PBMC 悬液中的各细胞组分。

四、淋巴细胞亚群的分离

经过前述方法分离的淋巴细胞仍然是一个复杂而不均一的细胞群体，它包括许多形态相似而表面标志和功能各异的淋巴细胞及其亚群（如 T 细胞及其亚群、B 细胞、NK 细胞等）。进一步地分离、纯化这些细胞在免疫学研究和应用中具有重要的价值。分离的原理多根据细胞的表面标志或功能等不同加以选择分离、纯化。常用的方法有下述几种。

（一）E 花环分离法

成熟的 T 细胞表面表达绵羊红细胞（SRBC）受体，即 E 受体。T 细胞能与 SRBC 结合形成 E 花环，而 B 细胞则不能。经 Ficoll 分层液密度梯度离心，E 花环形成细胞因密度增大而沉积于管底，再用低渗法裂解花环中的 SRBC，即可获得纯化的 T 细胞，悬浮在分层液界面的细胞群富含 B 细胞。该方法简便易行，所获细胞的纯度可达 95% ~99%，可同时获得 B 细胞。缺点是 E 花环形成后可能使 T 细胞活化。用 2－氨乙基异硫脲溴化物（2－amino ethyl－isothiouronium bromide，AET）或神经氨酸酶（neuraminidase，NM）处理 SRBC 后，可增加花环形成效果与稳定性，从而提高 T 细胞的分离效率。此外，一个改进的技术是可用其他受体来分离 T 细胞。如某些 T 细胞具有 IgG FcR，可与抗牛红细胞抗体致敏的牛红细胞结合形成花环而被鉴定和分离。

（二）尼龙棉柱分离法

该法常用于小鼠及人 T 细胞的分离与纯化。利用 B 细胞易黏附于尼龙棉表面，而 T 细胞不易黏附的特点，由此将两者分离。实验中将尼龙棉洗净、烘干、撕匀、填入注射器内，高压灭菌，灌注淋巴细胞悬液，37℃孵育 40 ~ 60min，用 20% 小牛血清的 RPMI – 1640 培养液洗柱，收集洗脱液离心，即为 T 淋巴细胞；再用冷培养液边冲洗边挤压管壁，洗脱下来的即为 B 细胞。该法简便易行，不需特殊仪器，淋巴细胞活性不受影响，所获 T 细胞纯度可达 90% 以上，B 细胞纯度可达 80%。缺点是尼龙棉可能会选择性滞留某些 T 细胞亚群，尼龙棉黏附的细胞（B 细胞和巨噬细胞）的回收率低，且可能混杂有未洗尽的 T 细胞和死亡细胞。

（三）补体细胞毒法

利用免疫细胞表面的某种抗原与相应抗体结合，加入补体，借助补体介导的细胞毒作用，将拟剔除的抗原阳性细胞破坏，收集未被破坏的抗原阴性细胞而达到免疫细胞分离的目的。该法可用于多种细胞的分离，例如：①在淋巴细胞悬液中加入兔抗人 Ig 抗体去除 B 细胞而得到 T 细胞；②在 T 细胞悬液中加入抗 CD4 抗体，去除 $CD4^+$ T 细胞而得到 $CD8^+$T 细胞；③在小鼠脾 PBMC 悬液中加入抗 CD4、CD8、I – A/I – $E^{d,k}$、CD24 单抗混合液去除相应细胞分离小鼠 NK 细胞等。常用于人、小鼠 T 细胞的富集，方法相对简单易行，但 T 细胞的纯度不高，可与其他方法结合使用以提高分离效率。

（四）亲和板结合分离法

亦称淘洗法（panning），利用 T 细胞亚群表达不同的 CD 抗原（如 CD4、CD8 等），用相应的抗 CD 抗体选择分离出 $CD4^+$ 和 $CD8^+$T 细胞，两种细胞均可回收。方法类型有直接法和间接法。

1. 直接法 用特异性抗体包被塑料平皿或细胞培养板，表达特定膜抗原的细胞即与相应抗体结合而被吸附于平皿或培养板表面，悬液中为不表达特定膜抗原的细胞（图 14 – 3）。例如，用鼠抗人 CD8 抗体包被平皿，再将淋巴细胞悬液置于平皿中温育，则 $CD8^+$T 细胞与平皿上的 CD8 抗体特异性结合而被吸附贴壁，而其他细胞则不能吸附贴壁，由此可分离出 $CD8^+$T 细胞。同理，用兔抗人 Ig 抗体包被，也可分离出 B 细胞。

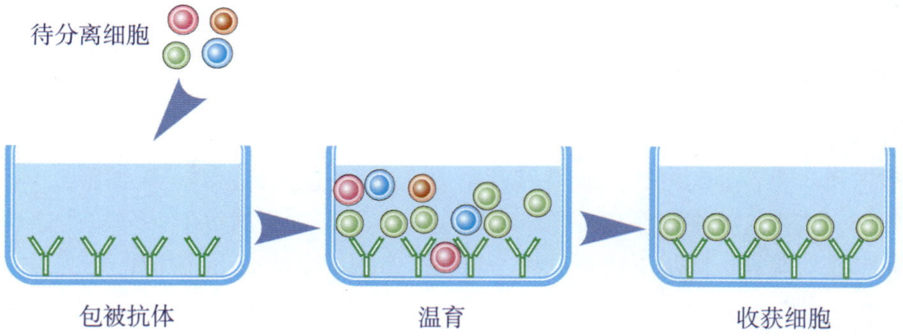

图 14 – 3 亲和板分离淋巴细胞示意图

2. 间接法 用羊（或兔）抗鼠 IgG 抗体（第二抗体）包被平皿，将预先与特异性单克隆抗体结合的淋巴细胞与之反应后，可发生吸附固定，从而被分离。例如，将 T 细胞与鼠抗人 CD8 抗体一起温育，再置入预先包被有羊抗鼠 IgG 的平皿中。此时，结合有鼠抗人 CD8 抗体的 T 细胞亚群将被吸附在平皿中，而其他 T 细胞及亚群则不能吸附贴壁，由此即可将 $CD8^+$T 细胞亚群从 T 细胞群体中分离出来；成熟 B 细胞表面有独特的 CD19 和 CD20 抗原，用相应的特异性抗体，通过间接法也可分离出高纯度的 B 细胞。被吸附的细胞可被洗脱，或从平皿表面刮下。

亲和板结合分离法可同时进行阳性分选和阴性分选，且所获细胞量大，但：①吸附贴壁的抗原阳性细胞在洗脱或刮下时，可能造成细胞膜损伤，导致细胞活性降低；②细胞受体与特异性抗原结合能激活细胞；③间接法所获细胞表面带有抗原－抗体复合物，可能会对细胞功能产生一定影响。所以该法一般适合于阴性分选。此外，由于 B 细胞、单核细胞及某些 T 细胞表面表达 Fc 受体，故所包被的抗体宜采用不含 Fc 段的 F（ab'）$_2$ 抗体片段，以免发生非特异性吸附。

（五）免疫磁珠分离法

该法是将特异性抗体交联于磁性颗粒（磁珠）表面形成**免疫磁珠**（immunomagnetic beads，IMB），再与细胞悬液反应，磁珠借抗体结合于相应细胞群或亚群表面，将细胞悬液置于外加磁场中，结合免疫细胞的 IMB 被磁场吸引，使磁珠结合的细胞与未结合的细胞分离。目前，通过磁珠分选细胞越来越简便，且纯度和获得率越来越高，而对细胞的影响也越来越小。这种技术也有阳性和阴性选择，且都能由直接或间接抗体标记方法完成。

1. 直接法 将特异性抗体直接与磁珠（平均直径小于 1.5μm）交联形成 IMB，再与表达相应膜抗原的细胞结合，对特定细胞进行阳性或阴性分选（图 14－4）。例如，常采用直接法阳性分选 B 淋巴细胞。分选时将偶联抗 CD19 抗体的免疫磁珠与淋巴细胞悬液或 PBMC 悬液混合，充分振荡，用磁性装置或强磁铁将磁珠吸至管壁，在管底收集未结合细胞后，将培养瓶或离心管脱离磁场，重悬磁珠，解离与 B 细胞结合的磁珠，即可得到高纯度的 B 细胞。

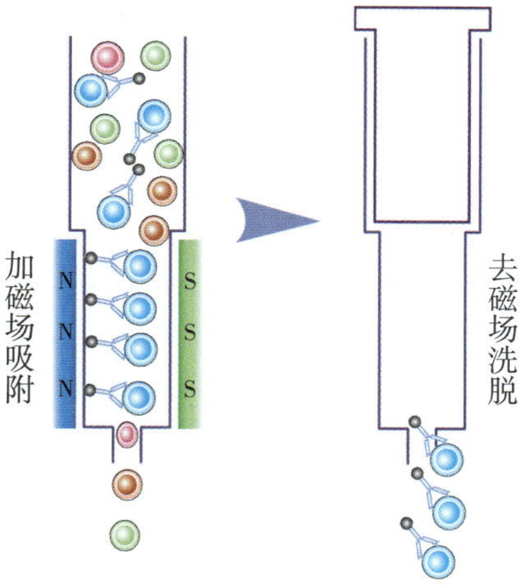

图 14－4 免疫磁珠直接法分离淋巴细胞示意图

2. 间接法 用羊（或兔）抗鼠 IgG 抗体（第二抗体）包被磁珠，可与任何已结合鼠源性单克隆抗体（第一抗体）的细胞发生反应，从而对细胞进行分离。例如，间接法阴性分选 T 细胞亚群。分选时将羊（或兔）抗鼠 Ig 抗体（第二抗体）包被磁珠形成 IMB。将 T 细胞悬液与针对某种需去除的 T 细胞亚群表面抗原的特异性单克隆抗体温育，再与 IMB 温育，则需去除的 T 细胞亚群与 IMB 结合，在外加磁场的作用下，IMB 连同结合的细胞一起快速、高效地沉降而被去除，留下的悬浮细胞即为所需的 T 细胞亚群。

该法还广泛地用于其他多种细胞的分离、纯化，如：①单核细胞的分离：用鼠抗人 CD14 免疫磁珠，经阳性分选从 PBMC 中获得单核细胞；②NK 细胞的分离：用羊抗鼠 IgG 免疫磁珠，经阴性选择从已包被 CD3、CD4、CD19、CD14 单抗的 PBMC 中去除 T 淋巴细胞（$CD3^+$/$CD4^+$）、B 淋巴细胞（$CD19^+$）、单核细胞（$CD14^+$）分离 NK 细胞；③造血干细胞的分离等。近年来，免疫磁珠技术还与生物素－亲和素系统（biotin－avidin system，BAS）结合，利用生物素与亲和素之间的高亲和力及生物放大作用，可增强 IBM 与靶细胞的特异性结合，进一步提高分离效率，如：生物素单抗－亲和素/链霉亲和素－生物素结合磁珠（BAB 法）。

免疫磁珠分离法的优点是可同时进行细胞的阳性分选和阴性分选，所获细胞的纯度可达95% ~99%，得率高达90%，活细胞率大于95%，其分离效果可与流式细胞术媲美，但比后者省时且费用低，操作简便、快速，无需特殊设备。缺点是阳性分选中抗体可导致细胞活化或细胞凋亡。目前，全自动磁性细胞分选仪（auto - magnetic activated cell sorter，autoMACS）已问世，可通过直接和间接细胞分选方法对所有类型的细胞进行分选，操作简单，只需磁性标记细胞后，再选择分选程序，其他都将自动进行。autoMACS 还可与流式细胞仪兼容，同时对细胞进行磁性和荧光标记，用作流式分选前的磁性预选。例如将抗 - FITC 或者抗 - PE 微型磁珠加到经 FITC 或 PE 染色了的细胞上，先经 autoMACS 磁性分选出阳性和阴性组分，再用于流式分选。通过 autoMACS 预选，甚至可对罕有细胞进行精确的分析和定量。

（六）流式细胞仪分选技术

如前所述，从 PBMC 分离所需细胞的方法很多，如离心、黏附、淘洗、免疫磁珠等，但在对目的细胞进行高速、高纯度、高精度分选、单个细胞分析，特别是需进行多分子标记、多参数分析才能确认目的细胞时，流式细胞仪（flow cytometer，FCM）则更具优势。用来分离、鉴定细胞的流式细胞仪又被称为荧光激活细胞分类仪（fluorescence activated cell sorter，FACS），是分离和鉴定细胞群及亚群的一种强有力的应用工具。其工作原理是在选定所检测细胞的各种参数（即设门）的前提下，制备荧光抗体标记的单细胞悬液，即：在一组混合的细胞群中，加入特异的针对特定靶细胞表面分子的荧光标记单克隆抗体，这种特异单克隆抗体与其对应的抗原靶分子结合，结合后的荧光标记抗体停留在特定细胞的表面。然后，将细胞悬液与鞘液经样品孔加入流室，并在高压鞘液的作用下促使细胞排成单列经喷嘴喷出，形成细胞液柱，液柱与高速聚焦的激光束相交点称为检测点。当所标记的目的细胞流经检测点时，受激光束照射，细胞上的荧光被激活而产生反映细胞上抗体信息及相应分子表达情况的荧光信号，以及反映细胞颗粒、大小特性的散射光（scattered light）信号等，被检测器捕捉经计算机处理，分析出不同细胞类型或荧光素阳性或阴性的 T 细胞及其亚群，并转换成计算机屏幕上特定的点，这种点常会落在事先设定的“门”里。同时分析部件产生电荷并通过液流振动以极其准确的时间将液柱断裂打碎成只含一个细胞且带有不同电荷的液滴。液滴在穿过反射板时发生偏转，带正电荷的液滴向阴极板偏转进入收集管，而带负电荷的液滴向阳极板偏转进入收集管，不带电荷的液滴滴入废液管，由于特定的细胞亚群标记有不同的荧光抗体而带有不同的电荷，从而通过电偏转的原理将目的细胞从混合的细胞群中分选（sorting）出来，从而实现了细胞的分离（图 14 -5）（见第十五章流式细胞术）。

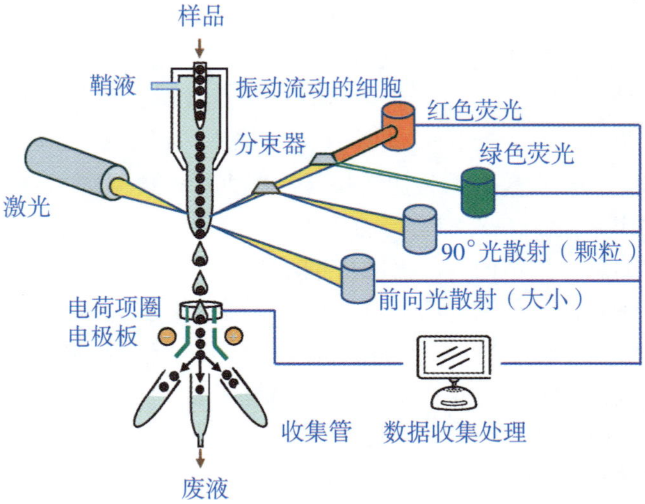

图 14 -5　流式细胞仪分选技术原理示意图

流式细胞仪具有高灵敏度、高精密度、多参数分析、高纯度分选和高速度分析等众多优点。FCM 的细胞免疫表型分析广泛用于外周血淋巴细胞亚群分析，白血病细胞免疫表型分析以及各类细胞的膜抗原、黏附分子和受体等的检测。

五、细胞活力检测

活力即指细胞存活的数量，一般用百分比表示。活力的大小直接影响实验结果，故分离得到的细胞需经活力检测，通常细胞活力应 >95%。细胞活力检测最常用的是一种染料拒染法（台盼蓝染色法）。台盼蓝（trypan）是一种阴离子型染料，活细胞具有完整的细胞膜染料不能通过（拒染）而不着色，死细胞细胞膜不完整通透性增加，染料可进入细胞而着色呈蓝色。取 2 滴细胞悬液与 1 滴台盼蓝染液混合，室温或 37℃孵育 3～5min，取 1 滴计数 200 个细胞，计算细胞存活百分率。细胞存活率（%）=（细胞总数 - 死亡数）/细胞总数 ×100%。

该方法简单、快速、无需特殊仪器，但存在的问题是：由于活力检测是由细胞膜的完整性来间接反映，因此，即使细胞膜是完整的，通过细胞生长能力或功能检测所反映的真正细胞活力也可能很弱；相反，细胞膜不完整时，细胞可通过自我修复而具活力。另外，在胞膜破坏不严重而染色浅时容易被忽略。与台盼蓝染料拒染法相比，荧光染料拒染法能更多地检测到没有活力的细胞，必要时可采用通过细胞对光的散射能力和对碘化丙啶（PI）的摄取来检测细胞混合物中死细胞的数目。

第二节　淋巴细胞的数量检测

正常情况下，机体各部分各类淋巴细胞的数量保持相对稳定，许多免疫性疾病或异常原因均可导致这些细胞数量的变化。临床常借助不同的淋巴细胞表面具有特定的表面标志，对不同的淋巴细胞及其亚群进行数量检测，为相关疾病的诊断、治疗、疗效评估等提供重要依据。

一、T 细胞数量检测

（一）间接荧光免疫法

间接荧光免疫法是通过检测 T 细胞表面的 CD 抗原来了解外周血 T 细胞数量和亚群的变化。如用抗 CD3 抗体与 PBMC 结合，再加入荧光素标记的羊（兔）抗鼠 IgG 二抗，在荧光显微镜下观察计数荧光染色阳性细胞，计算百分率、参考区间（表 14-2）。如有条件，细胞经荧光抗体染色后，可用流式细胞仪自动计数，快速而准确。

表 14-2　外周血 T 细胞及其亚群平均正常值

T 细胞及其亚群	平均参考区间
$CD3^+$ T 细胞	54.5%～74.5%
$CD4^+$ T 细胞	25.5%～51.5%
$CD8^+$ T 细胞	10.0%～24.4%
$CD4^+$ T 细胞/$CD8^+$ T 细胞	1.8～2.2

（二）免疫组织化学法

该方法利用酶（或胶体金）标记已知特异性抗体与待测细胞的抗原结合，酶催化底物显色（或胶体金使银离子还原），在光学显微镜下检测着色细胞计算百分率，从而检测标本中的抗原。本法具有敏感性高，标本可长期保存，无需特殊仪器，一般实验室即可开展等优点，但需注意非特异性染色的影响。目前常用于检测 T 细胞及其亚群的免疫组织化学法有亲和素 – 生物素 – 过氧化物酶复合物法（avidin – biotin – peroxidase complex method，ABC 法）、碱性磷酸酶 – 抗碱性磷酸酶法（alkaline phosphatase anti – alkaline phosphatase method，APAAP 法）和免疫金银染色法（immunogold – silver staining method，IGSS 法）。

1. ABC 法　检测前按一定比例将亲和素（或链酶亲和素）与酶标生物素混合形成 ABC（或 SABC），检测时 T 细胞通过其膜抗原 CD 与抗 CD 单克隆抗体（第一抗体）结合，后者再与生物素化的羊抗鼠 IgG 抗体（第二抗体）反应，然后加入 ABC（或 SABC）复合物，酶催化底物使 T 细胞着色。其反应体系为：T 细胞 – McAb（抗 CD3、抗 CD4 或抗 CD8） – 生物素化二抗 – 亲和素 – 酶标生物素 – 底物（图 14 –6）。通过计数着色的阳性细胞数，可以确定 T 细胞及其亚群的百分率。

2. APAAP 法　分离 PBMC 固定在载玻片上，分别与鼠抗人 CD3、CD4 和 CD8 的 McAb 反应，以兔抗鼠 IgG 为二抗进行桥联，此时，IgG 的一个 Fab 段连接抗 T 细胞 CD 的 McAb，另一个 Fab 段连接在 APAAP 复合物中的抗碱性磷酸酶（anti – alkaline phosphatase，AAP）上，再通过复合物中的碱性磷酸酶（AP）催化底物显色使 T 细胞着色（图 14 –7）。计数着色的阳性细胞，判断 CD 分子的存在，从而确定 T 细胞及其亚群的百分率（表 14 –2）。该方法由于使用免疫桥联技术，故其敏感性高，结果易于判断，同时又减少了内源性酶的影响，特异性强。

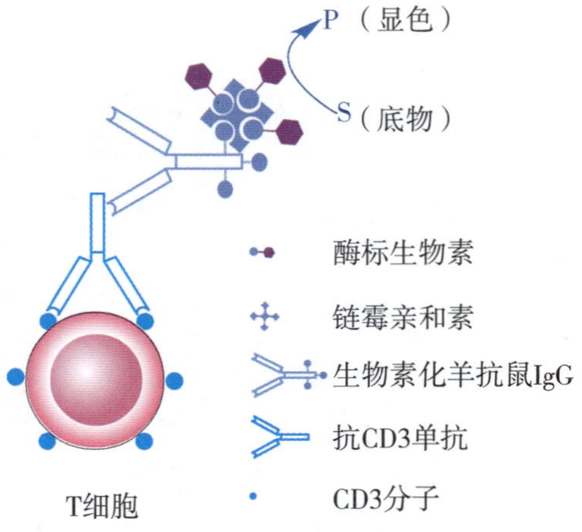

图 14 –6　ABC 间接法检测 T 细胞原理示意图

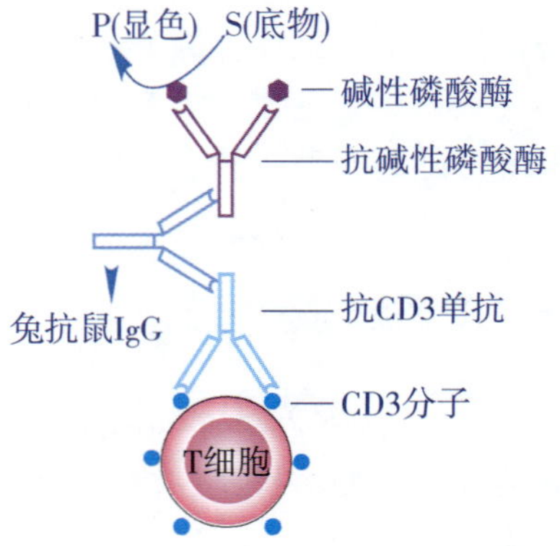

图 14 –7　APAAP 间接法检测 T 细胞原理示意图

3. IGSS 法　用胶体金标记鼠抗人 CD3、CD4 和 CD8 的 McAb（直接法）或兔抗鼠 IgG（间接法），直接与 T 细胞反应或间接与已结合有抗 CD 单抗的 T 细胞反应，再加入银显色液，银离子被还原成银原子，围绕金颗粒形成黑色银壳，光镜下计数阳性细胞数，计算 T 细胞及其亚群细胞百分率。

（三）微量细胞毒试验

针对 T 淋巴细胞 CD 分子的单克隆抗体（抗 CD3、抗 CD4、抗 CD8）与淋巴细胞相应的 CD 分子结合，借助补体依赖的细胞毒作用，致 T 细胞膜损伤，应用伊红染料渗入细胞内，使之染为红色，而无相应 CD 分子的细胞则无损伤，因而不着色（图 14 –8）。在高倍镜下计数着色细胞，计算表达相应 CD 分子的细胞在 T 细胞所占百分率，从而确定 T 细胞亚群。该方法简便易行，准确性较高。

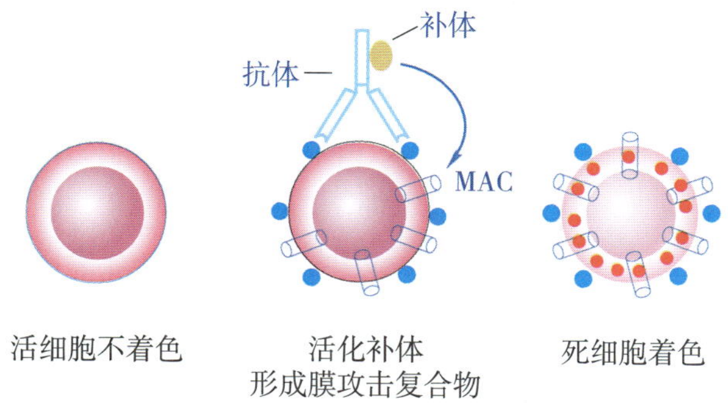

图 14－8　微量细胞毒试验原理示意图

（四）花环技术

1. E 花环试验　T 细胞表面有特异性绵羊红细胞（SRBC）受体，即 E 受体。将 T 细胞与 SRBC 按一定比例混匀，置 4℃至少 2h 或过夜，T 细胞表面的 E 受体能与 SRBC 结合形成以 T 细胞为中心，四周环绕 SRBC 的花环样结构（图 14－9），镜检计数可得总 E 花环（Et）形成率，亦即 T 细胞的百分率。参考区间：50%～80%。

部分 T 淋巴细胞对 SRBC 具有的高亲和力，于室温低速短时离心后即可形成花环，称为活性 E 花环（Ea），Ea 花环参考区间仅为 Et 花环的 1/3～1/2，约 20%～40%。Ea 在一定程度上反映了具有较高免疫活性的 T 淋巴细胞的量，间接反映细胞免疫水平。

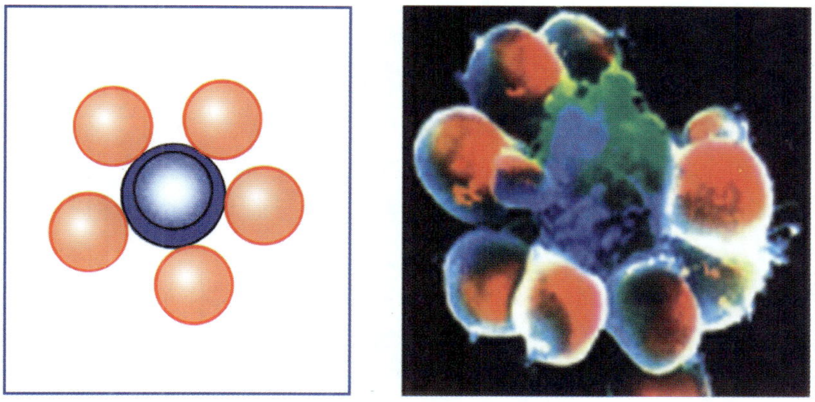

图 14－9　E 花环试验结果示意图

2. 葡萄球菌花环法　葡萄球菌 A 蛋白（staphylococcal protein A，SPA）可与多种动物的 IgG Fc 段结合而不影响抗体的活性。应用金黄色葡萄球菌结合抗淋巴细胞亚群（CD3、CD4、CD8）的 McAb（直接法）或兔抗鼠 IgG 抗体（间接法），所形成的 SPA－IgG 复合物可与表达 CD3、CD4、CD8 膜抗原的 T 细胞亚群结合，使金黄色葡萄球菌被动吸附在 T 细胞周围形成花环状。通过计数花环形成细胞百分率，从而确定 T 细胞及其亚群的数量。

3. 抗体致敏细胞花环法　采用戊二醛交联技术将抗 T 细胞 CD 的 McAb（一抗）或兔抗鼠 IgG（二抗）与 SRBC 结合，形成致敏的 SRBC。抗体致敏的 SRBC 可与 T 淋巴细胞直接或间接结合，在 T 淋巴细胞周围形成花环。通过计数花环形成率，从而确定 T 淋巴细胞及其亚群的百分率。本法需有相应的致敏红细胞试剂，受影响的因素较多。

（五）可溶性抗原肽－MHC 四聚体复合物法

这是近年来发展起来的一项新技术，与流式细胞仪联合，可用于定量检测抗原特异性 T 淋巴细胞。**四聚体**（tetramer）是借助生物素－抗生物素蛋白（或亲和素）级联放大原理

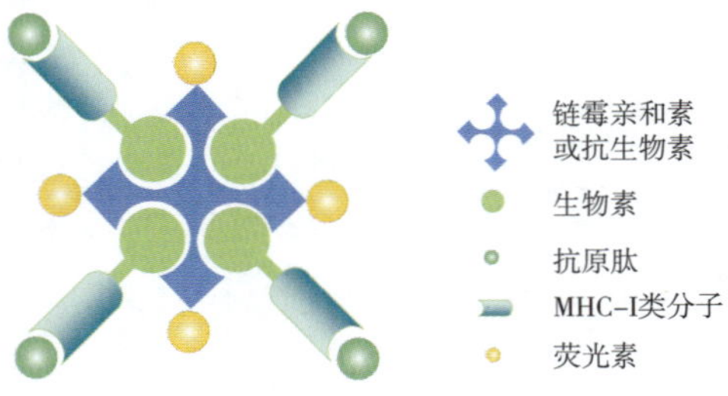

图 14－10　多肽－MHC 分子四聚体示意图

构建由 1 个荧光素标记的抗生物素蛋白（或亲和素）与 4 个 MHC－Ⅰ类分子－抗原肽复合物形成的复合体，即 MHC－Ⅰ类分子－抗原肽四聚体（图 14－10）。它能同时结合 1 个抗原特异性 T 细胞的 4 个 TCR，亲和力大大提高。制备特异性抗原肽四聚体，直接染色抗原特异性 T 细胞，然后，通过流式细胞仪即可定量检测外周血及组织中抗原特异性 T 细胞种群的数量及所占比率。同时该技术也用于抗原特异性 T 细胞增生功能检测。当然，该方法也有其不足之处，由于 MHC－抗原肽在生产中需要完全清楚所用抗原肽的序列，所以并非所有情况下均能使用这种方法。

二、B 细胞数量检测

B 细胞表面存在膜免疫球蛋白（mIg）、CD 抗原、Fc 受体、补体受体、EB 病毒受体和小鼠红细胞受体等重要标志，据此可对 B 细胞进行数量检测。

1. mIg 的检测　mIg 为 B 细胞所特有，是鉴定 B 细胞的可靠指标。大多采用荧光素或酶标记的抗人 Ig 抗体通过直接荧光免疫法、免疫组织化学法检测 mIg（见 T 细胞数检测）。也可采用免疫微球法检测 mIg，即通过二亚胺将抗人 Ig 抗体共价交联于羧化聚苯乙烯微球上，制成有抗体活性的免疫微球，与淋巴细胞悬液混合，免疫微球与 B 细胞上的 mIg 特异性结合，滴片、镜检，结合 3 个或以上免疫微球的淋巴细胞为 mIg 阳性细胞。正常人外周血中 mIg^{+} 细胞一般为 8%～12%。

2. CD 抗原检测　B 细胞表面抗原有 CD19、CD20、CD21、CD22、CD29、CD5 等分化抗原，其中有些是全部 B 细胞所共有，而有些仅活化 B 细胞所特有，有些可作为 B 细胞亚群的分类（如 CD5）。据此可用相应的系列 McAb，通过间接荧光免疫法、免疫组织化学法、SPA 花环法等加以检测。正常成年人外周血 CD20 阳性细胞约占淋巴细胞总数的 8%～12%。

3. Fc 受体和补体受体的检测　B 细胞表面具有 IgG Fc 段受体及补体受体，用相应抗体致敏的红细胞（EA）能借 Fc 受体与 B 细胞结合形成 EA 花环；或 EA 与补体结合的复合物（EAC）借补体受体与 B 细胞结合形成 EAC 花环。但由于单核细胞、巨噬细胞、NK 细胞以及部分 T 细胞也带有 Fc 受体或补体受体而影响结果的特异性，加之该类实验需制备新鲜指示物，操作麻烦，目前已很少应用。

4. 小鼠红细胞受体的检测　部分 B 细胞能与小鼠红细胞形成花环，慢性 B 细胞白血病患者外周血淋巴细胞形成小鼠红细胞花环率高达 60%～85%，但健康人该花环率仅占总淋巴细胞的 5%～10%，据此推知形成该花环的性能是某些 B 细胞亚群的标志。由于此方法简便，临床可用于鉴定不同型淋巴细胞白血病。

当然，各类淋巴细胞及其亚群的数量检测中，均可根据其表面标志，如 T 细胞主要根据细胞膜上的分化抗原 CD3（所有 T 细胞的特有标志）、CD4（Th）、CD8（Tc/Ts）；B 细胞主要根据膜免疫球蛋白 IgM 和 IgD 以及 CD19、CD20、CD22；NK 细胞主要根据 $CD3^{-}$、CD56 和 CD16 等，用适当的荧光素（单色、双色、三色）标记特异性 McAb 与 PBMC 反应，通过流式细胞仪测定，即可快速、准确地检测出相应淋巴细胞的阳性百分率、细胞荧光强度和绝对细胞数（细胞浓度）。

第三节 淋巴细胞的功能检测

单独测定淋巴细胞或其亚群的数量，常常不能反应淋巴细胞的功能，为了进一步深入了解机体免疫状态，开展对各类淋巴细胞的功能检测是非常必要的。

一、T 细胞功能检测

（一）T 细胞增生试验

T 细胞在体外受到有丝分裂原或特异性抗原刺激后，可引起胞内蛋白质、核酸合成增加和细胞增生，向淋巴母细胞转化，故该试验又称为淋巴细胞转化试验（lymphocyte transformation test，LTT）。淋巴细胞转化率的高低可直接反映机体的细胞免疫水平。

常用于体外刺激 T 细胞增生反应的刺激物可分为非特异性有丝分裂原和特异性抗原刺激物，前者包括植物血凝素（PHA）、刀豆素（ConA）、美洲商陆（PWM）等。后者包括白喉类毒素、破伤风类毒素、纯蛋白衍生物（PPD）和白假丝酵母菌等。此外，同种异体组织抗原、自身非 T 细胞及抗 CD3 单抗等也可刺激 T 细胞增生。需要注意的是不同种属的 T 淋巴细胞对有丝分裂原的敏感性不同，如人 T 淋巴细胞对 PHA 较敏感，鼠淋巴细胞对 ConA 较敏感。用特异性抗原刺激只能使相应抗原致敏的淋巴细胞发生转化，故转化率较非特异性转化率低。

检测 T 细胞增生反应的方法有下述四种。

1. 形态学检查法 分离 PBMC，与适量 PHA 混合，置 37℃培养 72h。取培养细胞做涂片染色，油镜下检测，凡出现细胞变大、胞质增多、胞质出现空泡、核染色质疏松、核仁明显等特征（图 14－11），均计为转化的淋巴细胞，计数 200 个转化和未转化的淋巴细胞，计算淋巴细胞转化率。正常人的 T 细胞转化率为 60%～80%，小于 50% 可视为降低，转化率在一定程度上可反映细胞免疫功能。该方法简单易行，不需特殊设备，但在结果判断时，靠肉眼观察形态学变化，准确性较差。

$$\text{转化率（\%）}=\frac{\text{转化的淋巴细胞数}}{\text{转化和未转化的淋巴细胞数}}\times 100\%$$

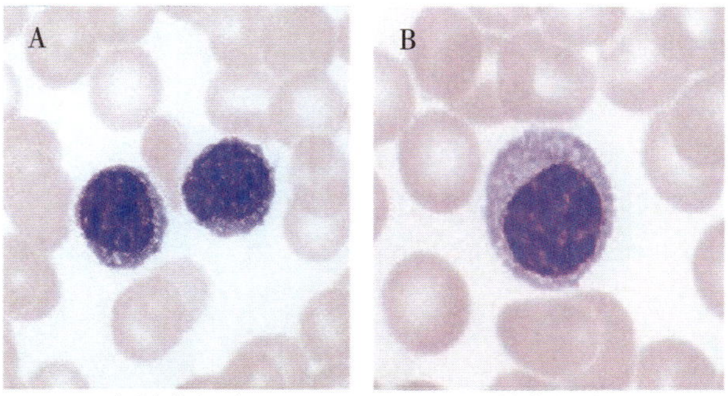

A: 未转化细胞　　B: 转化细胞

图 14－11 淋巴细胞转化的形态特征示意图

2. ^{3}H－TdR 掺入法 T 细胞受有丝分裂原或抗原刺激后，发生转化、分裂增生，DNA 合成明显增加，且细胞整体扩增的量与 DNA 的合成率和程度呈正相关，故可将评估 DNA 的合成作为检测细胞增生的手段。在终止培养前 8～16h，加入高浓度的^{3}H 标记的 DNA 合成原料胸腺嘧啶核苷（^{3}H－TdR），即被转化的淋巴细胞摄取，有效地与内源性胸腺嘧啶竞争而掺入到新合成的 DNA 中。培养结束后，用 β－液体闪烁计数仪测定淋巴细胞内掺入的 ^3H－TdR 的放射性强度，即每分脉冲数（CPM），计算刺激指数（stimulating index，SI），反映淋巴细胞的增生水平（图 14－12）。

SI＝PHA 刺激管 CPM 均值/对照管 CPM 均值

^3H－TdR 掺入法敏感、客观、准确、重复性好、可自动操作，但需一定设备，并受放射性核素半衰期和污染的影响。

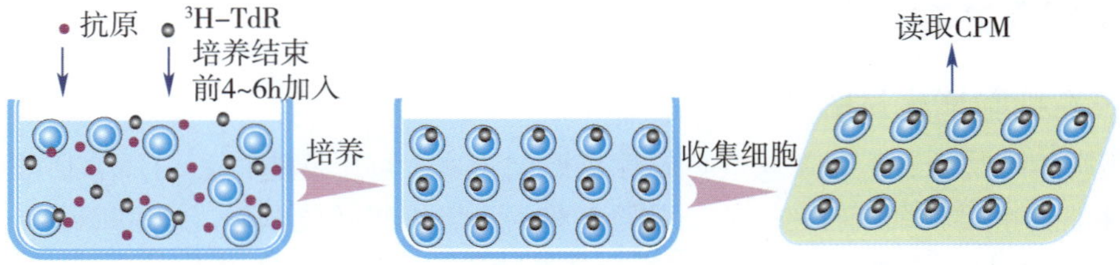

图 14－12　^3H－TdR 掺入法原理示意图

3. MTT 比色法　MTT 是一种可溶性四氮唑盐类黄色染料，化学名为 3－（4，5－二甲基－2－噻唑）－2，5－二苯基溴化四唑［3－（4，5－dimethylthiazol－2－yl）－2，5－diphenyl tetrazolium bromide］。淋巴细胞增生时，活细胞可摄取 MTT，在细胞内 MTT 被线粒体琥珀酸脱氢酶还原为不溶于水的蓝紫色结晶甲臜（formazan）沉积于细胞内或细胞周围，其生成量与细胞增生水平呈正相关。将细胞裂解并用有机溶剂（二甲基亚砜、盐酸异丙醇或无水乙醇）溶解甲臜后，用酶标仪测定细胞培养物的 A_{570nm} 值，间接定量分析细胞增生水平，以刺激指数（SI）判断淋巴细胞增生程度。

SI＝实验孔 A_{570nm} 均值/对照孔 A_{570nm} 均值

本方法无需特殊仪器、操作简便、结果准确、无放射性污染，敏感性与 ^3H－TdR 掺入法大致相同。而甲臜需被溶解后才能检测，从而增加了处理样品的时间、工作量以及出错的概率，同时有机溶剂对实验者也有损害。近年来，MTT 的类似物即水溶性裂解产物 XTT、MTS、WST－1 等试剂盒已问世，尽管这些新型产品比 MTT 昂贵，但其甲臜性质均为水溶性，无需溶解等后续步骤即可分析，且灵敏度与 MTT 相当或更高，使得它们具有明显的优势。

4. CFSE 染色法　CFSE 是一种近年来被广泛应用的细胞增生检测用荧光探针，也可以用于细胞的荧光示踪，化学名称为羧基荧光素乙酰乙酸琥珀酰亚胺酯（carboxyfluorescein diacetate，succinimidyl ester，CFDA－SE，简称 CFSE）。CFSE 可穿过细胞膜不可逆地与胞内蛋白和膜表面蛋白结合而标记这些蛋白，是理想的活细胞荧光标记物。被 CFSE 标记的非分裂细胞的荧光非常稳定，稳定标记的时间可达数个月。当细胞分裂时，CFSE 标记荧光可平均分配至两个子代细胞中，每分裂一次，子代细胞的荧光会减弱一半。因此，子代细胞的荧光强度是亲代细胞的一半。这样，在一个增生的细胞群中，各连续带细胞的荧光强度呈（1/2）n 递减（n 为细胞繁殖代数）。在 488nm 的激发光下，采用 FCM 检测细胞荧光强度降低的程度，分析得出细胞分裂增生的情况。CFSE 标记的细胞也可以用荧光显微镜进行观察。

（二）T 细胞介导的细胞毒试验

T 细胞介导的细胞毒试验是被抗原致敏的细胞毒性 T 细胞（CTL）再次遇到相应的靶细胞后，使之破坏溶解的反应。其破坏靶细胞的机制主要是通过释放穿孔素裂解靶细胞以及释放颗粒酶与表达 FasL 使细胞凋亡。所以，CTL 的细胞毒功能既可通过靶细胞被破坏后发生形态学变化或各类释放性试验来反映，也可通过对 CTL 颗粒酶的胞泌作用进行分析或用细胞凋亡来检测。该实验是评价机体细胞免疫水平的一种常用指标，可对病毒性疾病、体内细胞免疫功能特别是肿瘤患者 CTL 杀伤肿瘤细胞的能力进行了解，常作为判断这些疾病预后和观察疗效的重要指标。

1. 形态学检查法 待检T细胞与相应的靶细胞（如肿瘤细胞等）混合共育后，以瑞氏染液染色，用显微镜计数未被破坏的肿瘤细胞数，通过计算淋巴细胞对肿瘤细胞生长的抑制率，判断效应细胞的杀伤能力。若以贴壁生长的细胞为靶细胞，则利用被致敏的T淋巴细胞与其作用后，被杀伤的细胞失去贴壁能力，观察贴壁细胞的数量减少程度反映T淋巴细胞的细胞毒性。

2. ^{51}Cr释放法 用$Na_2{}^{51}CrO_4$标记靶细胞，若待检细胞能杀伤靶细胞，则^{51}Cr从靶细胞内释放出来，用γ-计数仪测定靶细胞释放的^{51}Cr放射活性（CPM）。靶细胞溶解破坏越多，^{51}Cr释放越多，上清液的放射活性越强，通过计算^{51}Cr特异释放率，判断淋巴细胞的杀伤活性（图14-13）。此法在测定数目少于2000个抗原致敏的CTL时是不敏感的，故必须在体外对离体细胞先行刺激扩增。

$$\text{特异性释放率（\%）}=\frac{\text{实验孔 CPM 均值}-\text{自发释放孔 CPM 均值}}{\text{最大释放对照孔 CPM 均值}-\text{自发释放孔 CPM 均值}}\times 100\%$$

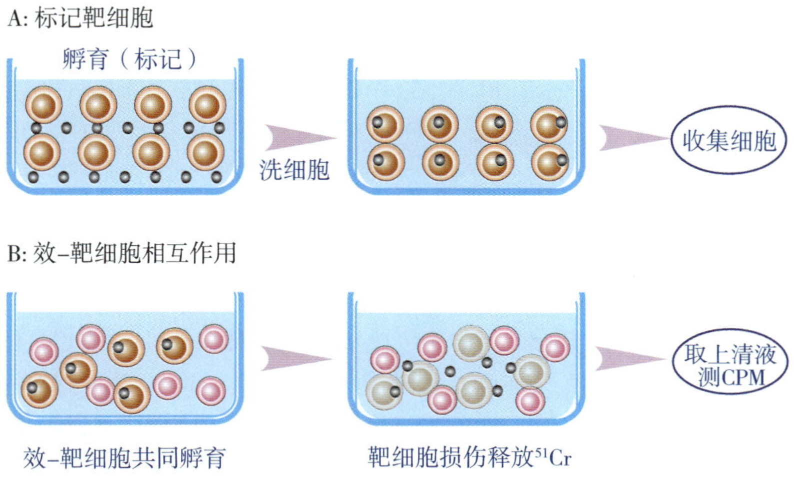

图14-13 ^{51}Cr释放法原理示意图

3. 抗TCR介导的CTL活性酯酶分析法 应用直接针对TCR的McAb，模仿特异性靶细胞的作用，诱导CTL细胞内颗粒丝氨酸酯酶等的释放。抗TCR可与CTL细胞表面TCR的α和β链及CD3复合物特异性结合。基本过程是：先用McAb包被微孔板，然后加入CTL或T淋巴细胞，经一定时间作用后，CTL被活化，收集培养上清液，加入含5，5′-二硫对硝基苯甲酸（DTNB）的缓冲液，底物为*N*-α-苯氧羰基-*L*-赖氨酸硫代苯甲酯（BLT），分光光度计测A_{412nm}值，并计算抗TCR诱导的颗粒酯酶分泌百分率。

$$\text{颗粒酯酶分泌百分率（\%）}=100\times(E-B)/(T-B)$$

式中，E：抗体刺激的CTL细胞上清液平均吸光值；B：背景或未处理的CTL细胞孔平均吸光值；T：酶的总释放量（即用Triton X-100处理的CTL细胞上清液）。其中代表酶自发释放的B值一般应在T值的5%~10%以下。

4. 佛波酯和钙离子载体诱导的CTL颗粒酶释放分析法 用佛波酯（phorbol esters）和钙离子载体处理CTL，通过一种TCR复合物非依赖性机制，刺激CTL细胞颗粒酶的胞泌作用，收集培养上清液按TCR单抗诱导法测定和计算酶分泌量。

5. 靶细胞诱导的CTL颗粒酶胞泌作用 通过特异性靶细胞（表面表达CTL所识别的抗原肽-MHC复合物）刺激CTL的TCR，使CTL活化并使其脱颗粒（颗粒酶胞泌作用）。其特点是：可定量测定CTL-靶细胞特异性的相互作用。颗粒酶分析过程按抗TCR介导的CTL活性酯酶分析法。

此类基于CTL颗粒酶胞泌作用分析评价CTL功能的检测方法，可免除靶细胞的标记，甚至无需靶细胞的参与，并可用于分析和评价 T 细胞活化的药物性抑制物和刺激物效应。

6. 细胞凋亡检查法 T 淋巴细胞经诱导形成 CTL 后，与靶细胞混合，在 CTL 的作用下，靶细胞出现凋亡，用检测细胞凋亡的方法，可判断 CTL 对靶细胞的杀伤能力。

（1）形态学方法 将待检淋巴细胞和靶细胞按比例混合，培养一定时间后，取培养物涂片，借助普通光学显微镜（HE 染色）、荧光显微镜（碘化丙啶染色）或透射电镜可对细胞进行形态学观察，凋亡细胞表现为核致密浓染、核碎裂等。该法简便、经济，可定性但不能定量。

（2）电泳法 将待检淋巴细胞和靶细胞按比例混合，培养一定时间后，对凋亡细胞的基因组 DNA 进行琼脂糖凝胶电泳，由于内源性核酸酶的激活，DNA 链被切割成为 180～200bp 或其倍数的 DNA 片段，故在琼脂糖电泳中呈现“DNA 梯状图谱”。该法简便，一般作为检测细胞凋亡的定性分析方法，不能显示凋亡细胞的形态结构。

（3）ELISA 法 细胞凋亡发生时，内源性核酸内切酶被激活进入核小体间切割 DNA，产生单/低聚核小体的片段，形成新的表位。采用双抗体夹心 ELISA 法，应用小鼠抗 DNA 和抗组蛋白的 McAb，与核小体片段形成夹心结构，可特异性检测细胞溶解物中的单/低聚核小体，从而判断细胞是否发生凋亡。该法可定性和定量。

（4）生物素标记法 生物素标记 dUTP 在 TdT 酶的作用下掺入到凋亡细胞的 DNA 链的 3′-OH 末端，并可与连接了过氧化物酶（POD）的亲和素特异结合，在 POD 底物（DBA）存在下，产生明显的颜色反应，可在光学显微镜下观察到，作为凋亡细胞的标记。计数凋亡细胞，反应 CTL 介导的细胞凋亡程度。

（5）流式细胞术 处于不同增生周期时相（G_0/G_1、S、G_2/M）的细胞，其 DNA 含量分布在 2～4n 之间。凋亡细胞因核断裂，DNA 裂解成许多小片段，小分子量的 DNA 片断可通过细胞膜渗透到细胞外，使细胞原有的 DNA 部分丢失，仅剩下大片段 DNA，呈亚二倍体。由此可导致对 DNA 染料着色能力下降，用流式细胞仪检测其 DNA 含量时会在 G_1 峰前出现亚二倍体峰（DNA 含量 <2n），称为亚 G_1 峰，处于亚 G_1 峰的细胞代表样品中的凋亡细胞。结果分析可见在直方图上 G_1 峰前出现一个呈正态分布的亚 G_1 峰（图 14-14），分析峰的百分率即可得出凋亡细胞的百分比，正常细胞无亚 G_1 峰。或有些细胞系可有自发性细胞凋亡发生，但其百分率不超过 5%；发生坏死的细胞或机械性损伤的细胞在 G_1 峰前不出现呈正态分布的亚 G_1 峰，但可出现一个连续的 DNA 小片段分布曲线，以此可与凋亡区分开来。此外，四聚体-流式细胞仪技术已成功地应用于研究凋亡的两条主要途径：①通过细胞表面死亡受体与相应配体结合之后发生，例如，表达于 T 细胞表面的 CD95 可作为 Fas 配体给细胞发出死亡信号；②促凋亡分子与抗凋亡分子两方力量“较量”决定 T 细胞的命运，为凋亡发生机制的研究提供了有效的手段。

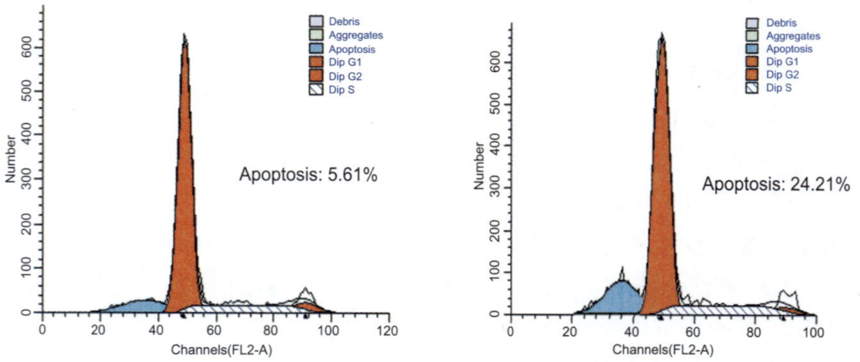

图 14-14 Jukat 细胞凋亡亚二倍体（亚 G_1 峰）分析

7. DNA 断裂试验 用 ^3H 胸苷标记经丝裂原刺激的靶细胞（如脾细胞），使 ^3H 胸苷进入靶细胞的 DNA 中，再与效应细胞混合培养，当靶细胞被效应细胞杀死，在通过玻璃纤维滤器时，其 DNA 片断将被洗去；如果靶细胞未被杀死，在通过玻璃纤维滤器时，标记的 DNA 将被玻璃纤维滤器捕获。因此，根据捕获的^{3}H 标记的 DNA 的量能得到 DNA 的裂解率，从而评价效应细胞的杀伤功能。

$$自发裂解率（\%）=[(T-S)/T]\times100\%$$

$$CTL 杀伤活性（\%）=[(S-E)/S]\times100\%$$

式中，T：最大裂解组；S：自然裂解组；E：试验组。

（三）T 细胞分泌功能测定

活化的 T 细胞能分泌不同类型的细胞因子，可以通过生物活性检测、免疫学测定和分子生物学检测等多种方法对其含量、活性、基因表达水平等进行检测，以反映 T 细胞的功能（详见第十六章）。

（四）体内试验

正常机体对某种抗原建立了细胞免疫后，如用相同的抗原做皮肤试验时，常出现阳性的迟发型超敏反应。本实验不仅可以检查受试者是否对某种抗原具有特异性细胞免疫应答能力，而且可以检查受试者总体细胞免疫状态。

1. 特异性抗原皮肤试验　常用的特异性抗原皮肤试验为结核菌素皮肤试验，是一种迟发型超敏反应（DTH）。将定量旧结核菌素（old tuberculin，OT）注射到受试者前臂皮内，24～48h 局部出现红肿硬结，以硬结直径大于 0.5cm 者为阳性反应。其他还有链激酶－链道酶（SK－SD）、白假丝酵母菌素、皮肤毛癣菌素、腮腺炎病毒等皮试抗原。

2. PHA 皮肤试验　将定量 PHA 注射到受试者前臂皮内，可非特异性刺激 T 细胞发生母细胞转化，呈现以单个核细胞浸润为主的炎性反应。一般在注射后 6～12h 局部出现红斑和硬结，24～48h 达高峰。通常以硬结直径大于 15mm 者为阳性反应。PHA 皮肤试验敏感性高，比较安全、可靠，临床常用于检测机体的细胞免疫水平。

3. 接触性超敏反应　为一种简单可靠的体内检测细胞介导免疫功能的方法，并常用于研究免疫调节药物对细胞免疫功能的影响。其原理是将某些半抗原物质涂抹于小鼠皮肤，半抗原可与组织蛋白结合为完全抗原，使 T 细胞致敏，当再一次接触同一种半抗原时，活化的 $CD4^{+}$ T 细胞产生多种细胞因子，引起接触性皮炎。

二、B 细胞功能检测

B 细胞受抗原刺激可分泌 Ig 参与体液免疫应答。同时，像 T 淋巴细胞一样，在有丝分裂原的刺激下可分化增生为淋巴母细胞（有丝裂原反应），故实验室多采用检测 B 细胞产生和分泌 Ig 的能力、Ig 含量及体外 B 细胞增生能力等来评价 B 细胞的功能状态。

（一）B 细胞增生试验

常用方法与检测 T 细胞增生试验方法相同，如^{3}H－TdR 掺入法、MTT 法等。但刺激 B 细胞增生的有丝分裂原不同，小鼠 B 细胞可用细菌脂多糖（LPS）作为刺激物，人类则用含 SPA 的金黄色葡萄球菌菌体及抗 IgM 抗体刺激。

（二）酶联免疫斑点法

无论是 T 淋巴细胞增生试验还是 B 淋巴细胞增生试验都只是从总体上反映其对有丝分裂原或某种特定抗原刺激的反应能力，而不能反映其产生效应分子的能力，酶联免疫斑点法（enzyme－linked immunospot，ELISpot）则可检测淋巴细胞（或某种亚群）在特异性抗原刺激下分泌某种抗体（Ig）或细胞因子的能力。其原理（以间接法为例）是用已知抗原包被固相载体，加入待检的抗体产生细胞（如免疫小鼠脾细胞或 LPS 刺激的脾细胞），诱导抗体的分泌，分泌的抗体与包被抗原结合，在抗体分泌细胞周围形成抗原－抗体复合物，使细胞吸附于载体上，加入酶标记的第二抗体与细胞上的抗体结合，通过底物显色反应的深浅，可测定出生成的抗体量，并可在低倍镜下计数着色的斑点形成细胞（spot－forming cells，SFC），每个着色斑点代表一个独立细胞分泌抗体的情况（图14－15）。若使用相差显微镜观察则有利于区分阳性和假阳性斑点。该方法既可通过测定斑点的数目来检测抗体分泌细胞的数量以及利用双色法可检测分泌两种不同抗体的细胞数量，又可通过斑点的大小和染色程度来反映淋巴细胞分泌抗体（Ig）的水平。其优点是：①稳定，特异，抗原用量少；②可同时检测不同抗原诱导的不同抗体分泌，并可定量；③可检测组织切片中分泌抗体的单个细胞。近来，该方法也被用于抗原特异性 $CD8^+$ T细胞的计数，即将APC与T细胞共同孵育，用ELISA检测其抗病毒细胞因子INF－γ的产生水平，最后能分泌IFN－γ的细胞会在ELISpot板上留下一个个斑点。具有灵敏度高、特异性好的优点，并常与MHC－四聚体技术联合用于检测抗原特异性T淋巴细胞。

（三）溶血空斑试验

1. 经典溶血空斑形成试验 经典溶血空斑形成试验（hemolytic plaque assay）是用于检测实验动物B细胞抗体产生能力的方法。将SRBC免疫的小鼠脾脏制成单个脾细胞悬液，与高浓度的SRBC在琼脂糖凝胶内混合倾注于小平皿或玻片上。脾细胞中的抗体生成细胞释放抗SRBC抗体，使其周围的SRBC由抗体包被而致敏，加入补体可将SRBC溶解，形成肉眼可见的溶血空斑。每一个空斑中央含一个抗体形成细胞，空斑数目即为抗体形成细胞数。空斑大小表示抗体形成细胞产生抗体的多少（图14－16）。有两种空斑检查法，用以区分产生IgM的B细胞与产生IgG或IgA的B细胞。

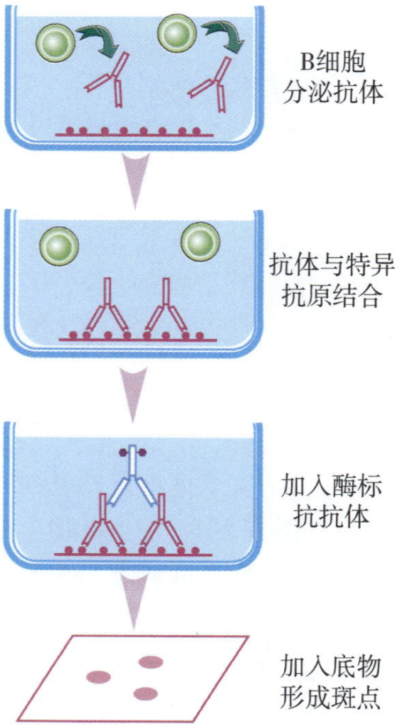

图14－15 ELISpot原理示意图

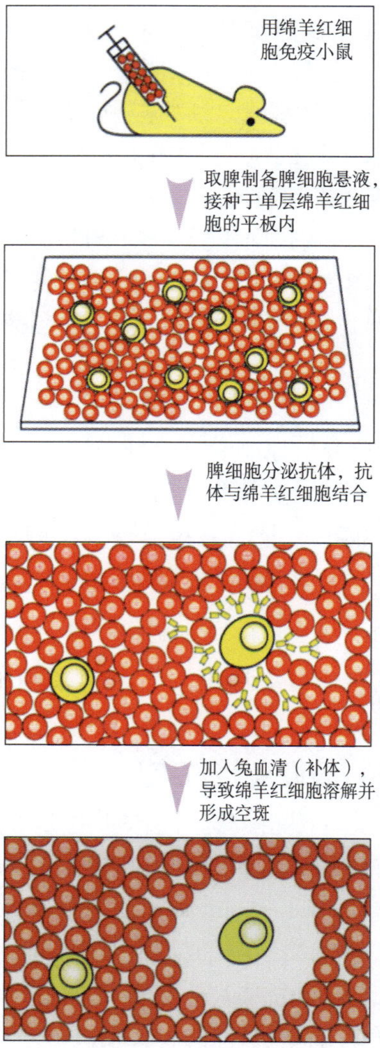

图14－16 溶血空斑试验原理示意图

（1）直接溶血空斑法　用于检测产生 IgM 型抗体的 B 细胞。因为 IgM 固定补体的能力强，与致敏的 SRBC 结合后，可直接激活补体裂解 SRBC，无需另加抗 Ig 试剂（显斑剂），即可出现可见的空斑。

（2）间接溶血空斑法　用于检测产生 IgG 或 IgA 型抗体的 B 细胞。因为 IgG 或 IgA 型抗体活化补体的能力弱，需要在试验系统中另加抗 IgG 或 IgA 类抗体，使之与抗体形成细胞产生的 Ig 结合成复合物，以增强裂解靶红细胞的能力，才能出现可见的空斑。

此法具有特异性高、筛选力强、可直接观察等优点，可用作判断机体的 B 淋巴细胞数量和功能的指标，并可进行抗体种类及亚类的研究，还可作为临床筛选抗肿瘤新药以及研究中药对机体免疫功能影响（免疫增强剂和免疫抑制剂）的特异指标。

2. 被动溶血空斑试验　被动溶血空斑试验是抗体形成细胞产生的 Ig 与 SRBC 上的抗原结合，在补体参与下出现溶血反应。方法是将吸附有已知抗原的 SRBC、待检 B 细胞、补体及适量琼脂糖液混合，倾注平皿，温育 1～3h 后，形成肉眼可见的溶血空斑。这种非红细胞抗体性溶血空斑试验可检测 SRBC 上抗原相应的抗体形成细胞，因此应用范围较广。

3. 反向溶血空斑试验（reversed hemolytic plaque assay，RHPA）是体外检测人抗体形成细胞的方法。制备 SPA－SRBC 复合物，将待测细胞（人 PBMC、脾细胞等）、SPA－SRBC、抗人 IgG 抗体和补体四种成分与琼脂糖凝胶混匀，注入小室内。反应后，抗体生成细胞所产生的 IgG 与抗人 IgG 抗体结合形成复合物，抗人 IgG Fc 段又与包覆在 SRBC 上的 SPA 结合，激活补体（B 细胞－IgG－抗 IgG Fc－SPA－SRBC－C），导致 SRBC 溶解，在 Ig 分泌细胞周围形成肉眼可见的溶血空斑，每个溶血空斑代表一个 Ig 分泌细胞（图 14－17）。

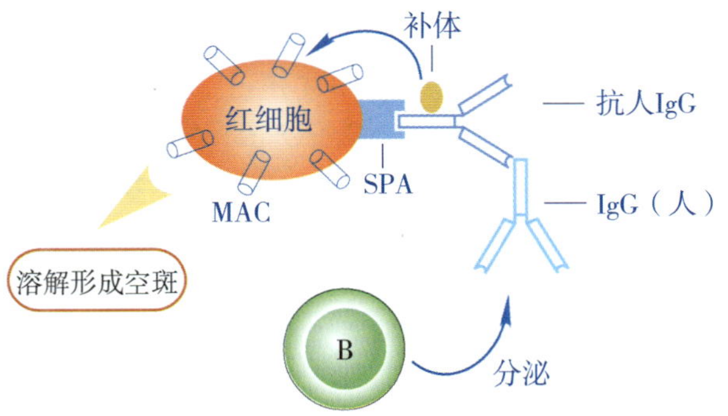

图 14－17　反向溶血空斑试验原理示意图

4. B 细胞介导红细胞溶血定量分光光度法　又称定量溶血分光光度测定法（quantitative hemolysis sepectrophotometry）。测定由一定数量 B 细胞生成和分泌的抗体，在补体参与下裂解 SRBC 所释放的血红蛋白量（以 OD 值表示），借以判断 B 细胞的功能。

5. B 细胞产生抗体能力测定　对单个核细胞产生的 Ig 的量进行检测，估计 B 细胞合成 Ig 的能力，用以评价 B 细胞的功能。将分离到的 PBMC 与 SRBC 形成玫瑰花结，重悬后，梯度离心分离玫瑰花结形成 T 细胞与中层的 B 细胞，用 NH_4Cl－Tris 缓冲液溶解除去 SBRC，洗涤，得到 T 细胞和 B 细胞。用 PWM 刺激通过 T 细胞诱导 B 细胞产生 Ig，测定上清液中 Ig 含量，评价 B 细胞的抗体合成能力。该法也用于检测 T 细胞的辅助或抑制功能。

（四）体内检测

B 细胞功能减低或缺陷，可表现为体内 Ig 和血型抗体量下降或缺乏，患者对外源性抗原的应答能力减弱或缺乏，仅产生极低或不能产生特异性抗体。故临床定量测定受检者血清中各种 Ig 量和相应血型抗体可判断 B 细胞功能，也是诊断体液免疫缺陷的重要指标。反之，如血清中一种或多种 Ig 或轻、重链片段异常增高，表明 B 细胞产生 Ig 的功能异常增高。

三、NK 细胞活性检测

NK 细胞具有细胞介导的细胞毒作用，能直接杀伤靶细胞，在抗病毒、抗肿瘤、免疫调节等方面发挥重要作用。人 NK 细胞典型的表面标志为 $CD3^-$、$CD16^+$（80%～90%）、$CD56^+$（>95%），通过这些表面标志可将大多数的 NK 细胞与 T 细胞区分开来。血细胞中

NK 细胞的数量很少，要获得足够量的纯化的 NK 细胞来完成功能试验是很困难的。目前，国内外多采用检测 NK 细胞活性来研究不同疾病状态下 NK 细胞的杀伤功能。测定人 NK 细胞活性多以 K562 细胞株作为靶细胞，而测定小鼠 NK 细胞活性常采用 YAC－1 细胞株作为靶细胞。主要基于这两种细胞表面缺乏 MHC－Ⅰ类分子，而致使 NK 细胞表现为有效的杀伤效应。

（一）形态学法

以人 PBMC 或小鼠脾细胞作为效应细胞，与靶细胞按一定比例混合温育，靶细胞受损死亡，细胞膜通透性改变使台盼蓝或伊红 Y 等染料透入，细胞被染为蓝色或红色。光镜下观察着染的细胞，实验组和对照组各计数 200 个细胞，计算出靶细胞的死亡率即为 NK 细胞的活性。该法简便、易于掌握，但结果判断具有一定的主观性，也无法计数轻微损伤的细胞。

$$\text{NK 细胞活性（\%）}=\frac{\text{实验组靶细胞死亡数}-\text{对照组靶细胞死亡数}}{200}\times 100\%$$

（二）酶释放法

乳酸脱氢酶（LDH）存在于活细胞胞浆内，正常情况下，不能透过细胞膜，当靶细胞受到效应细胞的攻击而损伤时，细胞膜通透性改变，LDH 从胞浆中释出。释放出来的 LDH 在催化乳酸生成丙酮酸的过程中，使氧化型辅酶Ⅰ（NAD^+）变成还原型辅酶Ⅰ（NADH）。后者再通过递氢体－吩嗪二甲酯硫酸盐（PMS）还原碘硝基氯化氮唑蓝（INT）或硝基氯化四氮唑（NBT），形成有色的甲臜类化合物，在 570nm 波长处有一高吸收峰，利用酶标仪读取 A_{570nm} 值，经过计算即可得知 NK 细胞杀伤靶细胞的活性（图 14－18）。该法的优点是经济、快速、简便，并可做定量测定。缺点是 LDH 分子较大，当靶细胞膜严重破损时才能被释出，故此法敏感性较低。

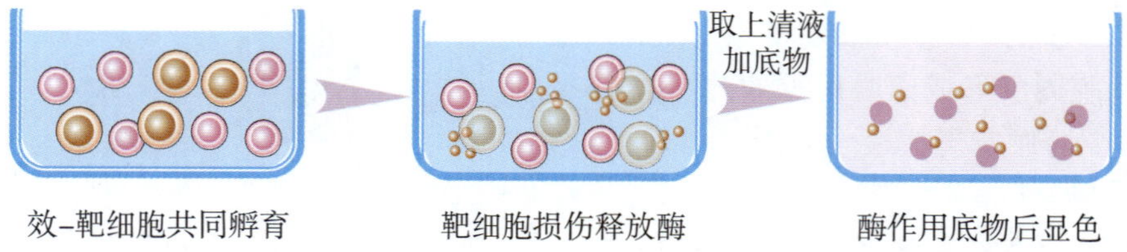

图 14－18　酶释放法试验原理示意图

$$\text{NK 细胞活性（\%）}=\frac{\text{实验组}A\text{值}-\text{自然释放对照组}A\text{值}}{\text{最大释放对照组}A\text{值}-\text{自然释放对照组}A\text{值}}\times 100\%$$

也可采用 NAG 酶（N－乙酰－β－D－氨基己糖酶）荧光比色法测定 NK 细胞活性。NAG 酶存在于溶酶体中，当其由受损的靶细胞释出后，可与底物作用而生成荧光物质，应用荧光分光光度计测定。该法简单、稳定、重复性好。

（三）化学发光法

NK 细胞杀伤靶细胞时发生呼吸爆发，产生大量活性氧自由基，包括超氧阴离子（O_2^-）、过氧化氢（H_2O_2）、羟自由基（OH^-）和单态氧（$^1O_2$）等。它们与细胞内某些可激发物质发生反应，产生微弱的发光现象。在反应体系中加入鲁米诺（Luminol）能起增强效应，因其受活性氧自由基作用后成为电子激发态分子氨基肽酸盐，此分子以光量子辐射形式返回基态时即可产生化学发光（chemiluminescence，CL），从而使发光强度大大增强，发光强度与 NK 细胞活性呈正相关。化学发光测定法操作简便快速，样品用量少，是氧化爆发检测中最为敏感并可直接定量的方法。

（四）^{125}I－UdR 释放法

用 ^{125}I－UdR（^{125}I－2′－脱氧尿嘧啶核苷）标记靶细胞，PBMC 或小鼠脾细胞作为效应细胞，杀伤靶细胞释放$^{125}I-UdR$，测定其放射强度（cpm），以$^{125}I-UdR$释放百分率表示NK细胞的活性。同样，也可用放射核素^{51}Cr释放法检测NK细胞活性，但^{51}Cr半衰期短，仅有27.72天，而$^{125}I-UdR$半衰期为59.7天，国内多用。

$$^{125}I-UdR\text{释放率}(\%)=\frac{0.5ml\text{上清液}CPM\text{值}\times 2}{0.5ml\text{上清液}CPM\text{值}+0.5ml\text{细胞悬液}CPM\text{值}}\times 100\%$$

$$NK\text{细胞活性}(\%)=\text{实验管}^{125}I-UdR\text{释放率}-\text{对照管}^{125}I-UdR\text{自然释放率}$$

（五）流式细胞仪法

选用K562细胞为测定人NK细胞活性的靶细胞，利用碘化丙啶（PI）只能渗透到死亡细胞内与DNA和RNA结合，在488nm波长的荧光激发下产生红色荧光；同时，NK细胞体积及光散射特性均不同于靶细胞。据此，可用FCM检测靶细胞受NK细胞作用后的死亡率来反映NK细胞的活性。

NK细胞活性（%）=NK细胞实验组靶细胞死亡率（%）-靶细胞自然死亡率（%）

第四节　吞噬细胞功能检测

吞噬细胞主要包括大吞噬细胞（血液中的单核细胞和组织中的巨噬细胞）和小吞噬细胞（中性粒细胞）两大类。它们均具有非特异性的吞噬杀灭病原体和衰老、损伤的细胞或癌细胞的功能，是机体非特异性免疫的重要组成部分，吞噬细胞功能障碍、数量减少等均会导致机体非特异性免疫缺陷。所以，吞噬细胞功能检测有助于判断机体非特异性免疫水平。吞噬细胞的吞噬运动大致分为趋化、吞噬和胞内杀伤作用三个阶段，可分别对这三个阶段进行功能检测。

一、中性粒细胞功能检测

（一）趋化功能检测

中性粒细胞（neutrophil granulocyte，NPG）对趋化刺激物产生强烈的反应，能在趋化因子如微生物细胞成分及其代谢产物、补体活性片段C5a与C3a、某些细胞因子等作用下产生趋化运动。趋化运动是整个吞噬过程的第一步，对吞噬功能影响很大，检测其趋化强度有助于了解吞噬细胞的趋化功能。

1. 滤膜渗透法　现多用一种改良的微孔小室趋化试验装置，与单孔Boyden小室（现已不多用）相比，具有快速、准确、可多孔同时测定的优点。趋化室分上、下两室，中间隔以一定孔径的微孔滤膜。检测时于上室加白细胞悬液，下室加趋化因子，白细胞受趋化因子的吸引，向下层小室迁移穿过微孔滤膜进入下层膜面，经染色计数从滤膜穿过来的白细胞数，计算趋化指数（chemotactic index，CI）即可测出趋化因子的趋化活性及白细胞的趋化功能（图14-19）。该法适用于能趋化性主动迁移的各类细胞如单核-巨噬细胞、中性粒细胞、淋巴细胞等。

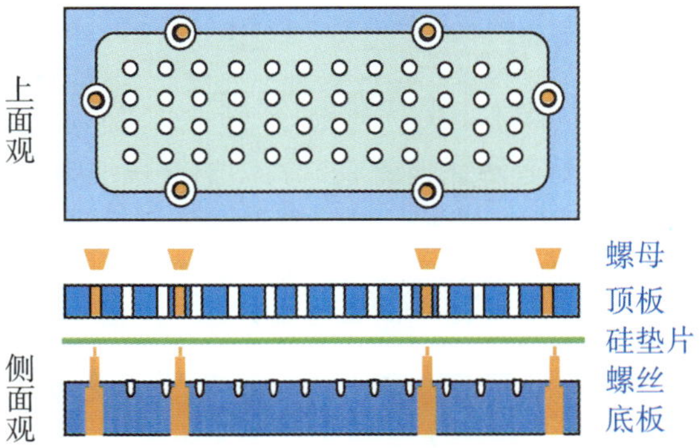

图14-19　微孔小室趋化试验装置示意图

趋化指数（CI）=实验孔趋化细胞数/阴性对照孔趋化细胞数

2. 琼脂糖平板法　在趋化因子的吸引下，NPG向趋化因子做定向移动，根据其在琼脂糖胶板上移动的距离，计算趋化指数即可判断趋化功能。将融化的琼脂糖溶液倾倒在玻片上制成琼脂糖凝胶平板，每份检样打 3 个孔径 3mm、孔距 2mm 的小孔（图 14－20）。左侧孔（A）加趋化因子，中孔（B）加白细胞悬液，右侧孔（C）加对照液。孵育反应后，通过固定和染色，用测微器测量白细胞向 A 孔移动距离（mm）即趋化移动距离（A）和向 C 孔移动距离即随机移动距离（B），计算趋化指数（A/B），判断细胞的定向移动能力。通常新生儿趋化指数为 2.0～2.5 左右，成人为 3.0～3.5 左右。

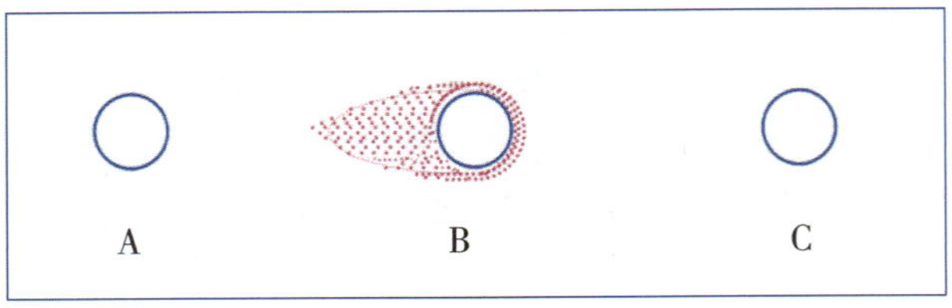

图 14－20 白细胞趋化运动示意图

（二）吞噬和杀菌功能测定

1. 显微镜检查法 将白细胞与白假丝酵母菌（或葡萄球菌）悬液混合温育后，滴片，加入亚甲蓝染液做活体染色，用油镜观察白细胞对该菌的吞噬情况，如白假丝酵母菌（或葡萄球菌）被染成蓝色，说明已被杀死，而活菌对染料排斥不着色。计数 100 个吞噬和未吞噬白假丝酵母菌（或葡萄球菌）的白细胞及所吞噬的细菌数。按下式计算吞噬率（phagocytic rate）和吞噬指数（phagocytic index），还可根据被吞噬的细菌是否着色测定杀菌率。参考区间：吞噬率（91.0±5.8）%；杀菌率（32.7±7.8）%。

$$\text{吞噬率（\%）}=\frac{\text{吞噬细菌的白细胞数}}{\text{计数的白细胞数}}\times 100\%$$

$$\text{吞噬指数}=\frac{\text{吞噬的细菌总数}}{\text{计数的白细胞数}}$$

$$\text{杀菌率（\%）}=\frac{\text{胞内含着染菌体的细胞数}}{\text{计数的白细胞数}}\times 100\%$$

2. 溶菌法 将白细胞悬液与经新鲜人血清调理过的细菌（大肠杆菌或金黄色葡萄球菌）按一定比例混合，温育。定时（0、30、60、90min）取定量培养物，于蒸馏水中使细胞溶解后，取一定量接种于固体平板培养基上。37℃培养 18h，计数生长菌落数，以判断中性粒细胞的杀菌能力。参考值：正常情况下，对大肠埃希菌的杀菌率＞90%；对金黄色葡萄球菌的杀菌率＞85%。本法还可测定待测血清的调理活性；若在共育 15～30min 后涂片检测，可测定白细胞吞噬率。

$$\text{杀菌率（\%）}=\left(1-\frac{\text{30、60、90min 菌落数之和}}{\text{0min 时的菌落数}}\right)\times 100\%$$

3. 硝基蓝四氮唑还原试验 中性粒细胞在吞噬杀菌过程中，能量消耗剧增，细胞内氧化代谢明显增强，磷酸己糖旁路的代谢活性增强，葡萄糖－6－磷酸脱氢酶使葡萄糖的中间代谢产物 6－磷酸葡萄糖氧化脱氢转变为戊糖，释放的氢被摄入吞噬体的硝基蓝四氮唑（nitroblue tetrazolium，NBT）所接受，使原来呈淡黄色的 NBT 还原成点状或块状的蓝黑色甲臜颗粒，沉积于中性粒细胞胞质中，称 NBT 阳性细胞。NBT 阳性细胞百分率可反映中性粒细胞杀菌功能，正常参考区间为 7%～15%，平均为 10%。慢性肉芽肿病患者 NBT 阳性细胞百分率显著降低，甚至为零。

4. 化学发光测定法 该法可用于中性粒细胞吞噬功能、巨噬细胞吞噬功能的测定，敏感性高于 NBT 还原试验，其发光原理见 NK 细胞活性测定。

5. 流式细胞仪检测 中性粒细胞在活化、吞噬过程中，通过呼吸爆发使无荧光的二氢若丹明 123（dihydrorhodamine 123，DHR）还原为具有高强度绿色荧光的若丹明 123（rhodamine 123，Rho123），通过流式细胞仪检测，可直观地检测中性粒细胞被 PMA 等刺激后的吞噬和氧化功能。

二、巨噬细胞功能检测

（一）炭粒廓清试验

正常小鼠肝中库普弗（枯否）细胞可吞噬清除 90% 炭粒，脾巨噬细胞约吞噬清除 10% 炭粒。据此给小鼠定量静脉注射印度墨汁（炭粒悬液），间隔一定时间反复取静脉血，测定血中炭粒的浓度，根据血流中炭粒被廓清的速度，判断巨噬细胞清除异物的功能。

（二）吞噬功能检测

用斑蝥敷贴法收集人巨噬细胞或从腹腔渗出液获得鼠巨噬细胞。将巨噬细胞与鸡红细胞（CRBC）、白假丝酵母菌、酵母细胞等颗粒悬液在体外混合，温育、涂片、染色，油镜下观察、计数，通过计算吞噬率和吞噬指数（方法同本节“一、中性粒细胞功能检测”）反映巨噬细胞的吞噬功能。参考区间：吞噬率为 62.7% ±1.38%；吞噬指数为 1.058 ±0.05。此法还可通过观察鸡红细胞被消化的程度，判断巨噬细胞的消化功能。消化程度：①未消化：CRBC 核清晰，着色正常；②轻度消化：CRBC 核模糊，核肿胀，染色淡；③完全消化：CRBC 核溶解，染色极淡。可用 EP 管体外孵育的方法，既能减少巨噬细胞用量，又能模仿体内试验。

（三）巨噬细胞溶酶体酶的测定

巨噬细胞富含溶酶体酶，如酸性磷酸酶、非特异性酯酶和溶菌酶等，测定这些酶的活性也是衡量巨噬细胞功能的指标之一。

1. 酸性磷酸酶的测定

（1）硝酸铅法　在适当的酸性条件下，巨噬细胞内的酸性磷酸酶能水解 β－甘油磷酸钠形成磷酸盐。后者与硝酸铅反应产生磷酸铅。磷酸铅再与硫化铵反应形成黑色硫化铅，沉积在细胞内酸性磷酸酶所在处，显示棕黑色颗粒。酶活性强弱可根据颗粒的数量和粗细不同而分级判断，颗粒数量少且细者为“+”，颗粒多而粗者为“++”，颗粒很多且很粗者为“+++”。本法的优点是使用普通试剂，价格便宜，一般实验室均能开展，封片后可较长时间保存，并可用电子显微镜研究观察细胞的超微结构。缺点是细胞必须固定，而且固定条件要求严格，如处理不当酶活性易消失，反应步骤也较多。

（2）偶氮法　反应物中的底物 α－萘磷酸钠被酸性磷酸酶分解后，形成萘酚和磷酸盐，而萘酚结构中的羟基（—OH）邻近的活泼碳原子立即与偶氮染料起反应，产生鲜艳的棕红色沉积在酶所在处。本法操作简便，缺点是封片后保存时间短。

2. 非特异性酯酶的测定　该酶比较稳定，酶活性丧失较慢，细胞经涂片干燥，置室温至少可保存 0.5～1 天，因此特别有利于临床检验室采用。常用 α－萘乙酸法，该酶可将 α－萘乙酸分解成萘酚和乙酸，萘酚迅速与偶氮染料结合，形成有色反应而沉积。

（四）比色法

1. 微量比色法　巨噬细胞吞噬的红细胞经处理释放出血红蛋白（Hb），Hb 在 405～410nm 波长有一吸收峰，利用酶标仪检测其 *A* 值，计算吞噬细胞的吞噬功能。

2. 血红蛋白释放法　巨噬细胞吞噬的红细胞经处理释放出 Hb，Hb 具有过氧化物酶的作用，能使 H_2O_2 分解产生新生态氧，在酸性溶液中使联苯胺氧化成绿色衍生物，用分光光度计（λ =520nm）比色定量颜色变化，再通过标准曲线计算出吞噬指数。

（五）细胞毒作用测定

用 IFN－γ 激活小鼠巨噬细胞，观察其对 ^{125}I－UdR 标记的 DBA/2 小鼠肥大细胞瘤 P815

的杀伤活性。

（六）巨噬细胞促凝血活性测定

激活的巨噬细胞可产生一种与膜结合的凝血活性因子，加速正常血浆的凝固。取37℃预温的正常兔血浆和$CaCl_2$混合液，加入经黏附有单层巨噬细胞的试管中，移置37℃，即时记录血浆凝固时间。巨噬细胞与LPS、肿瘤相关抗原或HBsAg等混合温育后，可使血浆凝固时间明显缩短。本法稳定、方便，也是检测不同疾病患者巨噬细胞功能的指标之一。

（七）流式细胞仪检测

通过检测小鼠腹腔巨噬细胞吞噬荧光微球的能力来评价巨噬细胞的功能。基本方法是：先将荧光微球经BSA预调理，再与已激活的巨噬细胞37℃避光共孵育，弃上清液，取贴壁的巨噬细胞，收集细胞悬液用PBS定容后，FCM分析。在流式细胞仪散点图上，根据前向角散射（FSC）与侧向角散射（SSC）两个参数设“门”，圈定巨噬细胞群并排除细胞碎片，然后对巨噬细胞做FITC荧光强度检测，数据显示于FL1－FSC二维散点图和FL1直方图中，分析吞噬不同荧光微球的巨噬细胞比例，计算吞噬百分率和吞噬指数。该法比镜下检测获取的细胞数多，样本的代表性大，克服了形态学检测的主观性，具有灵敏、精确、重复性好、操作简便、快速的特点。

吞噬百分率（%）＝（吞噬荧光微球的巨噬细胞数）/（计数的巨噬细胞数）×100%

吞噬指数＝（被吞噬的荧光微球总数）/（计数的巨噬细胞数）

（汤建中）

第十五章　流式细胞术

学习要点

流式细胞术（FCM）是用流式细胞仪测量液相中的悬浮细胞或颗粒的一种现代分析技术。FCM可在细胞保持完整的情况下，精确、快速地对流动中的单个细胞进行分子水平的多参数、定量分析，并可对特定群体进行分选。本章着重介绍了流式细胞分析技术的工作原理、技术要点、数据分析、质量控制以及流式细胞术新进展等方面的知识，并从临床应用的角度，介绍了FCM在临床血液学、临床免疫学、临床肿瘤学、临床微生物学等多个学科的实际应用。

流式细胞术（flow cytometry，FCM）是一种能精确、快速、高通量对液相的单个细胞或悬浮颗粒的理化及生物学特征进行多参数定量分析的现代技术。FCM的突出特点是可以在细胞保持完整的情况下，逐个对单个细胞进行分子水平的分析。借助单克隆抗体技术和荧光染料标记技术，不仅能同时从一个细胞中测得多个特征参数，还可根据某一参数对其中具有相同特征的细胞亚群进行分选（sorting），以供进一步深入研究。

第一节　流式细胞术的基本原理

一、流式细胞仪的构造和工作原理

现代流式细胞仪（FCM）已有40余年的发展史，它的发明是流体力学、激光技术、电子技术、生物学、分子生物学、免疫学、计算机科学等学科知识凝集的结晶。流式细胞仪的工作原理是以激光作为激发光源，根据待测细胞的生物学特性或细胞生化成分，选择特定荧光染料或与荧光染料偶联的单克隆抗体标记细胞，利用显微荧光光度测定技术、光电技术以及计算机技术测定流动相中单个细胞受激后的光信号来分析细胞的物理、生化、免疫、分子生物等多种特性。

流式细胞仪有三个主要构成系统：细胞流动室与液流驱动系统、光学系统和信号检测与数据分析系统。这三个系统相互垂直，X轴方向为激发光轴线，Y轴方向为荧光信号检测轴线、Z轴方向为细胞流轴线。三个相互垂直的轴线的交点即为FCM的检测区（图15－1）。此外，具备分选功能的流式细胞仪还配备有分选系统。

（一）细胞流动室与液流驱动系统

细胞流动室与液流驱动系统是流式细胞仪的核心元件，是FCM得以实现逐个分析流动相

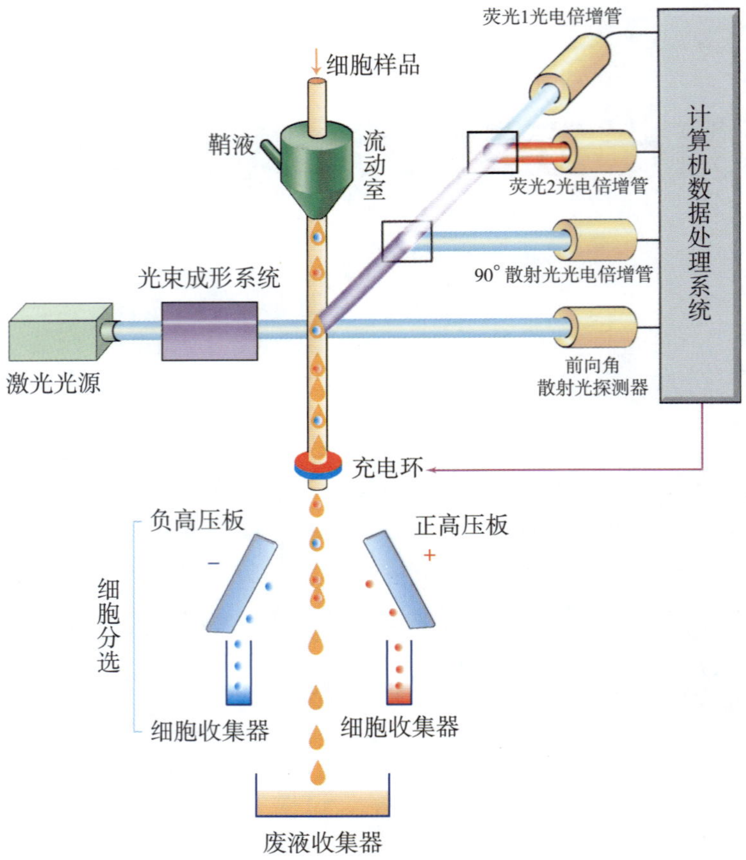

图 15－1　流式细胞仪构造示意图

细胞或颗粒物质的基础。进行分析时，待测样品经由样品管在气体正压的驱动下与鞘液一同进入细胞流动室。利用鞘流技术，实现两种液体的同轴流动，使鞘液包绕在样本流的周围，而样本流始终处于液流的轴线方向，其中的细胞排列成单行，依次以相同速度、相同轨迹通过激光检测区，这样就保证每个细胞通过激光检测区的时间相等，保证了荧光信号的准确性。

（二）光学系统

FCM 的光学系统包括激发光源、光束成形器、滤片等。

1. 激发光源　用来激发流式细胞仪的主要测定信号——荧光信号。荧光信号的强弱与激发光强度及激发光照射时间有关。激光是相干光源，且能量高、稳定性好，保证了激发光的单色性及激发效率。通常每个细胞 1～2μs 内就可收集到足够强的荧光信号，这是 FCM 高速、稳定进行细胞分析的基础。

气冷式氩离子激光器是现代流式细胞仪最常采用的激发光源。其激发波长为 488nm，可以激发多种常用的荧光染料。此外，有的型号流式细胞仪配备有多根激光管，如氦氖离子气体激光管（激发波长 633nm）、紫外激光管（405nm）以及近紫外激发光源（375nm）等，使可检测的荧光染料谱更为广泛。

2. 光束成形器　是位于激光光源和流动室之间相互垂直放置的两块柱面透镜，其作用是将激光光束聚焦，形成截面较小的椭圆形的照射光斑，即检测区。在椭圆形光斑内激光能量成正态分布，使通过检测区的每个受检细胞受照强度一致，最大限度地减少杂散光的干扰。

3. 滤片　通常 FCM 检测的荧光信号为三个光谱范围：绿色光（波长 510～540nm）、橙色光（605～635nm）和红色光（650nm 以上）。各个型号的流式细胞仪均配备有多组滤光片，其主要作用是选择不同波长的荧光信号输送至光电倍增管。滤光片主要有三种：长通滤片

(long－pass filter，LP)、短通滤片（short－pass filter，SP）和带通滤片（band－pass filter，BP)。长通滤片只允许特定波长以上的光通过，短于特定波长的光被吸收或返回；短通滤片则只允许特定波长以下的光通过，长于特定波长的光不能通过；带通滤片则允许某一波长范围内的光通过。带通滤片上一般有两个数，为允许通过波长的中间值和允许通过的波长范围。如 BP500/50 表示允许通过波长范围为 475～525nm。

（三）信号检测与数据分析处理系统

当受检细胞通过激光检测区，受到激发光照射后，产生散射光和荧光信号。这些信号以受检细胞为中心向空间 360°发射。经过流式细胞仪的光学系统，散射光及各波段的荧光信号分别到达不同的检测器，随之光学信号被光电倍增管（photomultiplier tube，PMT）转换为电脉冲信号。电脉冲信号即反映光强度。电子信号可被 PMT 的倍增电极进一步放大，然后传输入计算机系统进行数据的转换、储存和分析。

（四）细胞分选系统

细胞分选装置的核心原理是液滴偏转技术。安装有细胞分选系统的 FCM 流动室喷嘴上装配有一个超声振荡压电晶体片，晶体片在高频信号控制下可以产生振动，使流过的液柱随之产生同频振动而断裂成一连串均匀的液滴，样本流中的细胞就被分散在这些小液滴中。高频振动下每秒可产生 4 万个液滴，其中仅少量液滴中含有细胞。当含有满足设定分选条件细胞的液滴通过检测区时，脉冲发生器产生充电脉冲，使被选定的细胞液滴带有特定的电荷，而未被选定细胞形成的液滴及不含细胞的空白液滴不被充电而不带有电荷。下落的液滴通过一个有平行板电极形成的静电场，带有电荷的液滴向下落入偏转板的高压静电场时，依据自身所带电荷的正、负向阴极板或向阳极板发生偏转，落入各自的收集容器中；不带电荷的液滴则落入废液管中，这样就可以将选定的单个细胞分离开，从而实现细胞分选（图 15－2)。

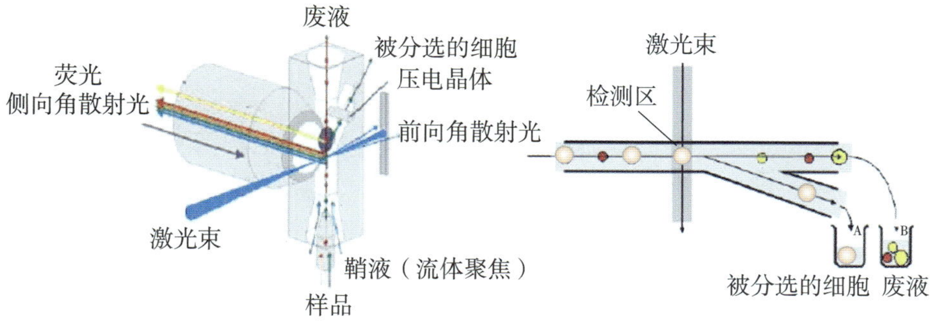

图 15－2　流式细胞仪分选原理示意图

二、流式细胞术的检测参数

流式细胞术快速检测分析单个细胞或粒子的多项理化特性，是通过检测细胞在经过激光束照射时发出的光信号参数（散射光信号以及荧光信号）实现的。流式细胞仪就是根据由这些光信号转换而来的电信号的强弱进行分析和分选细胞的。

（一）散射光信号

细胞或粒子产生的散射光信号是对光照反射、折射以及衍射等综合的结果，而无需任何荧光标记或染色过程。FCM 分析的散射光信号分为前向角散射光（forward scatter，FSC）和侧向角散射光（side scatter，SSC)。散射光信号的大小与细胞的大小、活力、细胞膜及核膜、细胞内部结构的复杂度等密切相关，因此又被称为物理参数。

1. 前向角散射光　由位于激光束正前方的检测器收集，为沿轴线较小角度（0.5°～10°)

向前方散射的光信号（图 15－3）。FSC 信号的强弱与细胞的大小（细胞直径的平方）呈正相关。在 FCM 实际应用中，常用 FSC 设定阈值排除样品中各种碎片对被测细胞的干扰。

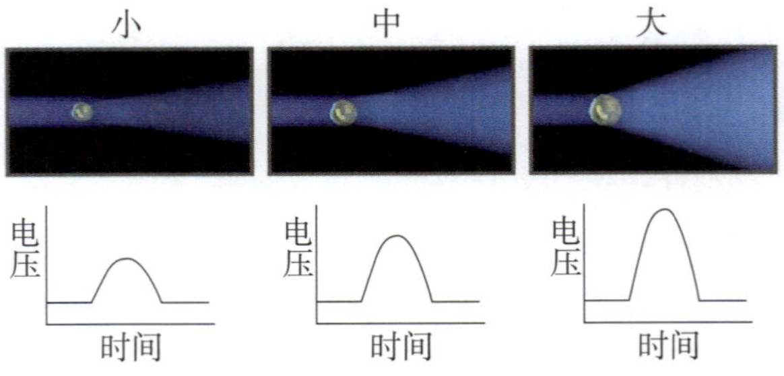

图 15－3　不同大小的细胞或颗粒的 FSC 信号强度

2. 侧向角散射光　由位于激光束 90°方向的检测器所收集，其信号主要由细胞内部的颗粒性成分对光发生折射而产生。所以对于细胞样品，SSC 信号的强弱与胞浆内颗粒度呈正比。外周血白细胞可根据 SSC 信号区分为淋巴细胞、单核细胞、粒细胞三个细胞群（图 15－4）。

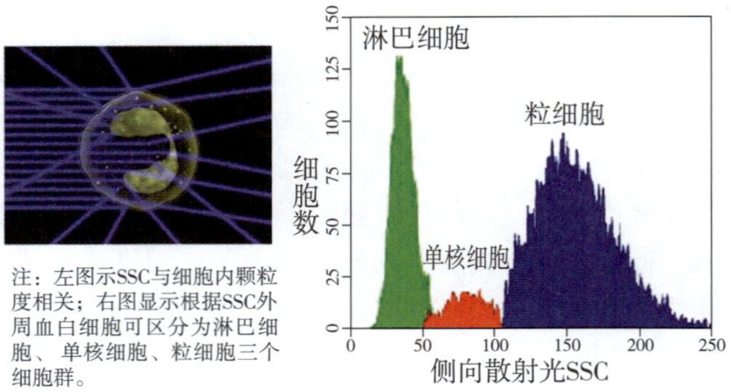

图 15－4　SSC 信号与细胞内颗粒度的相关性

FSC 与 SSC 组成的双参数散点图是目前 FCM 分析中一种常用的测量和显示方式（图 15－5 左图），它能反映细胞群体及其不同亚群的形态学信息。实际工作中常用来识别样品中的不同细胞亚群，如在外周血白细胞中区分淋巴细胞、单核细胞和粒细胞，或在全血样品中设门找出血小板群体等；也用来鉴别细胞碎片和细胞团块，并通过设阈或设门等加以排除。

（二）荧光信号

流式细胞仪检测和识别多种荧光信号的能力是其在现代医学、生物学、药物学等领域得以日益广泛应用的主要原因。活细胞内某些成分如 DNA、RNA 可与某些荧光染料特异性结合，细胞膜表面或胞内的抗原可用荧光素偶联的特异性抗体标记。当染料标记的细胞经过流式细胞仪检测区受到激光束照射时，荧光染料被激发产生特定波长的荧光。荧光信号的检测和处理由几组滤光片和相应的光电倍增管（PMT）完成。不同光谱的荧光素受激后发出荧光信号，经过滤光片的波长选择，特定波长的荧光信号被相应的 PMT 所接收，转换成电脉冲信号，经放大传输入计算机进行数据处理和分析。荧光信号的放大可以采用线性放大器或对数放大器。当荧光信号强度变化范围较小时如 DNA、RNA 含量分析，通常采用线性放大器；当分析的信号强度变化范围较宽时，如细胞膜表面表达的抗原分子数量，其变化的数量级可能达到 $10^3 \sim 10^6$ 甚至更多，就需要采用对数放大器，使检测信号落在可测量的范围内。

实际应用中，不同波谱的荧光素可被选择用于标记同一细胞的不同成分，这样就可以同时测定一个细胞的多种不同生物学特性。一般临床型流式细胞仪可以检测 3～4 种荧光参数，现在市场上已出现可同时检测最多 13 种荧光参数的流式细胞仪。

实际工作中利用 FCM，通过物理参数和荧光信号参数的测量，可完成对细胞结构和功能特性的检测（表 15 - 1）。

表 15 - 1　流式细胞术可测量的细胞特性

细胞结构	细胞功能
大小、形态、活性	细胞表面/胞浆/核 - 特异性抗原
颗粒度	胞内细胞因子
DNA、RNA 含量	激素结合位点
蛋白质含量	酶活性
	线粒体膜电位
	细胞浆和膜的钙离子活性

三、定量流式细胞术

定量流式细胞术（quantitative flow cytometry，QFCM）是通过计算机软件的数据分析，FCM 检测样品后可以得到待测细胞百分率、阳性细胞的平均荧光强度等统计数值，但这些结果不能精确地反映样品中待测细胞的绝对数量或细胞上某种抗原或分子的绝对数量。QFCM 则可以通过测量细胞上结合的等价可溶性荧光素分子数进行精确地定量分析，而且具有重复性好、灵敏度高的特点。

QFCM 可通过使用校准微球达到精确定量的目的。微球由人工合成材料制成，高度均一，微球上可包被有荧光素或单克隆抗体等分子。在进行细胞绝对计数时，加入单位体积的标本和已知数量的荧光计数微球，共同上机检测。微球标记有与待测标本相同的荧光素，其数量已知，根据公式即可精确计算出单位体积中细胞的个数。QFCM 已经广泛应用于造血干、祖细胞计数和外周血中 $CD4^+$T 淋巴细胞的绝对计数，对骨髓移植、AIDS 和 SARS 的病程监测和治疗评价具有重要的临床意义。

四、液相芯片技术

液相芯片技术是 FCM 技术结合生物芯片的原理发展而来的新型技术平台。FCM 自发明以来，其应用局限于对细胞或颗粒性物质的分析。利用液相芯片技术，实现了对可溶性物质的分析，从而将 FCM 的检测对象从细胞扩大到了所有的生物大分子。

液相芯片技术以荧光微球作反应载体，将不同的生物探针如核酸、蛋白等标记在微球上，将结合不同探针的不同颜色的荧光微球与被测标本反应，再行 FCM 分析，通过分析微球的颜色判定标本中被测物质的性质，通过检测微球的荧光信号强度确定被测物的含量。

流式微球阵列（cytometric beads array，CBA）也是液相芯片技术的一种，是以微球作为反应载体。所谓阵列是由一系列包被有稳定荧光染料的微球组成，每一组微球标记的荧光染料含量不同，以便于在 FCM 检测时区分。每一组微球表面还连接有生物分子探针（抗原、抗体、核酸等），可以检测微量液体中的多种可溶性成分如抗原、抗体、细胞因子、酶等。CBA 采用的是微球免疫分析方法，当检测微球与待测标本反应后，微球可捕捉到与其包被抗原或抗体相应的抗体或抗原，再加入荧光素标记的第二抗体，经 FCM 检测微球发出的荧光信号，即可定量分析标本中待测物质的含量。

液相芯片技术可实现对同一标本中的多个目的分子同时进行分析，减少了样品用量，更重要的是这一高通量检测技术具有良好的灵敏度和准确性，使 FCM 的应用得以进一步扩大。

第二节 流式细胞术的技术要点

FCM 是一种多参数的定量分析手段，确保分析的稳定性及准确性十分重要。本节内容按照从样本制备直到上机检测分析的实际工作程序，介绍了其中涉及的主要技术要点，包括单细胞悬液样本的制备与保存、细胞的荧光标记、数据收集与分析以及流式细胞术的质量控制等。

一、检测样品的制备

FCM 分析的对象必须是单细胞悬液或生物颗粒，因此制备合格的样品是分析的关键一环。细胞重叠、粘连会造成分析结果误差、分选失败，甚至造成仪器管道阻塞，不能正常运行。此外，若制备的样品中杂质碎片过多，亦会导致信噪比过高，分析结果出现偏差。

（一）单细胞悬液的制备

1. 新鲜获取的外周血和骨髓标本 外周血和骨髓是天然的单细胞悬液，是 FCM 分析的最适合样品，其中白细胞和血小板是检测分析的常用细胞成分。分析此类标本时，只需采集微量全血，进行免疫标记后用溶血剂处理去除红细胞，再用缓冲液悬浮细胞，即可上机检测。

2. 脱落细胞样品的处理 在临床工作中，有些体液如胸腔积液、腹腔积液或内镜刷检样品如肺、食管、膀胱等器官的刷检标本，有大量的脱落细胞。这些标本只需在采集后经过简单的离心，洗涤，再经 300 目的筛网过滤去除细胞团块，即可得到较好的单细胞悬液。

3. 实体组织样品 新鲜实体组织以及石蜡包埋组织块等，必须制备成单细胞悬液才能上机分析。由于不同来源的组织其构成不同，至今尚无一个通用适合的制备方法。在实际工作中必须根据不同组织成分的特点，摸索不同的分离方法，以期达到单细胞产量高、对细胞损伤小的目的。目前常用的方法有机械法、酶消化法、化学试剂处理法。机械法包括网搓、剪碎、研磨、超声振荡等，这种方法对于幼稚的胚胎组织、淋巴组织以及具有松散排列的组织有较好的分离效果；对紧密连结的实体组织如乳腺癌、食管癌、皮肤癌结构等，则对细胞损伤大，细胞碎片多，单细胞获取率低，且易出现细胞团块。酶处理法主要是应用酶来破坏细胞之间的粘连，对不同组织、器官的细胞分离采用不同的酶，目前常用的酶包括胰酶、胃蛋白酶、胶原蛋白酶等。用酶处理法应结合组织类型选择合适的酶类，而且必须注意酶作用时的浓度、时间、温度以及缓冲液的 pH 等因素。化学法通常和酶处理法结合使用，主要是应用 EDTA、EGTA、TPB 等螯合剂置换组织间起粘连作用的钙、镁离子，从而达到分散细胞的目的。对于石蜡包埋组织，则需先经过脱蜡、梯度水化过程，再用上述方法加以处理，处理过程中石蜡必须脱净，切片不可过厚或过薄。

需要注意的是：无论采用何种方法进行处理，用于 FCM 分析的样品细胞数量不应少于 $10^5 \sim 10^6$ 个。

（二）单细胞悬液的保存

对于已制备好的单细胞样品，如果不能立即上机检测，需采用适当的保存方法防止细胞自溶破坏。常用的几种保存样品的方法有深低温保存法、醇类固定保存法、醛类固定保存法。

1. 深低温保存法 将新鲜制备的单细胞悬液样品加入保存液后（如枸橼酸钠蔗糖缓冲液）置于 -80℃深低温冰箱中保存。上机检测前从低温冰箱中取出，在 37℃迅速复融。深低温法是一种较理想的保存方法，细胞样品至少可以保存 1 年。

2. 醇类固定保存法 向制备好的单细胞悬液中加入预冷的 70% 乙醇或 75% 甲醇后置于

4℃冰箱中保存。这种方法可以较好地维持细胞形态和细胞的生化成分，但保存时间较短，不超过2周。醇类固定剂易造成细胞聚集成团，加入时要缓慢且需同时振摇细胞。

3. 醛类固定保存法　细胞固定步骤如乙醇保存法，可以保存细胞悬液2个月。常用的醛类固定剂有甲醛、多聚甲醛、戊二醛等。醛类固定剂固定后的细胞常常会产生较强的非特异荧光，结果分析时需要考虑这个因素。

二、免疫荧光标记

为检测细胞的某些特性，制备好的单细胞悬液需经荧光染料染色或用偶联有荧光素的单克隆抗体进行免疫标记后，再进行FCM分析。选择用于FCM分析的荧光素主要有三个评价标准：①荧光标记的特异性，所使用荧光染料与待检测的细胞成分是否可以特异性结合；②荧光标记的化学定量关系，即在相同条件下荧光标记的分子数应与被测细胞成分的含量或活性存在量效关系；③与单克隆抗体结合后不影响抗体自身的特异性。

（一）常用的荧光染料

随着荧光技术的发展，在FCM应用中可选择的荧光染料范围越来越广。每种荧光素由于分子结构不同，其激发和发射波长各异。多数流式细胞仪配备的氩离子气体激光光源的发射波长为488nm，可激发的常用荧光染料有FITC（异硫氰酸荧光素）、PE（藻红蛋白）、PI（碘化丙啶）、PreCP（多甲藻黄素叶绿素蛋白）以及复合荧光染料PE－Cy5、PE－Cy5.5、PE－Cy7等。633nm波长的氦氖激光可以激发Cy5（化青素）、APC（别藻蓝蛋白）、APC－Cy5.5，APC－Cy7等（表15－2）。由于各种染料受激发后发射波长不同可产生不同颜色的荧光信号，实际应用中可通过使用不同荧光素标记抗体的组合达到多参数分析的目的。

表15－2　现代流式细胞技术中常用的荧光染料

染料名称	激发光波长（nm）	发射光峰值（nm）	荧光通道
FITC	488	525（绿）	FL1
PE	488	575（橙红）	FL2
PI	488	630（橙红）	FL2
PE－Cy5	488	667（红）	FL3
PreCP	488	675（深红）	FL3
APC	633	660（红）	FL4
Alexa Fluor647	633	668（红）	FL4

（二）免疫荧光标记方法

免疫荧光标记原理为抗原抗体反应，可分为直接免疫荧光标记法和间接免疫荧光标记法。

1. 直接免疫荧光标记法　即选用与荧光素偶联的单克隆抗体直接标记细胞。抗原抗体特异性结合后，当细胞受到激光照射时，偶联于抗体上的荧光素分子即发出荧光信号，信号强弱与抗体的结合数量即抗原表达量呈正相关。直接免疫荧光标记特异性强，标记方法简便，是临床分析中较多采用的一种标记方法；缺点是进行多参数分析需要购置多种荧光标记的单克隆抗体，成本较高。

2. 间接免疫荧光标记法　利用特异性的单克隆抗体标记细胞后，再用荧光素标记的抗单克隆抗体的二抗进行标记染色。间接免疫荧光标记法具有信号放大作用，无需多种荧光标记单抗，只需对二抗进行荧光标记，成本相对低廉；缺点是二抗一般为多克隆抗体，特异性较差，存在很强的非特异性干扰信号，而且一般一次只能进行一种抗原的检测。

3. 影响免疫荧光标记的因素 免疫荧光标记步骤对于FCM准确地定量分析非常重要，在染色过程中需要特别注意以下几点。

（1）荧光染料与荧光标记抗体的浓度 染液浓度较低时，荧光染料的荧光强度与染液浓度呈正比，即荧光强度随溶液中染料浓度加大而增强；但浓度过高，反而会产生浓度淬灭现象使荧光强度下降。荧光标记抗体与细胞抗原特异性反应时，抗原抗体结合的量也与反应物的浓度有关，只有在抗原、抗体比例合适时才出现最强反应。

（2）温度 环境温度对荧光染色有明显的影响，温度过高会使荧光染料出现温度淬灭现象。因此，荧光染色应在较低的温度环境中进行，温度一般不超过20℃。完成荧光标记后，应尽量将样品置于低温环境并避光保存。

（3）pH值 每一种荧光染料都有其最适合的pH值，只有在最适合的pH环境中，染料发出的荧光最强。如果pH值发生改变，可能造成荧光光谱的改变，也可能导致荧光强度降低，如FITC在pH<8.0的溶液中，荧光强度显著下降。但Alexa Fluor系列染料对pH值变化不敏感，在pH2.5~10的环境中，其荧光强度仍可保持在较高水平。

（4）固定剂 细胞固定剂的选择应视染色的目的与分析的细胞成分而定。例如：醛类固定剂可使一些嵌入性的荧光染料如碘化丙啶、吖啶橙等的荧光强度明显减低，因此在用碘化丙啶进行凋亡分析或用吖啶橙分析网织红细胞时，不采用醛类固定剂；在用荧光抗体检测胞内抗原时，应避免使用醇类固定剂，因为醇类固定剂会造成细胞膜穿孔，导致细胞内抗原物质的流失，影响检测结果。

三、数据采集

单细胞悬液经荧光标记后即可用流式细胞仪进行检测。在样品检测过程中，需根据实验设计设定合适的细胞收集参数。

（一）设门

设门（gating）的目的是选定要分析的目的细胞群，即在细胞分布的散点图中指定一个区域，对其中的细胞进行单参数或多参数分析。设门可以分为在线设门（online gating）和离线设门（offline gating）；根据门的形状又可分为线性门、矩形门、圆形门、任意形状门等。

在线设门又称实时设门（real-time gating），指在获取数据时设定散射光或荧光信号的范围。在线设门要求谨慎地选择设定值，因为一旦确定设门参数，信号收集时只获取符合参数要求的数据。如果设置不正确，会造成数据丢失，出现错误的实验结果，必须重新收集细胞以获得正确结果。实际工作中最常用的在线设门有FSC阈值设门（如淋巴细胞亚群分析、免疫表型分析等）、FL2阈值设门（如DNA含量分析）。在线设门可以有效地排除噪音、细胞碎片等影响。

离线设门又称为分析设门（analysis gating），是指在已获取数据后，通过软件对任何感兴趣的细胞群设门分析，而无需再进行细胞收集。例如在进行外周血淋巴细胞亚群分析时，可以根据FSC/SSC散点图中的细胞分布特点，圈定淋巴细胞，在荧光散点图中仅对淋巴细胞进行免疫表型分析（图15-5）。在白血病免疫分型分析中，可用CD45/SSC设门，圈定原始细胞、淋巴细胞等（图15-6）。离线设门分析方法可避免数据分析时其他细胞的干扰。离线设门有多种方式，如：排除设门、反向设门、多重逻辑设门等。一组数据可以设定多个门进行分析，在流式细胞仪软件中以G1、G2、G3等来表示。软件还可以给各个门内细胞加上伪彩色，使细胞分布图更为直观。与门相对应的另一个概念是区域（region，R）。R可以等同于G，也可以包含于G中。如G1=R1，或G1=R1+R2。

（二）荧光补偿

实际工作中，FCM检测样品通常用两种或两种以上不同荧光素标记的单克隆抗体或荧光

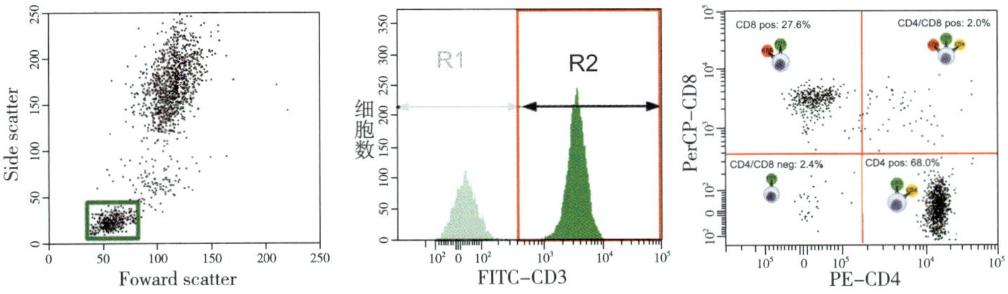

图 15－5　设门分析外周血 T 淋巴细胞亚群

注：三色荧光抗体（CD3－FITC/CD4－PE/CD8－PerCP）标记外周血样品。

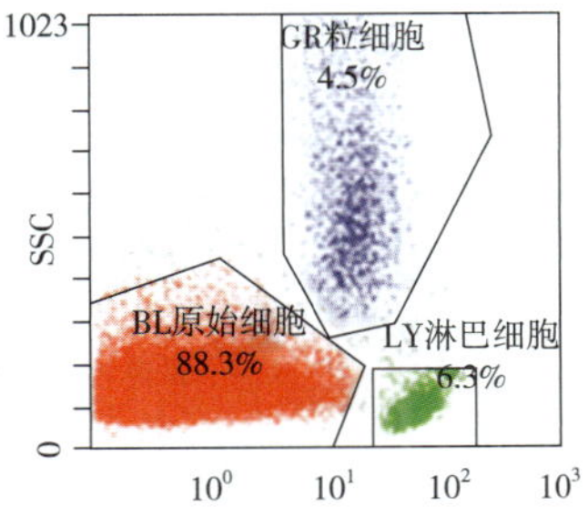

图 15－6　白血病分型分析，CD45/SSC 设门确定原始细胞群（B 淋巴细胞白血病）

染料进行标记。虽然在荧光探测器前设置有滤光片滤除其他波长而只允许收集特定波长的荧光信号，但目前使用的各种荧光素均为宽发射谱，使得不同荧光素的发射光信号中仍不可避免地存在着光谱重叠。因此，在测量一种荧光信号时就会漏进部分相邻的荧光信号，造成分析结果误差。在流式细胞分析中，可以利用荧光补偿技术从被测荧光信号中去除其他干扰荧光信号，以克服这种技术引起的误差。

荧光补偿（fluorescence compensation）的设置可以通过选择标准荧光微球或正常细胞来完成。以标准微球为例，用于荧光补偿设置的微球由未标记荧光素的微球和分别标记有发射光谱不同的荧光素的微球组成。首先用未标记的微球调节各通道 PMT，使未染色微球的荧光峰处于阴性区域，其作用是调节各荧光探测器合适的放大倍数。然后逐管加入不同荧光素标记的微球调节补偿设置，使各阳性微球处于最合适的位置。图 15－7A 中为 FITC 标记微球，理论上 FL2，即 PE 应无荧光信号出现，但实际在 PE 坐标上出现了阳性信号。这是由于 FITC 荧光漏入 PE 探测器而引起的，通过调节补偿参数，去除该部分干扰，使最终成为图 15－7B 状态。

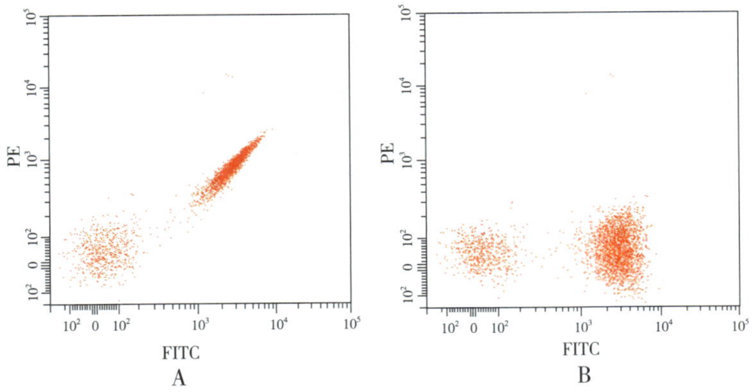

图 15－7　三色荧光补偿调节前（A）后（B）散点图

四、数据显示与分析

流式细胞术可快速测量细胞群体中每一个细胞的多个参数。通常测定一个样品需收集 10 000 个细胞，如果每个细胞有 5 个参数，获取数据即达 50 000 个。目前流式细胞仪多参数测量一般采用 List Mode 的数据存储方式，即用表格的方式记录每一个被测细胞的众多原始测量数据。这种方式节省空间，而且保存了测量过程中的所有信息，对分析数据的显示和调阅非常方便。流式细胞术获取的数据可用多种图形显示，并且可直观地得到数据统计结果，其中直方图和散点图实际应用最为广泛。

（一）单参数测量数据的显示和分析

FCM 分析中单个参数的测量数据一般用单参数直方图（distribution histogram）显示。直方图中纵坐标表示被测细胞的相对数量，横坐标为荧光信号强度的相对值，单位为道数（channel）。光信号强度的分布可以是线性，也可以是对数，与实验目的有关（图 15－8A）。例如 DNA 分析时，X 轴为 FL2 荧光强度，采用线性分布图（图 15－8B）。图中可见第一个峰值处细胞（G_0/G_1）和第二个峰值处细胞（G_2/M 期）荧光道数相差 2 倍。单参数直方图仅表示一个测量参数与细胞数量之间的分布关系，通过设置线性门或区（R）软件可以计算出门内或各区内细胞百分数（%）和平均荧光强度等数值。

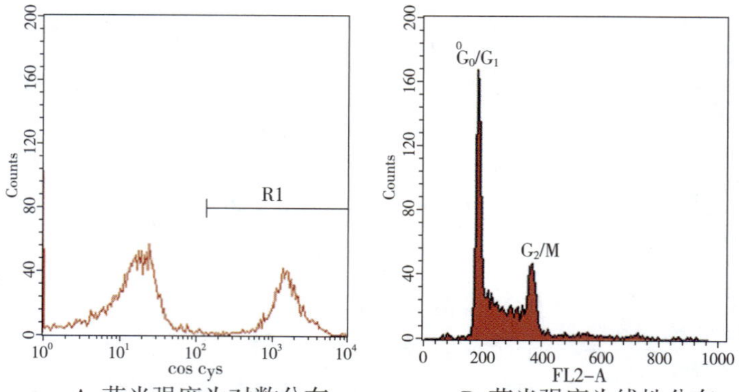

图 15－8　单参数直方图

（二）双参数测量数据的显示和分析

FCM 分析中双参数测量数据可用双参数散点图、二维等高图、等密度图、假三维立体图等来显示分析。散点图（dot plot）显示两个测量参数与细胞数量的关系，X 轴与 Y 轴分别代表一个测量参数，图中每一个点代表一个细胞，点的密度反应同样荧光强度的颗粒数量。通过设门（G）或区（R），软件可自动分析出每一区域细胞的相关信息，包括各区细胞所占比例、平均荧光强度等。如图 15－5 外周血淋巴细胞分析图，其中左图为 FSC/SSC 散点图，右图为 CD4/CD8 荧光分布散点图。

二维等高图、等密度图、假三维立体图，本质上均为双参数图（图 15－9）。与散点图不同的是，二维等高图用等高线表示细胞数量，一条等高线连接相同细胞数的点，而不同等高线代表不同的细胞数量，用不同颜色或标有不同细胞数的名称曲线轮廓表示。密度图也是

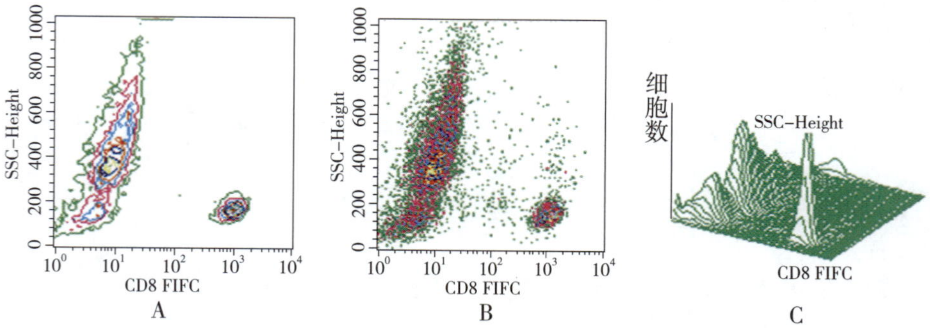

图 15－9　二维等高图（A）、二维等密度图（B）以及假三维图（C）

同理，用不同的色彩显示不同的细胞数。假三维立体图的 X 轴和 Y 轴与双参数散点图一样，分别代表一个测量参数，而 Z 轴为细胞数。它与二维等高图的关系类似于地理学上立体地形图与等高线地图的关系。测量数值相近的细胞群呈现为一座座高低不等的峰。计算机软件可做全方位的旋转和倾斜，从不同的立体角度显示同一双参数数据，获得相应的数据。

（三）多参数测量数据的显示和分析

流式细胞仪的多参数分析一般都基于双参数散点图或单参数直方图。多参数数据可每两个数据组成一对，用直方图、散点图、等高图或假三维图等进行分析。利用设门技术，观察各参数之间的相互关系，分析细胞的多种生物学特性。

五、流式细胞仪的校准和质量控制

（一）流式细胞仪的校准

使用流式细胞仪进行样品检测前均应对仪器进行校准（calibration）以确保分析结果的准确、可靠，保证在各实验室间具有可比性。校准主要包括光路校正、光散射灵敏度、荧光线性和灵敏度校准。根据 FCM 型号的不同可采用商用标准微球和软件，由操作人员或由专业人员完成校准。

（二）流式细胞术的质量控制

1. 样品准备　各种分析样品采集后必须尽快进行免疫荧光染色，并上机分析。如用于白血病免疫表型分析的血液、骨髓、体液等样品必须在采集当天 6h 内进行免疫荧光染色；活化血小板检测，在标本采集过程中，若采集方法不正确易造成血小板的活化，影响检测结果，且样本采集后需立即染色与固定。样本制备的合格与否，对最后的检测结果起着至关重要的作用。

2. 对照设置　FCM 分析中设立对照的目的是避免各种因素造成的假阳性或假阴性反应，对照包括阴性对照、阳性对照、正常对照、同型对照等，其中最重要的是同型对照。同型对照抗体是与荧光标记的单克隆抗体来源相同的未免疫小鼠的免疫球蛋白亚类，且标记有同样的荧光素，用做免疫荧光标记中的阴性对照来调整及设置收集参数。同型对照的设立主要是减除细胞的自发荧光以及非特异抗体结合导致的荧光背景。

3. 室内质控　用于检测 FCM 分析的全过程。质控品 Immuno – Trol Cells 为全血质控品，每次检测样品时将质控物与待测标本一起标记、洗涤，然后上机检测，建立 Levey – Jennings 质控图，根据质控的在控与否，判定本次实验结果的可靠性。

第三节　流式细胞术的临床应用

凡是能够被荧光分子标记的细胞或微粒均可以用 FCM 检测分析，所以其应用范围相当广泛，包括细胞生物学、临床医学、免疫学、病理学、药材学、海洋科学等。本节内容主要介绍 FCM 在临床医学中的主要应用。

一、在临床血液学中的应用

FCM 在临床血液学中多用于白血病细胞免疫分型、微小残留白血病的诊断、阵发性睡眠性血红蛋白尿症（PNH）诊断、血小板功能检测、网织红细胞分析以及造血干、祖细胞的绝对计数等。其应用基础是利用荧光标记单克隆抗体检测血细胞的细胞膜抗原和胞浆抗原。

（一）FCM 在白血病免疫分型诊断中的应用

正常造血细胞从多能干细胞分化、发育、成熟为功能细胞的过程中，细胞膜、细胞浆或胞核抗原随着细胞的分化成熟过程不断发生改变，受到一系列基因严密调控。抗原的出现与消失，表达的上调与下调都与造血细胞的分化发育阶段密切相关，而且表现出与细胞系列及其分化程度相关的特异性，因此可作为鉴别和分类造血细胞的基础。白血病是造血系统的恶性肿瘤，在形态上变化虽相当大，但一部分白血病细胞仍遵循正常的分化模式，有的白血病细胞则出现异常的抗原表达模式。这些表型就成为白血病免疫分型和微小残留白血病诊断的有用指标。流式细胞术利用荧光素标记的单克隆抗体检测白血病细胞膜表面抗原和胞浆内抗原，多参数分析其免疫表型，确定被测白血病细胞所属细胞系列及其分化程度，成为近年来诊断白血病不可缺少的重要标准之一。这一分型方法可与传统的细胞形态学和遗传学分型相互补充，使白血病的分型诊断更为准确、可靠，尤其对混合性白血病、形态学上类似的急性淋巴细胞白血病或急性未分化白血病的分型诊断、治疗方案选择与预后判断等具有重要意义。常用于白血病免疫分型的表面抗原标志见表 15－3。

表 15－3　白血病免疫分型的常用白细胞表面抗原标志

细胞谱系	表面分子
髓系表面抗原	CD13、CD14、CD15、CD33
T 淋巴系表面抗原	CD2、CD3、CD4、CD5、CD7、CD8
B 淋巴系表面抗原	CD10、CD19、CD20、CD22、HLA－DR
巨核细胞系表面抗原	CD41、CD42、CD61
造血干、祖细胞表面抗原	CD34、CD90

（二）FCM 在微小残留白血病诊断中的应用

微小残留白血病（minimal residual disease，MRD）是指白血病患者经过化疗获得完全缓解后或骨髓移植治疗后，体内仍残留有少量白血病细胞的状态。这些残存的白血病细胞即成为白血病复发的根源。由于数量较少，用一般形态学的方法难以检出残存白血病细胞的存在，故检测 MRD 的方法需特异且敏感。FCM 免疫分型、DNA 倍体分析及 PCR 是检测残存白血病细胞较好的方法，其中 FCM 更为快速、简便，且具有多参数及定量分析的优点。用 FCM 检测 MRD 时，需获取足够的细胞数量（一般需获取 10^5 ~ 10^6 个细胞），获取的细胞数直接与检测的灵敏度相关。

（三）阵发性睡眠性血红蛋白尿症的诊断

阵发性睡眠性血红蛋白尿症（paroxysmal noctural hemoglobinuria，PNH）是一种获得性造血干细胞克隆性疾病。由于造血干细胞 PIG－A 基因突变，引起血细胞上多种 GPI 锚蛋白缺失，在骨髓和外周血中产生病态造血细胞系，其细胞膜对补体异常敏感而被破坏，出现慢性持续性血管内溶血为特征的一系列症状。这种缺陷不仅累及红细胞，也累及患者的粒细胞、淋巴细胞和血小板。患者可同时存在异常克隆与正常造血。

FCM 利用荧光标记的单克隆抗体检测血细胞膜上 GPI 锚蛋白（CD55 和 CD59）的缺失诊断 PNH。外周血是进行 PNH 检测的最佳标本，可以通过检测外周血红细胞及中性粒细胞膜上的 CD55 和 CD59 的表达来判断。由于外周血成熟的红细胞较易发生补体介导的血管内溶血，中性粒细胞膜上 CD55 和 CD59 的表达为诊断 PNH 更为特异和稳定的指标，较经典的酸化血清溶血试验（Ham 试验）更为敏感，已成为诊断 PNH 的金标准。

（四）FCM 在血小板功能检测中的应用

血小板的数量与功能是临床血栓与止血检查的重要内容。随着各种血小板特异性单克隆抗体的制备成功，FCM 分析血小板在临床上的应用逐渐得到重视。目前 FCM 进行血小板功能的检测项目主要有：循环血小板活化分析（血小板膜CD62P、CD63、PAC-1表达），血小板膜表面糖蛋白CD42a、CD42b、CD42c、CD42d、CD41、CD61等的定性与定量分析，血小板自身抗体测定及免疫血小板计数等。与传统方法相比，FCM只需微量血液标本，就能完成多种项目的测定，表现出独特的优势，适用于儿童及血小板减少性疾病患者。

由于血小板极易受到环境因素的影响发生活化，FCM分析血小板功能时需特别注意样品的采集、抗凝剂的选择、血液与抗凝剂的混匀方式、样品的运送与贮存、固定剂的种类和时间等，尤其还要合理设定各种对照，以避免各种因素可能造成的假阳性或假阴性反应。

二、在临床免疫学中的应用

（一）淋巴细胞及其亚群的测定

淋巴细胞是机体免疫系统的重要组成细胞，也是执行机体细胞免疫和体液免疫功能的免疫活性细胞。淋巴细胞的显著特异性就是其异质性，可分为许多表型和功能均不同的群体，主要有T淋巴细胞、B淋巴细胞以及NK细胞等，T淋巴细胞、B淋巴细胞还可进一步分为若干亚群。它们在机体的免疫应答过程中相互作用、相互制约，共同维护机体内环境的稳定。通过FCM可检测淋巴细胞表面标志物，区分不同的细胞及其亚群，从而了解不同生理、病理条件下机体的免疫功能状态，辅助临床疾病的诊断，并监测、指导临床治疗。

1. T淋巴细胞 根据TCR（T细胞受体）构成的分子不同，把T细胞分为αβ T细胞（约95%）和γδ T细胞（约1%～5%）。依据T细胞表面CD分子表达的情况，可将其再分为不同亚群，如根据CD4和CD8分子的表达情况可将成熟T细胞分为$CD4^+$和$CD8^+$T细胞；而根据CD4表面表达CD45与CD29以及CD8表面表达CD28分子与否，将$CD4^+$与$CD8^+$T细胞又可分为辅助性T细胞亚群、抑制性T细胞亚群以及杀伤T细胞亚群，不同的细胞亚群具有不同的功能。

T细胞亚群测定有助于监测和评价机体的免疫功能状态。在某些自身免疫病如类风湿关节炎（RA）、系统性红斑狼疮（SLE）等，患者外周血$CD4^+/CD8^+$比值往往升高；而病毒感染、恶性肿瘤等患者$CD4^+/CD8^+$比值降低。RA患者$CD4^+CD29^+$ T细胞亚群升高，SLE患者$CD4^+CD45RA^+$T细胞亚群降低。此外，$CD4^+/CD8^+$比值常用来监测器官移植患者的免疫状态，帮助鉴别诊断移植排斥反应或病毒感染。一般在急性排斥反应出现前1～5天，T淋巴细胞总数和$CD4^+/CD8^+$比值即出现升高，比值>1.2时，预示急性排斥反应即将发生；而比值<1.08时，感染发生的可能性大。因此，动态观察$CD4^+/CD8^+$比值，可及早发现排斥反应，采取措施，避免排斥反应的发生，有效提高移植成功率。

近年来调节T细胞亚群倍受人们关注。目前已证实机体内存在多种调节T细胞亚群（regulatory T cells，Treg cells），包括$CD4^+CD25^+$、Tr1、Th3、$CD8^+$T、NKT及TCRα、$CD4^-CD8^-$双阴性（DN）T细胞。Treg细胞对免疫应答的抑制作用是机体诱导和维持自身耐受的重要机制，同时也是在移植排斥、肿瘤免疫、感染性疾病以及变态反应性疾病中对免疫应答进行调节的关键因素之一，对研究自身免疫病与移植免疫的耐受机制具有重要意义。

2. B淋巴细胞 根据是否表达CD5，可将B细胞分为B1和B2细胞亚群。B2细胞亚群是通常所称的B细胞，它参与机体的体液免疫应答，具有抗原提呈和免疫调节功能；而B1细胞在发生、分布和表型、功能等方面与B2细胞具有不同的特点，与自身免疫病相关。成熟的B淋巴细胞主要表达CD19、CD20、CD21及CD22。

3. NK细胞 是一组大颗粒的淋巴细胞，行使免疫监控功能，能直接杀伤靶细胞而不受MHC限制，不依赖抗体，与CTL细胞的杀伤机制不同。NK细胞的表面标志包括CD16、CD56、CD2等，目前临床将$CD3^-$、$CD56^+$、$CD16^+$确定为NK细胞。NK细胞具有抗肿瘤、抗感染和免疫调节等功能，也参与自身免疫病及移植排斥反应。一般在病毒感染的早期，器官移植的患者及干扰素诱导物等免疫增强剂治疗的患者，可见 NK 细胞升高，而恶性肿瘤、获得性免疫缺陷病（AIDS，艾滋病）及免疫抑制剂使用者 NK 细胞降低。

（二）淋巴细胞功能分析

通过活化淋巴细胞比例和细胞内因子含量的检测，可以进行淋巴细胞功能分析。

1. 活化淋巴细胞的检测 淋巴细胞的活化是其行使功能的重要前提。T 细胞活化的不同时期表达的表面标志有 CD25、CD69、CD71、HLA－DR 等（图 15－10），通过测定这些特异性抗原，可以了解 T 淋巴细胞的活化状态，从而判定机体的免疫功能。B 淋巴细胞活化的表面标志有 CD23。

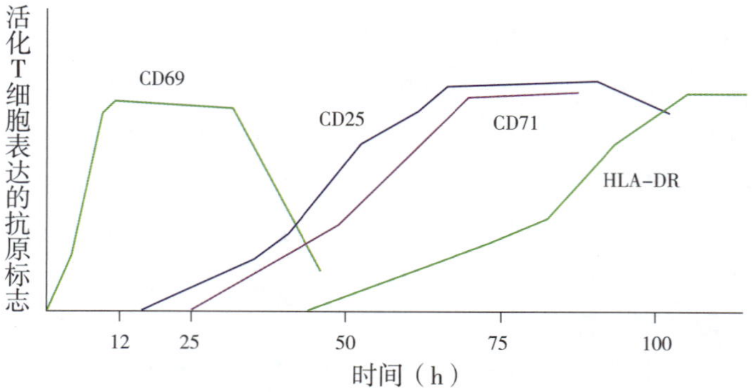

图 15－10 淋巴细胞活化的表面标志

2. 胞内细胞因子的检测 T 淋巴细胞受到抗原刺激后，表现为增生、分泌细胞因子，参与机体的免疫调节过程。根据分泌的细胞因子不同可将 $CD4^+$ T 细胞分为两型：Th1 和 Th2。Th1 细胞亚群分泌 IL－2、IFN－γ、TNF－α 等细胞因子，主要参与细胞免疫，对抗胞内病原体，包括细菌和病毒的感染，同时也作为效应细胞参与许多自身免疫病的调节；Th2 细胞亚群分泌 IL－4、IL－5、IL－10 及 IL－13 等细胞因子，参与体液免疫，对抗胞外病原体感染如寄生虫病，同时也作为效应细胞与过敏反应和哮喘的免疫病理学相关。Th1/Th2 理论为 T 细胞的天然、获得性免疫研究提供了基础，其平衡失调与多种疾病的发生、发展和预后密切相关。近年来发现了一种新的 $CD4^+$ T 细胞亚型，命名为 Th17，以分泌 IL－17 为主要特征，此外，还分泌 TNF－α、IL－22 和 IL－6。体内外实验证明，IL－17 是强力的促炎因子，其在患者血清和靶组织中高表达与慢性感染、自身免疫病、移植排斥反应等疾病的发生、发展密切相关。

用 FCM 进行细胞内因子的检测，首先将外周血单个核细胞与刺激源一起孵育，然后用蛋白移动抑制剂与分离的淋巴细胞共同培养，使激活的细胞不向外分泌细胞因子而使其保留在细胞内，然后再用膜穿透剂增强细胞膜的通透性，使荧光标记的抗体能进入细胞内与细胞因子结合后用流式细胞仪进行测定分析。利用 FCM 可测定产生细胞因子的细胞类型、数量以及每个细胞产生的细胞因子的数量。

（三）免疫系统疾病的诊断

1. 免疫缺陷病的诊断 通过测定外周血中总 T 细胞、B 细胞的数量、成熟程度和免疫活性细胞功能可以辅助诊断原发性或继发性免疫缺陷病，如：X 连锁无丙种球蛋白血症为 B 细胞分化成熟障碍，流式分析显示患者外周血 B 细胞减少或消失；联合免疫缺陷病则表现为 T、NK 细胞减少或消失，B 淋巴细胞数目可减少或正常，但功能受损。病情严重的患者 T 淋巴细胞成熟障碍（同时表达 CD4 和 CD8，成熟度更差的前 T 淋巴细胞表现为 CD4 和 CD8，甚至细胞表面无 CD3 表达），无免疫活性功能，一些重要的淋巴因子缺如。FCM 对细胞免疫异常具有重要的诊断价值，但尚需综合临床症状及其他检查综合判断。

2. 获得性免疫缺陷综合征病程分析　获得性免疫缺陷综合征（acquired immnue deficiency syndrome，AIDS）是由于感染人类免疫缺陷性病毒 HIV 引起的以免疫系统损害和感染为主要特征的一组综合征。$CD4^+$ T 淋巴细胞是 HIV 病毒的主要靶细胞，HIV 病毒在其中复制、装配，同时造成感染细胞的死亡。随病程进展，患者 $CD4^+$ T 淋巴细胞进行性减少，细胞功能受损，引起机体免疫功能的进行性破坏。基于这一病理特征，通过 FCM 分析 AIDS 患者外周血淋巴细胞亚群数量、$CD4^+/CD8^+$ 比值，可以及时准确地了解机体的免疫状态及 AIDS 病程进展。此外，FCM 可以实现 $CD4^+$ T 淋巴细胞的绝对计数，已成为临床上诊断 AIDS 和进行疗效评估不可或缺的重要指标。对 HIV 感染者，$CD4^+$T 淋巴细胞 <200 个/μl 或 $CD4^+$ T 淋巴细胞 <14% 可诊断为 AIDS。$CD4^+$ T 淋巴细胞数也可作为确定给予机会感染预防性治疗时机和判断 HIV 并发症的指标。当患者 $CD4^+$ T 淋巴细胞 <200 个/μl，容易发生卡氏肺囊虫肺炎；$CD4^+$ T 淋巴细胞 <50 个/μl 的患者易发生巨细胞病毒和鸟分枝杆菌感染，进入 AIDS 终末期。

3. 强直性脊柱炎的辅助诊断　强直性脊柱炎（ankylosing spondylitis，AS）是一种慢性、进行性中轴关节受累的关节病变，主要影响骨盆的骶髂关节、脊柱关节和椎旁组织，发病有明显的家族倾向。HLA－B27 属于Ⅰ型 MHC 抗原，表达在机体所有有核细胞上，尤以淋巴细胞表面表达丰富。研究发现，HLA－B27 与 AS 之间存在密切相关性，大约 90% AS 患者 HLA－B27 阳性，而正常人低于 10%。用流式细胞术测定淋巴细胞表面 HLA－B27 的表达，操作简便，结果稳定，重复性好。由于 HLA－B27 尚与其他一些免疫性脊椎关节病相关，如 Reiter 综合征、银屑病性关节炎、急性前葡萄膜炎和溃疡性结肠炎伴关节病等，需注意鉴别诊断。目前 AS 的诊断主要依靠临床症状，但 HLA－B27 阳性可以显著增加疾病的正确诊断率，阴性结果则可排除 AS。

三、在临床肿瘤学中的应用

人体正常的体细胞都具有恒定的 DNA 二倍体含量，DNA 非整倍体细胞是恶性肿瘤的特异性标志之一。利用 FCM 进行 DNA 倍体分析，解析细胞周期，对于肿瘤的早期诊断、鉴别诊断、预后评估都有重要的参考价值。通过测定耐药蛋白的表达，也可对选择肿瘤的治疗方案提供帮助。

（一）细胞周期与 DNA 倍体分析

有些荧光染料可与细胞 DNA 特异性结合，并具有一定的量效关系，目前 FCM 分析中常用的 DNA 染料是 PI（碘化丙啶）。PI 可被 488nm 光激发发射出峰值波长为 630nm 的红色荧光。用于 DNA 倍体分析的样品可为实体肿瘤（新鲜，蜡块）、体液、细胞抽吸物、组织液中的脱落细胞等。实体肿瘤组织首先需制备成合格的单细胞悬液，经 70% 预冷乙醇固定后加入 PI 染液染色，然后上机分析。在细胞周期分析中，通常以 FL2 设定阈值，并将 FL2 设置为线性放大，并设立正常外周血标本作为对照。由于细胞 DNA 含量与荧光强度呈正比，在 DNA 直方图上可出现两个细胞峰，即 G_0/G_1、G_2/M 期细胞，两细胞峰之间为 S 期细胞（图 15－11）。细胞 DNA 含量一般以 DNA 指数（DNA index，DI）表示，DI＝(测定标本 G_0/G_1 细胞峰平均荧光道数)/(正常二倍体标准细胞 G_0/G_1 期细胞峰平均荧光道数)。正常的倍体细

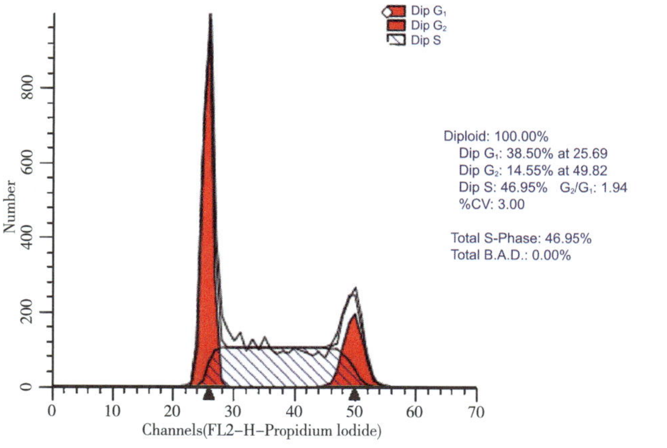

图 15－11　肿瘤细胞细胞周期分析图

胞峰 G_0/G_1 期 DNA 含量为 2C，DI 值为 1.0；四倍体细胞峰 DI 值为 2.0。

用 DNA 分析诊断肿瘤细胞较为公认的标准是：①出现 DNA 非整倍体细胞峰；②无明显异倍体峰，但有突出的四倍体细胞峰以及 S 期细胞比率 >15%；③无明显异倍体峰，但 G_0/G_1 的 CV >10%，S 期比率达 10% ~15%。

DNA 倍体分析的临床意义有：①DNA 非整倍体的出现可能是癌前病变发生早期癌变的一个重要标志；②形态学表现良性的肿瘤出现非整倍体提示恶变可能；③DNA 非整倍体的交界瘤应按恶性对待；④肿瘤的预后判断：异倍体肿瘤恶性病变的复发率高，转移率高，死亡率高，而二倍体及近二倍体肿瘤的预后较好。

（二）肿瘤耐药相关蛋白分析

肿瘤的多药耐药性（multidrug resistance，MDR）相关蛋白主要包括 mdr－1 基因编码的 P 糖蛋白（P－gp）、多药耐药相关蛋白（MRP）等，是一种跨膜性排出泵。胞内耐药蛋白含量的多少直接与细胞内的药物浓度相关。很多化疗药物如长春新碱、柔红霉素、放线菌素 D 等可诱导肿瘤细胞过度表达 P－gp 而产生耐药，当这些药物诱导发生耐药时，也可同时对其他各类药物产生交叉耐药。用 FCM 检测肿瘤细胞的多药耐药相关蛋白的表达水平，可以有效地监测化疗效果，指导临床用药。mdr－1 阳性患者的耐药性发生率远远高于 mdr－1 阴性患者，如果肿瘤细胞在治疗前就显示较高水平的 P－gp，往往提示预后不佳、易复发、生存期短。

四、在器官移植中的应用

交叉配型（cross－matching）是器官移植前必须进行的检测项目，对于 HLA 组织配型，流式细胞交叉配型技术（flow cytometry cross－matching，FCXM）较传统应用的补体依赖淋巴细胞毒试验（complement dependent cytotoxicity，CDC）更加敏感、特异，且操作简便。FCXM 是采用直接和间接免疫荧光染色相结合的方法进行测定的。主要步骤是首先分离出供者与受者的淋巴细胞，将受者血清与供者淋巴细胞共同孵育，如果受者体内有抗供者淋巴细胞抗体，这些抗体将与供者淋巴细胞结合，洗涤除去未结合抗体后，加入抗人 IgG $F(ab')_2$FITC 孵育，将孵育后的样品分为两管，再分别加入抗 CD3－PE 和抗 CD20－PE（用以区分 $CD3^+$T 淋巴细胞和 $CD20^+$B 淋巴细胞），孵育洗涤后上机检测。与传统配型方法相比，FCXM 方法不依赖补体，敏感性更高，且操作省时，可以区别出抗体阳性的淋巴细胞亚群，分析更为客观。

器官移植后出现移植排斥反应是移植失败的主要原因，早期、准确地诊断移植排斥反应并给予及时的治疗可以使排斥反应减轻甚至逆转。通常免疫学指标改变的出现早于临床排斥反应或器官功能的改变，移植排斥反应的早期诊断具有重要意义。

五、在临床微生物学中的应用

FCM 在临床微生物学中可广泛用于真菌、细菌的药敏试验以及病毒、细菌的检测。利用荧光素染料可与病原体结合的特点，测量加入药物孵育前后与病原体结合的荧光素荧光强度的变化，间接反映病原体的活性或功能状态，帮助判断病原体对抗生素的反应性。由于 FCM 可对细胞逐个进行检测，比日常微生物药敏试验更加准确，且大大缩短了检测时间，有可能发展成为今后临床微生物实验室的常规药敏检测方法。

利用单克隆抗体及流式微球分析（cytometric bead assay，CBA）技术，FCM 可以检测感染细胞表面及胞内的病毒抗原、多种病毒抗体、真菌、寄生虫以及多种病原体的混合感染。CBA 方法是将大小不同的荧光微球分别包被上针对某些病原体的抗体，将含有病原体的样品与微球一起孵育，样品中的病原体与抗体结合后的遮蔽作用将明显减弱荧光微球的荧光强度。

利用 FCM 比较反应前后荧光强度的变化可检测出相应病原体感染；大小不同的荧光微球分别包被有不同的病原体抗原，可检测多种病原体的混合感染，故对临床微生物疾病的辅助诊断具有重要意义。

随着现代流式细胞术在机械性能、应用试剂方面的不断进展以及与其他学科技术的有机结合，FCM 高通量、精确定量、多参数的特性使其在临床医学中的应用日趋广泛，必将为临床诊断带来新的飞跃。

（裘宇容）

第十六章　细胞因子及其受体检测

学习要点

细胞因子可从生物活性、蛋白水平和基因水平进行检测。细胞因子生物活性测定有细胞增生法、靶细胞杀伤法、细胞病变抑制法及趋化活性测定法。细胞因子蛋白水平测定可采用免疫标记技术。细胞因子基因DNA的测定和mRNA表达水平的测定，采用分子生物学方法。细胞因子膜受体测定主要采用免疫组化技术，可溶性受体常采用免疫标记技术。

细胞因子（cytokine，CK）是由免疫细胞和某些非免疫细胞合成并分泌的一类具有多种生物学功能的小分子活性物质。绝大多数细胞因子为低分子量（6000～60 000）的蛋白、糖蛋白或多肽。在基础免疫学研究中，为了探讨细胞因子水平与免疫细胞表型、分化、增生功能的相互关系及细胞因子与某些生理病理过程的相互关系，需要检测细胞因子及其受体的表达水平。在临床医学的研究中，当发生某些疾病时，体内细胞因子及其受体表达可发生异常，这些异常与机体免疫功能异常或病理损伤有关。因此，检测患者细胞因子及其受体表达水平有助于对临床某些疾病的诊断、治疗和预后的判断。另一方面，细胞因子基因工程产品的问世，促进了重组细胞因子的临床应用，也要求对患者体内相应细胞因子水平进行判断。总之，检测细胞因子及其受体具有重要的应用价值。

细胞因子及其受体的检测可分为基因水平检测和蛋白水平检测。基因水平检测包括DNA的测定和mRNA表达水平的测定，蛋白水平测定可分为生物活性测定和蛋白含量测定。由于细胞因子多以自分泌和旁分泌的方式发挥作用，很少进入到血液循环，因此对于蛋白水平的检测来说，局部体液中细胞因子的检测要比血清或血浆中细胞因子的检测更具有实际意义。另一方面，由于细胞因子网络的特性，细胞因子之间是相互关联的，单独检测一种细胞因子及其受体并不能提供更多信息，常需要多种细胞因子的联合检测。

第一节　细胞因子的检测

至今已发现的细胞因子已达100余种。根据细胞因子的结构和主要功能，细胞因子可分为白细胞介素（interleukin，IL）、集落刺激因子（colony stimulating factor，CSF）、干扰素（interferon，IFN）、肿瘤坏死因子（tumor necrosis factor，TNF）、趋化性细胞因子（chemotactic cytokine）和生长因子（growth factor，GF）等多种类型。细胞因子的主要生物学功能包括：介导细胞间的信息交换与相互调节、参与免疫应答和炎症反应过程、刺激造血干细胞的再生和分化、诱导细胞凋亡、参与组织修复与伤口愈合等。细胞因子生物效应复杂，具有高效性、多效性、重叠性、协同性和拮抗性等特点。高效性指很低浓度的细胞因子即可对靶细胞产生显著的生物学作用。多效性指一种细胞因子可以对不同的细胞发挥不同的作用。重叠性指两种以上细胞因子具有相同的或类似的生物学作用。协同性是指两种细胞因子同时作用于一个靶细胞的效应大于它们单独作用的效应之和。拮抗性是指一种细胞因子可抑制另外一种细胞因子的某种生物学作用。

细胞因子具体的测定方法有生物学测定法、免疫学测定法和分子生物学测定法。生物学测定法检测细胞因子的生物活性，其结果以活性单位表示（U/ml）。免疫学测定法检测的是细胞因子蛋白含量，其结果以 ng/ml 或 pg/ml 表示。分子生物学测定法可用于分析细胞因子 DNA 有无缺失、突变，也可用于测定 mRNA 表达水平。由于细胞因子的检测受到其生物学特性如局部性分泌、吸收利用率高、半衰期短等条件的限制，细胞因子的这三种检测方法只有在一定条件下才有相关性，各种检测方法不能相互代替，联合使用三种方法可使细胞因子的研究取得更大的发展。

一、生物学检测法

该类方法基于细胞因子特定的生物学功能设计，反映细胞因子在生物体内的活性状态。其原理是应用一定的指示系统（如细胞）与已知活性的细胞因子标准品或待测标本相互作用，以指示系统的变化（如细胞增生、死亡或分泌蛋白等）来显示细胞因子的功能，将检测标本与标准品进行比较最终得知待检标本的细胞因子水平。

根据指示系统的表现不同，生物学检测法可分为细胞增生法、靶细胞杀伤或抑制法、细胞病变抑制法、集落形成测定法、趋化作用测定法和诱导产物测定法等。

（一）细胞增生法

此法为最常用的细胞因子生物学活性测定方法，可用于 IL－2、IL－6 等多种白细胞介素的测定。

1. 原理　利用某一细胞因子可促进相应指示细胞分裂、增生的特性而建立。将不同浓度的细胞因子（标准品或待检样品）与指示细胞共同孵育一定时间，检测细胞的增生情况，细胞增生程度与细胞因子的活性呈正比。待检样品中细胞因子的活性通过与标准品的活性比较而获得。如 IL－2 能够促进胸腺细胞的增生，将待检 IL－2 或 IL－2 标准品与胸腺细胞共同孵育，最后通过检测细胞增生情况可反映标本中 IL－2 的活性单位。

2. 指示细胞　细胞增生法所用的细胞可直接从组织中分离，或采用体外传代的依赖细胞株，如检测 IL－2 时，可以使用外周血分离的淋巴细胞（需经丝裂原活化）、小鼠胸腺细胞、活化的小鼠脾细胞等。这些从组织中分离的细胞来源方便，且不需长期在体外传代培养，但由于它们具有多种细胞因子的受体，能够接受多种细胞因子的刺激发生增生（如 IL－2、IL－4 均作用于胸腺细胞使其增生），这种重叠作用导致检测结果的特异性受到影响。

为使检测方法获得较好的特异性，常使用依赖细胞株作为细胞增生法的指示细胞。细胞因子依赖细胞株是为检测某种细胞因子而筛选的，其分裂增生只依赖于某一种细胞因子的存在，并在一定浓度范围内与细胞增生程度呈正相关。若培养基中缺乏这种细胞因子，依赖细胞株不能存活。依赖细胞株的使用很大程度上提高了生物学检测的特异性，人们已经建立了多种细胞因子的依赖细胞株（表 16－1）。

依赖细胞株一般为杂交瘤细胞。在体外长期培养过程中，细胞对细胞因子的依赖程度会发生改变，甚至有些细胞将丧失依赖性。因此，在传代培养过程中应注意培养基中细胞因子的浓度（不能过高或过低）。如丧失依赖性，应及早进行克隆化，筛选依赖性能好的克隆进行传代。

表 16－1 细胞增生法所用细胞因子与常用的依赖细胞株简介

细胞因子名称	指示细胞	可干扰因素
IL－1	D10. G4. 1（小鼠 T 细胞）	IL－2、IL－4、IL－7 等
	EL－4（小鼠胸腺瘤）	小鼠 IL－4
IL－2	CTLL（小鼠杀伤性 T 细胞系）	小鼠 IL－4，IL－15
IL－3	KG1（髓样白血病细胞）	
	TF－1（红白血病细胞）	人 EPO、IL－4、IL－5、IL－6 等
IL－6	B9（小鼠杂交瘤细胞）	人 IL－11、IL－13 等
	7TD1（小鼠杂交瘤细胞）	IL－11
IL－7	IXN/2b	
IL－9	MO7e	IL－3，GM－CSF

3. 技术要点 利用细胞增生法测定细胞因子的实验过程基本相同，不同的是不同细胞因子所用的依赖细胞株不同，细胞浓度、细胞因子与相应细胞的孵育时间也可能有所差异。基本过程如下。

（1）依赖细胞株的准备 提前 10 天左右复苏依赖细胞株，用含有一定浓度的相应细胞因子的培养基进行传代培养至对数生长期。收集对数生长期依赖细胞，离心 1500r/min 10min，弃去上清液，用不含相应细胞因子的完全培养基将细胞调整到一定浓度，置细胞培养箱中孵育一段时间（约 30min），其目的是使能与膜受体结合的细胞因子解离。再将细胞离心一次，并用不含细胞因子的培养基将细胞调整至一定浓度即可。

（2）细胞因子作用于依赖细胞株 取 96 孔细胞培养板进行标记，然后加入不同稀释度的细胞因子标准品或待检样本，100μl/孔。另加入一组空白对照（不含细胞因子的培养基），再加入一定浓度的依赖细胞悬液，100μl/孔，充分混匀，置细胞培养箱中培养一定时间，一般为 48h 左右。此时，空白对照组的细胞因不含细胞因子而死亡，标准品孔细胞增生的程度显示良好的梯度关系。

（3）测定细胞增生程度 可直接进行计数，但此方法繁琐，不利于大量标本检测，因此常用间接法检测细胞增生程度。最常用的方法有 ^{3}H 标记的胸腺嘧啶核苷（^{3}H－TdR）掺入法、MTT 比色法，这些方法将在下文详细介绍。

（4）细胞因子活性单位的计算 细胞因子的生物活性单位是指使相应细胞达到最大程度增生的 50% 时所需细胞因子的含量为一个活性单位。计算结果时以增生程度为纵坐标，细胞因子活性单位（或稀释度）为横坐标绘图，分别找出标准品和待测样品达到最大增生程度的 50% 时的稀释度，再通过下面公式计算：

细胞因子活性（U/ml）＝待检样品 50% 最大程度增生的稀释度/标准品 50% 最大程度增生的稀释度 × 标准品的细胞因子活性单位

注：绘图方法

方法 1 以 IL－2 待测样品和标准品的稀释度为横轴，以检测细胞 ^{3}H－TdR 掺入值（CPM）为纵轴作图，求出 IL－2 标准品的最高 CPM 的 50% 值。通过该点分别做平行于横轴和纵轴的两条平行线，与横轴交点是 IL－2 标准品得到 50% 最高 CPM 的稀释度，通过该点的横轴平行线与 IL－2 待测样品促进检测细胞增生的曲线相交，通过此交点做纵轴平行线，与横轴的交点为待测 IL－2 样品的 50% 最高 CPM 的稀释度，然后通过公式计算。

方法 2 将各样品的 CPM 与 IL－2 标准品最高 CPM 相比求得百分比，以百分比为纵轴，以样品稀释度倒数的对数（log2）为横轴。在对数坐标纸上作图，分别求标准品和待测样品的 50% 最高 CPM 的稀释度的倒数，两者的倒数之比乘以 IL－2 标准品的活性单位即得待测样品 IL－2 的活性单位。

4. 细胞增生程度的检测　在临床或基础研究常应用^{3}H－TdR 掺入法和 MTT 比色法检测细胞增生的程度。

（1）^{3}H－TdR 掺入法　通过检测 DNA 的合成来指示细胞增生，在细胞增生过程中，DNA 合成增加，此时若在培养液中加^{3}H 标记的胸腺嘧啶核苷（^{3}H－TdR），^{3}H－TdR 被利用从而掺入新合成的 DNA 中，新增生的细胞也必然带有放射性标记。因而，通过检测细胞沉淀中的放射活性即每分钟脉冲数（counter per minute，CPM）可间接测定细胞增生程度。细胞增生周期一般为 4～6h，因此需在培养结束前 4～6h 加入^{3}H－TdR。终止培养后，收集各孔细胞，用 β－液体闪烁计数仪测定 CPM。

（2）MTT 比色法　MTT 比色法是一种以细胞的代谢物作为细胞增生指示物的检测方法。MTT 在活细胞内被线粒体中的琥珀酸脱氢酶氧化，被还原形成紫色结晶产物－甲臜（zi，formazane），产物量与细胞增生程度呈正比。紫色结晶产物可被二甲基亚砜（DMSO）或酸化异丙醇所溶解而显色，用酶标仪测定溶液的吸光度值，测定波长为 570nm，参考波长为 630nm。溶液的吸光度值与细胞增生程度在一定范围内呈线性关系。

MTT 比色法应注意以下几点：①MTT 难于溶解，使用前应进行过滤，去除未溶解的颗粒；②一般于培养结束前 4～6h 加入 MTT，终浓度 0.5mg/ml；③用酸化异丙醇作为溶剂溶解 MTT 还原产物时，盐酸易使培养基中的蛋白变性，形成浊度，影响测定结果，因此加入 MTT 时应去掉培养基中的血清（可采用离心洗涤的方法），用 DMSO 作为溶剂时，不会发生此种现象；④MTT 比色法在一定的细胞浓度范围内可反映细胞的增生程度，因此测定前应滴定好细胞浓度，选择最佳细胞浓度，不同细胞所用的浓度可能不同。

（二）靶细胞杀伤或抑制法

本法主要用于肿瘤坏死因子的测定。

1. 原理　肿瘤坏死因子（TNF－α 和 TNF－β）具有杀伤肿瘤细胞的作用，检测 TNF 活性时采用靶细胞杀伤法。靶细胞杀伤法与细胞增生法类似，只是细胞因子作用结果相反。靶细胞杀伤法是选择对 TNF 敏感的细胞系（TNF 敏感株）作为靶细胞，使其与不同稀释度的标准品或待测样品共同培养一定时间，检测细胞毒性反应的程度。

2. TNF 敏感细胞株　TNF 可杀伤多种肿瘤细胞系，但最常用的靶细胞为小鼠成纤维细胞株 L929 和 WEHI164.13，两者均为贴壁细胞，其中 L929 贴壁能力最强，传代时需用胰蛋白酶消化。若标本中同时含有 TNF－α 和 TNF－β，两者均能使指示细胞溶解死亡。若要区分 TNF－α 和 TNF－β，需用特异性中和抗体预处理样品再进行测定。

3. 技术要点

（1）靶细胞的准备　实验前 10 天左右复苏靶细胞，用完全培养基进行传代、培养至对数生长期，用胰蛋白酶消化收集细胞，经 Hanks 液洗涤一次，再用完全培养基将细胞配制成所需的浓度。用胰蛋白酶消化细胞时应注意消化程度，程度过浅，细胞未完全脱离培养瓶（板），会损失大量细胞；程度过深，会对细胞造成损伤而影响测定结果。

（2）TNF 作用于靶细胞　将靶细胞与 TNF 的标准品或待测样品混合，置细胞培养箱中培养，具体操作同细胞增生法。TNF 测定时仍需设置阴性对照组，只加入靶细胞和培养基。

（3）细胞毒反应程度测定　既可直接检测细胞的死亡情况，也可以通过检测剩余活细胞的数量间接推测细胞死亡的情况。前者可采用^{51}Cr 释放法，后者包括^{3}H－TdR 掺入法、MTT 比色法、结晶紫染色法。这里只简单介绍结晶紫染色法。

结晶紫染色法的原理是结晶紫能使活细胞染色而死细胞不着色，着色的活细胞再经过脱色液将染料脱出，通过测定其光密度（*OD* 值）来反应细胞存活状态进而间接推知细胞毒反应的程度。具体操作是在培养结束时将培养板离心（1500r/min，10min），弃上清液，每孔加入0.25%结晶紫100μl，室温染色10min。再离心，弃上清液，用PBS洗一次，加入100μl/孔柠檬酸钠缓冲液脱色，于570nm下测定其*OD*值。

（4）TNF活性计算　在坐标纸上作图，以细胞死亡百分率为纵坐标，以TNF标准品浓度为横坐标，绘制标准曲线。根据导致50%细胞死亡样品对应的稀释度按下式计算TNF的活性单位：

TNF活性单位（U/ml）=导致50%细胞死亡的样品最大稀释度/导致50%细胞死亡的TNF标准品最大稀释度×标准品TNF活性单位（U/ml）

此外，TNF的活性单位也可通过TNF的相对杀伤活性来表示，即TNF所导致死亡的靶细胞数量占对照组（未加入TNF）的百分比。

TNF杀伤活性=实验组细胞死亡数量/对照组细胞数量=（对照组的*OD*值－实验组的OD值）/对照组的*OD*值×100%

注：按上述公式计算时应注意，不同的细胞毒活性检测法，其*OD*值所代表的含义不同（是代表死亡细胞还是代表活细胞），计算公式不同，上面TNF杀伤活性公式应用于结晶紫染色法、MTT比色法、^{3}H－TdR掺入法。

4. 说明

（1）L929和WEHI164.13两种细胞株检测TNF活性时，其敏感度不同，WEHI164.13较L929敏感，测定时所用的细胞数量也不相同。

（2）在TNF与靶细胞相互作用过程中，未被杀伤的细胞可继续增生，影响实验结果，因此，可于实验系统中加入放线菌素D（10μl/孔，浓度为0.5～1μg/ml）。放线菌素D可抑制DNA的合成、细胞的增生，从而提高检测的敏感度。

（三）细胞病变抑制法

本法主要是为检测干扰素而设计的。

1. 原理　干扰素（IFN）可诱导细胞产生抑制病毒RNA和DNA合成的酶，保护宿主细胞不受病毒感染从而抑制细胞病变。根据IFN这一功能，将指示细胞、病毒和干扰素标准品或待测样品置同一反应系体系中，培养一段时间后，检测细胞的病变程度，细胞的病变程度与干扰素的活性呈反比关系。

2. 指示细胞和病毒　用于检测IFN的细胞株有Wish（羊膜上皮细胞）、Hep－2（喉癌的上皮细胞）、L929（小鼠成纤维细胞）。其中Wish和Hep－2细胞株常用于人干扰素测定，L929细胞株多用于检测小鼠干扰素。上述细胞株均为贴壁细胞，用一般培养基进行培养即可。用于攻击细胞的病毒有水疱性口炎病毒（vesicular stomatitis virus，VSV）、鼠脑心肌炎病毒（EMCV）等。常用的是VSV，VSV使用前应进行滴定。

3. 技术要点

（1）细胞的复苏和VSV的准备　选择合适细胞株复苏后传代至对数生长期并收集细胞，经计数后将细胞调整到一定浓度。

（2）将细胞悬液接种于96孔细胞培养板中，100μl/孔，加入不同稀释度的IFN标准品或待检样品，置细胞培养箱中培养24～48h，离心弃掉培养液，各孔加入一定量的VSV，继续培养24～48h，并设细胞对照（100μl细胞和100μl培养基），病毒对照（100μl细胞和100μl病毒）。

（3）细胞病变程度的观察　在倒置显微镜下观察结果，也可用结晶紫将细胞染色或加入MTT显色，测定细胞的死亡程度。

（4）IFN活性的计算　IFN抗病毒活性单位是以能抑制50%细胞病变的最高稀释度为1U。待测样品的IFN活性通过下面公式计算：

IFN国际单位（U/ml）=样品$CPEI_{50}$的稀释度/标准品$CPEI_{50}$的稀释度×标准品的单位

注：$CPEI_{50}$指抑制半数细胞病变。

（四）趋化活性测定法

本法主要用于趋化性细胞因子的测定。趋化运动是指免疫细胞在趋化因子的作用下向炎症部位定向运动的现象。具有这种性能的细胞因子称为趋化性细胞因子，如IL－8。

趋化活性测定法以Boyden小室法最为常用。

1. 原理　Boyden小室由上、下两室组成，下室为一盲端，两室间用一层硝酸纤维素膜分隔。当下室加入IL－8或待测样品、上室加入细胞时，IL－8在膜的两侧形成浓度梯度，细胞在趋化因子作用下向下室移动。根据迁移细胞的多少和细胞类型判断趋化活性的强弱和性质。

2. 技术要点

（1）准备指示细胞　用于趋化活性测定的细胞可使用外周血粒细胞或单个核细胞。

（2）打开Boyden小室，下室加入IL－8标准品或待测样品，盖上硝酸纤维素膜再盖上上室，上、下室之间应严密。每一上室加入一定浓度的细胞，置细胞培养箱中孵育一定时间，培养过程中不宜移动小室以防破坏梯度。

（3）迁移情况的观察　除去上室细胞将膜取出，用甲醇短时间固定，苏木精染色、透明、封片，然后镜检。细胞的迁移情况可通过两种方法观察：其一是计数高倍镜下每张膜下的细胞数；其二是将膜置于显微镜下（上室面朝上），首先调整显微镜粗调找到膜上面，可见较多细胞，记录细螺旋位置，然后移动细螺旋，随物镜向下移动，视野内细胞逐渐减少直至见不到细胞为止，此时记录细螺旋所处位置，并计算细螺旋移动的距离，即为细胞的迁移距离。

（4）结果计算　按下面公式计算迁移指数：迁移指数＝实验组细胞数/阴性对照组细胞数；或迁移指数＝实验组迁移距离/阴性对照组迁移距离。

（五）生物学检测法的评价

1. 优点

（1）生物学方法测定的是细胞因子的生物学活性，能真实反映细胞因子在体内发生作用的情况。

（2）由于细胞因子生物学作用的高效性，使生物学检测方法具有较高的灵敏度。

（3）生物学检测方法不需商品化试剂盒，成本低。

2. 缺点

（1）由于不同细胞因子间的生物学作用具有重叠性，导致该方法的特异性不强。应用依赖性较强的细胞株或使用中和性单克隆抗体封闭干扰物质的作用，可提高实验方法的特异性。

（2）生物学方法操作繁琐，需进行细胞培养，实验周期长，不利于基层实验室开展。

（3）生物学检测法影响因素较多，细胞活力、培养条件均可影响实验结果，因此重复性较差，特别是批间差异大。

二、免疫学检测法

免疫学检测法是建立在抗原抗体反应基础上的免疫化学分析技术。细胞因子的化学本质是蛋白质或多肽，因此很容易制备相应的抗体（多克隆抗体和单克隆抗体），用已知抗体便可以检测未知的细胞因子（抗原）。由于细胞因子在体液中的含量很低，因而免疫学检测一般采用免疫标记技术，常见的方法有酶联免疫吸附试验（ELISA）和放射免疫测定（RIA）。免疫学检测法可用于检测体液标本中的细胞因子，也可以检测细胞内的细胞因子。有关免疫学标记技术的基本原理在本教材的相关章节已做介绍，这里只对应用这些技术检测细胞因子时的特殊问题做重点介绍。

（一）体液中细胞因子的检测

1. 双抗体夹心 ELISA 原理同常规 ELISA，即制备两种识别同一细胞因子不同表位的单克隆抗体，其中一种作为包被抗体，另一种作为标记抗体进行夹心 ELISA。但由于体液中细胞因子的含量很低，常规 ELISA 其敏感度不能达到要求，因此，实际工作中常用生物素标记一种抗体和亲和素标记的辣根过氧化物酶，来实现抗原抗体反应系统与酶－底物显色系统的偶联，使抗原抗体反应的信号得以放大。图 16－1 显示应用生物素亲和素酶联免疫吸附试验测定 IL－2 的反应原理模式图。

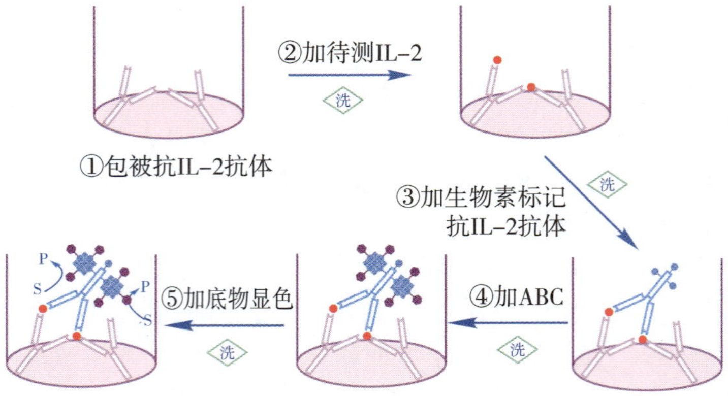

图 16－1 IL－2 含量测定反应原理示意图

2. 放射免疫分析 通常采用竞争抑制试验，其中液相竞争抑制试验具有简便快捷、不需要洗涤的特点。放射免疫分析（RIA）是用特异性细胞因子抗体包被于放射免疫分析试管中，用^{125}I 标记在细胞因子上。检测时，先加入标准品或待测样品，反应一段时间后再加入标记的细胞因子，如样品中有细胞因子存在即可竞争性抑制标记的细胞因子与包被抗体结合。样品中细胞因子水平与抑制程度相关，最后通过标准曲线得到样品中细胞因子的含量。

3. 抗体芯片技术 将特异性细胞因子抗体按预定的顺序和阵列的形式排列在芯片上，将待测标本稀释与之反应，再加入荧光标记的抗体，用计算机软件对荧光信号进行分析，即可获得准确的结果。抗体芯片技术一次能同时检测多个细胞因子，灵敏度高，多数可达皮克（pg）水平，样品用量少，特异性好。但是仍有一些问题需要解决，如如何简化样品的制备与标记操作程序及增加信号检测的灵敏度等。

4. 酶联免疫斑点试验 酶联免疫斑点试验（enzyme－linked immunospot assay，ELISpot）是从单细胞水平检测细胞因子分泌细胞的一项细胞免疫学检测技术。原理是先将抗细胞因子抗体包被于固相载体上，再加入不同来源的细胞（待检细胞），与特异性刺激物如多肽、基因表达产物或提取抗原等经一段时间孵育后，细胞分泌细胞因子并与固相抗体发生结合，此时洗涤去除细胞，然后再相继加入相应的酶标抗体和底物，孵育，显色形成斑点。用立体解剖显微镜或计算机辅助成像分析系统计算斑点数，并用斑点形成单位记录结果。每一个斑点代表一个分泌细胞因子的细胞。

（二）细胞内细胞因子的检测

目前细胞内细胞因子的检测主要是用于 Th 细胞亚群的测定。Th 细胞分为 Th1 亚群和 Th2 亚群，两者之间没有特异性标志用于鉴别，最重要的区别是分泌细胞因子的类型不同。因此，可通过检测细胞内细胞因子的类型区分 Th1 和 Th2。常检测的细胞因子是 IFN－γ 和 IL－4，两者分别是 Th1 样和 Th2 样细胞因子的主要代表。检测细胞内细胞因子常用的方法是免疫荧光染色技术和流式细胞仪分析。

用流式细胞术检测细胞内细胞因子是通过体外多克隆激活剂，如佛波酯（PMA）和离子霉素（ionomycin）或特定的抗原激活细胞，同时加入抑制细胞内高尔基体介导的蛋白转运的试剂，如莫能星（Monensin，MN）或布雷菲德菌素 A（brefeldin A，BFA），抑制细胞因子释放到细胞外，从而使产生的细胞因子在细胞质内蓄积，信号增强。经多聚甲醛固定和皂角苷破膜增加细胞膜通透性后，加入荧光素标记细胞因子抗体（如抗 IFN-γ-FITC、抗 IL-4-PE 等）孵育一定时间，洗涤去除游离的标记抗体，再通过流式细胞仪（FCM）进行分析。若用荧光显微镜也可采用间接免疫荧光法。

此法不需要体外长时间的培养、纯化细胞，不仅可确定分泌特定细胞内细胞因子的细胞数量、比较细胞内细胞因子的水平，而且还可确定分泌特定细胞因子的细胞表面标志。但是由于染色破膜的细胞为死亡细胞，难以再进行后续的功能实验，因此，单纯依靠流式细胞术检测细胞内细胞因子来反映机体的免疫功能状态仍十分有限，还需结合 ELISPOT 等其他方法。

（三）免疫学检测法的评价

1. 优点

（1）特异性高，这是免疫分析技术方法学本身所赋予的。

（2）操作方法简便，时间短。目前大部分细胞因子均有商品化试剂盒，极大地方便了临床实验室开展细胞因子检测项目。

（3）重复性好，免疫学测定法影响因素较少，实验结果稳定。

（4）体液中有些细胞因子分子存在多样化结构，如有前体、单体、共聚体，也有与细胞膜结合的。如 IL-1γ 是 IL-1 的拮抗剂，它与特异性 IL-1 受体结合而不传导信息，如受检体液中存在 IL-1γ，可影响生物学活性检测，却并不干扰 ELISA 结果。

2. 缺点

（1）免疫学方法测定的是细胞因子的蛋白含量，与生物活性不一定呈正相关，有时与临床症状不一致。

（2）由于不同厂家所生产的试剂盒所用的抗体不同（即识别同一细胞因子的不同表位），与抗原结合的亲和力不同，导致对同一标本测定结果可能不同，即实验室之间结果可比性差，难于进行质量控制。

（3）本方法的敏感度不如生物学测定法。

（4）要避免血液样本采集后，细胞产生或释放细胞因子与相应细胞的膜受体结合以及在样本保存过程中因蛋白质分解而使细胞因子降解。

三、分子生物学检测法

分子生物学检测即从基因水平上对细胞因子进行测定。一种细胞因子的表达、分泌，主要决定于相应基因的激活和 mRNA 的表达。当细胞因子的基因因某种原因发生缺失或突变，则可能会导致其表达减少或缺失，进而引起疾病。因此，细胞因子基因水平的测定具有特殊的应用价值。

细胞因子基因水平测定包括 DNA 和 mRNA 测定。前者的检测方法有 Southern 印迹杂交、原位杂交、PCR 和原位 PCR、荧光定量 PCR 等。后者检测方法有 Northern 印迹杂交、原位杂交、RT-PCR 和原位 RT-PCR 等。本节只对这些方法做简单介绍，具体方法请查阅分子生物学技术。

（一）细胞因子的 DNA 检测

目的在于分析细胞因子基因有无缺失、突变或对细胞因子基因的多态性进行分析。

1. Southern 印迹杂交 本法首先提取基因组 DNA，经限制性核酸内切酶酶切，再将酶切后的产物通过琼脂糖凝胶电泳进行分离。电泳后，将琼脂糖凝胶中 DNA 变性，并将 DNA 区带转移到硝酸纤维素膜上，最后用相应细胞因子的核酸探针进行核酸杂交，测定该细胞因子特定 DNA 序列结构。

2. 斑点印迹杂交 将提取的基因组 DNA 变性后直接点样于硝酸纤维素膜上，用相应细胞因子的核酸探针进行核酸分子杂交。若待检标本中存在相应细胞因子的基因序列，将会与探针形成杂交链，洗涤去除游离的探针分子，最后通过一定方式检测探针信号。斑点印迹杂交操作简便、标本用量少且同时可进行大量标本测定，但该方法不能确定基因分子量。

3. 聚合酶链反应（PCR） 提取基因组 DNA，直接进行核酸杂交（Southern 印迹和斑点印迹杂交）往往不能检测含量较低的 DNA 标本，此时需在杂交前进行 DNA 的扩增。

PCR 是一种在体外环境中对特定 DNA 片段进行扩增的实验方法，其扩增的特异性由一对特异性的扩增引物决定。PCR 的详细原理请查阅分子生物学相关技术。应用 PCR 检测细胞因子 DNA 的基本过程包括：①构建序列特异性引物；②提取基因组 DNA；③进行 PCR 扩增；④收集扩增产物进行分析，可采用琼脂糖电泳进行限制性片段长度多态性分析，或应用特异性探针进行 Southern 杂交等。

4. 原位杂交和原位 PCR 目的是要对某一特定组织细胞的细胞因子 DNA 进行分析，分析某些细胞因子 DNA 的突变或缺失。

原位杂交是标记含互补序列的 DNA 或 RNA 片段（探针）在适宜条件下与细胞或染色体上特定的 DNA 形成稳定的杂交体，再通过免疫组化技术的方法检测探针分子的标记信号，如探针分子上标记有地高辛分子，便可通过抗地高辛抗体和酶标第二抗体得以显示。

原位 PCR 是将 PCR 反应所需各种试剂通过细胞膜或核膜进入细胞内或核内，以组织细胞内的 DNA 或 RNA 为模板，在原位进行 DNA 扩增。扩增产物因分子较大不易透过细胞膜而保留于原位，最后通过分子杂交技术得以检测。

5. 荧光定量 PCR 近年来出现的实时荧光定量 PCR（real - time fluresence quantitative PCR）方法，使得人们可以对细胞因子的 DNA 进行定量或半定量测定。该技术集 PCR 和 DNA 探针杂交技术的优点于一体，直接检测 PCR 过程中的荧光变化，获得 DNA 模板的准确定量结果，实现了 PCR 从定性到定量的飞跃。基本过程如下：①引物和探针的设计；②管家基因的选择（该类基因在生物个体的几乎所有细胞中均恒定表达，不受实验处理的影响）；③标准曲线的制作（用稀释的质粒 DNA 溶液进行定量 PCR 来制作标准曲线的模板）；④荧光定量 PCR，确定转录标本之间起始拷贝数的差异进行相对定量，或通过标准曲线来确定转录标本的起始拷贝数。

（二）细胞因子 mRNA 表达的测定

一般情况下，细胞因子无前体状态的储存。当产生细胞因子的细胞受刺激后，激活细胞因子的基因，从而启动该细胞因子的转录合成，并迅速分泌到细胞外发挥其相应的作用。从蛋白质水平来检测细胞因子经常因为细胞因子含量低而受到限制，所以 mRNA 的检测广泛用于免疫反应及炎症反应过程中细胞因子水平的检测。

细胞因子 mRNA 测定是从转录水平对细胞因子进行分析，mRNA 与 DNA 测定方法极为相似，以上提到的检测 DNA 的方法也适用于 mRNA 表达的测定，但不同的是下面一些问题：①RNA 的提取不同于 DNA，因为环境中的 RNA 酶分布较广泛，RNA 酶会使 RNA 降解，因此在实验过程中应避免 RNA 酶的污染；②因 RNA 不能作为 PCR 的模板，需以 RNA 为模板，在逆转录酶的作用下合成与 RNA 互补的 cDNA，然后再以 cDNA 为模板进行常规 PCR，人们将这种 PCR 称为逆转录 PCR。

（三）分子生物学检测方法的评价

分子生物学检测方法是对细胞因子的基因进行分析，即可对细胞因子的基因突变、缺失、重排及染色体易位等进行检测。原位杂交和原位 PCR，可分析病理情况下何种细胞中细胞因子的基因发生异常，揭示细胞中细胞因子基因的特定改变和表达究竟发生在细胞增生的哪个阶段。但是，分子生物学检测法技术复杂程度较高，对实验室条件要求严格，不利于基层实验室开展。

第二节　细胞因子受体检测技术

细胞因子功能的发挥必须依赖于靶细胞上特异性受体，细胞因子结合其受体并将信号传递到细胞内部，导致细胞内某些基因转录的启动，引起细胞内一系列复杂变化，使细胞因子的功能得以实现。目前已经发现的**细胞因子受体**（cytokine receptors）均为跨膜受体，由膜外区、跨膜区和胞浆区三部分组成。大部分细胞因子受体与细胞膜结合，但也可以游离的形式存在于体液中，称为可溶性细胞因子受体。

细胞因子受体与相应的细胞因子具有较高的亲和力，使得细胞因子在很低的浓度下（pmol/L 或 10^{-12}mol/L）就能对靶细胞产生显著的生物学作用，因而细胞因子具有高效性的特点。若靶细胞本身细胞因子受体的表达水平改变或受体被某些分子封闭，均会影响细胞因子发挥作用。细胞因子受体是细胞因子研究的重要内容，因此细胞因子受体测定也是免疫学技术的重要内容。

细胞因子受体测定包括膜受体测定和体液中可溶性细胞因子受体的测定。膜受体采用免疫组化等技术进行测定，可溶性细胞因子受体可采用标记免疫分析技术（ELISA、RIA 等）进行定量分析。此外，也可应用分子生物学技术对细胞因子受体的基因进行分析。

一、膜结合受体的检测

绝大多数膜结合受体的检测，可用常规的免疫组织化学染色方法或通过流式细胞仪进行测定。测定方法与其他细胞膜分子测定基本相似，请参阅本教材相关章节。

另外，膜受体的测定也可采用活细胞吸收试验，即将过量的待测细胞与限量细胞因子共同孵育，若细胞表面存在相应受体便可与细胞因子结合，离心收集上清液，检测吸收前、后细胞因子活性，通过细胞因子生物活性被中和的情况，便可推测细胞表面受体的表达情况。

二、可溶性受体的检测

可溶性细胞因子受体存在于体液中，具备免疫原性，可制备特异性抗体，然后通过免疫化学方法进行检测，常用的方法包括 ELISA、RIA 等，方法的原理详见相关章节。

（蒋红梅）

第十七章　白细胞分化抗原和细胞黏附分子的检测

学习要点

细胞膜分子，又称为细胞表面标志，其参与免疫应答、炎症反应等一系列重要的生理和病理过程，包括细胞表面的多种抗原、受体（或配体）及其他分子。分化抗原（CD分子）与黏附分子是两类重要的细胞膜分子，不同的是：分化抗原是从抗原角度采用的概念，而黏附分子则是一个功能性的概念，其检测方法基本一致，可用免疫组织化学方法和流式细胞术等方法。可溶性CD分子和黏附分子主要用ELISA方法测定，其基因表达可用分子生物学方法检测。

免疫应答过程涉及多种免疫细胞间的相互作用，包括免疫细胞间的直接接触和相互识别，以及通过分泌细胞因子等免疫分子介导的作用。免疫细胞间相互识别和作用的物质基础是细胞膜分子，通常也称为**细胞表面标志**（cell surface marker），包括膜抗原、膜受体和其他分子。其中，膜受体又分为特异性抗原受体（TCR、BCR）、模式识别受体、细胞因子受体、补体受体等。作为细胞表面标志，白细胞分化抗原和黏附分子也是其中两类重要的免疫细胞膜分子。

第一节　白细胞分化抗原的检测

白细胞分化抗原（leukocyte differentiation antigen，LDA）又称为**分化群**（cluster of differentiation，CD）。常以受体－配体的方式与细胞或可溶性免疫分子相互作用（图17－1），

受体	配体	生物效应
膜免疫球蛋白	天然抗原	识别天然抗原诱导体液免疫应答
细胞因子受体	细胞因子	细胞因子通过受体发挥作用
Fc受体	IgG	调理吞噬、ADCC
补体	补体受体	调理吞噬、免疫黏附、炎症介质

图17－1　白细胞分化抗原与相应受体间的相互作用

参与免疫应答、炎症反应、免疫细胞迁移、分化成熟等一系列重要的生理和病理过程（图 17－2）。目前人 CD 分子编号已从 CD1 命名至 CD350，根据功能，可大致划分为 15 个组，有关 CD 分子的主要特征参见本书附录。

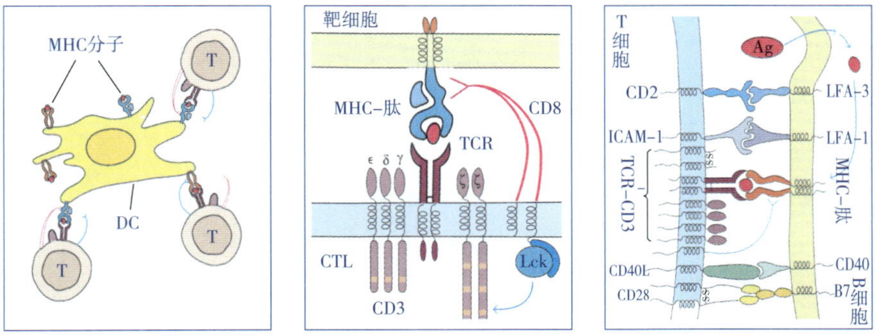

参与胸腺内T细胞分化成熟　　CD8参与CTL识别抗原　　黏附分子参与免疫细胞活化

图 17－2　白细胞分化抗原主要功能示意图

正常情况下，血循环中可溶性 CD 分子很少，但在某些病理（如炎症）情况下，由于淋巴细胞、单核－巨噬细胞、粒细胞等激活，通过细胞膜外分子脱落的机制释放入血液或局部组织液中，使得血清或分泌液中可溶性 CD 分子（sCD）升高，sCD 升高的水平与某些疾病的严重程度、病情变化、治疗反应以及预后有较密切的关系。CD 分子存在形式不同，其测定方法亦不同。

一、白细胞分化抗原的检测

用于细胞表面分化抗原测定的标本可为组织切片或细胞等，主要检测方法如下。

（一）免疫荧光显微技术

本法原理是应用抗 CD 分子的单克隆抗体与待检细胞反应，加入羊（或兔）抗小鼠 IgG 荧光抗体进行间接免疫荧光染色，借助荧光显微镜观察表达相应 CD 分子的阳性细胞数。具体步骤是将外周血单个核细胞分别与相应 CD（如 CD2、CD4、CD8 等）分子的单克隆抗体结合后，洗去游离的抗体，再加入荧光素标记的抗小鼠 IgG 抗血清，经温育结合后、洗去多余的标记抗体，用荧光显微镜观察并计数 200 个细胞，以荧光阳性细胞与计数细胞总数之比，求得相应 CD 抗原阳性细胞的百分率，即为间接免疫荧光显微法。亦可将荧光素标记的抗 CD 分子单克隆抗体直接与待测细胞反应，并借助荧光显微镜观察表达相应 CD 分子的阳性细胞数，即为直接免疫荧光显微法。

（二）免疫细胞化学法（酶免疫组织化学法）

通常用酶免疫检测法，如 APAAP 酶免疫桥联法。为减少非特异性着染，可选用生物素－链霉亲和素系统试剂做 ABC 法染色。该类方法可用普通显微镜观察，呈棕黄色的细胞为相应 CD 抗原阳性细胞，计数 200 个细胞，以 CD 抗原阳性细胞与计数细胞总数之比，求得相应 CD 抗原阳性细胞百分率。本法简便易行，不需特殊仪器，一般实验室均可采用。

（三）抗体致敏细胞花环法

以相应的 CD 单克隆抗体致敏、醛化红细胞作为指示物，与待检细胞混匀，室温作用后，离心，室温短期温育或 4℃ 过夜，涂片，染色，镜检。凡待检细胞周围黏附有 3 个或更多红细胞的判为花环形成细胞，共计数 200 个细胞，以花环形成数与计数细胞总数之比计算相应 CD 抗原阳性细胞的百分率。本法需有相应的致敏红细胞试剂，影响因素较前两种方法多。

（四）微量细胞毒试验

针对淋巴细胞 CD 抗原的单克隆抗体与相应 CD 分子结合，借助补体依赖的细胞毒作用，可造成表达特定分化抗原的细胞损伤，破坏膜的完整性，应用伊红染料渗入细胞内，使之染成红色，而无相应 CD 分子的细胞则不受损伤，因而不着色。在高倍镜下计数死亡细胞数，计算相应 CD 抗原阳性细胞的百分率。该方法简便易行，准确性较高，主要用于 T 淋巴细胞及其亚群的鉴定和计数。

（五）免疫金银染色技术

免疫金银染色技术（immunoglold - sliver staining，IGSS）基本原理：通过免疫反应，沉积在抗原位置的胶体金颗粒起着一种催化作用，用对苯二酚将银离子还原成银原子，被还原的银原子沉积在金颗粒周围形成“银壳”。它本身具有催化作用，使更多的银离子还原并促进“银壳”的形成，最终在光镜下就能看到被放大的黑褐色物质。方法学评价：该法敏感性高，特异性强，比 PAP 法高 20 倍左右，背景较低，阳性物易于辨别，能检测微量的抗原。存在问题：①操作繁锁，步骤较多；②需要预先制备成胶体金；③需要在暗室中进行；④容易造成沉淀或污染。葡萄球菌 A 蛋白（SPA）金标记四步法是在此基础上发展起来的更为敏感的一种新方法。

（六）流式细胞术

流式细胞术（FCM）是应用不同激发波长的荧光素标记抗体着染待检细胞，在流式细胞仪上可同时检测胞膜表面两种不同的膜分子。主要用于分析外周血单个核细胞的表面标志，了解细胞的数目与亚群分类。近年来，由于白细胞分化抗原的多种单克隆抗体及其荧光标记物的获得，使流式细胞术在 CD 抗原检测方面应用更加广泛。FCM 的原理、方法和应用见第十五章。

（七）免疫芯片

免疫芯片是根据抗原抗体免疫反应的原理，研制的一种可同时快速检测多种蛋白的蛋白芯片，可用于细胞膜表面抗原的检测。将抗细胞表面 CD 抗原的系列抗体固定在醛基玻片上形成微阵列，从样品细胞中抽提膜蛋白抗原并用 FSE 标记，然后与固定在芯片上的 CD 抗体阵列反应，扫描仪检测反应结果，所得结果与免疫印迹及免疫组织化学验证等方法一致。利用这样的蛋白质微阵列方法可对来源不同的个体、不同组织、不同刺激细胞的蛋白质进行检测，从而对这些不同的个体、不同的组织、细胞分化发育阶段、病变和刺激等进行综合分析和判断，其效率是常规研究不能达到的。这种方法具有高信息通量、低成本与制备、测定快速简单等优点，展示了良好的应用前景。关于免疫芯片的原理及其检测方法详见第十三章。

二、可溶性 CD 分子的检测

某些细胞膜分子除表达于细胞膜表面外，还以可溶性形式存在于体液中，目前研究较多的可溶性 CD 分子有 sCD40、sCD40L、sCD14 和 sCD8 等。可溶性 CD 分子的测定标本为血液或其他体液，目前多采用酶免疫测定法进行测定。

（一）ELISA

ELISA 测定可溶性 CD 分子常选用双抗体夹心法。首先用特定 CD 分子的抗体包被聚苯乙烯微孔板表面，洗涤后用牛血清白蛋白封闭固相载体表面，然后加入一定量的相应待测标本，温育后洗板，再加入酶标的特异性抗 CD 分子抗体，洗涤后加入酶底物显色测定，颜色反应的深浅与标本中 CD 分子的含量呈正比。

在 ELISA 测定中引入生物素 - 亲和素（BAS）系统，可以提高测定的灵敏度。例如，检测 sCD137 的链霉亲和素 - 酶联免疫吸附试验（SA - ELISA），用 2μg/ml CD137 单抗作为包被抗体，加入标本，用2μg/ml生物素标记的CD137单抗作为检测抗体，经链霉亲和素－辣根过氧化物酶作用后，以3%过氧化氢和四甲基联苯胺为酶底物，2mol/L H_2SO_4 终止反应，在酶标仪上测吸光度值。其方法学评价：①线性：sCD137标准液浓度对数值（lgX）与 A_{450nm} 值（^y）间的直线回归方程为 $\hat{y} = 0.417\ lgX + 0.356$，$r = 0.996$（$P < 0.01$）；②灵敏度为0.25ng/ml；③特异性：该法与人白蛋白、人球蛋白、人可溶性肿瘤坏死因子受体不发生交叉反应；④重复性：批内变异系数（CV）≤7.7%，批间CV≤10%；⑤准确性：平均回收率为86.2%。

（二）其他免疫测定方法

多种免疫测定方法均可用于可溶性黏附分子的测定，如时间分辨荧光免疫测定方法、化学发光免疫测定方法、放射免疫测定（RIA）等；但在实际工作应用中，对于某一种特定的可溶性CD分子，具体应用哪一种方法，可根据检测标本种类、检测目的而采用相应的测定方法。

三、白细胞分化抗原检测的应用

（一）免疫功能评估

淋巴细胞表面CD分子的检测，可以进行T、B、NK等免疫细胞及其亚群数量、免疫细胞功能与状态、各种免疫应答相互平衡状态等方面的分析，是评价机体免疫功能水平的一种重要手段。如监测HIV感染者 $CD4^+$ T细胞数量有助于艾滋病的病情分析、疗效判定；肿瘤患者的免疫功能状态监测有助于了解肿瘤的发展与判定预后；组织器官移植后对受者的免疫学监测有利于排斥反应的早期发现，以便及时采取有效措施。

（二）血液病的分型与辅助诊断

检测外周血细胞或骨髓细胞表面CD抗原，对各种血液病的诊断、预后判断与指导治疗方案的制订具有重要意义。

1. 白血病的分型诊断　采用各种抗血细胞CD抗原的单克隆抗体，借助于各种荧光染料（异硫氰基荧光素FITC，藻红蛋白PE等）测定细胞表面的多种参数，可以判断该细胞的属性，各种血细胞系统都具有其独特的抗原，当形态学检查难以区别时，免疫表型参数对各种急性白血病的分型诊断和鉴别诊断具有参考意义。常见的用于白血病免疫分型的CD单克隆抗体见表17－1。

表17－1　白血病的免疫学分型

类型	单克隆抗体
髓系细胞	CD13、CD33、CD14、CD15、CD68
B淋巴细胞	CD19、CD10、CD20、CD22
T淋巴细胞	CD7、CD5、CD3、CD2、CD8
干细胞	CD34、CD33

注：阳性标准：对某种呈阳性反应的白血病细胞≥20%为阳性（具有相应分化抗原）；≥10%为可疑阳性。

利用FCM可以测定血细胞CD抗原的水平，协助临床确诊。测定DNA倍体和进行细胞周期分析对指导白血病化疗有一定意义，不同的白血病患者或同一患者在不同病期白血病细胞增生状况不同，定期了解细胞增生情况采用相应药物治疗可以提高疗效。目前临床除化疗药物治疗外还采用造血干细胞移植技术治疗急性白血病和一些疑难性疾病，通过对HLA的分型可以为异体干细胞移植病人选择最合适的供体。测定CD34、HLA－DR、CD33等细胞表面标志物，成为干细胞移植技术重要的监测手段。

2. 其他血液病的诊断和治疗监测 阵发性睡眠性血红蛋白尿症是一种造血干细胞克隆病，CD55、CD59抗原表达降低是该病的一个特点。该抗原属于血细胞表面磷脂酰肌醇锚连蛋白家族，是重要的补体调节蛋白，它通过与补体C8、C9的结合以阻止补体膜攻击复合物的形成，从而抑制细胞溶解。采用荧光标记的单克隆抗体FCM对血细胞CD59的表达定量分析，可以协助临床诊断并判断疾病的严重程度。

（三）血栓与出血性疾病的诊断

正常情况下血小板以分散状态在血管内运行，但当血管损伤、血流改变或受到化学物质刺激时血小扳被活化而发生系列改变。由于血小板的活化程度可由血小板膜糖蛋白表达水平的高低来判断，FCM测定血小板膜糖蛋白的表达是检查血小板功能的一种新手段，该方法灵敏度和特异性高。

血小板活化时其质膜糖蛋白较其静止期发生显著改变，可以通过单克隆抗体免疫荧光标记FCM（血小板膜糖蛋白Ⅱb/Ⅲa、CD62、CD63等）监测血小板功能及活化状况，有利于血栓栓塞性疾病的诊断和指导治疗。

（四）获得性免疫缺陷综合征（艾滋病）的诊断

CD4分子胞膜外区第一个V样结构域是人类免疫缺陷病毒（HIV）外壳蛋白gp120识别的部位，因此人类CD4分子是HIV的主要受体。HIV感染$CD4^+$细胞后，通过损伤细胞膜、干扰细胞代谢、形成合胞体、CTL和抗体破坏HIV感染的细胞等多种机制，选择性地使$CD4^+$细胞数量锐减和功能降低，HIV感染后，在临床上突出的表现是获得性免疫缺陷综合征（AIDS）。检测患者外周血$CD4^+/CD8^+$比值和$CD4^+$细胞的百分率及绝对值，对于辅助诊断艾滋病和判断病情具有重要作用。正常人$CD4^+/CD8^+$比值在1.7～2.0之间，外周血中$CD4^+$细胞为600个/μl左右。当HIV感染后$CD4^+/CD8^+$比值迅速降低甚至倒置，出现症状时$CD4^+$细胞一般少于300个/μl，当其数目降至200个/μl以下时，则为疾病恶化的先兆。

（五）疾病发病机制的研究

肿瘤坏死因子受体超家族（TNFR－SF）中有多个成员的胞浆区含有死亡结构域，如Fas（CD95）、TNFR Ⅰ（CD120a）等，当其相应的配体Fas L和TNF结合于受体后，通过受体胞浆区死亡结构域转导凋亡信号，最终引起细胞死亡。在不同的情况下，由死亡结构域转导的信号具有生理意义并参与病理损伤。在人类已发现Fas基因部分缺失的患儿出现淋巴结病和脾肿大，幼年发生自身免疫病。

目前认为，Fas/Fas L相互作用是某些器官特异性自身免疫反应的一种共同致病机制。

1. 胰岛素依赖性糖尿病 正常胰岛细胞不表达CD95（Fas）。在胰岛素依赖性糖尿病（insulin－dependent diabetes，IDD）发病过程中，胰腺局部APC和CTL相互作用所产生的IL－1β和NO可选择性诱导B细胞表达Fas，非B细胞抗原特异的多克隆自身CTL活化后表达Fas L，通过细胞间直接作用或释放可溶性Fas L（sFas L），使Fas^+“旁观者B细胞”遭到破坏，而Fas^-的A细胞和C细胞不受损伤。Fas缺陷的非肥胖型糖尿病（nonobese diabetic，NOD）小鼠不发生自发性糖尿病，支持了Fas介导的IDDM的发病机制。

2. 多发性硬化症 正常神经系统中白质不表达Fas，仅有少数少突神经胶质细胞表达很低的Fas。在多发性硬化症发病过程中，急性或慢性多发性硬化症空斑区出现广泛和高水平的Fas表达，主要是位于病损边缘和邻近白质的少突神经胶质细胞，而周围的浸润CTL和小神经细胞表达FasL，从而触发Fas介导的少突神经胶质细胞的凋亡。

3. 桥本甲状腺炎 正常甲状腺细胞表达Fas L，但不表达Fas。在桥本甲状腺炎（Hashimoto thyroiditis，HT）炎症发生过程中，由于自身免疫应答所产生的IL－1β诱导了甲状腺细胞的 Fas 的表达，并同时上调 Fas L 的表达，通过旁分泌和自分泌途径引起甲状腺细胞死亡。浸润的淋巴细胞 FasL 表达水平却很低。

Fas/Fas L 的相互作用还可能参与 Sjögren 综合征、自身免疫性肝炎、溃疡性结肠炎、再生障碍性贫血和不育症等疾病的发病机制。

（六）可溶性 CD 分子与疾病的关系

某些可溶性 CD 分子水平升高与某些疾病的严重程度、病情变化、治疗反应以及预后有较密切的关系（表 17－2）。

表 17－2　血浆中 sCD 水平升高与临床疾病的关系

CD	细胞来源	常见疾病举例
sCD3	T 淋巴细胞	肾移植排斥反应
sCD8	淋巴细胞	白血病、霍奇金病、艾滋病、急性传染性单核细胞增多症、再生障碍性贫血、同种异体移植、类风湿关节炎、系统性红斑狼疮、Graves 病
sCD14	髓系细胞、粒细胞、树突状细胞	慢性重型肝炎、银屑病、冠心病、脑梗死
sCD23	B 细胞、血小板、树突状细胞	尿毒症、系统性红斑狼疮
sCD28	T 细胞、活化 B 细胞、浆细胞	系统性红斑狼疮、类风湿关节炎
sCD30	活化 T 细胞、活化 B 细胞	肾移植排斥反应、非霍奇金淋巴瘤、Graves 病
sCD40	B 细胞、单核－巨噬细胞、树突状细胞	急性肝炎、重型肝炎、肝硬化、原发性肝癌、阿尔茨海默病、白血病
sCD40L	血小板、T 细胞、单核细胞	脑梗死、急性脑缺血、急性冠脉综合征、糖尿病血管并发症
sCD54	广泛	结直肠癌
sCD86	活化 B 细胞、髓系细胞	支气管哮喘
sCD105	内皮细胞、活化单核细胞	冠心病
sCD137	淋巴细胞、NK 细胞	类风湿关节炎
sCD138	B 细胞	多发性骨髓瘤
sCD147	内皮细胞、髓样细胞	类风湿关节炎
sCD154	活化 T 细胞	系统性红斑狼疮、类风湿关节炎
sCD226	T 淋巴细胞、NK 细胞	HIV/AIDS 患者、流行性出血热

第二节　黏附分子的检测

黏附分子（adhesion molecule，AM）是介导细胞间及细胞与细胞外基质间黏附作用的分子，化学本质为糖蛋白，可以细胞膜表面表达和可溶性两种形式存在。白细胞和血管内皮细胞、巨噬细胞和上皮细胞等以及血液中均存在细胞黏附分子。按其结构特点，可分为钙离子依赖性家族（简称：钙黏素，cadherin）、整合素家族（integrin family）、免疫球蛋白超家族（immunoglobulin superfamily，IgSF）、选择素家族（selectin family）、黏蛋白样家族（mucin－like family）和其他黏附分子六大类。在各种细胞因子、内毒素、凝血酶等作用下，细胞黏附分子由细胞内贮存池转移至细胞膜或合成增加，导致细胞表面的黏附分子数量增多。因此在某些疾病中细胞黏附分子的数量有改变。此外，细胞黏附分子经磷酸化、糖基化等修饰作用可发生构象改变，导致其亲和力和扩散速率改变而影响其功能，因此定量检测细胞黏附分子的数量、亲和力及扩散速率对探索某些疾病的发病机制、监视疾病的发生、发展过程和指导临床治疗具有重要意义。检测 CD 分子的方法亦可用于黏附分子的检测，目前的检测方法，大多限于用免疫学技术检测其数量，而有关分子的亲和力及扩散速率的检测正在建立中。

一、细胞表面黏附分子的检测

（一）放射免疫测定法

通常用抗细胞黏附分子抗体包被载体，加受检样品后，继加相应单克隆抗体和核素标记的二抗做非竞争性固相放射免疫测定法。

（二）酶免疫组织化学方法

酶免疫组织化学测定是最常用的特定组织细胞表面黏附分子的测定方法。其基本测定原理是：将酶标记的抗特定黏附分子抗体加入到组织切片标本，加入酶底物显色后显微镜下观察结果。可在测定中引入抗抗体和生物素－亲和素系统，以提高测定的灵敏度。

（三）荧光免疫组织化学方法

荧光免疫组织化学方法同上述酶免疫组织化学方法一样，也可以用于特定组织细胞表面黏附分子的测定，其测定的基本原理和基本步骤类似，其最大区别是标记物不同，本法用荧光素作为标记物。

（四）流式细胞术

流式细胞术（FCM）其原理与方法同细胞表面 CD 分子的检测，亦可用于内皮细胞、淋巴细胞等细胞表面的黏附分子的测定。但内皮细胞表面的黏附分子的 FCM 测定则有内皮细胞标本的处理问题。如人胎盘静脉内皮细胞单层用 TNF－α 处理后，用甲醛固定，然后在胰蛋白酶消化前或后，再进行 FCM 测定。

（五）时间分辨荧光免疫测定方法

时间分辨荧光免疫测定方法（TRFIA）可用于内皮细胞、淋巴细胞等细胞表面黏附分子的测定。本法的特点是：①荧光信号测量的特异性高，不受非特异性荧光的干扰；②检测灵敏度高，Eu^{3+}标记的 TRFIA 最小检出值仅达 10^{-17}mol，优于 RIAEIA 等免疫标记分析技术；③荧光标记有相对高的比活性；④没有放射性污物的处理问题；⑤可同时用于多种黏附分子的测定。

（六）酶免疫方法

测定细胞表面黏附分子的酶免疫方法，又可以分为酶免疫显色测定方法和酶免疫化学发光测定方法。

1. 酶免疫显色测定方法 本法与酶免疫组织化学方法类似，但前者检测标本是细胞，后者是组织切片。本法是最为常见的细胞表面粘附分子的检测方法。

2. 酶免疫化学发光测定方法 本法与酶免疫显色测定方法的原理、测定步骤基本相同，不同的是，在最后一步显色反应时，加入的不是酶的显色底物，而是酶的发光或荧光底物，然后再用相应的发光检测仪或荧光检测仪进行检测。本法测定的灵敏度通常高于显色方法。

酶免疫方法用于细胞黏附分子测定简单方便，测定灵敏度亦较高。其缺点是：①内源性酶的干扰；②在将细胞固定于固相载体表面时，会对细胞表面抗原物质造成一定的破坏，可能会增加非特异性显色。

二、可溶性黏附分子的检测

原则上可溶性 CD 分子的检测方法可用于可溶性黏附分子的检测，目前研究较多的可溶性黏附分子有 sL - 选择素、sP - 选择素、sE - 选择素、sVCAM - 1、sICAM - 1、sICAM - 3 和 sCD44 等。可溶性黏附分子的测定标本为血清或其他血液，最常用的测定方法是 ELISA，某些黏附分子的 ELISA 测定已有商品试剂盒供应。

（一）酶联免疫吸附试验（ELISA）

用于血清或其他体液中可溶性黏附分子的 ELISA 方法基本原理和操作步骤与其他蛋白类抗原的 ELISA 测定方法类似。一般采用双抗体夹心测定模式，首先用特定黏附分子的抗体包被聚苯乙烯微孔板表面，洗涤后用牛血清白蛋白封闭固相载体表面，然后加入一定量的相应待测标本，温育后洗板，再加入酶标的特异性抗黏附分子抗体，洗涤后加入酶底物显色测定，颜色反应的深浅与标本中黏附分子的含量呈正比。实验时，需要事先绘制标准曲线。将待测标本的测定吸光度值与标准曲线比较，即可得到标本中待测的黏附分子含量。在一些疾病状态下，可溶性黏附分子水平升高（表 17 - 3）。

表 17 - 3　血浆中可溶性黏附分子水平升高与临床疾病的关系

黏附分子	细胞来源	常见疾病举例
sL - 选择素	白细胞	白血病、败血症、HIV 感染、糖尿病、类风湿关节炎
sP - 选择素	血小板、内皮细胞	肝病、心脏病、溶血性尿毒症、血小板减少性紫癜、溃疡性结肠炎
sE - 选择素	内皮细胞	糖尿病、败血症、系统性红斑狼疮、哮喘、高血压、肿瘤、类风湿关节炎、血液透析
sVCAM - 1	内皮细胞、上皮细胞、巨噬细胞、树突状细胞	泌尿系肿瘤、肾功能不全、血管炎、类风湿关节炎、肾移植后、糖尿病、高血压、系统性红斑狼疮、败血症
sICAM - 1	白细胞、内皮细胞、上皮细胞、肝细胞、平滑肌细胞	肾功能不全、类风湿关节炎、肾（心脏）移植后、糖尿病、高血压、败血症、肿瘤转移、溃疡性结肠炎、肺纤维化、多发性硬化症、肝炎、肝硬化
sICAM - 3		类风湿关节炎、系统性红斑狼疮
sCD44	造血细胞	胃癌、结肠癌、急性淋巴细胞白血病、非霍奇金淋巴瘤、多发性骨髓瘤、类风湿关节炎

（二）流式细胞术多指标高通量检测技术

流式细胞术（flow cytomix，FCM）是一种在流式细胞仪平台上进行多参数可溶性分子检测的技术，与传统 ELISA 技术相比，该技术能够实现一份标本中同时检测多种指标；与 Luminex 技术相比，该技术不需要高端仪器，在流式细胞仪的平台上即可进行多参数检测。

流式细胞术的技术原理：两种大小的微球（4.4μm，5.5μm），内部分别标记 9、11 种不同强度的荧光染料，构成了 20 种可以同时被流式细胞仪加以识别和区分的不同微球；故可以同时在同一份标本中进行多达 20 种指标的检测。可用于多种可溶性黏附分子检测，包括 sCD40L、sE - 选择素、sICAM - 1、sICAM - 3、sPECAM - 1、sP - 选择素、sVCAM - 1 等，对于临床诊断一些疾病具有非常重要的意义。流式细胞术还可用于细胞因子、可溶性 CD 分子及其他蛋白质分子的检测。

流式细胞术的技术优点：①高通量：每个标本可同时检测多达 20 个指标；②根据需要自由组合检测指标；③操作简单，整个流程只需要 3 ~ 4h；④需要标本量少，仅需 25μl 标本就可满足检测多个指标；⑤适用于血清、血浆、全血、细胞培养上清液和其他体液；⑥在保证等同于（或强于）传统 ELISA 灵敏度的同时，流式细胞术将检测范围扩大到 13.7 ~ 20 000 pg/ml。

（三）其他免疫测定方法

由于免疫测定方法对蛋白和多肽类抗原测定的通用性，从理论上说，任何一种免疫测定方法均可用于可溶性黏附分子的测定。如放射免疫测定（RIA）、化学发光免疫测定方法、时间分辨荧光免疫测定方法等，但在实际工作应用中，对于某一种特定的黏附分子，具体应用哪一种方法，可根据检测标本种类、检测目的及可得到的检测手段而采用相应的测定方法和测定模式。

三、黏附分子基因及基因表达的检测

（一）黏附分子基因的多态性测定

为阐明某些涉及内皮功能低下的疾病的遗传学特性，可测定特定细胞黏附分子的基因多态性。

1. PCR－SSCP 方法 本方法具有操作简单、快速、灵敏以及适用于大样本及未知的基因多态性检测的优点。其缺点是：①测定点突变时，不能排除假阳性：测定特异性必须由DNA 测序来证实；②PCR－SSCP 的测定操作难于标准化：PCR－SSCP 测定受影响因素较多，目前尚没有适合于各种情况下通用的实验条件，实验室必须根据所具有的条件摸索，得出自己实验室的最适实验条件。因此，PCR－SSCP 对实验操作者的经验要求较高，应用不是很普遍。

2. PCR－RFLP 方法 本方法是最为常用的基因多态性测定方法，但由于 Southern 转印后再进行膜上斑点杂交检测通常较为繁琐，故在实际应用中，常常没有后述的特异 Southern 杂交检测，此时应注意测定的特异性是否可靠。

3. PCR－ASO 方法 在 PCR 扩增 DNA 片段后，直接与相应的寡核苷酸探针杂交，即可明确诊断是否有突变及是纯合子还是杂合子。其原理是：用 PCR 扩增后，产物进行斑点杂交或狭缝杂交，针对每种突变分别合成一对寡核苷酸片段作为探针，其中一个具有正常序列，另一个则具有突变碱基。突变碱基及对应的正常碱基均位于寡核苷酸片段的中央，而与探针中央碱基不同的等位基因片段不显示杂交信号，如果正常和突变探针都可杂交，说明突变基因是杂合子，如只有突变探针可以杂交，说明突变基因为纯合子，若不能与含有突变序列的寡核苷探针杂交，但能与相应的正常的寡核苷探针杂交，则表示受检者不存在这种突变基因。若与已知的突变基因的寡核苷探针不能杂交，提示可能为一种新的突变类型。

4. PCR－SSO 方法 原理是 PCR 基因片段扩增后利用放射性核素（^{32}P）或非放射性物质（酶、地高辛等）标记的人工合成序列特异性寡核苷酸（SSO）探针、通过杂交的方法进行扩增片段的分析鉴定。探针与 PCR 产物在一定条件下杂交具有高度的特异性，严格遵循碱基互补的原则。该法是实验时常用的检测黏附分子基因的方法之一，该法敏感度较高，可以区分亚型之间的 1～2 个碱基对差异，可分辨出几乎所有等位基因的特异性。与 PCR－RFLP 方法比较具有简便、特异性强、便于对小样品的快速检测的特点。

5. PCR－SSP 方法 根据各等位基因的核苷酸序列，设计出一套针对每一等位基因特异性的或组特异性的引物，此即为序列特异性引物（SSP）。SSP 只能与某一等位基因特异性片段的碱基序列互补性结合，通过 PCR 特异性地扩增该基因片段，从而达到分析基因多态性的目的。

6. 实时荧光 PCR 方法 常用的实时荧光 PCR 方法如 TaqMan 探针方法、分子信标探针和荧光标记双探针方法等。这些方法可用于基因多态性的测定，靶核酸点突变、缺失、插入和重排等的测定。

实时荧光 PCR 方法的优点较为明显，主要是：①扩增和产物测定同时完成；②扩增反应管在测定的始终总是处于闭管状态，因此出现扩增物污染的可能性小；③简便快捷；④可同时测定大量样本。缺点是：①对每种突变，需制备得到相应的荧光标记特异探针；②需要特殊的基因扩增实时荧光测定设备。

7. PCR－DNA 测序　是诊断未知突变基因最直接的方法。由于 PCR 技术的应用，使得 DNA 测序技术从过去的分子克隆后测序进入 PCR 直接测序。PCR 产物在自动测序仪上电泳后测序。常用方法有：Sanger 双脱氧末端终止法；Maxam－Gilbert 化学裂解法；DNA 自动化测序。目前 DNA 序列全自动激光测定法是最先进的方法。

8. PCR 指纹图法　PCR 指纹图法适用于快速的同种异型 DR/Dw 配型，在 DR/Dw 纯合子及杂合子个体中，每种 DR 单倍型及每种单倍型组合所产生的单链环状结构的大小、数目和位置各异，由于同质双链和异质双链之间的分子构象不同，因此，在非变性聚丙烯酰胺凝胶电泳时，它们的迁移率各不相同，从而获得单倍型特异的电泳带格局即 PCR 指纹。也有人用人工合成的短寡核苷酸片段作为探针，同经过酶切的人体 DNA 做 Southern blot，可以得出长度不等的杂交带，杂交带的数目和分子量的大小具有个体特异性，就像人的指纹一样，人们把这种杂交带图形的检测方法称为基因指纹（gene finger－printing）。

（二）黏附分子基因表达的测定

黏附分子基因表达往往通过检测其 mRNA 的表达来反映，细胞黏附分子 mRNA 测定是从转录水平对细胞黏附分子进行分析。细胞黏附分子 mRNA 的测定，可使用 Northern blot 和逆转录 PCR（RT－PCR）方法，其基本测定原理和方法与细胞因子 mRNA 的测定相同。可采用内标竞争 RT－PCR、荧光实时定量 RT－PCR 等各种具体测定方法。测定标本可为活检或手术取得的组织细胞标本、诱导培养的人胎盘静脉内皮细胞、外周血淋巴细胞和粒细胞等。RNA 的测定最关键是在标本的收集、处理和核酸提取纯化时，要注意防止 RNA 的降解。目前多采用实时荧光 PCR 方法定量检测特定分子 mRNA 的表达。

四、细胞黏附分子检测的应用

细胞黏附分子的测定主要用于探讨疾病发生发展机制，以及疾病的辅助临床诊断及预后判断等。

（一）疾病发生、发展机制的探讨

1. 炎症　炎症过程中的重要分子基础是白细胞及血管内皮细胞间黏附分子的相互作用，不同白细胞的渗出过程或渗出的不同阶段所涉及的黏附分子不尽相同，不同的炎症具有不同类型的炎性细胞浸润。例如，在炎症发生初期，中性粒细胞表面 CD15s 可与血管内皮细胞表面 E－选择素结合而黏附于血管壁；随后，在血管内皮细胞表达的膜结合型 IL－8 诱导下，已黏附的中性粒细胞 LFA－1 和 Mac－1 等整合素分子表达上调，同内皮细胞表面 ICAM 相互结合，这些对中性粒细胞与内皮细胞紧密黏附和穿越血管壁到炎症部位发挥关键作用。

探讨细胞黏附分子与炎症的关系，对于特定疾病的临床治疗有参考价值。如针对黏附分子及其配体与中性粒细胞、淋巴细胞等的附壁滚动、黏附和移行的关系，设计制备相应的黏附分子抗体、抑制内皮细胞相应黏附分子表达的物质，从而阻断白细胞与内皮细胞之间的黏附和移行，达到治疗相应炎症性疾病的目的。

2. 肿瘤浸润和转移　内皮细胞－肿瘤细胞的识别在肿瘤转移至特定部分的过程中起着重要作用。黏附分子在肿瘤发展和转移，以及调节效应细胞对肿瘤的杀伤过程中具有重要作用。目前已知，肿瘤浸润和转移与其黏附分子表达的改变有关，有一些黏附分子在肿瘤细胞的定位也有改变。另一方面，肿瘤细胞表达的某些黏附分子使已进入血流的肿瘤细胞得以黏附血管内皮细胞，造成血行转移。黏附分子还可以介导 NK 细胞、CTL、巨噬细胞等效应细胞与肿瘤细胞的黏附，某些肿瘤细胞黏附分子表达缺失或下调，可逃避效应细胞的杀伤作用。

调节内皮细胞－肿瘤细胞间相互作用的因素中有整合素和非整合素黏附分子，不同的肿瘤其黏附的途径往往有所不同，结肠癌细胞的黏附为选择素介导，而黑色素瘤和骨肉瘤则以血管细胞黏附分子－1（VCAM－1）作为内皮细胞的配体。恶性肿瘤细胞的转移与炎症时白细胞的浸润一样，也有选择素介导血管壁上附壁滚动，然后再与血管内皮细胞产生黏附；但黑色素瘤和骨肉瘤不经过预先的附壁滚动，而直接通过 VCAM－1 黏附于内皮细胞。

3. 同种器官移植排斥 在器官移植中，整合素、选择素、黏蛋白样家族和 IgSF 成员参与移植排斥反应的发生。这些黏附分子主要介导白细胞向移植部位浸润，提供 T 细胞激活的协同刺激信号，诱导效应 T 细胞形成以及介导效应细胞杀伤移植物靶细胞等。检测患者血清中 sICAM－1 和 sVCAM－1 水平，可作为监测移植排斥反应的指标。

4. 自身免疫病 黏附分子参与某些自身免疫病的组织损伤。例如，在类风湿关节炎发病过程中，患者 T 细胞 CD2、LFA－1 VLA 等黏附分子表达明显上调，炎症部位的淋巴细胞、单核细胞、粒细胞可表达 CD44、L－选择素等归巢受体，并产生大量细胞因子作用于内皮细胞，促使其 ICAM－1、CD31 等表达增高，从而增强白细胞与内皮细胞黏附及穿越血管壁，促进淋巴细胞、单核－巨噬细胞、粒细胞向关节滑膜浸润，最终导致局部关节炎症病变加重、组织增生、血管翳形成和功能损害。此外，患者关节滑膜液中多种可溶性黏附分子水平升高。

5. 免疫缺陷病 黏附分了表达缺陷与某些免疫缺陷病的发生有关。例如，白细胞黏附缺陷症（leukocyte adhesion deficiency，LAD）是一种罕见的常染色体隐性遗传病，其临床特征是反复发生难以治愈的感染。LAD 可分为 LAD－1 和 LAD－2 两型。LAD－1 型患者是由于 β2 链基因突变使白细胞 CD11/CD18 表达缺陷，白细胞不能与血管内皮细胞表面的 ICAM－1 结合，故不能穿越血管壁渗出到炎症部位；LAD－2 型患者的白细胞不能表达 SLex、CD15 和 CLA，因而不能与血管内皮细胞表面 E－选择素结合，同样也不能向炎症部位渗出。Glantzman 病，又称血小板功能不全症，是由于血小板表达 gpⅡb/Ⅲa 缺陷所致，患者血小板不能活化而发生凝集，因此出血时间延长，容易引起出血。

CD4 分子是 HIV 受体，HIV 感染后导致 $CD4^+$ T 细胞病变，其特征之一是发生细胞融合而形成多核巨细胞（合胞体），继而导致细胞死亡。在合胞体形成过程中，LAF－1（CD11a/CD18）参与 HIV 感染和细胞融合的早期阶段，有助于病毒在细胞间传播，抗 CD11a 或抗 CD18 单抗可干扰 HIV 感染和 HIV 诱发的细胞融合。

6. 肾脏疾病 ①AM 与肾小球肾炎：急性肾小球肾炎、IgA 肾病时 E－选择素和 ICAM－1 表达增加。ICAM－1 主要在系膜细胞、肾间质小血管上明显增多，VCAM 在系膜细胞，较大的间质血管内皮细胞上有一定程度的表达，E－选择素在肾小球壁层上皮细胞和肾小管上皮细胞上表达，且表达程度与肾小球病变的严重程度呈正相关。②AM 与肾移植：肾移植术后发生的肾小管炎症和大量单核细胞浸润，是急性排斥反应的特征性变化。ICAM－1、VCAM 在肾组织的高度表达与急性排斥反应高度相关，最近的研究还发现：临床诊断急性排斥反应前 3～4 天血清 sICAM－1 明显增多，故认为 sICAM－1 可能成为预测急性排斥反应发生的指标。

7. AM 与糖尿病慢性并发症的关系 ①AM 与糖尿病并发血管病变：1 型糖尿病患者比同龄健康人 sICAM－1、sVCAM、sE－选择素浓度高，伴有动脉粥样硬化血管病症状的患者，比无症状的患者 sVCAM 水平高，伴有颈动脉粥样硬化时，sVCAM 也增高。因而可溶性 AM 浓度的变化，可以较好地反映慢性糖尿病状态的血管内皮损伤。sVCAM 则可以预测 2 型糖尿病患者所并发的颈动脉硬化：AM 在 2 型糖尿病并发动脉粥样硬化时表达增加，可能是因为受到 LDL 及葡萄糖氧化时产生的自由基刺激的结果。②AM 与糖尿病肾病：2 型糖尿病患者的肾标本P－选择素、E－选择素升高，P－选择素、E－选择素通过促进单核－巨噬细胞在肾间质浸润，可能在肾间质的损害中起重要作用。故认为肾小球高滤过可能是糖尿病肾病患者 ICAM－1 增高的机制之一。③AM 与糖尿病视网膜病变：AM 与糖尿病视网膜病变密切相关，ICAM－1、VCAM、E－选择素等的高度表达可增加白细胞的黏附，造成相应毛细血管阻塞和内皮细胞损伤，从而导致糖尿病视网膜病变。④AM 与糖尿病神经病变，有神经病变的患者比无神经病变的患者 P－选择素和 ICAM－1 基础值升高，而非神经传导速度减慢超过 3m/s 的患者 P－选择素和 E－选择素的基础水平明显升高时，提示 AM 可能在糖尿病周围神经病变的发生、发展中起重要作用，而 P－选择素、E－选择素的基础含量升高，则预示糖尿病患者神经功能恶化。

（二）疾病的临床诊断及预后指标

1. 细胞表面黏附分子的测定　采用酶免疫组织化学方法测定组织细胞活检标本的特定细胞黏附分子，可作为恶性肿瘤诊断和预后的指标。L1－钙黏素是肠道特异的细胞黏附分子，其可在化生的胃黏膜和肠型胃腺癌中发生异位表达，在腺癌分化较差的区域表达减少，在未分化的胃癌表达较弱。因此，胃活检组织标本的 L1－钙黏素免疫组化测定可作为胃化生和肿瘤形成及分化较好的腺癌的一个重要早期辅助诊断指标。

E－钙黏素可对某些与转移癌相关的分子如 S100A4 等产生下调作用，E－钙黏素功能低下可导致各种恶性肿瘤表型出现，如细胞形态学改变、松散的细胞间接触和细胞的活动性增强等。如果组织标本的 E－钙黏素免疫组化测定为阴性，则可能预后不良，E－钙黏素测定可作为已分化的甲状腺癌的一个独立的预后指标。

2. 细胞黏附分子基因及基因表达测定肿瘤的预后指标　测定某些细胞黏附分子的基因多态性有一定的疾病高危提示价值，如在严重的动脉粥样硬化病人编码 E－选择素的基因发生突变，并引起氨基酸组成的改变。

3. 可溶性细胞黏附分子的测定　血液循环中可作为疾病辅助诊断的可溶性细胞黏附分子主要有 IgSF 的 VCAM－1 和 ICAM－1 和选择性家族。

血液循环中可溶性 ICAM－1 和 VCAM－1 是最为常用的特定疾病的辅助诊断指标。VCAM－1 在肝病，寄生虫病如阿米巴病、贾第虫病和弓形虫病等，转移癌，溃疡性结肠炎等的患者血液循环中浓度明显增高，其测定可作为血管内皮损伤及疾病严重程度的诊断指标。VCAM－1 在肾功能损害、自身免疫病如系统性红斑狼疮和类风湿关节炎等、器官移植排斥、深静脉栓塞等的患者血液循环中有明显增高。在深静脉栓塞手术后的病人血清中检测 VCAM－1，可作为静脉血栓症的早期诊断指标。在器官移植的病人，在移植器官发生排斥反应前数天，即可测出病人血液中 VCAM－1 有明显提高，可作为器官移植后监测早期排斥发生的非侵入性指标。

E、L 和 P 三种类型的选择素均可出现于血液循环中，可溶性 E－选择素的增高可见于糖尿病、恶性肿瘤、自身免疫病、败血症、结节性多动脉炎和巨大细胞动脉炎等疾病患者血液循环中，这种增高与疾病的活动性无关，而与器官受损伤的程度相关。因此，血液中可溶性 E－选择素水平的测定可作为疾病严重程度及预后的辅助诊断指标。血液中可溶性 L－选择素的增高可见于败血症、HIV 感染和 AIDS 患者，L－选择素具有抑制白细胞对内皮细胞黏附的功能，因此，血液中可溶性 L－选择素可作为疾病预后的辅助诊断指标。血液中可溶性 P－选择素的增高可见于溶血性尿毒症综合征和血小板减少性紫癜患者，P－选择素对 β_2－整合素的激活，抑制中性粒细胞与内皮细胞的黏附。

（王晓娟）

第十八章　临床免疫检验的质量控制

学习要点

临床免疫检验的质量控制，是指要求实验室采取一系列有效措施保证检测项目其测定数据能够达到所确定的质量标准，使所得出的实验结果具有准确性、重复性、可靠性、科学性。要保证免疫检验的质量，使其具有较高的重复性、准确性、可比性，就必须按照IQC和EQA的要求，做到实验方法的标准化、试剂标准化、操作标准化以及数据处理的规范化。

临床免疫检验的质量控制（quality control of immunoassay）是指为保证临床免疫检测项目数据客观可靠性的相关措施。临床免疫检验的质量控制与生化、微生物、临床检验的质量控制一样，对于确保检验项目的质量有着十分重要的意义。临床免疫检验项目数据的**质量保证**（quality assurance，QA）/**质量控制**（quality control，QC）的目的就是保证对疾病的诊断、治疗或研究的有效性。其内容涵盖了临床实验室免疫学技术所进行的所有操作程序，通过分析检测全过程中可能出现影响结果的各种因素或环节，以确保对临床疾病的诊疗或研究的质量要求。

第一节　概　　述

为了保证病人免疫检验与临床诊疗或临床实验研究的有效性，临床实验室必须采取一系列有效的措施，证明其免疫测定的数据能够达到所确定的质量标准。免疫检验质量控制与统计学有关的概念有如下内容。

一、与质量保证相关的概念

1. 质量保证（quality assurance，QA）　为某一产品或服务所提供特定的质量要求，以提供充分的可信性而有计划采取的一系列有效的措施。

2. 室内质量控制（internal quality control，IQC）　由实验室工作人员采取一定的方法和步骤，连续评价本实验室从收取样本至获得测定结果，以及对结果进行分析整个测定过程的可靠性程度，旨在监测和控制本室常规工作的精密度，提高本室常规工作中批内、批间样本检验的一致性，以确定测定结果是否可靠、可否发出报告的一项工作。

3. 室间质量评价（external quality assessment，EQA）　采取一定的方式、方法，连续、客观地评价某实验室的检测结果与靶值的差异，发现误差并校正结果，使各实验室之间的结果具有可比性。这是一种回顾性的评价，用于改进实验质量，而不是用来决定实时测定结果的可接受性。当利用 EQA 结果来评价实验室的检验能力时，常被称为实验室能力验证（proficiency testing，PT）。

4. 标准品（standard）　指性质纯的处于一定基质中已知含量或成分且特性明确的物质，通常用于比较检测未知的物质或成分。

5. 质控品（物）（quality testing materisls）　是专门用于质量控制目的的特性明确的物质，其含量已知并处于与实际标本相同的基质中，故质控物必须按患者标本一样对待进行检测。

6. 准确度（accuracy）　指待测物的测定值与其真值的一致性程度。准确度不能直接以数值表示，它往往以不准确度来间接衡量。待测物的测定结果减去待测物的真值所得的差，称为测量误差，简称误差，即为测定的不准确度。

7. 精密度（precision）　指在一定条件下进行多次测定，所得结果之间的符合程度。与准确度一样，精密度也无法直接衡量，而以不精密度表示。测定不精密度的主要来源是随机误差，以标准差（s）和变异系数（CV）具体表示。s 或 CV 越大，表示重复测定的离散程度越大，精密度越差，反之则越好。

8. 误差（error）　指待测物的测定值与客观存在的真值之间的差异。误差包括系统误差和随机误差两类。系统误差是实验过程中产生的误差，它的值或恒定不变，或遵循一定的变化规律，通常是由仪器、方法以及操作人员等因素引起。随机误差是一类不恒定的、随机变化的误差，主要是由实验人员的操作等随机因素所致，其出现难以完全避免和控制。

9. 偏差（deviation）　指待测物的测定值与多次测量平均值之间的差异。

10. 重复性条件（repeatability conditions）　是在同一实验室内，由相同的操作者使用同一仪器设备，在短的间隔时间内对相同的测试项目使用同一方法相互独立进行测试的条件。

11. 批（run）　是指在相同条件下所获得的一组测定。

12. 均值（mean）　指一组测定值中所有值的平均值，也称均数（$\bar{x}$）。其计算公式如下：

$$均值（\bar{x}）=\frac{\sum x_i}{n}$$

13. 标准差（standard deviation，SD 或 s）　又称标准偏差，用于表示一组测定数据的分布情况，它是反映一组数据的精密度和离散程度的最主要指标，按下式计算：

$$s=\sqrt{\frac{\sum(x_i-\bar{x})^2}{n-1}} 或 s=\sqrt{\frac{1}{n-1}\left[\sum x_i^2-\frac{1}{n}(\sum x_i)^2\right]}$$

14. 变异系数（coefficient of variation，CV）　是将标准差与平均值之比用百分数表示，即为变异系数。CV 是相对比，没有单位，更便于资料间的分析比较。其计算公式为：

$$CV=\frac{s}{\bar{x}}\times 100\%$$

15. 正态分布（gaussian distribution）　是当一质控物用同一方法在不同的时间重复、多次测定，当测定数据足够多时，如以横轴表示测定值，纵轴表示在大量测定中相应测定值的个数，则可得到一个两头低，中间高，中为所有测定值的均值，左右对称的“钟形”曲线，亦即正态分布，又称高斯分布。正态分布的基本统计学含义可用均数（$\bar{x}$）、标准差（s）和概率来说明，$\bar{x}$ 是位于曲线的正中线所对应的值。s 则表示测定值的离散程度，s 越大，曲线越宽大；s 越小，曲线越窄。曲线下面积为概率，其与 $\bar{x}$ 和 s 的关系可阐述如下：所有测定值处于均值 $\pm 1s$ 范围内的概率为 0.68；处于均值 $\pm 2s$ 范围内的概率为 0.955；处于均值 $\pm 3s$ 范围内的概率为 0.997（图 18－1）。正态分布是质量控制图的理论依据，也是许多统计方法的理论基础，正常情况下测量（或实验）误差服从正态分布，故了解正态分布对学习质量控制方法具有重要意义。

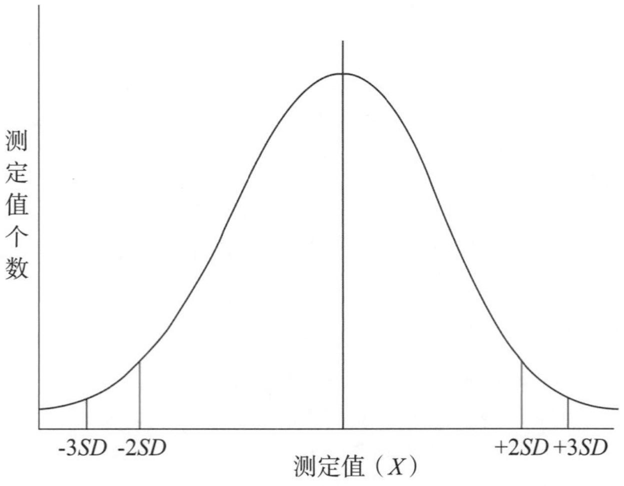

图 18－1　测定值的正态分布图

二、实验方法诊断效率评价

实验室开展的检测项目，除了严格执行质量措施以期获得正确、可靠的检验结果外，还必须考虑检验结果在疾病中诊断的有效价值。以下是评价实验方法诊断效率的一些指标。

1. 敏感性（sensitivity）　又称灵敏度，真阳性。反映一项实验能将实际有病的人判定为患病的百分率，其值越大，则漏诊的可能性愈小。计算公式为：

$$诊断敏感性 = \frac{TP}{TP + FN} \times 100\%$$

式中，TP 为真阳性；FN 为假阴性。本指标可用于评价测定方法的临床应用价值，理想测定方法的诊断敏感性应为 100%。

2. 特异性（specificity）　又称真阴性，是指一项实验能将实际上未患某病的人正确地判定为未患某病的能力。其值越大，则误诊的可能性愈小。计算公式为：

$$诊断特异性 = \frac{TN}{TN + FP} \times 100\%$$

式中，TN 为真阴性；FP 为假阳性。本指标是用于评价测定方法的临床应用价值，理想测定方法的诊断特异性应为 100%。

3. 假阳性率（false positive）　又称误诊率，是指在无病者中，被该项实验错判为有病的比例。计算公式为：

$$假阳性率 = 1 - 特异性 = 1 - \frac{FP}{TN + FP} \times 100\%$$

4. 假阴性率（false negative）　又称漏诊率。该指标是指在有病者中，被该项实验错判为无病的比例。其计算公式为：

$$假阴性率 = 1 - 敏感性 = 1 - \frac{FN}{TP + FN} \times 100\%$$

5. 预测值（predicative value）　又称预检值或预告值。检验结果的正确率，指诊断试验结果与实际符合的概率。它包括阳性预测值与阴性预测值。

阳性预测值（positive predictive value，PPV）是阳性实验结果中实际患病者的百分率，即实验结果阳性者的患病概率，该值愈大愈好。其计算公式为：

$$PPV = \frac{TP}{TP + FP} \times 100\%$$

阴性预测值（negative predictive，NPV）是阴性实验结果中实际未患病者的百分率，即实验结果阴性者的未患该病的概率，该值愈大愈好。计算公式为：

$$NPV = \frac{TN}{TN + FN} \times 100\%$$

6. 约登指数（Youden index）　是用敏感性与特异性之和减去1。其大小范围从0～1，约登指数愈大，其真实性亦愈大。理想测定方法的约登指数为1。

第二节　免疫检验的室内质量控制

临床免疫检验实验室要获得可靠的测定结果，必须要建立一个全面的免疫检验质量管理体系。在这个体系中，免疫检验室内质量控制是一个重要的环节，它不仅是保证高质量操作的必要措施，而且也决定了免疫检验实验室及时测定结果的可靠性和有效性。所有向患者提供报告的全部免疫检验实验室的测定项目都必须开展室内质控。室内质量控制的优良程度与室内质控系统要求和免疫检验的统计学质量控制密切相关。临床免疫学检验室内的质控必须遵循规范的工作流程（图18－2），才能保证达到预期目的。

一、室内质控系统的要求

（一）实验室的环境设施和设备

作为临床免疫检验的实验室，首先应有充分的空间、良好的照明、通风、空调和生物安全设备，这是保证检验人员做好工作的前提。实验室仪器设备应保养良好，例如，微量加样器必须定期进行校准，使其保持准确度和精密度。所使用的各种不同的仪器设备，必须根据其仪器制订严格的操作规程和维护、保养措施，以便于仪器的正常运转。

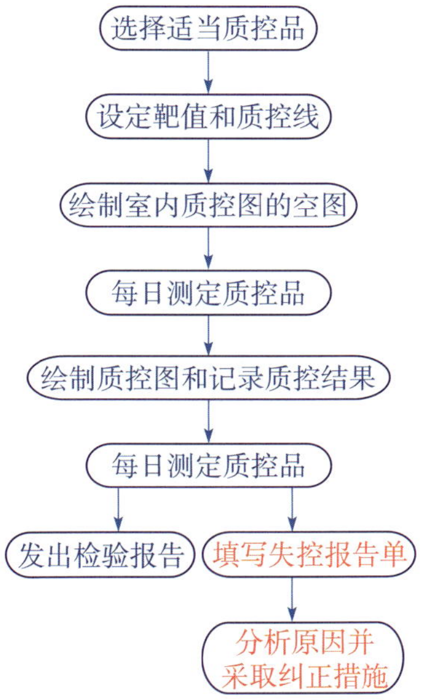

图18－2　临床免疫学检验室内质控工作流程图

（二）标准品和质控品的应用

1. 标准品的分类　标准品有WHO国际标准品和国家标准品。WHO国际标准品是在有组织的国际研究基础上取得成员国完全同意，并且确定了国际单位（IU）的生物制品，可用来测定和比较其他同类的未知标本的效价。标准品又可分为三个等级：一级标准品为冻干品，内含载体蛋白，数量有限，可使用10～20年；二级标准品可用来维持校准；三级标准品则通常为商品校准品，是通过二级标准品的比对而来。一般国际标准品为一级标准品，国家标准品为二级标准品。

2. 质控品的分类　质控品按其用途可分为室内质控品、室间质评样本和质控血清盘等三类。室内质控品主要用于控制临床标本分析中的误差，以检测和控制实验室常规操作的精密度，其定值应可溯源至二级标准品。室间质评样本则服务于室间质量评价，其目的是评价实验室常规测定的准确度，使各实验室的测定结果具有可比性。除了定性测定需要明确其阴、阳性，通常室间质评样本不需要准确的定值。质控血清盘为经筛选得到的明确阴、阳性的原血清标本，阴性标本则可能含有干扰物质，阳性标本的阳性程度强弱不一，阴、阳性血清总数之比多为1:1，主要用于定性免疫试剂盒的质量评价和对抗非特异性干扰物。按其物理性状可分为冻干质控品、液体质控品；根据测定方法的不同又可分为定性质控品和定量质控品。

3. 标准品和质控品的选择 标准品和质控品是保证质控工作的重要物质基础。通常理想的标准品和质控品应具备以下条件。

（1）其基质对测定结果无明显影响 基质中标准品通常为含蛋白质的缓冲液，质控品则应尽可能与待测标本同质，如临床标本为血清，则质控品基质也应为血清，以避免“基质效应”。

（2）标准品浓度无特殊要求，在方法的测定范围内即可，而质控品则要接近实验或临床决定水平。对于免疫检验定量测定来说，临床决定性水平是指待测物在此浓度时应具有相应临床采取诊疗措施的要求或具备决定性的临床诊疗价值。以靠近临床决定性水平的浓度设置室内质控品，能反映该指标的测定有效性。对于免疫检验定性测定来说，实验的决定性水平是指特定实验的测定下限，即特定试剂的阳性“判断值”（cut－off 值），以接近试剂盒 cut－off 值的室内质控品，能反映常规测定中的批间变异。

（3）应保持稳定 由于免疫测定的校准和室内质控为连续性工作，故标准品和质控品必须在一定时间内，于 2～8℃或冰冻保存条件下保持稳定。

（4）无已知的感染危险性。

（5）靶值或预期结果已确定。

4. 注意事项 在使用和保存质控品时应注意以下几个方面。

（1）严格按质控品说明书操作。

（2）冻干质控品的复溶要确保所用溶剂的质量。

（3）冻干质控品复溶时所加溶剂的量要准确，并尽量保持每次加入量的一致性。

（4）冻干质控品复溶时应轻轻摇匀，使内容物完全溶解，切忌剧烈振摇。

（5）质控品应严格按使用说明书规定的方法保存，不使用超过保质期的质控品。

（6）质控品要在与患者标本同样测定条件下进行测定。

（三）建立标准操作规程

在免疫测定中，标本的收集和保存、试剂准备、加样、温育、洗板、显色（或测定信号激发）、测定和结果判读等每一步骤均对测定结果有较大的影响，测定的精密度是组成测定各步骤的变异和的平方根。公式如下：

$$s=\sqrt{s_a^2+s_b^2+s_c^2+\cdots\cdots}$$

式中，s_a、s_b、s_c 是步骤 a、b、c 等（例如试剂准备、加样、温育等）的标准差。改善测定精密度的措施必须首先着重在最不精密的步骤上，应对试剂制备、测定方法和仪器操作等写出标准操作程序（standard operating procedure，SOP），但最重要的是在测定中必须严格按 SOP 进行操作，而且按照相关程序定期对 SOP 文件进行审核和更新。

SOP 文件的内容应包括：实验原理、临床意义、标本类型、检测试剂、定标试剂、质控、操作步骤、计算方法、参考区间以及检测结果的解释，并注明分析前、中、后的注意事项，使实际操作应与之相符合。

（四）仪器的检定与校准

通过对测定临床标本的仪器、试剂盒和检测系统所进行的测试和调整，校准检测程序和靶物质之间的相关关系，校准时要选择合适的（配套的）标准品；如有可能，校准品应能溯源到参考方法和（或）参考物质；对不同的分析项目要根据其特性确立各自的校准频度，并有文件记录。

（五）试剂质量

所有试剂应注明：名称和质量、浓度或滴度；存放条件；配置时间；失效期。以上内容亦应记录。试剂的储存条件应遵循生产商的建议，并在标明的有效期内使用。若试剂启封，改变了有效期和储存条件，应记录新的有效期。

不同检测项目的试剂应严格按要求选择使用国家食品药品监督管理局正式批准生产文号及卫生部“批批检”合格产品或同意进口文号的试剂盒，并对所使用的实际品牌、规格、批号、有效期做记录，以备质量评价。

新批号或货次的试剂在使用前，应通过直接分析参考物质、新旧批号平行实验或常规质控等方法进行性能验证并记录。定性试验试剂应至少检测一个已知阳性和一个已知阴性标本。

（六）人员培训

在免疫测定中，不管是手工操作还是仪器测定，要得到可靠的测定结果，操作人员都需要有一定的技术知识和经验。在开展质控前，应对实验室全体人员进行全面培训，使每个工作者都认识到开展质控的重要性，并掌握质控的基本知识，使质控工作能顺利、有效地开展。

二、免疫检验的统计学方法

免疫检验的质量控制就是使用室内质控物与临床常规标本同时检测，然后根据室内质控物的测定结果，采用统计学的原理方法判断所进行的临床常规标本测定是否在控的一种质量控制措施。因此，质量控制首先涉及到室内质量控制样本的选择，然后就是适当的统计学分析方法。

（一）定量测定的室内质控统计方法

定量免疫检验方法通常需要使用全自动免疫分析仪，由于其对测定结果要求有准确的量值，因此在测定时需用校准品对仪器进行校准。室内质控则应选择特定试剂盒或方法的测定范围内的高、中和低三种浓度的质控品，以监测不同浓度标本的测定变化。

1. 基线测定　基线测定就是使用质控物确定实验在最佳条件和常规条件下的变异。最佳条件下的变异（optimal conditions variance，OCV）是指在仪器、试剂和实验操作者等可能影响实验结果的因素均处于最佳时，连续测定同一浓度同一批号质控物 20 批次以上，即可得到一组质控数据，经计算可得到其均值（$\bar{x}$）、s 和 CV。此 CV 即为 OCV，为批间变异。需注意的是：所有测定数据不管其是否超出 $3s$，均应用于上述统计计算。常规条件下的变异（routine conditions variance，RCV）则是指在仪器、试剂和实验操作者等可能影响实验结果的因素均处于通常的实验条件下时，连续测定同一浓度同一批号质控物 20 批次以上，即可得到一组质控数据，经计算可得到其均值（$\bar{x}$）、s 和 CV，此 CV 即为 RCV。同样，所有测定数据不管其是否超出 $3s$，均应用于上述统计计算。

当 RCV 与 OCV 接近，或小于 2OCV 时，则 RCV 是可以接受的；否则，就需要对常规条件下的操作水平采取措施予以改进。

通常在免疫检测中 ELISA 测定的 OCV 应小于 15%，使用自动化免疫分析仪测定的 OCV 则应小于 10%。

在室内质控的结果判断中，必须依赖于质控规则，它是判断测定在控或失控的一个标准。通常质控规则以符号 AL 来表示，其中 A 为质控测定中超出质量控制限的测定值的个数，L 为质控限，通常用均值或均值 ±（1 ~ $3s$）来表示。当质控测定值超出质控限 L 时，即可将该批测定判为失控。例如常用的 1_{3s} 质控规则，其中 1 为原式中的 A，$3s$ 为原式中的 L，表示均值 ± $3s$，其确切的含义为：在质控测定值中，如果有一个测定值超出均值 ± $3s$ 范围，即可将该批测定判为失控。一般采用 Levey – Jennings 质控图方法或 Levey – Jennings 质控图结合 Westgard 多规则质控方法。

2. Levey – Jennings（L – J）质控图方法　Levey – Jennings 质控图也称 Shewhart 质控图，是由美国的 Shewhart 于 1924 年首先提出，Levey 和 Jennings 在 20 世纪 50 年代初将其引入临

床检验的质量控制，后经 Henry 和 Segalove 的修改，即为目前大家熟悉的 Levey－Jennings 质控图。通过质控图可以直观反应误差（图 18－3），在问题出现之前便能发现预示迹象，以便及早采取措施，预防误差的发生。通过使用 Levey－Jennings 质控图还能使分析人员作出关于特定分析批结果的可接受性的决定。

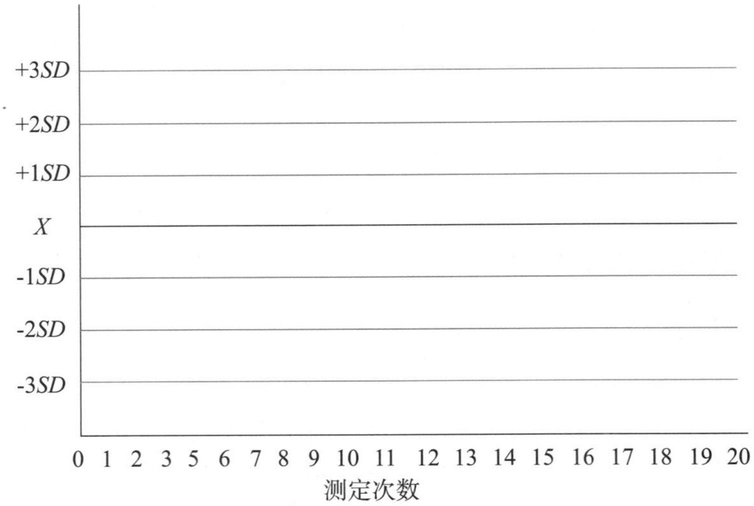

图 18－3 Levey－Jennings 质控图

所使用分析的质控物必须与患者标本一起进行分析，根据 Levey－Jennings 质控图判断分析批在控时，方能报告患者标本的检测结果。当判断分析批为失控时，研究测定方法是否存在问题；如果存在，则解决问题，并且重复检测该分析批。若认为分析批失控时，不能报告患者标本测定的结果。

IQC 数据是用来控制实际过程的，因此其表达应清楚和直接，在质控图上记录结果时，应同时记录测定的详细情况，如日期、试剂、质控物批号和含量及测定者姓名等。

3. Levey－Jennings 质控图结合 Westgard 多规则质控方法 上述的 Levey－Jennings 质控图虽然简单易行，但其仅使用单个质控判断规则，而显得有些粗糙，后来 Westgard 等在此基础上，建立了一种多规则质控方法，即“Westgard 多规则质控方法”，其主要特点有：①在 Levey－Jennings 质控图方法的基础上产生，具有 Levey－Jennings 质控图方法的优点，因此，它很容易与常用的质控图进行比较并涵盖后者的结果；②通过单值质控图进行简单的数据分析和显示；③假失控和假报警概率低；④误差检出能力增强，当失控时，能确定产生失控的分析误差的类型和误差范围，由此可帮助确定失控的原因以寻找解决问题的办法。

Westgard 多规则质控方法即是将前述的多个质控规则同时应用进行质控判断的方法。最初常用的有六个质控规则（表 18－1），即 1_{2s}、1_{3s}、2_{2s}、R_{4s}、4_{1s}和 $10\bar{x}$，其中 1_{2s}规则作为警告规则。1_{3s}和 R_{4s}规则反映的是随机误差。2_{2s}、4_{1s}和 $10\bar{x}$ 反映的是系统误差，系统误差超出一定的程度，也可从 1_{3s}和 R_{4s}规则反映出来。Westgard 多规则质控方法所用的质控图的模式同 Levey－Jennings 质控图，只不过是在质控测定结果的判断上采用了多个质控规则。

表 18－1 Westgard 多规则质控标准

符号	表达内容	判定标准
1_{2s}	1 个质控测定值超出 ±2s 质控限	警告，仍不失控
1_{3s}	1 个质控测定值超出 ±3s 质控限	随机误差，失控
2_{2s}	2 个连续质控测定值同时超出它们各自的 +2s 或 －2s 质控限	系统误差，失控

续表

符号	表达内容	判定标准
R_{4s}	同一批内，2个不同浓度质控物的测定值之间的差值超出 $4s$ 质控限	随机误差，失控
4_{1s}	4个连续的质控测定值同时超出 $+1s$ 或 $-1s$ 质控限	系统误差，失控
$10\bar{x}$	10个连续的质控测定值同时处于均值（$\bar{x}$）的同一侧	系统误差，失控

1_{2s}作为警告规则启动 $1_{3s}/2_{2s}/R_{4s}/4_{1s}/10\bar{x}$ 系列质控规则的逻辑示意图（图18－4）。如果没有质控数据超过 $\bar{x}\pm 2s$ 质量控制限，则判断分析批在控，并且可报告检测结果。如果一个质控数据超过 $\bar{x}\pm 2s$ 质量控制限，应由 1_{3s}、2_{2s}、R_{4s}、4_{1s} 和 $10\bar{x}$ 规则来进一步检验质控数据。如没有违背这些原则，则该分析批在控。

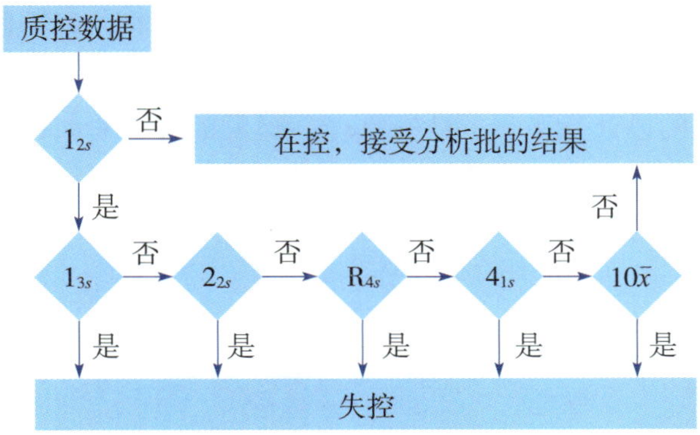

图18－4　应用 $1_{3s}/2_{2s}/R_{4s}/4_{1s}/10\bar{x}$ 系列质控规则的逻辑图

4. “即刻法”质控方法　“即刻法”实质上是一种统计学方法，即Grubs异常值取舍法，Grubs适用于试剂有效期短、批号更换频繁或不常开展的检验项目。这些项目如按常规RCV作图原则进行室内质控，得到平均数和标准差有很大难度，用Grubs法，只要有连续三批质控测定值，即可对第三次结果进行质控。而L－J作图法需用同批号的试剂和质控物连测20次。因此，Grubs法现已广泛运用于生化、临检特别是免疫ELISA项目的室内质控工作中。具体步骤是：①将连续的质控测定值按从小到大排列，即 x_1、x_2、x_3、x_4、x_5、x_6、……x_n（x_1 为最小值，x_n 为最大值）；②计算均值（$\bar{x}$）和标准差（s）；③按下述公式计算 $SI_{上限}$ 和 $SI_{下限}$ 值；④将 $SI_{上限}$ 和 $SI_{下限}$ 值与SI值表（表18－2）中的数值比较。

$$SI_{上限}=\frac{x_{最大值}-\bar{x}}{s}\qquad SI_{下限}=\frac{\bar{x}-x_{最小值}}{s}$$

表18－2　“即刻法”质控SI值表

n	n_{3s}	n_{2s}	n	n_{3s}	n_{2s}
3	1.15	1.15	12	2.55	2.29
4	1.49	1.46	13	2.61	2.33
5	1.75	1.67	14	2.66	2.37
6	1.94	1.82	15	2.71	2.41
7	2.10	1.94	16	2.75	2.44
8	2.22	2.03	17	2.79	2.47
9	2.32	2.11	18	2.82	2.50
10	2.41	2.18	19	2.85	2.53
11	2.48	2.23	20	2.88	2.56

质控结果判断：在 $n \geq 3$ 时，计算出 s，再根据公式算出 SI 值，将其值与 SI 界值表中数据做比较。当 $SI_{上限}$ 和 $SI_{下限}$ 值小于 n_{2s} 时，表示处于控制范围之内，是可以接受的；当 $SI_{上限}$ 和 $SI_{下限}$ 有一值处于 n_{2s} 和 n_{3s} 值之间时，说明该值在 $2s \sim 3s$ 范围，处于“警告”状态；当 $SI_{上限}$ 和 $SI_{下限}$ 有一值大于 n_{3s} 时，说明该值已在 $3s$ 范围之外，属“失控”。当处于“警告”和“失控”状态时，所得数据应舍去，重新测定该项质控品和病人标本。

5. 累积和质控方法 累积和（CUSUM）质控方法于 1977 年由 Westgard 等提出，以与 Levey－Jennings 质控方法相同的方式执行质控物的测定，对系统误差有较好的测出能力。其质控规则也是以均值（$\bar{x}$）和标准差（s）为基础确定。

对于每一质控测定值，计算它与靶值，通常是质控物平均值之间的差值，以及把前面质控测定的差值相加得出“累积和”。在 y 轴上画出这种“累积和”而在 x 轴上为时间或质控测定值号（图 18－5）。当质控测定值随机地围绕质控物平均值分散时，画出的累积和将来回往返通过累积和的零线。当质控测定值偏向到平均数的一侧时，画出的累积和将稳定地增加或减小，越来越远离质控图的零线。

累积和质控图常用的设计方法和工具主要有 V 型模板法（V mask）和表格法（Tabular）。其通过对观测值与目标值之差的累积和来画图，充分利用了整个观测值序列的信息，因此，当发生小的偏移时其检出力较常规质控图高。

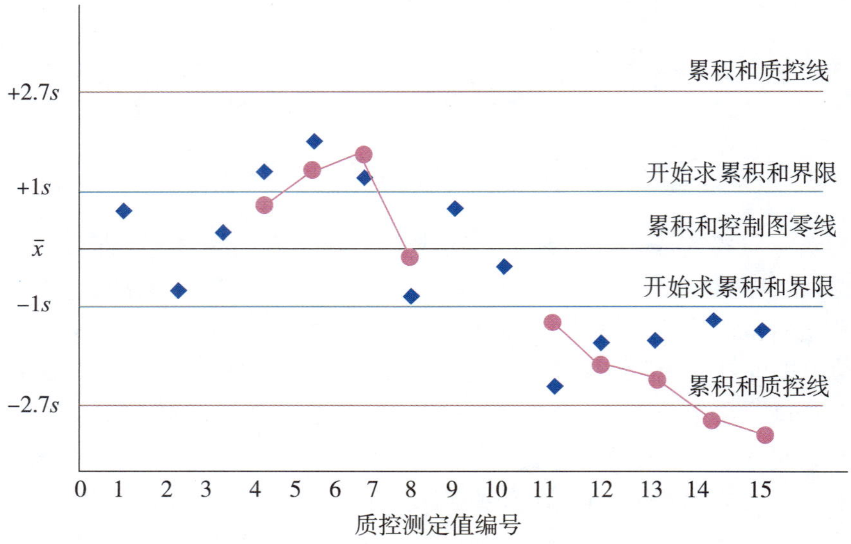

图 18－5 累积和控制图

（二）定性测定的室内质控方法

免疫学检验中定性的测定方法有很多，常以“有”或“无”也即“阳性”或“阴性”来表达测定结果。定性测定的室内质控简单采用 Levey－Jinnings 质控图法往往得不到满意的结果，这是因为定性测定其精密度很难用 CV 值表示，因而难以绘制相应的 Levey－Jinnings 质控图来进行质控，必须针对定性测定的特点来进行质控。定性测定的室内质控以低值的质控品最为重要，设置临界于 cut－off（CO 值）的低值弱阳性质控物是定性室内质控的关键。

1. 定性测定质控的特点 ①定性测定判断阴、阳性时有一个“判断值”（cut－off 值），其质控的目的是考察检测结果是否准确和稳定。②定性测定不仅检测项目多，而且方法类型也多，因此决定采取何种质控方法必须要考虑检测方法的特点，例如 HBsAg 检测可应用胶体金免疫层析法，也可应用 ELISA 法，它们的质控方法则有所区别。③许多定性测定往往是“单份”测定，如用试纸条检测，检测时无法在同一试条上做质控；“单份”测定的另一含义是这些检测往往是一个一个标本“单独”进行检测。因此，质控时就必须考虑这些情况。

2. 定性测定质控的一些具体方法和要求

（1）采用免疫层析、免疫渗滤及干化学试纸条进行定性检测而且使用肉眼判断阴、阳性结果时，除需要阴、阳性对照外，最好选择浓度在“判断值”附近的质控品。因为仅有阴性、阳性对照往往还发现不了因试剂盒（或试纸条）质量的变化而导致的假阴性或假阳性检测结果，而用浓度接近“判断值”的质控品则可发现。

（2）采用某一检测讯号值来判断阴、阳性结果时，需要选择好适当的判定指标。如ELISA法检测HBsAg，可用光密度值（*OD*值）、标本吸光度/阴性对照吸光度（*S/N*值）、吸光度值/临界值（*S/CO*值）等，由于*OD*值波动太大，故选用*S/N*值或*S/CO*值做质控比用*OD*值好。若*S/N*值或*S/CO*值呈正态分布或变换后呈正态分布，还可采用“即刻性”质控（Grobs异常值取舍法）及Levey－Jinnings质控图进行质控，但质控图的下限必须保证不漏检、不出现假阴性结果。

（3）血清学测抗体用滴度报告结果时，其质控判断标准是上、下不超过一个滴度。

综上所述，定性测定的室内质控因不同情况而有所不同，判断“在控”与“失控”的标准也不完全一样。上面已提及最好采用浓度接近“判断值”的质控品进行质控，为防止假阳性，可同时采用阴性质控品；另外，“失控”时的处理与定量测定时亦有所不同，如当质控出现阴性时（用浓度接近“判断值”的质控品），阳性结果仍可报告；反之，若阴性质控品出现假阳性，则阴性结果仍可报告。

（三）室内质控数据的评价和管理

IQC的实施涉及到实验室的每一个人，是一个集体性的活动，在每批临床标本的测定中，除实际测定者外，还应有另外一人对测定数据进行质检。注意不能将IQC作为一个监察方法，当发现一次测定未达到质量标准时，应以建设性的而非批评的方式去探查失控的原因。

对于室内质控数据的管理应做到以下四点：①每月室内质控数据统计处理；②每月室内质控数据的保存；③每月上报质控数据图表；④室内质控数据的周期性评价。

三、失控的处理程序

（一）失控情况处理

操作者在测定质控时，如发现质控数据违背了质控规则，应填写失控报告单，上交专业主管，由专业主管作出是否发出与测定质控品相关的同批患者标本检验报告的决定。

（二）失控原因的分析

失控信号的出现受多种因素影响，这些因素包括操作上的失误，试剂、校准物、质控品的失效，仪器维护不良以及采用的质控规则、质控限额范围、一次测定的质控标本数等。失控信号一旦出现就意味着与测定质控品相关的同批患者标本报告可能作废。此时，首先要尽量查明导致失控的原因，然后再随机挑选出一定比例（例如5%或10%）的患者标本进行重新测定，最后根据既定标准判断先前的测定结果是否可接受，对失控作出恰当的判断。对判断为真失控的情况，应该在重做质控结果在控以后，对相应的所有失控患者标本进行重新测定。如失控信号被判断为假失控时，常规测定报告可以按原先测定结果发出，不必重做。当出现失控信号时，可以采用如下步骤去寻找原因。

1. 立即重新测定同一质控品 此步骤主要用以查明人为误差，每一步都认真仔细地操作，以查明失控的原因；另外，这一步还可以查出偶然误差，如是偶然误差，则重新测定的结果应在允许范围内（在控）。如果重新测定结果仍不在允许范围，则可以进行下一步操作。

2. 新开一瓶质控品重新测定失控项目 如果新开的质控血清结果正常，那么原来那瓶质控血清可能过期或在室温放置时间过长而变质，或者被污染。如果结果仍不在允许范围，则进行下一步。

3. 新开另一批质控品重新测定失控项目 如果结果在控，说明前一批血清可能都有问题，检查它们的有效期和贮存环境，以查明问题所在。如果结果仍不在允许范围，则进行下一步。

4. 进行仪器维护重新测定失控项目 检查仪器状态，查明光源是否需要更换，比色杯是否需要清洗或更换，对仪器进行清洗等维护。另外还要检查试剂，此时可更换试剂以查明原因。如果结果仍不在允许范围，则进行下一步。

5. 重新校准重新测定失控项目 用新的校准液校准仪器，排除校准液的原因。

6. 请专家帮助 如果前五步都未能得到在控结果，那可能是仪器或试剂的原因，只有和仪器或试剂厂家联系请求他们的技术支援了。

四、室内质控的局限性

IQC 可确保每次测定与确定的质量标准一致，但不能保证在单个的测定标本中不出现误差。比如标本的鉴定错误、吸取标本错误、结果记录错误等。此类误差的发生率在不同的实验室有所不同，应均匀地分布于测定前、测定中和测定后的不同阶段。

第三节 免疫检验的室间质量评价

一、室间质量评价的意义

免疫检验的室间质量评价是免疫检验实验室质量控制体系中的重要组成部分，是保证患者免疫检验项目结果的准确性、可靠性以及各免疫检验实验室间结果的可比性的重要手段。通过分析实验中存在的问题，采取相应的措施，提高实验室检验的质量。室间质量评价还可用于分析工作人员的能力，发现问题并通过培训和教育加以解决。自 20 世纪 80 年代初卫生部、各省（市）的临床检验中心组织室间质量评价活动以来，很多免疫检验实验室参加了室间质量评价，并取得了巨大成绩。室间质量评价的主要用途有以下方面：①识别实验室间的差异，评价实验室的分析能力；②监控实验室可能存在的问题，并采取相应的改进措施；③改进分析能力、实验方法；④支持实验室认可；⑤确定重点投入和培训需求；⑥实验室质量的客观证据；⑦增加实验室工作人员的信心；⑧作为实验室质量保证的外部监督工具。

二、室间质量评价的程序设计和运作

（一）室间质量评价的工作流程

临床免疫检验的室间质量评价的工作流程与其他检验一样，包括室间质评组织者内部的工作流程（图 18－6）和参加实验室的工作流程（图 18－7）两部分。

（二）质评样本

用于质评的样本应符合以下几个条件：①样本基质与临床患者标本要尽量一致；②样本浓度与实验的临床应用相适应；③发放的样本稳定性好；④无感染危险性。

在室间质量评价的程序设计中，质评样本靶值的确定是一个关键部分，在一定程度上决定了参评实验室质评成绩的好坏。临床免疫检验室间质评样本的靶值，在定性测定中应为明确的阴性或阳性，并采用质量优秀的筛检试剂盒检测，最后用确认试剂确认。而定量测定，则以参考方法值或参加质评实验室的修正均值（剔除超出均值 $\pm 3s$ 以外的值后计算得到的均

值）或参考实验室均值 ±2s 或 ±3s 为准。

（三）室间质量评价的方式

1. 质控物调查　这是国内外室间质评的最常用形式。卫生部临床检验中心及各省（市、自治区）临床检验中心定期发放质控物至各专业实验室，并要求在规定的日期进行检验，并将检验结果报至部、省（市）临床检验中心，以监控各实验室了解本室工作质量。

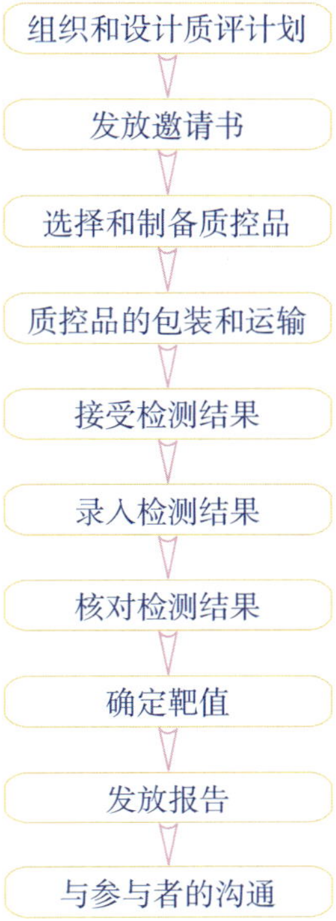

图 18－6　室间质量评价组织者工作流程图

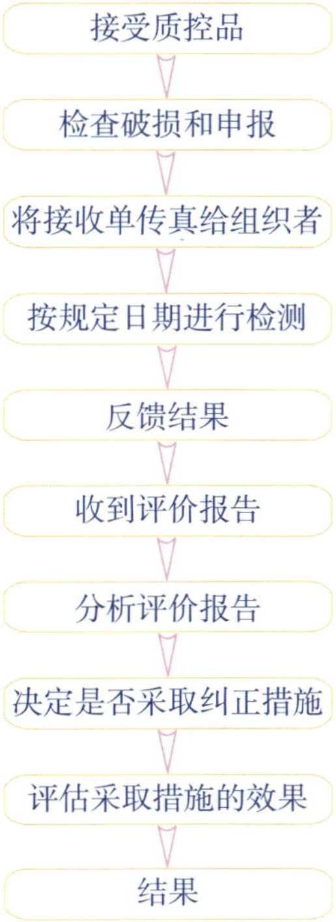

图 18－7　室间质量评价参加者工作流程图

2. 现场调查　随机对实验室进行监控，指定采用常规方法检验规定的一组标本，进行评价。以发现该实验室存在的实际问题，进行现场指导，提高检验质量。

（四）参评实验室标准操作程序

（1）质控标本的接收和验收　收到质控血清后由相关人员登记、签字，根据质控标本的有关说明对血清的数量、批号、包装进行验收并将质控标本按要求置于－20℃保存。

（2）质控标本的检测按常规临床标本对待，如有需要，检测前先根据说明书对质控品进行复溶。

（3）室间质评样本必须按实验室常规工作进行，由进行常规工作的人员测试，工作人员必须使用实验室的常规检测方法和试剂，不得特殊对待。

（4）实验室检测室间质评样本的次数必须与常规检测患者标本的次数一样（即 1 次）。

（5）室间质评样本的检测在部或省（市）临检中心规定的时间内进行，检测结果的上报也必须在截止日期前，通过 E－mail 或挂号信寄出。

（6）室间质评的检测结果和反馈结果均记录于室间质评记录表，根据反馈结果分析室间质评的状态，如有失控应查找原因，并采取相应的措施。

（7）严禁与其他实验室交流室间质评的检测结果。

（五）评分方法

对特定参评实验室的评分根据其与其他实验室得分之间的关系，可分为绝对评分和相对评分两种模式。所谓绝对评分就是根据已定的靶值对参评实验室测定的每份质评样本计分，然后再计算该次质评的总分，以得分的高低评价参评实验室的水平。相对评分则是将参评实验室质评得分与所有参评实验室的平均分进行比较，观察其得分在全部参评实验室中所处的位置。

三、室间质量评价的局限性

EQA 并不是万能的，在某些情况下，其对参评实验室的测定水平的反映存在局限性：①参评实验室没有同等的对待 EQA 样本和患者标本。实验室常常由于采用特选的试剂多次重复检测质评样本，因此，这种质评的结果不能反映实验室的真实测定情况。②当使用单一靶值时，难于评价单个实验室和测定方法。这是由于不同的方法或不同的试剂盒间的测定值有时存在较大差异所致，临床免疫检验的标准化仍有待改进。③可能会妨碍给出不同结果的改良方法的发展。由于质评样本的靶值是建立在现有、最常用的方法、试剂的基础上的，如靶值为所有参评实验室的修正均值，或参考实验室的均值等，这样对于测定性能可能更优的改良方法，如用此靶值来评价，质评结果又可能较差，这样就可能会妨碍这种新的方法在实验室的应用。④在不同的 EQA 程序中，对实验室的评价标准存在差异。由于不同的外部机构，其所发样本的类型、浓度、数量或评价方法可能会有所差异。因此，同一个实验室参加不同外部机构组织的室间质量评价，评价的结果很有可能出现较大的差异。

总之，尽管存在一些缺陷，但是 EQA 仍是评价实验室实验水平的主要工具，它在发现实验中存在的问题、确保现行实验方法的有效性，对评价实验室工作人员的能力方面都具有积极的意义。

第四节　免疫检验中检测标本的质量控制

一、标本的采集

正确的免疫检验结果是临床诊断相关疾病的关键，而影响免疫检验项目结果准确性的因素是多样的。其中检验标本分析前的正确采集与处理是保证检验结果准确与否的关键环节之一，如果标本采集不当，即使再好的检测系统，再优秀的检验人员也难以弥补在采集标本时引入的误差。

采集任何标本前，都应先完整填写检验单，选择适当的容器，尽可能使用条码，编号务必保证其惟一性，容器外面贴上标签或条码，标明科别、床号、姓名、性别、住院号（门诊号）、检验目的、送验标本类型及采集时间等。标本采集的前、后及送检前均应仔细逐项核对检验单，以防差错发生，做到及时采集、及时送验。

二、标本的验收

实验室人员对免疫检验项目的标本进行查验时，当出现不符合要求的标本时，应拒收标本，登记并告知相关临床科室。出现如下几种情况应拒收标本。

（1）严重溶血及严重脂血并影响检测结果的血标本。

（2）采血量不能满足检验需要量的标本。

（3）抗凝剂选择不当的标本。

（4）采样后放置时间过长未能及时送检的标本。

（5）送检的标本类型与送检报告单或条形码上注明的标本类型不符的标本。

（6）患者的基本信息与标本上标注的信息不相符的标本。

三、干扰因素

用于免疫检验的临床标本最为常用的是血清（浆），有时因为特定的检测目的，也采用唾液、脑脊液、尿液、粪便等标本。对于不同病种的患者，不同类型的标本，其标本采集的要求也不同。如采血时间的标准化及规范化，对于某个体而言，为确定某指标的变化情况，应选择同一时间段采血，以消除日内变异的影响。而取血时姿势的变化也可能影响到血清或血浆中某些成分的变化。如由仰卧变为直立或坐姿时，可导致血管内水分向间质转移。结果导致血管内不能滤过的大分子物质浓度升高。门诊患者一般采用坐姿采血，而住院患者一般采用仰卧位采血。在临床患者标本中，导致免疫测定出现假阳性或假阴性结果的干扰因素包括内源性和外源性两类。

（一）内源性干扰因素

内源性干扰因素一般包括类风湿因子、补体、异嗜性抗体、医源性诱导的抗鼠 Ig（s）抗体、其他自身抗体、交叉反应物质等。在日常检测的临床血清（浆）标本中，有含有相当比例不同程度的上述各种干扰物质，而导致测定结果的假阳性。

1. 类风湿因子（RF）　在类风湿患者、其他疾病以及正常人血清中，常含有不同浓度的 RF，RF 主要为 IgM 型，亦有 IgG 型和 IgA 型。在 ELISA 测定中，RF 可与固相包被的 IgG 抗体及酶标记的 IgG 抗体结合，从而导致检测结果出现假阳性。RF 对不同检测系统的干扰程度有所差异，影响程度并不与 RF 的浓度呈正比。为避免 RF 对 ELISA 测定的干扰，通常可以采取下述措施。

（1）稀释标本（如 HAV－IgM、HBc－IgM 检测）　急性感染时，血液循环中特异的 IgM 抗体滴度通常很高，而 RF 滴度一般低很多。因此，在测定前对标本进行稀释，特异抗体因滴度高仍可以检测，而 RF 滴度变得非常低，几乎对测定不产生干扰。因此，在日常检测中一定要使用对标本做 1∶1000 稀释的 ELISA 试剂盒进行检测，以保证相应检测项目结果的可靠性及临床应用价值。

（2）改变酶标抗体　将待标记抗体的 Fc 片段酶切去除，仅留下具有特异结合功能的 F（ab'）$_2$ 部分标记酶，由于 RF 结合的是 IgG 的 Fc 片段，故此方法可避免 RF 的干扰。

（3）标本中 RF 用变性 IgG 预先封闭　先将经热变性（63℃，10min）的动物 IgG 加入标本稀释液中或连接至一颗粒固相如聚苯乙烯微球或微孔，4℃过夜离心后再检测。

（4）测定抗原时，可在标本中加入可使 RF 降解的还原剂（如 0.1mol/L 2－巯基乙醇）或使用特异的鸡抗体 Ig Y 作为酶标二抗等措施去除 RF（IgM 型）的干扰。

2. 补体　在固相酶免疫测定中，来自哺乳动物的固相特异抗体和酶标二抗均有激活人补体系统的功能。一方面，固相包被抗体和酶标二抗、因其在固相吸附及结合过程中，抗体分子发生变构，使其 Fc 段的补体 C1q 结合位点被暴露出来，成为一个中介物将二者交联，从而出现假阳性结果；另一方面，固相抗体也会因为活化补体的结合，封闭抗体的抗原表位结合能力，从而导致假阴性结果或使定量测定的结果偏低。由补体引起的干扰可通过以下方法避免：

（1）对临床血清标本加热灭活补体　采用 56℃ 30min 加热可使标本中的补体 C1q 灭活。

（2）鸡特异性抗体的使用　当包被或酶标记抗抗体时，由于鸡抗体无激活人补体系统的作用，故使用特异的鸡抗体，不会因为补体激活而导致测定结果出现假阳性和假阴性。

3. 异嗜性抗体　人类血清中含有抗啮齿类动物 Ig 抗体，即天然的异嗜性抗体。异嗜性抗体可分为两类：一类可结合于山羊、小鼠、大鼠、马和牛 IgG 的 Fab 区域，但不与兔 Fc 区结合；另一类可结合于小鼠、马、牛和兔 IgG 的 Fc 区表位，但不与山羊和大鼠 IgG 的 Fc 区表位结合。异嗜性抗体可通过交联固相和酶标记的单抗或多抗而出现假阳性反应。由异嗜性抗体引起的干扰可通过以下措施避免：

（1）在标本或标本稀释液中加入过量的动物 Ig，封闭可能存在的异嗜性抗体。

（2）使用特异的兔 F（ab'）$_2$ 片段作为固相或测定酶标抗体。

（3）使用靶特异的非 Ig 亲和蛋白替代固相或其中一个酶标抗体。

（4）使用特异的鸡抗体作为固相和测定抗体。

4. 医源性诱导的抗鼠 Ig 抗体 临床开展的用鼠源性 CD3 等单克隆抗体治疗，及运用放射性核素标记鼠源性抗体的影像诊断及靶向治疗等新技术，均有可能使这些患者体内产生抗鼠抗体；另外，被鼠等啮齿类动物咬伤的患者体内也可以产生抗鼠 Ig 抗体。这些患者免疫测定时均可产生假阳性。为避免由抗鼠 Ig 抗体引起的干扰可采取以下措施：

（1）测定抗原时，在标本中加入足量的正常鼠 Ig，从而克服由于上述原因造成的假阳性。

（2）使用特异的抗体 F（ab'）$_2$ 片段作为固相或测定标记抗体。

（3）使用特异的鸡抗体作为固相和测定抗体。

5. 其他自身抗体 自身抗体如抗甲状腺球蛋白、抗胰岛素等，能与其相应靶抗原结合形成复合物，从而干扰相应抗原的测定。为避免上述情况出现，可在测定前用理化方法将其解离。

6. 交叉反应物质 地高辛类、AFP 类等物质，是与靶抗原有交叉反应的物质。在用多克隆抗体测定抗原时对测定结果影响不大，但在用单克隆抗体测定抗原时，如果交叉抗原决定簇正好是所用单克隆抗体相对应的靶表位（决定簇）时，也会出现假阳性结果。

7. 标本中其他成分的影响 由于患者的个体差异引起的血清脂质、胆红素、血红蛋白、纤维蛋白及血液黏度过高等，均对临床免疫测定结果有干扰作用。

（二）外源性干扰因素

外源性干扰因素包括标本溶血、标本被细菌污染、标本贮存时间过长和标本凝固不全等。

1. 标本溶血 采血时的一些不良习惯和劣质采血器具均易造成溶血，一旦标本溶血，使含有血红素基团的血红蛋白游离，因其具有类似过氧化物的活性，故在以 HRP 为标记酶的测定中，血红蛋白易吸附于固相，从而与后面加入的 HRP 底物反应显色。

2. 标本被细菌污染 标本的采集及血清分离中注意尽量避免细菌污染，因为细菌生长所分泌的某些酶可能会对抗原、抗体等蛋白产生分解作用；而一些细菌的内源性酶如大肠杆菌的 β-半乳糖苷酶会对用相应酶做标记的测定方法产生非特异性干扰。

3. 标本贮存时间过长 若标本在 2～8℃下保存时间过长，IgG 会聚合成多聚体，导致在间接法 ELISA 测定中本底过深甚至造成假阳性。

4. 标本凝固不全 在没有促凝剂和抗凝剂存在的情况下，正常血液采集后一般 0.5h 开始凝固，2h 后开始完全凝固。在日常检验中，如在血液还未开始凝固时即离心分离血清，易在“血清”中残存有部分纤维蛋白原，在免疫检测过程中尤其是在使用 ELISA 检测时，可以形成肉眼可见的纤维蛋白块，易造成假阳性结果。因此，血液标本采集后，应使其充分凝固后再分离血清，通常用带有分离胶的采血管或于采血管中加入适当的促凝剂。

5. 冷冻保存的标本避免反复冻融 标本的反复冻融所产生的机械剪切力会对标本中的蛋白等分子产生破坏作用，从而引起假阴性结果。此外，标本在保存中如出现细菌污染所致的浑浊或絮状物时，应离心沉淀后取上清液检测。

（秦　雪）

下篇　临床免疫性疾病及检验

第十九章　超敏反应性疾病与免疫学检验

学习要点

超敏反应是机体受到抗原持续刺激或再次受到相同抗原刺激后产生的以组织损伤或功能紊乱为特征的异常免疫应答。Ⅰ型超敏反应由IgE类抗体介导，肥大细胞和嗜碱粒细胞释放的活性介质引起生理功能紊乱或组织损伤，其代表性疾病是过敏性休克、支气管哮喘、过敏性鼻炎、特应性皮炎等，免疫学检测诊断主要是皮肤试验和IgE测定；Ⅱ型超敏反应由抗细胞表面抗原的IgG或IgM类抗体介导，补体活化、抗体和补体的调理作用及ADCC造成细胞损伤，其代表性疾病是输血反应、新生儿溶血症、免疫性血细胞减少症等，免疫学检测诊断主要检测血细胞抗体；Ⅲ型超敏反应由免疫复合物介导，补体活化、中性粒细胞释放溶酶体酶和血小板活化导致血管性炎症和组织损伤，其代表性疾病是链球菌感染后肾小球肾炎、系统性红斑狼疮、类风湿关节炎，免疫学检测诊断主要检测免疫复合物；Ⅳ型超敏反应由T_{DTH}细胞介导，T细胞和巨噬细胞浸润、活化及产生的细胞因子引起炎症反应和组织损伤，其代表性疾病是感染性迟发型超敏反应性疾病和接触性皮炎等，免疫学检测诊断主要是皮肤试验。

超敏反应（hypersensitivity）是机体受到抗原持续刺激或再次受到相同抗原刺激后产生的以组织损伤或功能紊乱为特征的免疫应答，其本质是一种特异性再次免疫应答。1963年，Gell和Coombs根据超敏反应发生的机制和临床特点，将其分为Ⅰ、Ⅱ、Ⅲ和Ⅳ型。Ⅰ、Ⅱ和Ⅲ型超敏反应由抗体介导，可经血清被动转移。Ⅳ型超敏反应由T细胞介导，可经细胞被动转移。超敏反应性疾病的全球发病率已达20%～30%，且呈现升高趋势。

第一节　Ⅰ型超敏反应性疾病与免疫学检验

Ⅰ型超敏反应（type Ⅰ hypersensitivity）由IgE类抗体介导，肥大细胞和嗜碱粒细胞释放的活性介质引起生理功能紊乱或组织损伤。Ⅰ型超敏反应发生速度快，一般在再次接触抗原后数分钟内出现反应，故又称**速发型超敏反应**（immediate hypersensitivity）。

Ⅰ型超敏反应又称**变态反应**（allergy）或**过敏反应**（anaphylaxis），其所致疾病称为特应症（atopy）。人群中有些个体对变应原具有产生高水平IgE类抗体的遗传倾向，称为特应性个体。

一、Ⅰ型超敏反应的发生机制

（一）抗原

能引起Ⅰ型超敏反应的抗原性物质称为**变应原**（allergen）。变应原的种类繁多，可通过不同途径进入机体。通过呼吸道吸入的变应原有花粉、动物皮屑或羽毛、真菌孢子和菌丝、尘螨等，其中豚草（ragweed）为强变应原，主要见于欧美国家，我国以蒿属花粉较常见；通过消化道摄入的变应原为牛奶、鸡蛋、鱼、虾、蟹、果仁、食品添加剂等；某些药物或化学物质如青霉素、阿司匹林和有机碘等通过肌肉或静脉进入机体；昆虫毒液通过皮肤或血液进入机体。

（二）抗体

引起Ⅰ型超敏反应的抗体主要是IgE类抗体，亦称**变应素**（allergins）。IgE主要由鼻咽、扁桃体、支气管和胃肠黏膜等固有层浆细胞产生，这些部位也是变应原易于侵入并引发Ⅰ型超敏反应的部位。

IgE的产生和调节是产生Ⅰ型超敏反应的关键因素。正常人血清IgE含量很低，特应性个体血清IgE含量明显增高；Th细胞分泌的IL－4、IL－5、IL－13能促进IgE合成，而IFN－γ能抑制IgE合成。

IgE具有亲细胞特性，能与肥大细胞（mast cell）、嗜碱粒细胞（basophil）表面的IgE高亲和力受体（FcεRⅠ）结合，使机体处于致敏状态。

（三）参与Ⅰ型超敏反应的细胞

参与Ⅰ型超敏反应的细胞主要有肥大细胞、嗜碱粒细胞和嗜酸粒细胞（eosinophil）等。

1. 肥大细胞和嗜碱粒细胞 肥大细胞和嗜碱粒细胞均来源于髓样干细胞，肥大细胞主要分布于皮肤、黏膜下层结缔组织中的微血管周围。嗜碱粒细胞主要分布于血液中，在细胞因子和其他炎性介质的作用下，可迁移至变态反应部位发挥作用。肥大细胞和嗜碱粒细胞形态类似，胞质内含有相似的嗜碱颗粒，当被变应原激活后释放的生物活性介质也大致相同。

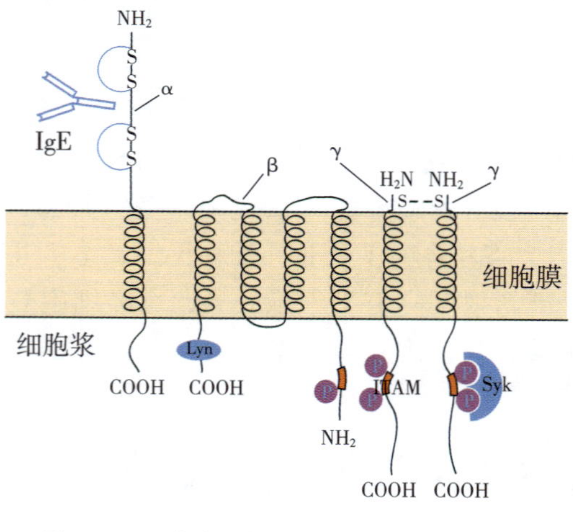

图19－1 高亲和性FcεRⅠ结构示意图

肥大细胞和嗜碱粒细胞表面均具有高亲和性的FcεRⅠ，故可与IgE的Fc段结合。FcεRⅠ由一条α链、一条β链和两条γ链组成。其中，α链与IgE结合，β链和γ链胞浆内C端含有免疫受体酪氨酸活化基序（ITAM），可介导信号转导（图19－1）。

2. 嗜酸粒细胞 嗜酸粒细胞主要分布于呼吸道、消化道和泌尿生殖道黏膜组织中，血液循环中仅有少量存在。在静息状态下，嗜酸粒细胞不表达FcεRⅠ，具有较高的脱颗粒阈值。在肥大细胞释放的IL－3、IL－5、GM－CSF等细胞因子作用下，嗜酸粒细胞可被招募至炎症局部并被活化，上调FcεRⅠ的表达，导致细胞脱颗粒，释放生物活性介质。

嗜酸粒细胞具有双重生物学效应：①嗜酸粒细胞可合成和释放多种炎症介质和毒性蛋白如白三烯（leukotrienes，LTs）、血小板活化因子（platelet activating factor，PAF）、嗜酸粒细胞阳离子蛋白（eosinophil cationic protein，ECP）、嗜酸粒细胞过氧化物酶（eosinophil peroxidase，EPO）、主要碱性蛋白（major basic protein，MBP）和神经毒素等，参与Ⅰ型超敏反应的迟发相反应；②嗜酸粒细胞通过直接吞噬肥大细胞释放的颗粒，或通过释放组胺酶、芳基硫酸酯酶、磷脂酶D分别灭活组胺、白三烯和血小板活化因子（PAF），在Ⅰ型超敏反应中发挥负反馈调节作用。

（四）参与Ⅰ型超敏反应的介质

参与Ⅰ型超敏反应的介质主要包括肥大细胞和嗜碱粒细胞细胞颗粒内预存的介质和受刺激后新合成的介质。

1. 颗粒内预存的介质

（1）组胺（histamine）　组胺释放速度快，在数分钟内发挥作用，维持时间短，是引起Ⅰ型超敏反应速发相反应的主要介质。其主要作用是使血管扩张和通透性增加；刺激支气管、胃肠道平滑肌收缩；促进黏膜腺体分泌；刺激皮肤中感觉神经末梢，引起瘙痒。

（2）激肽原酶（kininogenase）　激肽原酶作用于激肽原使之生成激肽（kinin）。其中缓激肽（bradykinin）的主要作用是使血管扩张和通透性增加；刺激平滑肌收缩，使支气管痉挛；刺激痛觉神经纤维，引起疼痛。

（3）嗜酸粒细胞趋化因子（eosinophil chemotactic factor，ECF）和中性粒细胞趋化因子（neutrophil chemotactic factor，NCF）　分别使嗜酸粒细胞、中性粒细胞趋化至炎症部位。

2. 新合成的介质　主要是细胞膜磷脂代谢产物。

（1）白三烯（LTs）　是花生四烯酸经脂氧合酶途径形成的介质，包括 LTC4、LTD4、LTB4。白三烯释放和发挥作用较缓慢，效应持续久，是引起Ⅰ型超敏反应迟发相反应的主要介质。其主要作用是使支气管平滑肌强烈而持久地收缩；使毛细血管扩张和通透性增加；促进黏膜腺体分泌。

（2）前列腺素 D2（prostaglandin D2，PGD2）　是花生四烯酸经环氧合酶途径形成的介质，其主要作用是刺激支气管平滑肌收缩；使血管扩张和通透性增加。

（3）血小板活化因子（PAF）　是羟基化磷脂在磷脂酶 A2（phospholipase A2，PLA2）和乙酰转移酶作用下形成的产物，主要参与Ⅰ型超敏反应迟发相反应。其主要作用是凝聚和活化血小板，使之释放组胺、5－羟色胺等血管活性物质，引起血管扩张和通透性增加。

（4）细胞因子　肥大细胞、嗜碱粒细胞可分泌 TNF－α、IL－1、IL－4、IL－5、IL－6、CSF 等细胞因子，既可直接参与炎症反应，亦能招募中性粒细胞、嗜酸粒细胞等炎症细胞至炎症局部，在迟发相反应中起重要作用。

（五）Ⅰ型超敏反应的发生过程

Ⅰ型超敏反应的发生可分为两个阶段，即：致敏阶段和效应阶段（图 19－2）。

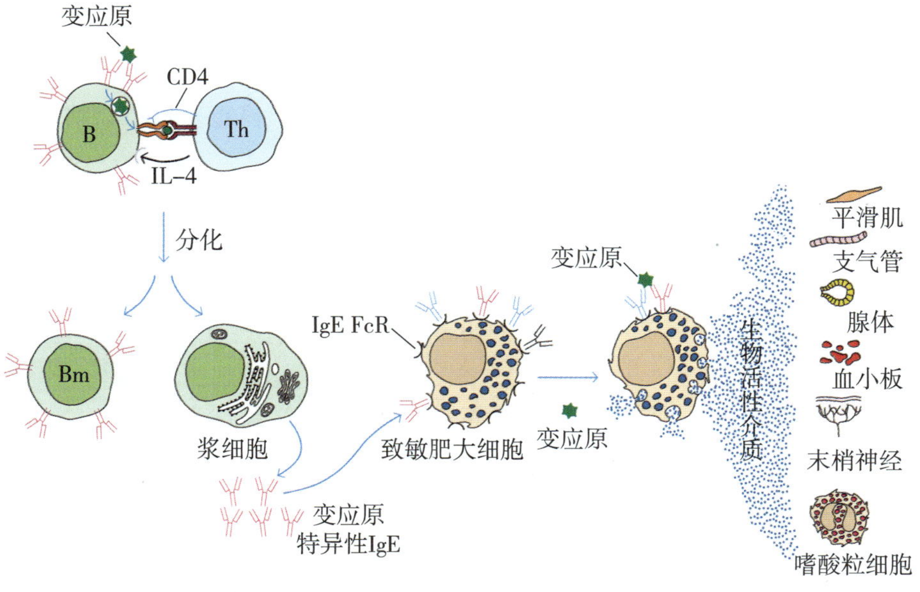

图 19－2　Ⅰ型超敏反应的发生机制示意图

1. 致敏阶段　抗原初次进入机体，诱发能合成 IgE 的 B 细胞产生 IgE 类抗体。IgE 的 Fc 段与肥大细胞、嗜碱粒细胞膜表面的 FcεR Ⅰ结合，使机体处于致敏状态。

2. 效应阶段　相同抗原再次进入机体时，与肥大细胞、嗜碱粒细胞膜表面的 IgE Fab 段结合，使 FcεR Ⅰ交联。所产生的信号通过 FcεR Ⅰ γ 链转导，激活信号转导级联反应，使肥大细胞、嗜碱粒细胞活化。活化的细胞脱颗粒（degranulation）及合成新的活性介质。颗粒中生物活性介质和新合成的活性及至作用于相应的效应器官，引起效应器官病理改变（图 19－3）。

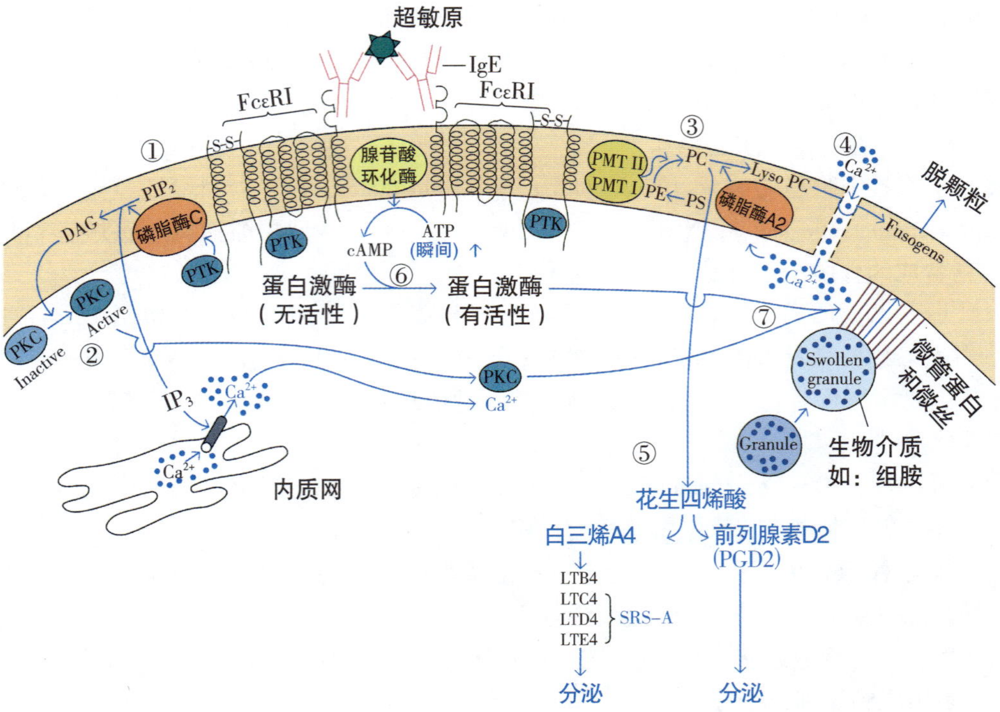

图 19－3　肥大细胞脱颗粒、释放生物活性介质过程

（1）肥大细胞（嗜碱粒细胞）的活化　肥大细胞、嗜碱粒细胞脱颗粒和合成释放活性介质的机制主要有：①FcεR Ⅰ交联聚集，通过其胞浆内 γ 链 ITAM 的磷酸化作用，使胞内蛋白酪氨酸激酶（protein tyrosine kinase，PTK）活化，活化的 PTK 激活磷脂酰肌醇特异性磷脂酶 Cγ（phospholipase Cγ，PLCγ），PLCγ 催化磷脂酰肌醇二磷酸（phosphatidylinositol 4，5－bisphosphate，PIP$_2$）水解产生三磷酸肌醇（inositol 1，4，5－trisphosphate，IP$_3$）和甘油二酯（diacylglycerol，DAG）。IP$_3$ 可激发胞内钙库（内质网）开放，使胞浆内 Ca^{2+}浓度升高；DAG 和 Ca^{2+}协同作用使蛋白激酶 C（protein kinase C，PKC）活化。活化的 PKC 使胞浆肌球蛋白磷酸化，颗粒与胞膜融合，从而导致脱颗粒，释放组胺等预存介质。②FcεR Ⅰ交联聚集，使丝裂原激活的蛋白激酶（mitogen－activated protein kinase，MAP kinase）活化，活化的 MAP 激酶与 Ca^{2+}协同作用使磷脂酶 A2（PLA2）活化。活化的 PLA2 使膜磷脂酰胆碱（phosphatidylcholine，PC）分解产生花生四烯酸（arachidonic acid），进而通过环氧合酶、脂氧合酶途径合成前列腺素 D2（PGD2）和 LTs；活化的 PLA2 使羟基化磷脂分解生成 LYSO－PAF，后者经乙酰转移酶作用生成 PAF。③FcεR Ⅰ交联聚集，使 MAP 激酶活化。活化的 MAP 激酶使 NFAT、NF－κB、AP－1 活化，这些转录因子刺激 IL－4、IL－5、IL－6、TNF 等细胞因子的转录，合成细胞因子。

（2）生物活性介质对效应器官的作用　肥大细胞和嗜碱粒细胞的生物学效应基本相同，按发生的时间顺序分为速发相和迟发相反应（图 19－4）。速发相反应（immediate phase reaction）在接触变应原后几秒钟至几分钟内发生。机体接触变应原后立即产生的症状由速发相反应引起。该种反应最早由组胺介导，5～30min 后 LTs 和 PGD2 介入，其主要特点是毛细血管扩张和通透性增强、平滑肌收缩、腺体分泌增加等，一般不引起明显的组织损伤。迟发相反应（late phase reaction）在接触变应原4～6h 后发生，可持续 1～2 天。机体接触变应原后几小时产生的症状由迟发相反应引起。该种反应主要由 Th2 型细胞因子、趋化性细胞因子、脂类介质引起。其特点是嗜酸粒细胞和中性粒细胞浸润。嗜酸粒细胞脱颗粒并合成释放炎症介质和毒性蛋白如 LTs、ECP、MBP、神经毒素等，中性粒细胞产生 LTs、PAF 和溶酶体酶，引起炎症反应和组织损伤。

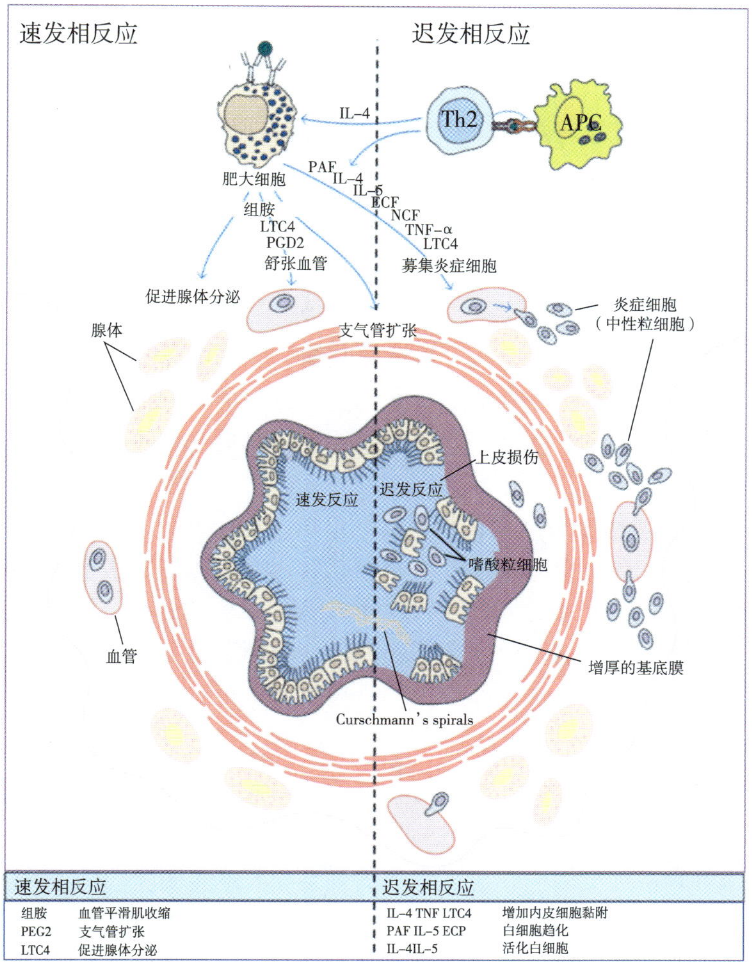

图 19－4　Ⅰ型超敏反应的速发相和迟发相反应示意图

二、常见的Ⅰ型超敏反应性疾病

变应原进入机体的途径不同，可与 IgE 类抗体在不同部位结合和释放介质，在临床上表现出不同的症状。可表现为全身性超敏反应及局部超敏反应性疾病，多表现为生理功能的紊乱，可以没有严重的组织细胞损伤。

（一）过敏性休克

过敏性休克（anaphylactic shock）是对变应原的急性、全身性过敏反应，是一种最严重的Ⅰ型超敏反应性疾病。其发病机制是：大量变应原通过血液进入机体，使全身结缔组织中的肥大细胞和血液中的嗜碱粒细胞同时释放大量组胺，瞬间发生全身小血管扩张和通透性增强，血浆渗出。因有效血容量急剧下降而导致血压下降，造成休克。同时伴有皮肤红斑、呕吐、腹绞痛、腹泻和呼吸困难。支气管缩窄引起呼吸困难，喉头水肿造成窒息。如果不及时治疗，可导致患者迅速死亡。

1. 药物过敏性休克 以青霉素过敏性休克最常见，头孢菌素、链霉素、普鲁卡因等也可引起过敏性休克。其发病机制是：青霉素的分子量较小，通常无免疫原性，但其降解产物青霉噻唑醛酸或青霉烯酸与体内组织蛋白结合后，可刺激机体产生特异性 IgE 类抗体，使肥大细胞、嗜碱粒细胞致敏。当青霉素再次进入机体时，就可与肥大细胞、嗜碱粒细胞表面的特异性 IgE 结合，导致过敏性休克。

临床发现少数人初次注射青霉素也可发生过敏性休克，这可能与患者曾经接触过青霉素样物质有关，如曾经使用过青霉素污染的注射器或其他器材、曾经吸入过空气中的青霉素降解产物或青霉菌孢子等。

2. 血清过敏性休克 临床上应用动物免疫血清如破伤风抗毒素、白喉抗毒素进行治疗或紧急预防时，有些患者因曾经注射过同种动物的血清制剂而发生过敏性休克。

（二）呼吸道过敏反应

吸入花粉、尘螨、真菌、动物羽毛或皮屑等均可引起呼吸道过敏反应。常见的表现为支气管哮喘（asthma）和过敏性鼻炎（allergic rhinitis）。

1. 支气管哮喘 支气管哮喘是由于支气管平滑肌痉挛而引起的哮喘和呼吸困难。其发病机制是：变应原进入下呼吸道，使支气管平滑肌收缩、黏膜血管扩张和血浆渗出以及腺体分泌增加，引起支气管管腔变窄、呼吸困难。支气管哮喘有速发相反应和迟发相反应两种类型，前者发生快，消失也快；后者发生慢，持续时间长，同时局部出现以嗜酸粒细胞和中性粒细胞浸润为主的炎症。

2. 过敏性鼻炎 过敏性鼻炎又称花粉症或枯草热（hay fever），具有明显的季节性和地区性特点。其发病机制是：致敏个体再次吸入变应原后，变应原与鼻腔和眼结膜中肥大细胞表面的特异性 IgE 结合，引起肥大细胞脱颗粒，释放组胺等活性介质。组胺可使鼻黏膜血管扩张、通透性增强、黏膜分泌增加，产生鼻塞、流涕、喷嚏等症状。组胺作用于眼睑和睑结膜的血管，产生流泪、眼睑肿胀、畏光等症状。

（三）皮肤过敏反应

药物、花粉、动物羽毛或皮屑及冷热刺激等均可引起皮肤过敏反应，主要表现为特应性皮炎（atopic dermatitis）、湿疹（eczema）、荨麻疹（urticaria）等。

特应性皮炎患者有家族史倾向，大多数患者血清 IgE 水平升高。其发病机制是：皮肤中的肥大细胞对变应原反应，局部血管扩张、通透性增强，引起肘窝、腘窝、颈部和面部出现皮疹和剧烈瘙痒。婴儿的特应性皮炎也称婴儿湿疹。

（四）消化道过敏反应

消化道过敏反应可由鱼、虾、蟹、鸡蛋、牛奶、坚果或药物等引起，表现为恶心、呕吐、腹痛、腹泻。其发病机制是：变应原使消化道黏膜内肥大细胞释放活性介质，使胃肠道腺体分泌、上皮下液体渗出和平滑肌收缩，引起恶心、呕吐、腹痛、腹泻。

三、Ⅰ型超敏反应性疾病的免疫学检验

Ⅰ型超敏反应性疾病的免疫学检验主要是速发型超敏反应皮肤试验和血清 IgE 测定。

（一）速发型超敏反应皮肤试验

过敏者皮下组织中有特异性 IgE。变应原与皮下组织中肥大细胞上的 IgE 结合，使肥大细胞脱颗粒，释放各种活性介质，引起局部小血管扩张，使局部皮肤充血、水肿、渗出，形成丘疹及瘙痒，在丘疹周围出现红晕。阳性者表明受试者对该变应原过敏，反应强度与过敏程度呈正比。该试验对过敏性鼻炎、支气管哮喘及特应性皮炎的应用价值较大。对患者首次注

射某批号的青霉素、链霉素、普鲁卡因或其他易过敏药物之前，必须做皮肤试验。如果呈阳性反应或可疑阳性，应换用其他药物；注射异种抗血清如破伤风抗血清、狂犬病抗血清等前也必须做皮肤试验，如果呈阳性反应，则应换用精制抗体或进行脱敏治疗。

根据变应原进入方法的不同，速发型超敏反应皮肤试验分为皮内试验（intradermal test）和点刺试验（prick test）等。

1. 皮内试验　皮内试验是我国目前应用最为广泛的一种试验方法。现已有标准化皮试液供应，并有规范化操作方法和评定标准，在国际上已广泛应用，国内也逐步推广。进行皮内试验时选择浓度合适的皮试液，小剂量（0.02ml）注射，反应需观察15～20min，根据风团、红晕大小判定结果（表19－1）。

皮内试验应设置阳性和阴性对照。前者使用0.01mg/ml的磷酸组胺，后者可使用变应原溶媒或生理盐水。

表19－1　速发型超敏反应皮肤试验的分级标准

反应程度级别	风团直径（mm）	红晕直径（mm）
－	<5	<5
+	5～10	10～20
++	10～15	20～30
+++	15～20	30～40
++++	>20	>40

注：风团直径为分级的主要依据，红晕大小仅做参考；风团若有伪足，其结果判定可向上调一级，但最高为++++级。

2. 点刺试验　进行点刺试验时将点刺抗原液滴于受试者前臂内侧皮肤上，然后用点刺针穿过抗原液滴，刺入皮肤（以不出血为度），1min后拭去抗原液，15min后观察结果。北欧超敏反应学会标准化委员会推荐使用一次性点刺针并推荐以5mg/ml磷酸组胺作为阳性对照，按照表19－2的分级标准判定结果。

表19－2　点刺试验的分级标准

反应程度级别	风团反应
－	无风团反应
+	风团反应为阳性对照的1/3
++	风团反应为阳性对照的2/3
+++	风团反应和阳性对照相同
++++	风团反应大于阳性对照

皮肤试验操作简便，但由于影响因素较多，假阳性和假阴性结果时有发生，试验结果与主观诱因的符合率还存在着一定的差距。因此，在进行皮肤试验进行诊断时，还必须结合病史、发病时间、地点、患者工作或职业特点、客观体征等，做综合而全面的分析调查，方能作出比较正确的结论。

（二）黏膜激发试验

激发试验（provoation test）是指模拟自然途径，使变应原进入体内，引起一次轻微的发作，从而判定是否过敏。根据患者发病部位的不同，可以进行不同器官的激发试验。

1. 支气管黏膜激发试验 分为非特异性支气管黏膜激发试验和特异性支气管黏膜激发试验两种类型。非特异性支气管黏膜激发试验是用特异性物质刺激，测定气道反应性；特异性支气管黏膜激发试验是用特异性变应原刺激，用以检测哮喘的变应原。其原理是将各种可疑变应原雾化，受试者吸入后，能激起支气管收缩，肺通气量下降，出现哮喘症状。20min 再测定其肺通气量，如下降明显（20%），则可认为所吸物质为患者的变应原。阳性者说明该患者可能对该变应原过敏。该试验用于临床病史不清或临床病史明确但皮试阴性者。

2. 鼻黏膜激发试验 将变应原直接吸入（粉剂）或滴入（液体）鼻腔，15～20min 后，出现黏膜水肿和苍白、分泌物增多、流涕、打喷嚏及鼻塞等症状，即可判定为阳性反应。阳性者表明患者对该变应原过敏。该试验用于诊断过敏性鼻炎，评价免疫治疗效果，检测职业过敏症。

3. 结膜激发试验 将变应原浸液滴入患者眼结膜，15～20min，出现结膜充血、水肿、分泌增加、有痒感，甚至出现眼睑红肿等现象，即为阳性反应。阳性者表明患者对该变应原过敏。该试验主要用于眼部变态反应性疾病的变应原检查。

4. 口服激发试验 目前公认口服激发试验中的双盲安慰剂对照食物激发试验（double-blind placebo control food challenge，DBPCFC）是诊断食物过敏的金标准，其阳性和阴性预测值的准确性均 >95%。检测时将外观和口味相同的安慰剂或（和）可疑食物装入胶囊中，其初次量 10～50mg，无反应则按每 30min 加倍量，直至最大剂量为 10g。当出现临床症状（包括呼吸道、消化道和皮肤）时即可判定阳性。但此法需在激发试验前 1 周内回避可疑食物，试验前 16h 停用抗组胺药。该试验需数小时且费用高，在激发试验时会使患者出现超敏症状，甚至发生危及生命的严重休克反应。

（三）血清总 IgE 的测定

1. 方法类型 总 IgE 是指针对各种变应原的 IgE 的总和。测定血清总 IgE 的方法如下。

（1）放射免疫吸附试验（radioimmunosorbent test，RIST） 采用双抗体夹心模式。其原理是将抗 IgE 抗体偶联到滤纸上，使其与待测血清和 IgE 参考标准反应，再与 ^{125}I 标记的抗人 IgE 抗体反应，形成双抗体夹心复合物，最后测定滤纸片的放射活性。其放射活性与血清 IgE 含量呈正相关。利用标准曲线可得出待测血清总 IgE 的含量（图 19-5）。该法敏感性较高，但需要特殊仪器（γ-计数仪）且存在放射性核素污染。

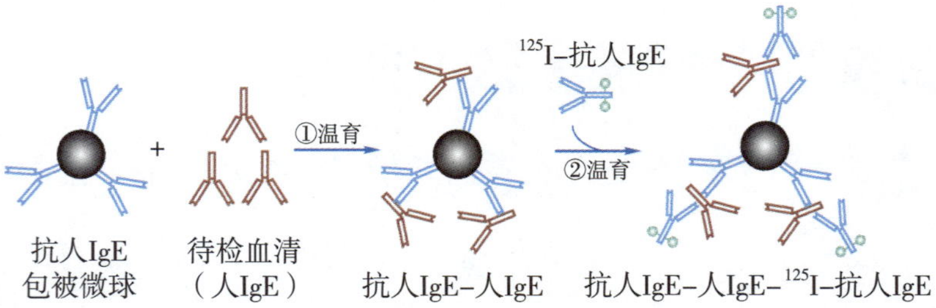

图 19-5 RIST 检测血清总 IgE 原理示意图

（2）ELISA 采用双抗体夹心模式。其原理是包被在固相载体上的抗 IgE 抗体首先与待测血清和 IgE 参考标准品反应，再与酶标记的抗 IgE 抗体反应形成双抗体夹心复合物。最后利用酶催化底物显色，根据吸光度变化和标准曲线可确定 IgE 含量。该方法操作简便，敏感度与放射免疫吸附试验相近似，但不存在放射性核素污染，因此临床较常用。

（3）化学发光免疫分析 采用双抗体夹心模式。其原理是包被抗 IgE 抗体的磁颗粒首先与待测血清和 IgE 参考标准品反应，再与吖啶酯标记的抗 IgE 抗体反应形成双抗体夹心复合物。最后根据化学发光强度和标准曲线，仪器可以自动计算出 IgE 含量。此法敏感性高、特异性强、稳定性好、测定自动化，操作简便、迅速，临床多采用。

2. 临床意义　成人参考区间为：男性：31 ~ 5500μg/L 或（631 ± 128）U/ml，女性：31 ~ 2000μg/L 或（337 ± 60）U/ml（1U = 2.4ng）。IgE 含量与人种、地域、环境、年龄、性别和检测方法有关，所以各实验室的参考区间不同。

IgE 升高常见于 I 型超敏反应性疾病，如支气管哮喘、过敏性鼻炎、特应性皮炎等，IgE 含量与病情发作及缓解呈平行关系。部分非超敏反应性疾病 IgE 水平也可升高，如寄生虫感染、天疱疮、胸腺发育不良病、骨髓瘤、高 IgE 综合征等。免疫功能缺陷者可能测不出 IgE。

（四）血清特异性 IgE 的测定

1. 方法类型　特异性 IgE 是指针对某一变应原的 IgE。测定血清特异性 IgE 的方法如下。

（1）放射变应原吸附试验（radioallegosorbent test，RAST）　1967 年由 Wide 建立，其原理是吸附于固相载体的变应原与待测血清和 IgE 参考标准品反应，再与放射性核素标记的抗 IgE 反应，最后测定固相载体的放射活性。其放射活性与血清 IgE 含量呈正相关。利用标准曲线可得出待测血清中特异性 IgE 的含量（图 19 – 6）。

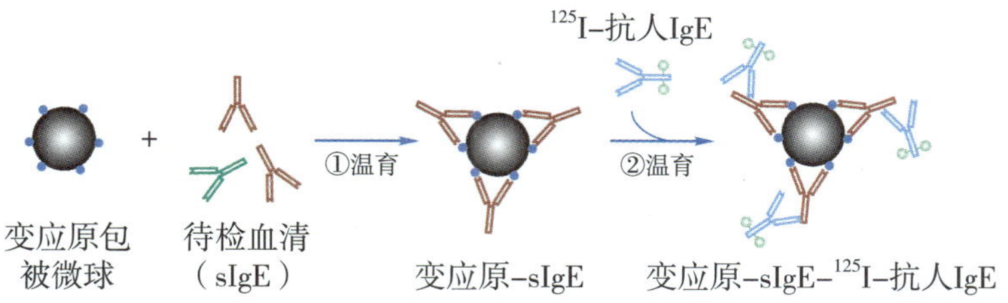

图 19 – 6　RAST 检测血清特异性 IgE 原理示意图

该方法敏感性高、特异性强，其结果与皮肤试验、支气管激发试验的符合率高达 80%，且安全性好，但不能完全代替后两种试验，因后两种试验更能反映机体的整体情况。缺点是需要特殊仪器（γ – 计数仪），有放射性核素污染的可能，待测血清存在相同特异性 IgG 时会对结果产生干扰。

（2）ELISA　其原理是吸附于固相载体的变应原与待测血清和 IgE 参考标准品反应，再与酶标二抗反应，形成变应原 – IgE – 酶标二抗复合物，最后利用酶催化底物生成有色产物，根据显色程度和标准曲线确定 IgE 含量。该法操作简便，无需特殊设备，无放射性核素污染，国内应用较多。

（3）荧光酶免疫测定　该方法采用内含多孔弹性纤维素粒的帽状新型载体结合变应原（图 19 – 7），与待测血清和 IgE 参考标准品反应，然后再与 β – 半乳糖苷酶标记的抗人 IgE 反应。β – 半乳糖苷酶作用于荧光底物 4 – 甲基伞桂 – β – 半乳糖苷（4 – methylumbelliferyl – β – *O* – galactoside）产生荧光。荧光强度与 IgE 含量呈线性关系。根据标准曲线可得出待测血清中特异性 IgE 的含量。该方法敏感性高、特异性强、测定自动化，操作简便、迅速，是目前公认的检测特异性 IgE 的金标准。

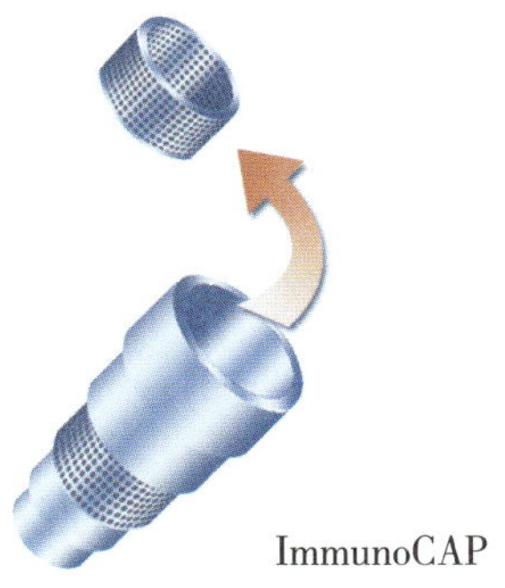

图 19 – 7　CAP 的外形示意图

2. 临床意义　特异性 IgE 检测对 I 型超敏反应疾病的诊断有重要价值，可以确定变应原的种类。其试验的敏感度和特异度都很高，特别是对花粉、螨类、动物毛皮屑、牛奶、鸡蛋、坚果等变应原的特异性 IgE 测定，敏感度和特异度都可在 90% 以上，有的甚至可接近 100%。应该注意的是：变应原具有明显的地域性和同属不同种现象；此外，某些小分子变应原（半抗原）特异性 IgE 测定敏感度不高，如青霉素降解产物，对这些变应原，如测不出特异性 IgE 并不排除超敏的可能。

（五）吸入变应原过筛试验

吸入变应原过筛试验（phadiatop）是将空气中 90% 以上最为常见的多种变应原吸附到 1 个 CAP 上，患者血清中只要有针对其中一种变应原的特异性 IgE，即可呈阳性反应。该试验阳性表明患者对吸入变应原过敏，阴性则表明对大部分吸入变应原不过敏。该法敏感度为 88%，特异度为 97%，阳性预测值为 97%，阴性预测值为 87%，是一种很好的变应原过筛试验。

（六）嗜酸粒细胞计数

1. 外周血中嗜酸粒细胞计数 可采用外周血中嗜酸粒细胞分类计数法和直接计数法，目前多用后者。直接计数法又分为两种：一种是手工显微镜直接计数法，其原理是嗜酸粒细胞的胞浆颗粒内富含碱性氨基酸和碱性蛋白，易与阴离子染料结合而着色，故常用 2% 伊红 - 丙酮染色液。该染色液为低渗溶液，能破坏红细胞和大部分其他白细胞，使嗜酸粒细胞易于区别。另一种是五分类血细胞计数仪自动测定法，该法快速、准确，不受主观因素影响，在临床已推广应用。

外周血嗜酸粒细胞正常参考区间为（0.05～0.5）$\times 10^9$/L。嗜酸粒细胞增高是超敏性炎症的特征，见于过敏性疾病。此外，某些寄生虫病、传染病及血液病时，嗜酸粒细胞也会增高。

2. 局部体液中嗜酸粒细胞计数 局部体液中嗜酸粒细胞增高可作为过敏性疾病诊断的直接证据。标本采集是局部体液中嗜酸粒细胞计数的关键，可采集鼻分泌物、皮疱液、支气管肺泡液、眼分泌物、中耳分泌物或痰液，经涂片、染色及显微镜下进行嗜酸粒细胞计数，计算其百分率。按照表 19 - 3 的分级标准判定结果。

表 19 - 3 嗜酸粒细胞涂片检查的分级标准

嗜酸粒细胞占白细胞总数的比例（%）	级别
0	-
1～5	±
5～25	+
25～50	++
>50	+++

（七）嗜酸粒细胞阳离子蛋白的测定

常用荧光酶免疫测定法检测嗜酸粒细胞阳离子蛋白（ECP），其原理是 CAP 中包被抗 ECP 抗体，与血清中 ECP 结合后，加入酶标记抗 ECP 抗体，三者形成双抗体夹心结构的复合物。酶标记抗体作用于底物，发射荧光，测定荧光强度，根据标准曲线计算出 ECP 含量。

嗜酸粒细胞阳离子蛋白（ECP）是嗜酸粒细胞释放的毒性蛋白，其含量反映嗜酸粒细胞活化的程度及其分泌毒性蛋白的能力，是反映气道炎症的重要指标。其值的高低与哮喘病情轻重密切相关。因此，ECP 可作为监测气道炎症、指导哮喘治疗的指标。

（八）嗜碱粒细胞计数

嗜碱粒细胞计数可采用外周血中嗜碱粒细胞分类计数法和直接计数法，常用后者。直接计数法又分为两种：一种是手工显微镜直接计数法，其原理是嗜碱粒细胞胞浆颗粒含有肝素，肝素的硫酸根易与阳离子染料结合而着色，故常用阿利新蓝染色液染色。该染色液能使红细胞和大部分其他白细胞溶解，使嗜碱粒细胞易于区别；另一种是用五分类血细胞计数仪自动测定法，该法快速、准确，不受主观因素影响，在临床已推广应用。

嗜碱粒细胞正常参考区间为（0.02～0.06）$\times 10^9$/L。嗜碱粒细胞计数可作为Ⅰ型超敏反应性疾病的过筛试验，也可作为疗效考核的辅助指标。

（九）人嗜碱粒细胞脱颗粒试验

人嗜碱粒细胞脱颗粒试验（human basophile degranulation test，HBDT）是受试者从外周血中分离嗜碱粒细胞，由于嗜碱粒细胞胞浆内含有较多硫酸肝素颗粒，可被碱性染液（阿利新蓝）染色而被识别。当加入变应原后与结合在嗜碱粒细胞上的IgE结合形成桥联，导致胞浆内颗粒脱出，此时不再被染色。与对照（不加变应原）比较，当脱颗粒嗜碱粒细胞数减少30%以上即为阳性，从而可推断受试者是否对该变应原过敏。

HBDT简单、经济，与皮肤试验和RAST的符合率在80%以上，可作为寻找特异性变应原的有效手段之一。但需显微镜目测，影响精确性，若能借助仪器自动计数可克服此弊病。

HBDT主要应用于Ⅰ型超敏反应性疾病的体外检测方法，可作为脱敏免疫治疗选择方案的依据；HBDT可直观反映嗜碱粒细胞颗粒释放能力，从细胞水平阐明Ⅰ型超敏反应性疾病的发病机制，评估脱敏治疗、免疫治疗的疗效；用于寻找变应原和判断脱敏治疗的效果。

第二节　Ⅱ型超敏反应性疾病与免疫学检验

Ⅱ型超敏反应（type Ⅱ hypersensitivity）由抗细胞表面抗原的IgG或IgM类抗体介导，补体活化、抗体和补体的调理作用及ADCC造成细胞损伤，因此，又称**细胞溶解型**（cytolytic type）或**细胞毒型**（cytotoxic type）超敏反应。

一、Ⅱ型超敏反应的发生机制

（一）抗原

诱发Ⅱ型超敏反应的抗原主要有：①细胞表面的同种异型抗原，如ABO血型抗原、Rh抗原和HLA等；②正常组织细胞上的同外源性抗原相同的共同抗原，如链球菌与人肾小球基底膜、心瓣膜之间的共同抗原；③由于感染、理化因素改变了的自身抗原；④吸附于组织细胞上的外来抗原、半抗原或抗原－抗体复合物，如药物半抗原，可结合于血液有形成分的表面成为完全抗原。

（二）抗体

介导Ⅱ型超敏反应的抗体主要是IgG和IgM类抗体，这些抗体的来源包括免疫性抗体、被动转移性抗体、自身抗体等。

（三）效应机制

抗体与细胞膜表面的相应抗原结合后，可通过以下途径杀伤靶细胞（图19－8）或导致靶细胞功能紊乱。

1. 补体介导的细胞毒作用　IgM或IgG类抗体与靶细胞表面抗原特异性结合后，通过激活补体经典途径，形成膜攻击复合物，直接引起膜损伤，使靶细胞溶解死亡。

2. 免疫调理作用　抗体与靶细胞表面抗原特异性结合后，通过其Fc段与吞噬细胞表面的Fc受体结合，发挥抗体的调理作用，促进吞噬细胞吞噬破坏靶细胞；或激活补体产生C3b，通过与吞噬细胞表面C3b受体结合，发挥补体的调理作用，促进吞噬细胞吞噬破坏靶细胞。

3. ADCC作用　抗体与靶细胞表面抗原特异性结合后，通过其Fc段与NK细胞、Mφ、

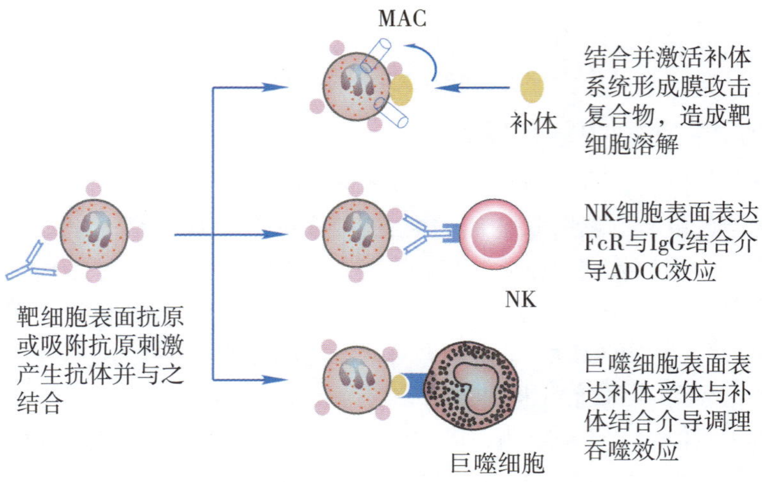

图 19－8　Ⅱ型超敏反应的发生机制示意图

中性粒细胞表面 Fc 受体结合，溶解破坏靶细胞。

4. 刺激或阻断靶细胞受体功能　某些抗细胞表面受体的自身抗体与相应受体结合后，并不引起靶细胞破坏，而是刺激或阻断受体功能，导致靶细胞功能紊乱。

二、常见的Ⅱ型超敏反应性疾病

（一）输血反应

多发生于 ABO 血型不符的输血。其发生机制为：A 和 B 血型抗原主要表达于红细胞表面。血型为 A 者体内存在针对 B 的 IgM 天然抗体，血型为 B 者体内存在针对 A 的 IgM 天然抗体，O 型个体体内存在针对 A 和 B 的 IgM 天然抗体。如果 A 型供血者的血误输给 B 型受血者，由于 A 型血红细胞表面有 A 抗原，B 型血清中含抗 A 抗体，两者结合后激活补体，可使红细胞溶解破坏，引起溶血反应。

输血反应也可发生其他血型不合的输血中，由于其他血型系统多为 IgG，故反应程度低于 ABO 血型系统。

（二）新生儿溶血症

新生儿溶血症（hemolytic disease of the newborn，HDNB）可因母子间 Rh 血型不符引起。Rh 血型抗原中 RhD 抗原最重要。母亲为 RhD 阴性，由于输血、流产或分娩等原因接受了 RhD 阳性红细胞表面 RhD 抗原刺激后，可产生 RhD 抗体。此类抗体为 IgG 类抗体，可通过胎盘。当体内产生有 Rh 抗体的母亲妊娠或再次妊娠时，母体内的 RhD 抗体便可通过胎盘进入胎儿体内，如胎儿血型为 RhD 阳性时，RhD 抗体与其红细胞结合，使之溶解破坏，引起流产或发生新生儿溶血症（图 19－9）。如果对初产妇分娩后 72h 内注射 RhD 抗体，及时清除进入母体内的 RhD 阳性红细胞，可有效预防再次妊娠时发生新生儿溶血症。

母子间 ABO 血型不符引起的新生儿溶血症发生率较高，但症状较轻。其原因是：母子间 ABO 血型不符引起的新生儿溶血症多发生于母亲为 O 型，胎儿为 A 型、B 型或 AB 型。中国人多为 ABO 血型系统，ABO 血型系统中红细胞抗原产生的抗体以 IgM 为主，IgM 不能通过胎盘进入胎儿。

（三）药物过敏性血细胞减少症

青霉素、磺胺、安替比林、奎尼丁和非那西汀等药物半抗原，能与血细胞膜蛋白或血浆蛋白结合获得免疫原性，从而刺激机体产生抗药物特异性抗体。这种抗体与药物结合的

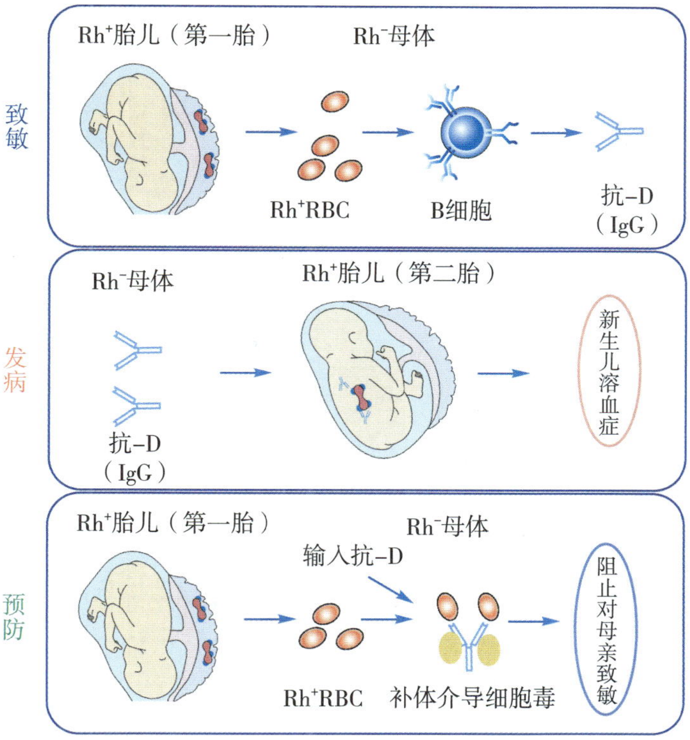

图 19－9　新生儿溶血症的机制及其预防示意图

红细胞、粒细胞或血小板作用（图 19－10A），或与药物结合形成复合物后再与具有 Fc 受体和补体 C3b 受体的红细胞、粒细胞或血小板结合（图 19－10B），可引起药物性溶血性贫血（hemolytic anemia）、粒细胞减少症（granulocytopenia）和血小板减少性紫癜（thrombocytopenic purpura）。

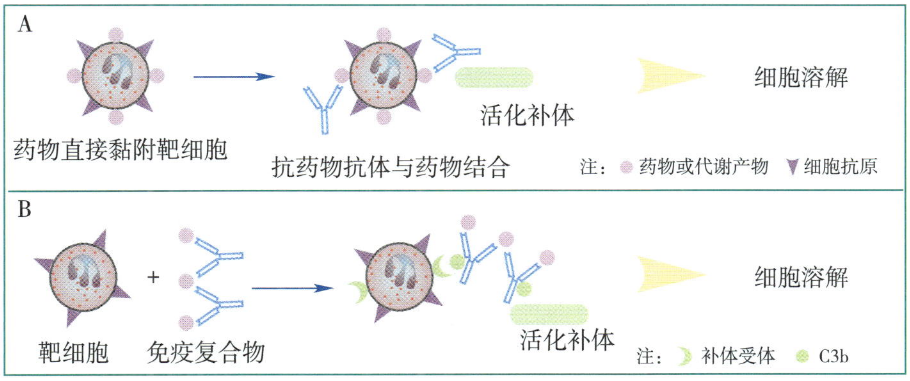

图 19－10　药物过敏性血细胞减少症发生机制示意图

（四）自身免疫性溶血性贫血

自身免疫性溶血性贫血可能与遗传因素有关，或因病毒、药物或酶作用于红细胞，使红细胞膜表面抗原发生改变，从而刺激机体产生抗红细胞自身抗体（主要为 IgG 类）。这种抗体与自身改变的红细胞特异性结合，导致红细胞溶解，引起自身免疫性溶血性贫血。例如，甲基多巴类药物具有强氧化作用，能使红细胞膜表面抗原变性，刺激机体产生抗红细胞自身抗体，引起自身免疫性溶血性贫血（图 19－11）。引起红细胞溶解的自身抗体有温抗体和冷抗体两类，它们分别在 37℃和 20℃发挥作用。

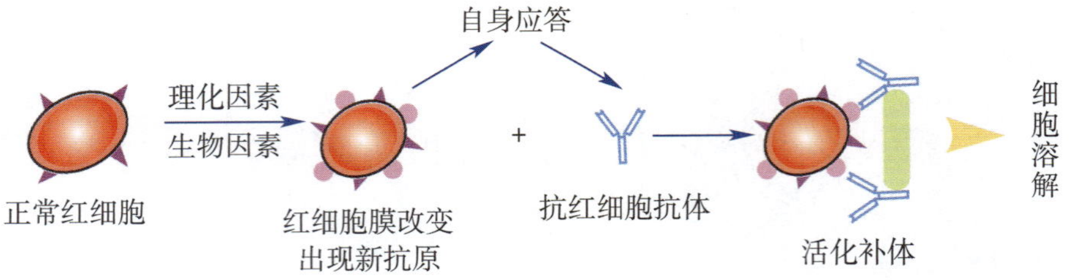

图 19－11　自身免疫性溶血性贫血机制示意图

（五）肾小球肾炎

乙型溶血性链球菌与人类肾小球基底膜具有相似抗原成分，链球菌感染后产生的抗链球菌抗体可与肾小球基底膜结合，激活补体，导致肾小球肾炎。此型肾小球肾炎发生率约占链球菌感染后肾小球肾炎的 15%。

（六）急性风湿热

A 族链球菌的蛋白质抗原与心肌细胞有共同抗原，链球菌感染后产生的抗链球菌抗体可与心肌细胞发生交叉反应，引起心内膜炎和心肌炎。

（七）肺出血－肾炎综合征

肺出血－肾炎综合征又称 Goodpasture 综合征，是由自身抗体（抗Ⅳ型胶原抗体）引起的以肺出血和肾小球肾炎为特征的疾病。临床表现为蛋白尿、血尿、肾功能衰竭、肺出血或尿毒症。其发病机制为：抗Ⅳ型胶原抗体与肺泡和肾小球毛细血管基底膜中第Ⅳ型胶原结合，并在局部激活补体和中性粒细胞，造成基底膜损伤。显微镜下可见坏死、中性粒细胞浸润及抗体和补体沿基底膜呈线性沉积。

（八）Graves 病

Graves 病（Graves disease）属刺激型超敏反应。患者产生抗甲状腺刺激素（thyroid stimulating hormone，TSH）受体的自身抗体，此抗体能高亲和力结合甲状腺细胞表面的 TSH 受体，并持续激活 TSH 受体，使甲状腺细胞产生大量甲状腺素，出现甲状腺功能亢进（图 19－12）。

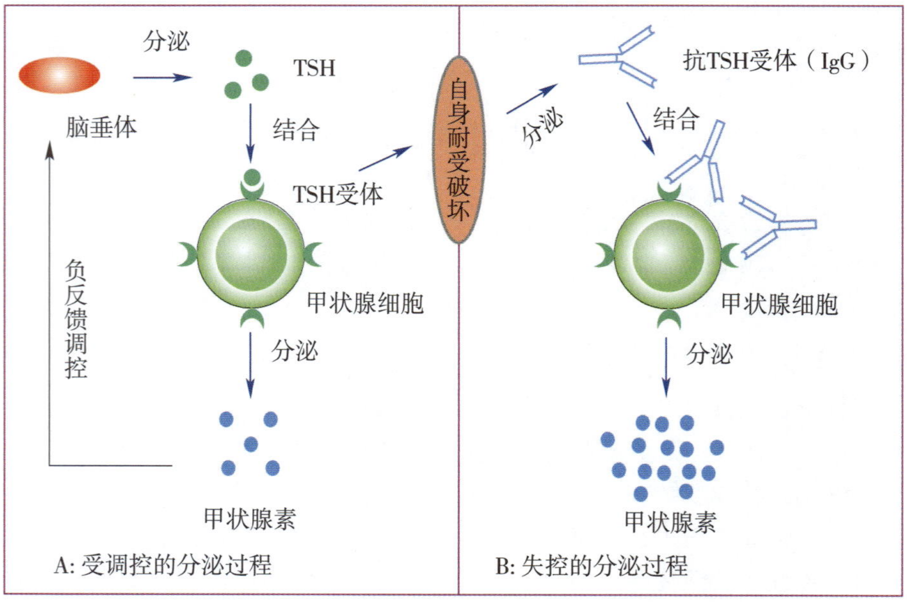

图 19－12　甲状腺功能亢进症发病机制示意图

（九）重症肌无力

重症肌无力属抑制型超敏反应。患者体内产生抗乙酰胆碱受体的自身抗体，该抗体与乙酰胆碱受体结合后，由于受体的内吞和胞内的降解，受体数目减少，阻断了乙酰胆碱介导的神经－肌肉信号传导，引起进行性肌肉萎缩，导致肌无力（图 19－13）。

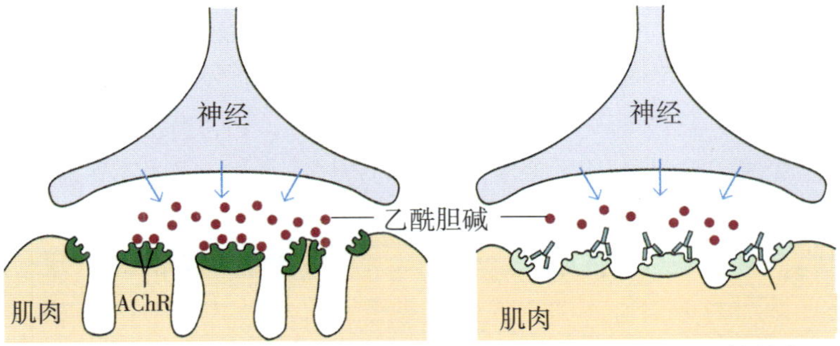

A: 乙酰胆碱与受体结合，肌肉收缩　　B: 乙酰胆碱不能与受体结合，肌肉不能收缩

图 19－13　重症肌无力发病机制示意图

（十）胰岛素抗性糖尿病

有些对胰岛素无反应的糖尿病患者产生抗胰岛素受体的自身抗体，该抗体与受体结合后，胰岛素不能与其受体结合。

三、Ⅱ型超敏反应性疾病的免疫学检验

Ⅱ型超敏反应的免疫学检验主要涉及血液系统疾病和自身免疫病，相应的检测主要针对抗血细胞抗体、抗肾小球基底膜抗体及抗 TSH 受体抗体等，其检测方法主要有抗球蛋白试验、荧光免疫技术等。参见本教材第四章、第七章、第二十章。

第三节　Ⅲ型超敏反应性疾病与免疫学检验

Ⅲ型超敏反应（type Ⅲ hypersensitivity）由**免疫复合物**（immune complex，IC）介导，补体活化、中性粒细胞释放溶酶体酶和血小板活化导致血管性炎症和组织损伤，因此又称**免疫复合物型**（immune complex type）或**血管炎型**（vasculitis type）超敏反应。

一、Ⅲ型超敏反应的发生机制

（一）抗原

引起Ⅲ型超敏反应的抗原种类很多，根据其来源分为两类：①内源性抗原，如类风湿关节炎的变性 IgG、系统性红斑狼疮的核抗原、肿瘤抗原等；②外源性抗原，如微生物及其代谢产物、异种血清、药物等。

（二）抗体

介导Ⅲ型超敏反应的抗体主要是 IgG 和 IgM 类抗体。

（三）免疫复合物的形成和沉积

血液循环中的可溶性抗原与相应抗体结合，形成可溶性抗原－抗体复合物即免疫复合物。免疫复合物的形成是免疫应答常见的现象，大多被免疫系统清除，无致病作用。只有在特定

的情况下，免疫复合物才沉积于毛细血管基底膜，引起炎症反应和组织损伤。免疫复合物的形成和沉积是Ⅲ型超敏反应的始动环节，受诸多因素的影响。

1. 免疫复合物的数量 长期反复感染、长期用药、长期接触外源性抗原，或自身抗原长期存在于体内，均可形成较大量免疫复合物，不易完全被清除。

2. 免疫复合物的性质 免疫复合物的大小、电荷、亲和力等均可影响免疫复合物的沉积。抗原与相应抗体结合时，当抗原、抗体比例相当时，形成大分子免疫复合物，它易被吞噬细胞捕获、吞噬、清除；当抗体远多于抗原时，易形成小分子可溶性免疫复合物，能通过肾小球滤膜被排出体外。这两种复合物对机体均无致病作用。当抗原略多于抗体时，可形成中等大小的可溶性免疫复合物（19S），它既不容易从肾排出，又不容易被吞噬细胞清除，长期存在于血液循环中，又称**循环免疫复合物**（circulating immune complex，CIC）。它容易沉积于毛细血管基底膜；带正电荷的抗原和抗体容易沉积于带负电荷的肾小球基底膜上；有些组织对某些抗原具有特别的亲和力，例如肾小球基底膜的胶原蛋白对 DNA 亲和力较强，因此细胞分解后释出的胞核 DNA 可与肾小球基底膜结合，并在基底膜处与抗核抗体结合形成免疫复合物。

3. 毛细血管通透性 毛细血管通透性是免疫复合物沉积的首要条件。免疫复合物可通过以下两方面使血管通透性增加，有利于免疫复合物沉积：①免疫复合物可通过激活补体产生过敏毒素 C3a 和 C5a，使肥大细胞、嗜碱粒细胞活化，释放组胺等血管活性介质；②免疫复合物通过与血小板表面 IgG Fc 受体结合使血小板活化，释放组胺等血管活性物质。由于这些血管活性介质使毛细血管通透性增加，内皮间隙加大，有利于免疫复合物沉积和嵌入间隙之中。

4. 局部血流动力学因素的作用 免疫复合物容易沉积在血管静水压高、血管迂曲、产生血流漩涡的组织，例如肾小球基底膜和关节滑膜等处毛细血管迂回曲折，血流缓慢，易产生涡流，而且该处毛细血管内血压较一般毛细血管内血压高，因此有利于循环免疫复合物沉积和嵌入到血管内皮细胞间隙之中。

5. 机体清除免疫复合物的能力 免疫复合物在组织中的沉积与机体清除它们的能力呈反比。免疫复合物的清除由单核 - 吞噬系统和补体的功能决定。吞噬细胞和补体的缺陷均可促进免疫复合物持续存在，继而在组织中沉积。

（四）免疫复合物引起组织损伤的机制

免疫复合物通过以下机制引起组织损伤（图 19 - 14）。

1. 补体的作用 免疫复合物通过经典途径激活补体系统，产生 C3a 和 C5a 等活性片段。C3a 和 C5a 能与嗜碱粒细胞、肥大细胞上的 C3a 和 C5a 受体结合，使其释放组胺等炎性介质，导致局部毛细血管通透性增加，渗出增多，出现水肿。

2. 中性粒细胞的作用 补体系统活化产生的 C3a、C5a 是趋化因子，能吸引中性粒细胞浸润至免疫复合物沉积部位。中性粒细胞在吞噬免疫复合物的过程中可释放多种酶类如蛋白水解酶、胶原酶、弹性纤维酶等，使血管基底膜和周围组织细胞损伤。局部造成以中性粒细胞浸润为主的炎症是Ⅲ型超敏反应的特征。

3. 血小板的作用 免疫复合物通过与血小板的 IgG Fc 受体结合，使血小板聚集、活化并释放 5 - 羟色胺等血管活性物质，引起血管扩张、血管通透性增加，导致渗出和水肿；血小板聚集能激活凝血系统，形成微血栓，造成局部组织缺血、出血、坏死。

二、常见的Ⅲ型超敏反应性疾病

（一）局部免疫复合物病

1. Arthus 反应 1903 年，Arthus 发现用马血清皮内反复免疫家兔数周后，若再次注射相

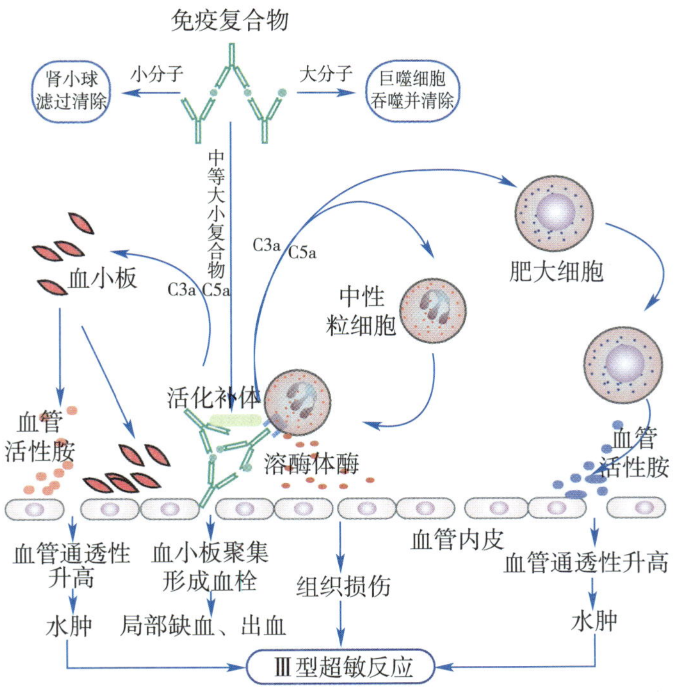

图 19－14　Ⅲ型超敏反应的发生机制示意图

同血清，注射局部可出现水肿、出血、坏死等剧烈炎症反应，此即**Arthus 反应**（Arthus reaction）。其发生机制是：前几次注射的异种血清刺激家兔产生了大量特异性抗体，抗体通过血管弥散到局部皮内。当再次注射相同抗原时，两者相遇于局部，形成的免疫复合物沉积于血管基底膜上，激活补体，吸引中性粒细胞和血小板聚集于该处，血管通透性增加，出现炎症（图 19－15）。

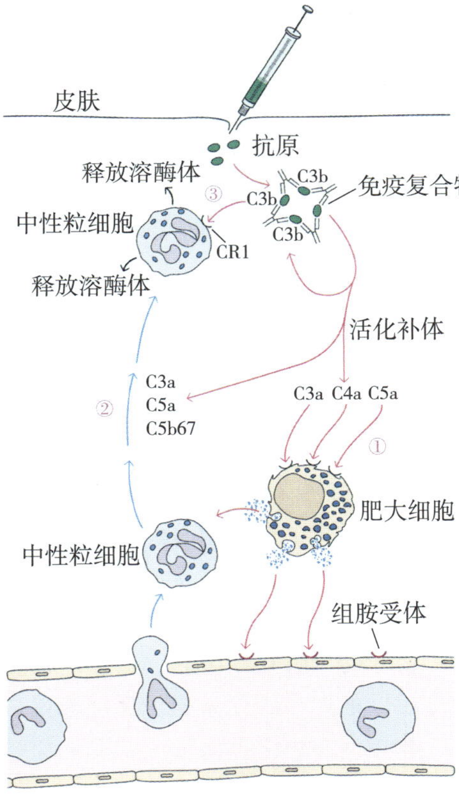

图 19－15　Arthus 反应发生机制示意图

2. 吸入性Ⅲ型超敏反应　吸入性抗原与相应抗体形成的免疫复合物在肺泡基底膜上沉积可引起肺炎或肺泡炎。因吸入霉草中嗜热放线菌引起的肺炎称为**农民肺**（farmer lung），因吸入鸽粪中的蛋白引起的疾病称为**养鸽者病**（pigeon fancier disease）。

（二）全身性免疫复合物病

1. 血清病　通常发生在一次大量注射抗毒素（马血清）1 周后，其主要症状是发热、皮疹、淋巴结肿大、关节肿痛和一过性蛋白尿等。由于该病主要因注射异种动物血清所致，故称为**血清病**（serum sickness）。其发病机制是：患者体内已产生抗抗毒素的抗体，而抗毒素尚未完全清除，二者结合形成中等大小的可溶性免疫复合物。免疫复合物随血流运行并沉积于全身血管中，特别是在肾、关节和皮肤中沉积，引起炎症反应和组织损伤。血清病具有自限性，停止注射抗毒素后症状可自行消退。有时应用大剂量青霉素、磺胺等药物也可引起类似的血清病样反应。

用实验的方法给家兔注射外源血清，5 天后就会出现抗外源血清的抗体，由于此后形成的抗原－抗体复合物沉积，家兔出现肾炎和动脉炎的症状。10～15 天以后才又出现游离的抗外源血清的抗体，此即实验性血清病（图 19－16）。

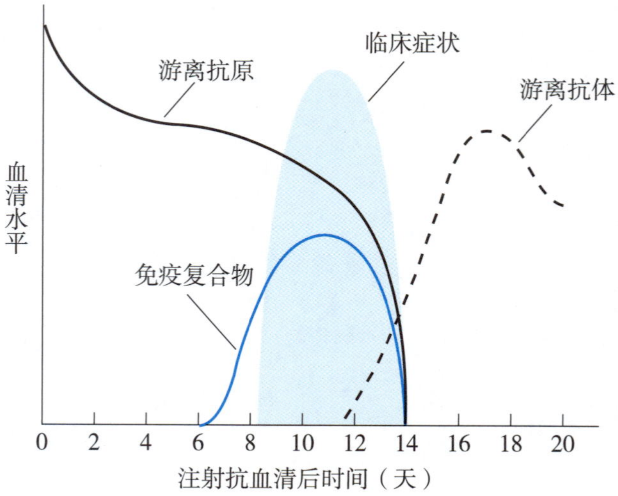

图 19－16　实验性血清病发生机制示意图

2. 链球菌感染后肾小球肾炎（免疫复合物型肾炎）　A 族溶血性链球菌感染后 2～3 周，此时体内已产生抗链球菌抗体，该抗体与链球菌可溶性抗原结合形成循环免疫复合物，沉积在肾小球基底膜上，引起基底膜损伤，导致免疫复合物型肾炎。80% 以上的肾小球肾炎属于Ⅲ型超敏反应。免疫复合物引起的肾炎也可在其他病原微生物如葡萄球菌、肺炎双球菌、乙型肝炎病毒或疟原虫感染后发生。

3. 系统性红斑狼疮　系统性红斑狼疮（systemic lupus erythematosus，SLE）病因复杂，其发病机制是患者体内可产生多种自身抗体，引起多个脏器损害（详见第二十章）。

4. 类风湿关节炎　类风湿关节炎（rheumatoid arthritis，RA）病因尚未完全清楚（详见第二十章）。

三、Ⅲ型超敏反应性疾病的免疫学检验

Ⅲ型超敏反应性疾病的免疫学检验主要是检测免疫复合物。免疫复合物的检测包括循环免疫复合物和组织固定免疫复合物的检测。

（一）循环免疫复合物的检测

随血液循环的免疫复合物称为循环免疫复合物（CIC）。CIC 的检测技术可分为抗原特异性和非抗原特异性检测技术两类。前者通过区别游离的抗原和与抗体结合的抗原，选择性测定含有某种特定抗原的免疫复合物，如 DNA－抗－DNA、HBsAg－抗－HBs 等。检测免疫复合物中抗原特异性比较困难，目前还没有建立常规、实用的检测方法。后者则不考虑免疫复合物中抗原的性质，而是根据免疫球蛋白分子在结合抗原以后发生的物理学和生物学特性的改变进行检测。由于体内形成的循环免疫复合物涉及多种抗原－抗体系统，所以临床多检测非抗原特异性免疫复合物。

1. 非抗原特异性循环免疫复合物的检测方法　非抗原特异性循环免疫复合物的检测方法种类繁多，根据其原理不同可分为：①根据免疫复合物的理化性质而设计的理化技术，例如：聚乙二醇（polyethylene glycol，PEG）沉淀法、冷沉淀法、选择性超滤法、超速离心法等；②根据免疫复合物能与某些活性分子上的补体和 Fc 受体结合原理而设计的分子受体法，例如：C1q 结合试验、抗补体试验、胶固素结合试验等；③根据某些细胞上具有补体受体和

（或）Fc 受体能与免疫复合物结合原理而设计的细胞受体法，例如：Raji 细胞法、巨噬细胞法、血小板凝聚试验等；④根据免疫复合物能与抗球蛋白结合而设计的抗球蛋白技术，如抗球蛋白试验、mRF 固相抑制试验、mRF 凝胶扩散试验等。常用的方法如下。

（1）PEG 沉淀法　PEG 是一种无电荷的直链大分子多糖，可非特异性沉淀蛋白质。沉淀具有可逆性，对蛋白质的生物活性无影响。在 pH 值、离子强度等条件固定时，蛋白质分子量越大，用以沉淀的 PEG 浓度越小。分离血清免疫复合物一般采用最终浓度为 3% ~4% PEG。PEG 6000 对蛋白质沉淀具有良好的选择性，所以在测定中采用 PEG 6000。PEG 使免疫复合物沉淀的机制可能是使免疫复合物自液相中空间排斥而析出；此外，PEG 还可控制循环免疫复合物解离，促进循环免疫复合物进一步聚合成更大的凝聚物而被沉淀。利用透光率比浊或散射比浊法可测出循环免疫复合物的存在与含量。参考值为 4.3 ±2.0，以≥8.3 为阳性，或以不同浓度**热聚和人 IgG**（heat agglutination human IgG，HAHG）按以上方法操作制备校正曲线，也可得出免疫复合物含量（相当于 HAHG 的 mg/L）。PEG 沉淀法检测循环免疫复合物敏感度达 20mg/LHAHG，方法简便易行，国内已广泛使用，但不能反映小分子循环免疫复合物的情况，而且结果易受多种大分子蛋白质的干扰，因而特异性较差。

（2）固相 C1q 结合试验　该法利用循环免疫复合物具有与 C1q 结合的特性，包被 C1q 于固相载体，加入待测血清，免疫复合物与 C1q 结合，再用放射性核素或酶标记的抗人 IgG 检测免疫复合物中 IgG。根据其放射活性或酶活性判断免疫复合物含量。固相 C1q 结合试验敏感度较高，可达 0.1mg/LHAHG，重复性好，但 C1q 制品不易精制而且纯品不稳定，使结果稳定性受影响。

（3）抗补体试验　将抗 C3 抗体包被固相载体，循环免疫复合物在体内已结合了 C3，通过 C3 介导循环免疫复合物与固相抗 C3 连接，加酶标记抗人 IgG 检测复合物中 IgG，加底物显色，根据颜色深浅判断免疫复合物含量。抗补体试验敏感度较高，达 0.1mg/LHAHG，重复性好，操作比固相 C1q 结合试验简便，但有些免疫复合物上未固定补体，或补体性质不稳定，故这部分循环免疫复合物测不出来。反之，血清中补体含量过多，游离的 C3 分子结合固相抗体，则循环免疫复合物结合不上，影响其结果。故待测血清尽量去除游离补体。

（4）Raji 细胞法　Raji 细胞是从 Burkitt 淋巴瘤患者血液中分离建立的 B 细胞株，可在体外长期传代。其表面有大量 C1q、C3b 和 C3d 受体，故能吸附已结合补体的循环免疫复合物。将待测血清与 Raji 细胞反应，再与放射性核素标记的抗人 IgG 反应，最后测定沉淀细胞的放射活性。以热聚合 IgG 作为参考标准绘制标准曲线，根据标准曲线可得出待测血清中免疫复合物的含量。Raji 细胞试验敏感性较高，达 6 ~12mg/LHAHG，但 Raji 细胞培养操作繁琐；此外，Raji 细胞表面具有 Fc 受体，待测血清中游离的 IgG 也可通过 Fc 段与 Raji 细胞结合，造成假阳性。

（5）mRF 固相抑制试验　该法利用类风湿因子（RF）与变性 IgG、热聚合 IgG、免疫复合物具有较强亲和力的特性，将单克隆 RF（mRF）吸附于固相载体，加入待测血清，再加入放射性核素标记的热聚合 IgG。如果待测血清中含有免疫复合物，则与固相 mRF 结合，从而抑制放射性核素标记的热聚合 IgG 与 mRF 的结合。固相载体的放射活性与免疫复合物的含量呈负相关。mRF 固相抑制试验敏感性较高，但 mRF 需从特发性冷球蛋白血症的血清中提取，来源困难，因此方法较难常规应用。

目前尚无一种对所有种类的循环免疫复合物均能有效检测的方法，各种方法只能检测某一类或某个范围的免疫复合物。例如，PEG 沉淀法不能反映小分子循环免疫复合物的情况，补体参与技术不能检测出 IgA、IgE 和 IgD 类抗体形成的循环免疫复合物（不能激活补体）。而且，不同方法检测原理各异，其检测结果有时不相关。因此，在检测非抗原特异性循环免疫复合物时，最好用几种方法同时进行，以提高阳性检出率。

2. 非抗原特异性循环免疫复合物检测的临床意义 免疫复合物的检测对于疾病的诊断、病情演变、发病机制的探讨、疗效观察和预后判断等具有重要意义。某些自身免疫病如 SLE、RA、链球菌感染后肾小球肾炎、慢性活动性肝炎及血管炎等患者血清中都可检出循环免疫复合物。

（二）组织固定免疫复合物的检测

组织固定免疫复合物可利用免疫组化法检测。首先从适当的病理部位采取组织标本制备切片，然后用荧光标记的抗人 IgG 或抗人 C3 染色，在荧光显微镜下见到相应部位出现荧光为阳性反应；也可用酶标记的抗人 IgG 或抗人 C3 染色，再用酶底物显色，用普通光学显微镜观察相应部位的显色情况。

测定组织固定免疫复合物对一些免疫复合物病如 SLE、肾小球肾炎等的诊断有帮助。

第四节 Ⅳ型超敏反应性疾病与免疫学检验

Ⅳ型超敏反应（type Ⅳ hypersensitivity）由 T_{DTH}细胞介导，T 细胞和巨噬细胞浸润、活化及产生的细胞因子引起炎症反应和组织损伤。此型反应发生较慢，一般在接触抗原 24h 后才出现反应，故又称**迟发型超敏反应**（delayed type hypersensitivity，DTH）。

一、Ⅳ型超敏反应的发生机制

（一）抗原

引起Ⅳ型超敏反应的抗原有：①胞内寄生菌、病毒、寄生虫；②化学物质：重金属、有毒植物、化妆品、染料、油漆等；③细胞抗原：肿瘤细胞、移植组织细胞。其中，胞内寄生菌（如分枝杆菌属）是最常见引起Ⅳ型超敏反应的抗原。

（二）细胞

Ⅳ型超敏反应由 T 细胞介导，主要是 $CD4^+$Th1 细胞和 $CD8^+$CTL 细胞。$CD4^+$Th1 也称为迟发型超敏反应 T 细胞（delayed type hypersensitivity T cell），简称 T_{DTH}细胞。此外，Mφ 和中性粒细胞也参与介导Ⅳ型超敏反应中的组织损伤。

（三）Ⅳ型超敏反应的发生过程

Ⅳ型超敏反应的发生过程分为两个阶段，即：致敏阶段和效应阶段（图 19－17）。

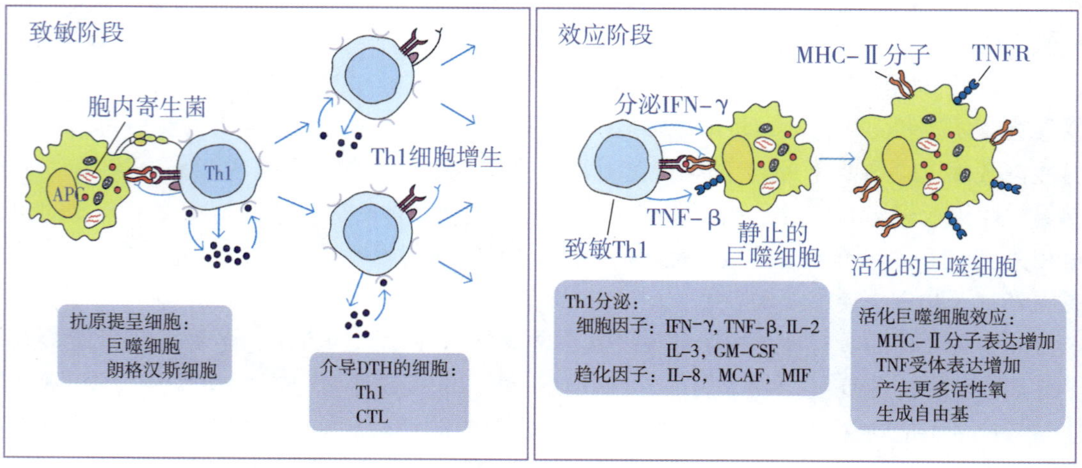

图 19－17 Ⅳ型超敏反应发生机制示意图

1. 致敏阶段　抗原经抗原提呈细胞（APC）摄取、加工处理成抗原肽－MHC 分子复合物并表达于 APC 表面，经 T 细胞表面的 TCR 识别后，T 细胞活化、增生分化为致敏 T 细胞。

2. 效应阶段　当致敏 T 细胞再次与相应抗原接触时，可迅速增生分化为效应 T 细胞，即 $CD4^+$Th1 细胞（T_{DTH}细胞）和 $CD8^+$CTL。

（1）T_{DTH}细胞介导的炎症反应和组织损伤　T_{DTH}细胞再次与 APC 表面相应抗原作用后，可释放 IFN－γ、TNF－β、IL－3、GM－CSF、MCP－1 和 IL－2 等细胞因子，吸引和活化 Mφ，在局部产生以 T 细胞和 Mφ 浸润为主的炎症反应。其中，IFN－γ 可活化 Mφ，使之产生 TNF－α、IL－1、IL－6 和 IL－8。IFN－γ、TNF－β、TNF－α 和 IL－1 能上调血管内皮细胞黏附分子的表达，使中性粒细胞和单核细胞从血管渗出，进入抗原入侵部位，导致炎症反应；IL－8 可趋化中性粒细胞和 T 细胞至抗原入侵部位；TNF－β 可直接破坏靶细胞；IL－3 和 GM－CSF 可促进局部粒细胞和单核细胞的增生和分化；MCP－1 可趋化单核细胞和 T 细胞到达抗原入侵部位。

（2）$CD8^+$CTL 介导的细胞毒作用　$CD8^+$CTL 与靶细胞表面相应抗原结合作用后，通过释放穿孔素和颗粒酶等介质，使靶细胞溶解破坏或凋亡；致敏 $CD8^+$CTL 细胞活化后也表达 Fas L，与靶细胞表面表达的 Fas 分子结合，诱导靶细胞发生凋亡。

二、常见的Ⅳ型超敏反应性疾病

1. 感染性迟发型超敏反应性疾病　多由胞内寄生菌、病毒和某些真菌感染引起。其发病机制是机体对胞内寄生病原体感染主要产生细胞免疫应答，但在清除病原体抵御感染的同时，又可因产生 DTH 而造成组织的炎性损伤。例如，胞内感染有结核杆菌的 Mφ 在 Th1 细胞释放的 IFN－γ 作用下被活化，可将结核分枝杆菌杀死。如果胞内寄生病原体不能被清除灭活，就会持续存在于 Mφ 内。Mφ 由于受到 TDTH 细胞分泌的细胞因子的持续刺激，处于慢性活化状态，可分化为上皮样细胞（epithelioid cell）并分泌更多的细胞因子（如 TNF－α），损伤组织被纤维组织替代。上皮样细胞相互融合，形成多核巨细胞（multinucleated giant cell）。以上皮样细胞和多核巨细胞为核心，外周包绕 T 细胞、Mφ 和胶原纤维，即形成临床所见的肉芽肿（图 19－18）。

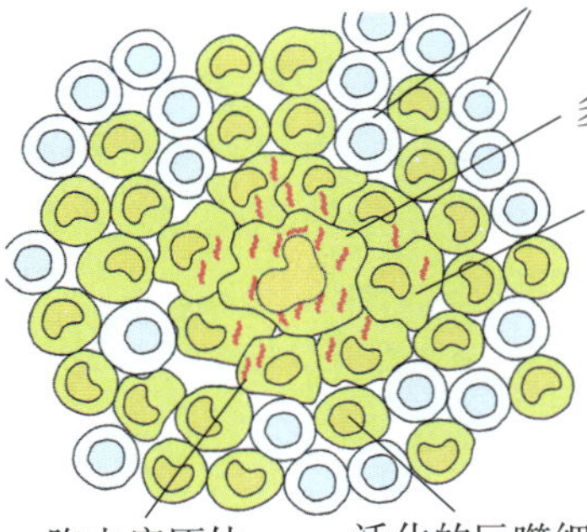

图 19－18　肉芽肿结节示意图

发生传染性超敏反应的个体往往代表机体已获得对特定病原体的细胞免疫力。例如，结核菌素试验阳性者，表示已感染过结核杆菌，出现了传染性超敏反应，对再次感染结核杆菌具有免疫力。肺部再次感染结核杆菌时，形成的病灶范围比初次感染局限，这是细胞免疫的作用；而结核病人肺空洞形成、干酪样坏死和麻风病人皮肤肉芽肿形成，以及结核菌素皮肤试验引起的局部组织损伤则归之于超敏反应的结果。

2. 接触性皮炎　接触性皮炎（contact dermatitis）常因接触金属、有毒植物、化妆品、染料、油漆等引起，急性皮损表现为红肿和水疱，严重者可发生剥脱性皮炎，慢性表现为丘疹和鳞屑。

3. 移植排斥反应　在同种移植排斥反应中，受者的免疫系统首先被供体的组织抗原所致敏。致敏 T 细胞到达靶器官，识别移植的异体抗原，导致淋巴细胞和单个核细胞局部浸润等炎症反应，甚至造成移植器官的坏死。

4. 自身免疫病　很多器官特异性自身免疫病是由自身反应性 T 细胞引起的，如胰岛素依赖性糖尿病、甲状腺炎和脑脊髓炎等。胰岛素依赖性糖尿病患者胰岛周围有淋巴细胞和 Mφ 浸润，导致胰岛细胞被破坏。

三、Ⅳ型超敏反应性疾病的免疫学检验

Ⅳ型超敏反应性疾病的免疫学检验主要检测 T 细胞的功能，分体内检测法和体外检测法。

（一）体内检测法

迟发型超敏反应体内检测法即迟发型超敏反应皮肤试验，其原理是当机体被一些细菌、病毒或真菌等感染或接触一些小分子物质时，机体就会产生针对这些抗原物质的特异性致敏 T 细胞。当有相应抗原再次进入机体，局部的致敏 T 细胞会释放多种细胞因子，经过 24 ~ 72h 后导致以淋巴细胞和单核 - 吞噬细胞浸润为主的炎症，表现为局部皮肤出现红肿和硬结。

根据抗原进入的方法不同，迟发型超敏反应皮肤试验分为皮内试验和斑贴试验（patch test）。

1. 皮内试验 皮内试验是用一些抗原如旧结核菌素（old tuberculin，OT）、纯蛋白衍生物（purified protein derivative，PPD）、链道酶 - 链激酶（SD - SK）、二硝基氯苯（DNCB）、二硝基氟苯（DNFB）、PHA 等皮内注射，经 24 ~ 48h 观察结果。主要用于检测细胞免疫功能，亦可用于传染病的诊断。

结核菌素试验是典型的迟发型超敏反应，其原理是接种过卡介苗（BCG）的正常人体内及结核杆菌感染者体内已有致敏的 T 细胞，注入皮内的结核菌素与这些 T 细胞特异性结合，T 细胞被活化，进而分泌细胞因子，引发炎症反应和组织损伤，24h 后在注射局部出现红肿、硬结等改变。按照表 19 - 4 分级标准判定结果。

该试验用于细胞免疫功能检测。结核菌素试验阳性表明体内存在Ⅳ型超敏反应，亦即有正常的细胞免疫反应。阳性强度越大，表明机体细胞免疫功能越强。正常人反应为“+”~“++”。强阳性提示可能有结核杆菌感染。未接触过结核杆菌和细胞免疫功能低下者常呈阴性反应。

2. 斑贴试验 目前国内已有斑贴试剂盒出售，但也可直接用可疑物进行试验，如染发剂、化妆品等均可采用这种方法检测。斑贴试验应观察 48h 以上。斑贴试验分级见表 19 - 4。

斑贴试验主要用于接触性皮炎的检测，阳性者表明该抗原是引起接触性皮炎的病因。

表 19 - 4 迟发型超敏反应皮肤试验的分级标准

反应程度分级	皮内试验	斑贴试验
-	无反应	无反应
+	仅有红肿（5 ~ 10mm）	轻度红肿、微痒
++	红肿伴硬结（11 ~ 20mm）	明显红肿、时有红斑、剧痒
+++	红肿、硬结、水疱（>20mm）	红肿伴丘疹、水疱
++++	水疱或溃烂	红肿、水疱、溃烂

（二）体外检测法

Ⅳ型超敏反应体外检测法主要有淋巴细胞增生试验、淋巴细胞度试验等。参见本教材第十四章。

案例　支气管哮喘

患儿，女，8 岁，因咳嗽半月、喘息 10 天入院。患儿半月前受凉后出现咳嗽，程度中等，呈阵发性，以夜间、干咳为主，运动后加重，10 天前出现喘息，亦呈阵发性，无发热，无发绀、气促，在当地予以静脉滴注抗生素和地塞米松，喘息稍减轻，但咳嗽仍然不见好转，遂来院就诊。患儿既往有反复咳嗽、喘息史，尤以冬、春季节多发。其母亲有支气管哮喘病史，其父亲有过敏性鼻炎病史。

体格检查：T 37℃，P 80 次/分，R 28 次/分，HR 80 次/分。呼吸稍急促，气管居中，胸廓对称，语颤正常，叩诊呈清音，两肺呼吸音粗，可闻及广泛呼气性哮鸣音，心律齐，未闻及杂音、期前收缩，肝、脾肋下未及。

实验室检查：血 Tb－Ab 阴性，PPD 皮试阴性，胸部 X 线检查（正、侧位）：两肺未见实质性病变，血清肺炎支原体抗体及冷凝集试验阴性，血清特异性 IgE 测定：尘螨特异性 IgE 测定值为 620U/L。诊断：支气管哮喘。

问题

该患儿哪些症状、体征和实验室检查指示支气管哮喘的可能？

（曾常茜）

第二十章 自身免疫病与免疫学检验

学 习 要 点

自身免疫病是机体免疫系统对自身抗原成分发生免疫应答而导致的疾病状态，其发病机制可能与隐蔽抗原的释放、自身抗原发生改变、Th1 和 Th2 细胞功能失衡、Fas/FasL 表达异常等因素有关。自身免疫病的主要特征是患者血液中可检出高效价的自身抗体和（或）自身反应性 T 淋巴细胞，并伴有表达相应抗原的组织、细胞损伤或功能障碍。自身免疫病的组织损伤机制类似于Ⅱ型、Ⅲ型、Ⅳ型超敏反应。自身免疫病的血清学诊断主要是检测血清中的自身抗体，常见的有 ANA、抗 dsDNA、抗 ENA、RF 等，多采用间接免疫荧光、ELISA、免疫印迹等技术。

免疫系统能够识别异物并产生免疫应答，以清除外来抗原、衰老或畸变的细胞，发挥免疫防御、免疫监视和自身稳定的生理功能。正常的免疫应答有利于维持机体的免疫自身稳定（immune homeostasis）。当机体免疫系统受到某些内因、外因或遗传因素作用造成免疫调节功能紊乱，引起过度的自身免疫应答，或持续迁延的自身免疫造成器质性损害及功能障碍时，才会产生自身免疫病。

第一节 概 述

自身免疫病（autoimmune disease，AID）是指由于过度而持久的自身免疫反应导致组织、器官损伤并引起相应器官病变或临床症状的一类疾病。

正常情况下，免疫系统对自身的组织和细胞不产生或仅产生微弱的免疫应答，此现象称为**自身免疫耐受**（autoimmune - tolerance）。自身免疫耐受是机体维持免疫平衡的重要因素，其机制与胚胎期的免疫接触有关。根据 Burnet 的克隆选择学说，在胚胎期或新生期免疫系统尚未发育成熟时，抗原刺激不会引起免疫应答，只引起相应的淋巴细胞克隆抑制，被抑制的细胞群称为**禁忌克隆**。通常胚胎期免疫系统能够接触到的抗原都是自身物质。另一方面，几乎所有可暴露的自身抗原都在胚胎期接触过免疫系统，因此出生后免疫系统对自身抗原表现为天然免疫耐受。

当某些原因使自身免疫耐受遭到破坏时，免疫系统就会对自身组织成分发生免疫应答，产生针对自身成分的**自身抗体**（autoantibody）或**自身反应性 T 淋巴细胞**（autoreactive T lymphocyte），此现象称为**自身免疫**（autoimmunity）。自身免疫属于正常的生理现象，在健康人体内都有一定量的自身抗体和自身反应性T细胞的存在，它们在维持免疫自身稳定中发挥重要作用，大多数自身抗体的效价较低，不足以引起自身组织的损伤，但可协助清除衰老蜕变的自身成分，故亦称为“生理性自身抗体”。

一、自身免疫病的基本特征

自身免疫病种类繁多，但都具有如下一些共同特征：

（1）多数病因不明，往往女性高发，且具有遗传倾向性。

（2）患者体内可检出高效价的自身抗体和（或）自身反应性T淋巴细胞。

（3）一般病程较长，多呈反复发作和慢性迁延不愈，疾病转归与自身免疫应答的强度密切相关。

（4）肾上腺皮质激素等免疫抑制治疗可缓解症状。

（5）常有其他自身免疫病同时存在。

（6）可在体外复制出相关动物病理模型。

二、自身免疫病的分类

目前自身免疫病尚无统一的分类标准，多以受累组织、器官的范围、解剖系统及发病原因等方法进行分类。

（一）按自身抗原的分布范围分类

按自身抗原的分布范围分类，可分为器官特异性自身免疫病和非器官特异性自身免疫病两大类（表20－1）。

表20－1　常见的自身免疫病

类　别	疾病名称	自身抗原
器官特异性	桥本甲状腺炎	甲状腺球蛋白和甲状腺微粒体
	Graves病	甲状腺细胞TSH受体
	原发性肾上腺皮质功能减退症（Addison病）	肾上腺皮质细胞、ACTH受体
	溃疡性结肠炎	结肠黏膜细胞
	重症肌无力	乙酰胆碱受体
	交感性眼炎	眼晶状体蛋白
	青少年型胰岛素依赖性糖尿病	胰岛B细胞GAD（酪氨酸磷酸酶）
	胰岛素抵抗性糖尿病	胰岛素受体
	原发性胆汁性肝硬化	小胆管上皮细胞
	自身免疫性溶血性贫血	红细胞膜表面分子
	特发性血小板减少性紫癜	血小板膜蛋白
	特发性白细胞减少症	白细胞
非器官特异性	系统性红斑狼疮	核抗原（DNA、组蛋白、核糖核蛋白等） 细胞浆成分（线粒体、微粒体）
	类风湿关节炎	变性IgG、中间丝相关蛋白、纤维蛋白
	混合性结缔组织病	核糖核蛋白（RNP）
	多发性肌炎	肌肉抗原、氨酰tRNA合成酶
	系统性血管炎	中性粒细胞

1. 器官特异性自身免疫病（organ specific autoimmune disease）　指病变局限于某一特定

器官或组织，其自身抗原为该器官组织的特定成分。

2. 非器官特异性自身免疫病（non－organ specific autoimmune disease）　又称“**全身性或系统性自身免疫病**”，是指侵犯多种器官、组织的自身免疫病，其自身抗原为多种器官、组织所共有的成分，如细胞核成分、线粒体等，由于其常累及结缔组织，故又称“**结缔组织病**”或“**胶原病**”。

通常，器官特异性自身免疫病的预后较好，而非器官特异性自身免疫病的病变广泛，预后不良。

（二）按发病部位的解剖系统分类

按发病部位的解剖系统分类，可分为结缔组织［系统性红斑狼疮、类风湿关节炎、干燥综合征（Sjögren syndrome，SS）、混合性结缔组织病等］、内分泌系统（桥本甲状腺炎、Graves 病、Addison 病、胰岛素依赖性糖尿病等）、消化系统（萎缩性胃炎、溃疡性结肠炎、原发性胆汁性肝硬化等）、血液系统（恶性贫血、自身免疫性溶血性贫血、特发性血小板减少性紫癜、特发性白细胞减少症等）等自身免疫病。

（三）按发病先后分类

1. 原发性自身免疫病　大多数自身免疫病的发生与遗传因素密切相关，原发病因不明，称为“**原发性自身免疫病**”。此类疾病可以是器官特异性的，也可以是非器官特异性的。

2. 继发性自身免疫病　某些自身免疫病由特定的外因所致，如药物、外伤、感染等，而与遗传无关，一般愈后良好，称为“**继发性自身免疫病**”，如慢性活动性肝炎、交感性眼炎等。此类疾病多属器官特异性自身免疫病。

第二节　自身免疫病发生的相关因素

大部分自身免疫病的发病原因和发病机制尚不清楚。但无论何种原因使机体产生了针对自身抗原的自身抗体和（或）自身反应性 T 细胞，都可以通过各种途径导致免疫炎症，使机体发生组织损伤或器官功能障碍，表现出相应的临床症状。

一、自身抗原因素

1. 隐蔽抗原的释放　隐蔽抗原（sequestered antigen）是指在解剖位置上体内某些与免疫系统在解剖位置上隔绝的组织成分，如精子、眼内容物、脑等。正常情况下，其终身不与免疫系统接触，机体对这些组织、细胞的抗原成分无免疫耐受性。在手术、外伤、感染等情况下，隐蔽抗原得以释放，与免疫活性细胞接触进而诱导相应的自身免疫应答，导致自身免疫病的发生。例如：因眼外伤使眼晶状体蛋白和眼葡萄膜色素隔离抗原释放，刺激机体产生特异性的 CTL，CTL 可对健侧眼睛的细胞发动攻击，引发交感性眼炎（图 20－1）。临床上常见的还有甲状腺球蛋白抗原释放后，可引起桥本甲状腺炎；精子抗原释放可引起男性不育；脑脊髓和神经髓鞘蛋白抗原释放可引起脱髓鞘脑脊髓炎和外周神经炎等。

2. 自身抗原的改变　生物因素（如细菌、病毒、寄生虫等）、物理因素（如冷、热、电离辐射等）、化学因素（如药物等）均可影响自身细胞抗原的性质，诱导自身免疫应答，导致自身免疫病。如：多种药物可改变血细胞的抗原性引起自身免疫性溶血性贫血和血小板减少性紫癜等；变性的自身 IgG 可刺激机体产生抗变性 IgG 的自身抗体，这类抗体又称为**类风湿因子**（rheumatoid factor，RF）。RF 与变性 IgG 结合形成的免疫复合物可导致类风湿关节炎。

3. 共同抗原的存在　感染是诱发自身免疫的重要因素。某些病原微生物具有与宿主正常

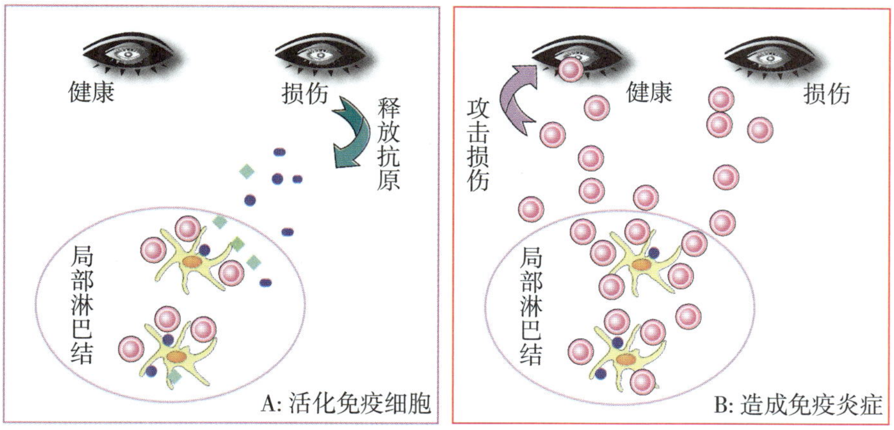

图 20－1　交感性眼炎发生示意图

细胞或细胞外基质相似的抗原表位，宿主针对该病原微生物产生的免疫效应产物能与其共同抗原发生交叉反应，引起炎症和组织破坏，导致自身免疫病。例如：A 群溶血性链球菌与人的肾小球基底膜或心肌组织具有共同抗原表位，因此链球菌感染后容易发生肾小球肾炎或心肌炎；大肠埃希菌 O_{14} 和结肠黏膜具有共同抗原表位，可以引发溃疡性结肠炎。

4. 表位扩展　一个抗原分子可存在有优势表位（dominant epitope）和隐蔽表位（cryptic epitope）。正常情况下，优势表位是众多表位中首先激发免疫应答的表位，隐蔽表位并不引起免疫应答。在异常情况时，免疫系统在针对一个优势表位发生免疫应答后，可能对隐蔽表位相继引发免疫应答，此种现象称为**表位扩展**（epitope spreading）（图 20－2）。随着疾病的进程，机体的免疫系统不断扩大所识别自身抗原表位的范围，因而使自身抗原不断受到新的免疫攻击，使疾病迁延不愈并不断加重。表位扩展与类风湿关节炎、系统性红斑狼疮、多发性硬化症、胰岛素依赖性糖尿病的发病相关。

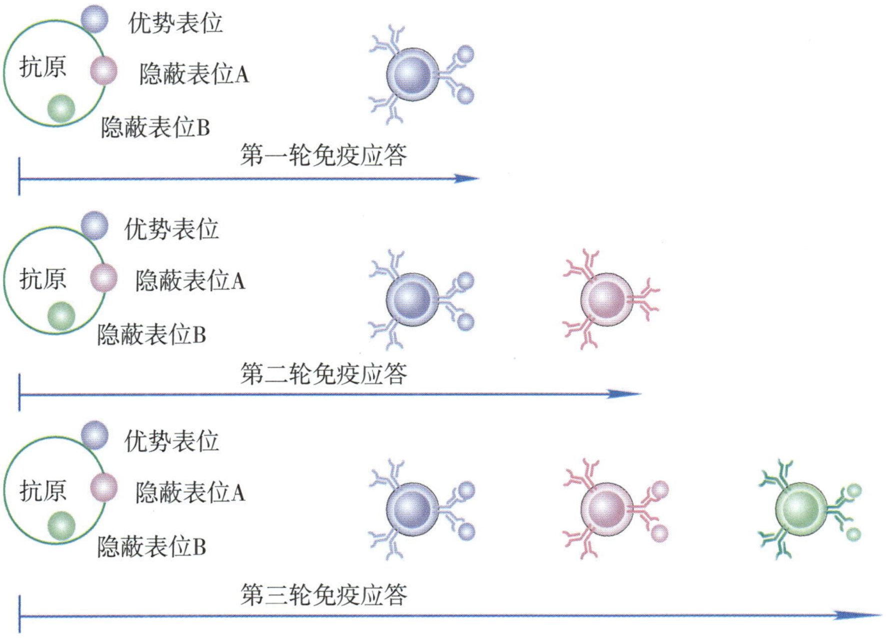

图 20－2　表位扩展示意图

二、免疫调节机制紊乱因素

1. 多克隆刺激剂的旁路活化　在某些情况下，机体对自身抗原的免疫耐受是由于 T 淋巴细胞对这些自身抗原处于耐受状态所致，B 细胞仍然保持着对自身抗原的免疫应答性。多克隆刺激剂（如 EB 病毒、细菌内毒素等）和超抗原（金黄色葡萄球菌外毒素 TSST－1、肠毒素 SEA 等）可直接激活处于耐受状态的 T 细胞，辅助刺激自身反应性 B 细胞活化产生自身抗体，引发自身免疫病（图 20－3）。

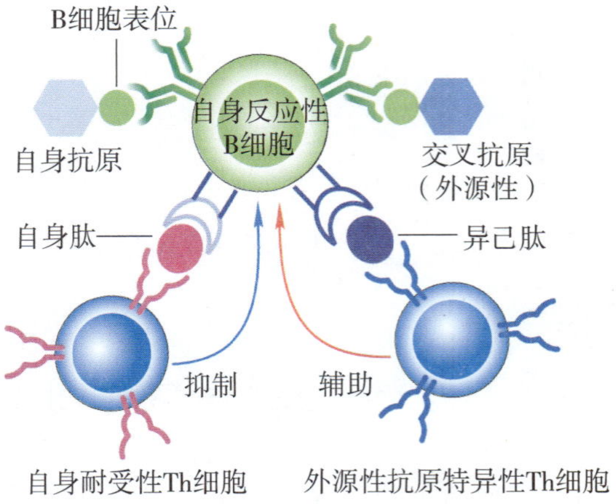

图 20－3 Th 细胞旁路激活 B 细胞

2. Th1 和 Th2 细胞的功能失衡 不同的病原微生物感染或组织损伤等因素所产生的炎症反应，能通过分泌细胞因子而影响 Th0 细胞向 Th1 或 Th2 细胞分化。Th1 和 Th2 细胞的比例失调和功能失衡与自身免疫病的发生相关。Th1 细胞功能亢进，可促进某些器官特异性自身免疫病的发生，如胰岛素依赖性糖尿病。Th2 细胞的功能亢进，可促进抗体介导的全身性自身免疫病的发生，如系统性红斑狼疮。

3. MHC－Ⅱ类抗原的表达异常 在正常情况下，大多数组织、细胞仅表达 MHC－Ⅰ类抗原，而不表达 MHC－Ⅱ类抗原。在某些因素（如 IFN－γ）作用下，组织细胞表面可异常表达 MHC－Ⅱ类抗原，从而可能将自身抗原提呈给 Th 细胞，启动自身免疫应答，导致自身免疫病。已发现原发性胆汁性肝硬化的胆管上皮和糖尿病的胰岛 B 细胞表面均表达 MHC－Ⅱ类抗原。

4. 自身反应性淋巴细胞逃避“克隆丢失” 自身反应性淋巴细胞在胸腺（或骨髓）内的分化成熟过程中，通过识别基质细胞所提呈的自身抗原肽－MHC 分子而发生凋亡，此即**阴性选择**。由于胸腺（或骨髓）功能障碍或微环境发生改变，某些自身反应性淋巴细胞可能逃避阴性选择，该克隆细胞进入外周血即可对相应自身抗原产生应答，引发自身免疫病。

5. 淋巴细胞的突变 由于理化因素、生物因素或某些原发因素的影响，可能导致淋巴细胞突变，其抗原识别能力异常，对自身抗原产生免疫应答，从而引发自身免疫病。

6. Fas/Fas L 表达的异常 Fas 属 TNFR/NGFR 家族成员，又称 CD95，普遍表达于多种细胞包括淋巴细胞表面。其配体 Fas L（Fas ligand）通常出现于活化的 T 细胞，如 CTL 和 NK 细胞膜上，又可以分泌脱落至细胞外。无论是膜结合型或游离型的 Fas L，与细胞膜上的 Fas 结合后均可诱导细胞凋亡。Fas（CD95）/Fas L（CD95 配体）基因缺陷的患者，因为激活诱导的自身应答性淋巴细胞的凋亡机制受损，易发生多种自身免疫病。凋亡调节蛋白的过度表达，也与自身免疫病的发生相关。正常胰岛细胞不表达 Fas，在 IDDM 发病的过程中，局部 APC 和 CTL 相互作用所产生的 IL－1β 和 NO 可选择性地使 B 细胞表达 Fas，激活的 CTL 表达 Fas L，进而通过细胞间的相互作用或释放可溶性 Fas L 使表达 Fas 的 B 细胞遭到破坏。多发性硬化症、桥本甲状腺炎等多种自身免疫病的发生也与 Fas/Fas L 表达异常有关。

三、生理因素

1. 自身免疫病发病率随年龄的增长而升高 临床上，老年人自身抗体的检出率较高，可能是老年人胸腺功能低下或衰老导致免疫系统功能紊乱的缘故所致。

2. 某些自身免疫病与性别有关 某些自身免疫病好发于女性，如类风湿关节炎的患者中女性与男性之比为 4∶1。女性发生系统性红斑狼疮和多发性硬化症（MS）的可能性比男性大 10～20 倍。有些自身免疫病好发于男性，如患强直性脊柱炎的男性约为女性的 3 倍。

3. 某些自身免疫病与性激素变化有关　系统性红斑狼疮患者的雌激素水平普遍升高。实验显示，给系统性红斑狼疮小鼠应用雌激素可加重其病程。

四、遗传因素

许多自身免疫病的发生与个体的 MHC 基因型有关。不同型的 MHC 分子结合提呈抗原的能力不同。有些个体的 MHC 分子适合提呈某些自身成分的抗原肽，因此易患某些自身免疫病。例如，携带 HLA－DR3 的个体易患系统性红斑狼疮、重症肌无力、胰岛素依赖性糖尿病；HLA－DR4 与类风湿关节炎有关；强直性脊柱炎患者中 90% 以上为 HLA－B27 阳性。

第三节　自身免疫病的免疫损伤机制

引起自身免疫病的原因和机制是多种多样的，自身免疫病实际上是由自身抗体、自身反应性 T 淋巴细胞，或二者共同引起的针对自身抗原的超敏反应性疾病。其自身组织损伤的机制类似于Ⅱ型、Ⅲ型、Ⅳ型超敏反应。针对自身抗原引起的免疫应答，可通过一种或几种方式共同作用导致免疫损伤，继而引发自身性免疫病。

一、自身抗体引起的免疫损伤

在这种自身免疫病的发生过程中，由针对自身细胞表面或细胞外基质抗原物质的 IgG 类和 IgM 类自身抗体启动细胞和组织的损伤。

（一）抗细胞表面抗原的自身抗体引起的免疫损伤

自身抗体直接与靶抗原结合，通过激活补体、吸引中性粒细胞和单核细胞、促进吞噬作用及局部释放炎症介质等，导致细胞和组织损伤。例如：某些药物可吸附在红细胞、血小板或中性粒细胞等血细胞的表面并改变细胞的抗原性，进而刺激机体产生抗红细胞、血小板或中性粒细胞等血细胞的自身抗体，自身抗体与血细胞结合并激活补体系统，可直接导致靶细胞的裂解。临床常见的有药物引起的溶血性贫血、自身免疫性血小板减少性紫癜、中性粒细胞减少症等疾病。

（二）抗细胞表面受体的自身抗体引起的细胞和组织功能障碍

自身抗体与细胞表面特异性受体结合后，可通过以下机制导致该受体功能障碍。

1. 模拟配体作用　自身抗体与受体结合，模拟其配体的作用，刺激靶细胞功能亢进。例如：Graves 病患者血清中存在抗促甲状腺激素受体（thyroid stimulating hormone rceptor，TSHR）的自身 IgG 类抗体，此抗体与 TSHR 结合，可模拟促甲状腺激素的作用，刺激甲状腺细胞分泌过量甲状腺激素，导致甲状腺功能亢进；某些低血糖症患者体内产生抗胰岛素受体（激动剂样）的自身抗体，此类抗体与胰岛素受体结合，可发挥类似于胰岛素样的效应，引起低血糖症。

2. 竞争性阻断效应　自身抗体与受体结合，可阻断天然配体与受体结合，或改变受体结构，从而抑制受体功能。例如：某些胰岛素耐受性糖尿病患者体内产生抗胰岛素受体（拮抗剂样）的自身抗体，此类抗体可竞争性抑制胰岛素与受体结合，引发糖尿病。

3. 介导受体内化与降解　自身抗体与受体结合后，介导受体内化并降解，或通过激活补体系统而引发细胞损伤。例如：重症肌无力（myasthenia gravis，MG）患者体内存在抗神经－肌肉接头部位乙酰胆碱受体的自身抗体，该抗体可竞争性抑制乙酰胆碱与受体结合，并促使乙酰胆碱受体内化、降解，从而降低骨骼肌细胞对运动神经元所释放乙酰胆碱的反应性，出现以骨骼肌无力为特征的临床表现。

二、免疫复合物引起的免疫损伤

可溶性自身抗原与相应抗体结合可形成循环免疫复合物，随血流抵达某些组织部位并沉积下来，激活补体，促进炎性细胞浸润，造成组织损伤，干扰相应器官的正常生理功能，此类疾病属于Ⅲ型超敏反应引起的自身免疫病。系统性红斑狼疮乃为此类疾病的代表，患者体内持续产生针对自身细胞核抗原的自身 IgG 类抗体，形成大量循环免疫复合物，沉积在肾小球、关节、皮肤及其他器官的毛细血管，进而引起肾小球肾炎、关节炎、皮肤红斑及多部位脉管炎等多器官、多系统病变，最终导致广泛而严重的小血管炎性损伤。其他的免疫损伤机制也可参与系统性红斑狼疮的发病。

三、自身反应性 T 细胞引起的免疫损伤

自身反应性 T 细胞在多种自身免疫病（尤其是器官特异性自身免疫病）的免疫损伤中起重要作用。$CD8^+$ CTL 和 $CD4^+$ Th1 细胞均可介导自身组织、细胞损伤，其机制为Ⅳ型超敏反应，主要引起淋巴细胞和单核细胞浸润为主的炎性病变。在胰岛素依赖性糖尿病（IDDM）发病中，$CD8^+$ 和 $CD4^+$ T 细胞浸润胰岛组织，CTL 特异性杀伤胰岛 B 细胞，Th1 细胞产生细胞因子引起炎症反应损伤胰岛细胞，致使胰岛素的分泌严重不足。在实验性自身免疫性脑脊髓炎（EAE）发病中，髓鞘碱性蛋白（MBP）特异性 Th1 细胞介导中枢神经系统损害，过继转移 MBP 特异性 Th1 细胞克隆给正常动物，可成功诱发 EAE。此外，自身反应性 T 细胞在慢性淋巴细胞性甲状腺炎、恶性贫血及自身免疫性心肌炎等自身免疫病的发病中也起重要作用。

第四节 常见的自身免疫病

自身免疫病种类繁杂，各种不同的自身免疫病所累及的器官、组织和部位也不尽相同。本章以临床常见的系统性红斑狼疮、类风湿关节炎、弥漫性甲状腺肿和系统性血管炎等四种自身免疫病为代表做简要介绍。

一、系统性红斑狼疮

系统性红斑狼疮（systemic lupus erythematosus，SLE）是最常殃及年轻妇女的多系统疾病。多发生在 20 ~ 30 岁的女性，男女的发病比例约为 1∶10。疾病的严重性往往随病程呈复发与缓解交替起伏，该病高死亡率主要由肾病引起，治疗原则主要是延长存活期。

SLE 病因不清，发病机制复杂，但是患者体内存在有多种抗核抗体，如抗核抗体、抗 DNA 抗体、抗 Sm 抗体等，也可产生抗红细胞、血小板、白细胞和凝血因子等自体抗体。这些自身抗体和抗原形成的大量免病复合物，可沉积在皮肤、肾小球、关节、脑或其他部位的血管基底膜，激活补体及 ADCC，造成组织、细胞免疫损伤，引起肾小球肾炎、关节炎、皮肤红斑等多种脏器损害。被损伤的细胞释放的核抗原又刺激 B 细胞产生更多的自身抗体，进一步加重病理损伤。不同的自身抗体致病机制各异，但多数尚待阐明。

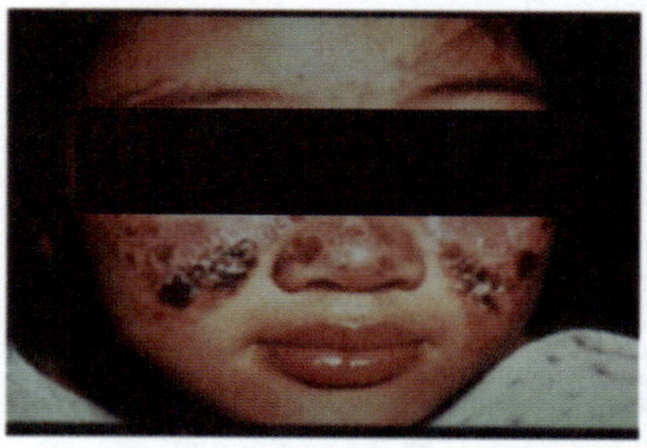

图 20－4　SLE 面颊红斑

SLE 依据美国风湿病学会（ACR）1997 年制定的分类标准进行诊断，诊断标准有 11 项：①抗核抗体阳性；②面颊红斑（图 20－4）；③盘状红斑；④光过敏；⑤口鼻溃疡；⑥非侵蚀性关节炎；⑦胸膜炎或心包炎；⑧肾小球肾炎；⑨神经、精神病变；⑩血细胞减少；

⑪其他 SLE 血清学特征性自身抗体（抗 Sm、抗 dsDNA、抗心磷脂、狼疮抗凝物［anticoagulant］、RPR 假阳性）。满足 4 项可诊断为 SLE，其中两项标准是血清学指标：抗核抗体阳性和检测到 SLE 特征性自身抗体。

二、类风湿关节炎

类风湿关节炎（rheumatic arthritis，RA）是一种以关节组织慢性炎症病变为主要表现的全身性疾病，呈世界性分布，男女患者比例为1∶3，任何年龄均可发病，但高发期在40 多岁。其发病机制是患者体内 IgG 分子发生了变性，从而刺激机体产生抗变性 IgG 的自身抗体。这种自身抗体以 IgM 为主，也可以是 IgG 或 IgA 类抗体，临床称之为**类风湿因子**（rheumatoid factor，RF）。RF 与自身变性 IgG 结合形成的免疫复合物，沉积于关节滑膜，引起类风湿关节炎。RA 病程与 SLE 相似，可时缓时重甚至痊愈，但是炎症常持续加重。RA 的病变主要发生在手与足的对称性小关节，晚期常导致进行性关节破坏、变形（图 20－5）。患者除关节疼痛和活动障碍，还常产生系统性病症，如皮下结节、贫血、胸膜炎、心包炎、间质性肺炎、血管炎等。

美国风湿病学会 1987 年的 RA 分类诊断标准有 7 项：①关节晨僵；②至少三个关节部位有关节炎；③手关节性关节炎；④对称性关节炎；⑤类风湿结节；⑥血清类风湿因子含量增高；⑦关节放射性改变。标准①～④至少持续 6 周，至少符合 4 个标准可诊断为 RA。类风湿因子虽然作为 RA 诊断标准之一，在 RA 患者中检出阳性率和滴度高，但是它不是特异性指标。

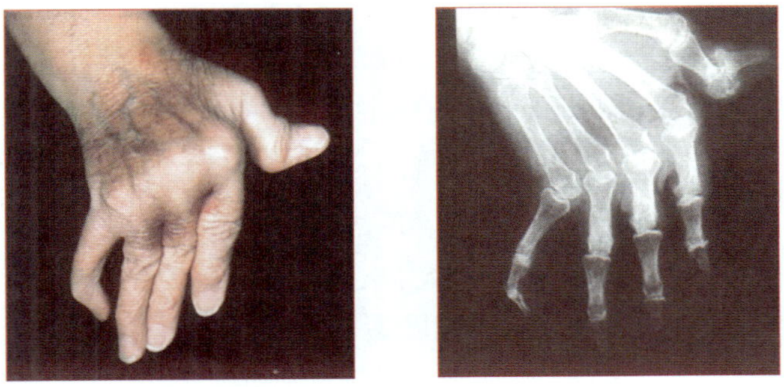

图 20－5　类风湿关节炎患者手部关节畸形

三、Graves 病

Graves 病是一种病因未明的自身免疫病，患者血清中出现针对促甲状腺激素受体（thyroid stimulating hormone receptor，TSHR）的抗体，它与 TSHR 结合能持续刺激甲状腺细胞分泌过量的甲状腺素，从而引发患者出现甲状腺功能亢进（hyperthyroidism）。由于它的效应与促甲状腺激素（TSH）相似，但作用时间较长，故又称为**长效甲状腺刺激抗体**（long－activating thyroid－stimulating antibody，LATSA），属于 IgG 类抗体。LATSA 还可通过胎盘转移导致新生儿甲状腺功能亢进，但此症状可随来自母亲的 IgG 抗体水平下降而逐渐消失。此类抗体结合 TSHR 的部位及其作用机制均与 TSH 相同，即激活 TSHR 的腺苷酸环化酶，使胞内 cAMP 水平上升，从而导致甲状腺素合成和分泌增加。LATSA 与多种组织细胞（如脂肪细胞）存在明显交叉反应，可使眼眶内脂肪细胞增生而致突眼症状。此外，也有人从甲状腺组织中检出 IgM 和 IgE 类自身抗体，提示本病可能还涉及其他体液免疫应答机制。

Graves 病多发生于 30～40 岁人群，男女比例为 7∶1。LATSA 几乎只存在于 Graves 病患者中，检出阳性率及滴度最高，在其他甲状腺疾病中常为阴性。

四、系统性血管炎

血管炎（vasculitis）是指发生于血管壁及其血管周围的炎症性疾病，可发生于大动脉、小动脉、静脉等血管床，病谱可从急性坏死性血管炎到慢性血管炎，患者多伴有倦怠、发热、体重减轻等症状。累及小血管，多表现为明显紫癜、多神经炎、巩膜外层炎、溶血或镜下血尿；累及中等大小血管，则可导致心脏、肾脏、肠道、肢端甚至脑组织的梗死；累及大血管，可表现为主动脉弓综合征或者是血栓性静脉闭塞。检测抗中性粒细胞胞浆抗体对某些小血管炎有一定诊断价值。

第五节　自身免疫病的免疫学检验

自身免疫病的免疫学检验主要是检测血清中的自身抗体，也可检测淋巴细胞、免疫球蛋白、免疫复合物和补体等，这些检测为临床自身免疫病提供诊断依据，对判断疾病活动程度、观测疗效、指导临床用药具有重要意义。

一、自身抗体的检测

自身抗体是自身免疫病的重要标志。患者体内存在的高效价的自身抗体和（或）自身反应性T淋巴细胞是自身免疫病的重要特征，也是临床诊断的重要依据。自身免疫病常检测的自身抗体主要有抗核抗体、类风湿因子、抗中性粒细胞胞浆抗体等。许多自身免疫病可产生多种自身抗体，而同一种自身抗体可涉及多种自身免疫病，因此临床需要结合多项指标进行综合判断。

（一）抗核抗体检测

抗核抗体（antinuclear antibody，ANA）是泛指针对真核细胞核成分的一类自身抗体的总称。检测ANA是诊断SLE的重要指标，但是ANA并非SLE所特有，很多疾病也ANA阳性，如药物诱导性狼疮、混合性结缔组织病、皮肌炎等疾病（表20-2）。ANA是活动性SLE非常敏感的指标，阳性率>99%，ANA阴性基本上可以排除SLE。此外，ANA滴度、荧光着色模式及不同类型ANA检测对SLE与其他系统性自身免疫病的鉴别诊断、SLE病情观测等也有重要意义。

表20-2　抗核抗体阳性常见的疾病

疾病名称	阳性率（%）
系统性红斑狼疮	95~100
药物诱导性狼疮	100
混合性结缔组织病	100
系统性硬化症	85~98
多发性肌炎/皮肌炎	40~78
原发性干燥综合征	50~95
类风湿关节炎	20~40
各种肿瘤	10~30
健康个体5~30岁	5~30

1. 常见抗核抗体类型

（1）抗DNA抗体　抗DNA抗体包括抗双链DNA（double stranded DNA，dsDNA）抗体（抗天然DNA抗体）和抗单链DNA（single stranded DNA，ssDNA）抗体（抗变性DNA抗体）

两大类。抗 dsDNA 抗体是 SLE 的特征性标志之一，阳性率为60% ~90%，其滴度高低与疾病活动性相关，可作为监控治疗的指标。此外，在 MCTD、RA、SS 等自身免疫病中也可有部分阳性。抗 ssDNA 抗体常见于 SLE 患者（70% ~95%）、其他结缔组织病和少数非结缔组织病患者，特异性较差，因此通常不检测抗 ssDNA 抗体。

（2）抗 ENA 抗体　可提取性核抗原（extractable nuclear antigen，ENA）是用盐水或磷酸缓冲液提取的核抗原的总称，是非组蛋白核蛋白，属酸性蛋白抗原，由许多小分子 RNA（约100 ~215 个核苷酸）与各自对应的特定蛋白质组成核糖核蛋白颗粒（RNP），该组成使其各自的抗原性得以增强，分子中不含 DNA，对核糖核酸酶敏感。ENA 主要包括 U1 – RNP、Sm、SS – A、SS – B、Scl – 70、Jo – 1、Rib 等抗原，不同的自身免疫病可产生不同的抗 ENA 抗体。

①抗 U1 – RNP 抗体：U1 – RNP 由 U1 – RNA 和蛋白质组成，对核糖核酸酶和胰蛋白酶敏感，抗原表位在73 000、32 000 和17 500 多肽上。高滴度的抗 U1 – RNP 抗体为混合性结缔组织病（mixed connected tissue disease，MCTD；Sharp 综合征）的特征性抗体，阳性率为95% ~100%。在其他结缔组织病的阳性率较低，SLE 约 30%（几乎总是与抗 Sm 抗体同时出现），SS 约 20%，PSS 约 70%。

②抗 Sm 抗体：抗 Sm 抗体最初在一位叫 Smith 的患者血清中发现，便以其名字的前两个字母命名。Sm 抗原属于 snRNP，由 U1、U2 和 U4 – 6 五个 snRNA 与多肽组成，对 DNase 和 RNase 均不敏感，但经碘酸盐及胰蛋白酶处理后可被水解，抗原表位在 29 000、28 000 和13 500多肽上。抗 Sm 抗体对 SLE 具有高度特异性，与抗 dsDNA 抗体一起，被认为对 SLE 具有确诊价值，阳性率为 20% ~40%。

③抗 SS – A（Ro）抗体：SS – A 抗原为一个小核糖核蛋白，由一个 RNA 分子和两种不同的蛋白质（52 000 和 60 000）组成。抗 SS – A 抗体最常见于干燥综合征（40% ~95%），也见于 SLE（20% ~60%）以及原发性胆汁性肝硬化（20%），偶见于慢性活动性肝炎。此外，发现抗 SS – A 抗体在新生儿红斑狼疮的发生率几乎为 100%。

④抗 SS – B（La）抗体：SS – B 为 SS 的 B 抗原，属于 SnRNP，是 DNA 和蛋白质的混合物，可被胰蛋白酶、轻度加热或改变溶液 pH 而破坏，抗原表位在 45 000、47 000 和 48 000 多肽上。抗 SS – B 抗体几乎仅见于女性患者（29∶1），可出现于干燥综合征（40% ~95%）以及 SLE（10% ~20%）患者中。在干燥综合征，抗 SS – B 阳性患者，几乎总是会同时出现抗 SS – A 抗体，反之则不然。

⑤抗 Scl – 70 抗体：Scl – 70 抗原是 DNA 拓扑异构酶 Ⅰ 的降解产物，抗原表位在 70 000 的片段上。抗 Scl – 70 抗体是进行性系统性硬化症（弥散型）的标志性抗体，25% ~70% 的患者抗 Scl – 70 抗体阳性，而局限性硬皮病患者此抗体为阴性。

⑥抗 Jo – 1 抗体：Jo – 1 是组氨酰 tRNA 合成酶，是分子量为 50 000 的细胞浆磷酸蛋白。抗 Jo – 1 抗体见于多发性肌炎（伴有间质性肺纤维化），阳性率为 25% ~35%。

⑦抗 Rib 抗体：核糖体（ribosome，Rib）在核仁合成，然后转入胞质。抗原表位在大亚基的 38 000、16 500 和 15 000 多肽上。抗 Rib 抗体主要见于 SLE，阳性率为 10% ~20%，是 SLE 的特异性抗体之一，可能与 SLE 的精神症状有关（存在争议），但与小儿 SLE 的相关性已被证实。

（3）抗组蛋白抗体　阳性率最高可达 80%，且常伴有抗 dsDNA 阳性。与许多药物诱导的狼疮综合征相关。

（4）抗 PCNA（增生细胞核抗原）　对 SLE 有很好的特异性，但灵敏度仅为 3%。

（5）抗 Ki（SL）抗体　对 SLE 的灵敏度为 7% ~21%。

（6）核糖体蛋白 P 抗体　几乎只对 SLE 特异，但灵敏度仅为 10% ~20%。

（7）抗磷脂抗体　阳性见于原发性抗磷脂综合征（APS）。在 SLE 中阳性率可达 17% ~

70%，存在高滴度抗磷脂抗体的 SLE 患者，与动静脉血栓、习惯性流产、血小板减少、Coombs 阳性的溶血性贫血和某些罕见症状相关。

2. 检测方法 ANA 大多数属于 IgG 型的抗体，也有部分属于 IgM、IgA、IgD 和 IgE 类。ANA 无器官特异性和种属特异性，可与不同动物来源的细胞核发生反应。ANA 主要存在于血清中，也可存在于其他体液如滑膜液、胸腔积液和尿液中。

目前已知 ANA 至少有百种以上，检测时先进行总 ANA 的筛查，阳性者再进一步检测个别 ANA，对鉴别诊断、病情观测、疗效评价及预后均具有重要意义。ANA 主要采用间接免疫荧光法（indirect immunofluoresence，IIF）检查，抗原基质片常用人喉癌上皮细胞（Hep－2）制作，也可用其他细胞系或动物组织（如鼠肝）制作；检测抗 dsDNA 抗体的抗原基质片，常采用马疫锥虫或绿蝇短膜虫制作，因为虫体内鞭毛动基体由纯环状 dsDNA 构成，不含有其他核抗原。抗原基质片与适当稀释的受检病人血清进行反应，再用荧光标记的抗人免疫球蛋白抗体或其 F（ab'）$_2$ 染色，然后在荧光显微镜下观察细胞核荧光着色情况，判断荧光核型。

ENA 可用盐水或磷酸盐缓冲液从细胞核中提取，检测抗 ENA 抗体的方法较多，早期常采用双向免疫扩散和对流免疫电泳的方法检测，但是特异性和敏感性较低，目前常采用免疫印迹法和斑点酶免疫法进行检测。

3. 临床意义 ANA 的滴度以及荧光核型对于 SLE 等疾病的自身抗体检测具有重要意义。常见的荧光核型有：均质型、斑点型（核颗粒型）、核膜型（周边型）、核仁型、着丝点型等。

（1）均质型（homogeneous，H） Hep－2 细胞核均匀着染荧光，分裂期细胞的浓缩染色体荧光着色增强，染色体周围荧光较弱（图 20－6）。与均质型相关的自身抗体主要有抗组蛋白抗体及抗核小体抗体。高滴度均质型主要见于 SLE 患者，低滴度均质型可见于 RA、慢性肝脏疾病、传染性单核细胞增多症或药物诱发的狼疮患者。

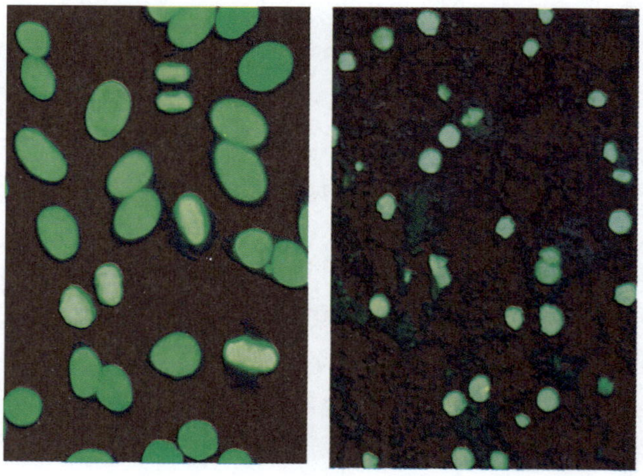

图 20－6 均质型抗核抗体图

左图为 Hep－2 细胞，右图为猴肝组织切片。

（2）斑点型（speckled，S） 细胞核内出现颗粒状荧光，胞浆部分无荧光着色。分裂期细胞染色体无荧光显色，染色体以外显示颗粒荧光（图 20－7）。抗 ENA 抗体、抗 PCNA 抗体呈现斑点型着色，常见于 MCTD、SLE、硬皮病、SS 等自身免疫病。

（3）核膜型（membranous，M） 主要在细胞核的周边荧光着色，核轮廓鲜明，核中心荧光弱或无；分裂期细胞染色体区出现荧光着色；在灵长类肝组织切片中显现特征明显的沿核膜走向的环状荧光（图 20－8）。核膜相关的抗体含有板层素性抗体，与中间丝相关，可见于慢性活动性自身免疫性肝病，尤其是 PBC。

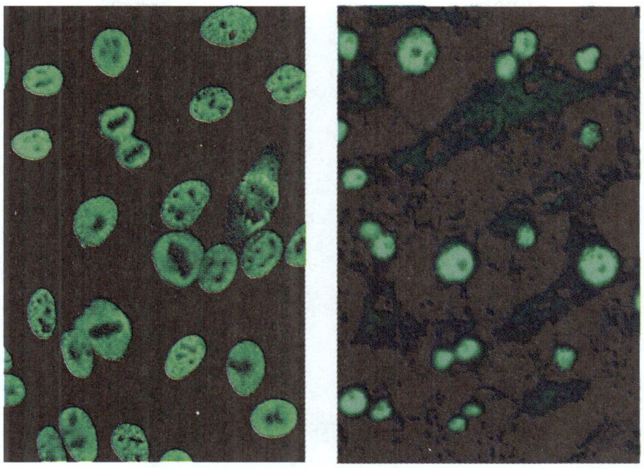

图 20 -7　斑点型抗核抗体图

左图为 Hep -2 细胞，右图为猴肝组织切片。

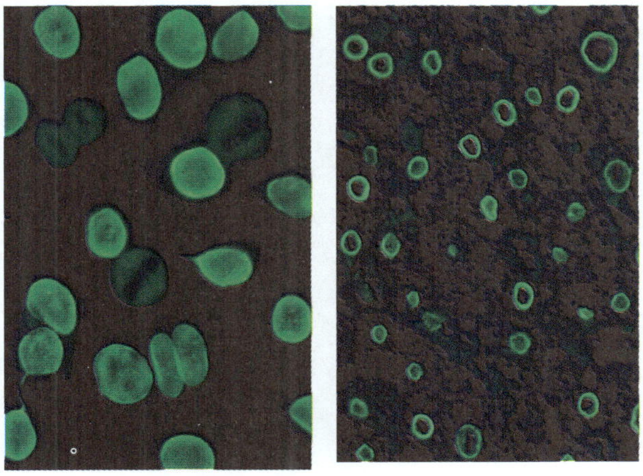

图 20 -8　核膜型抗核抗体图

左图为 Hep -2 细胞，右图为猴肝组织切片。

（4）核仁型（nucleolar，N）　荧光均匀着色主要在核仁区，分裂期细胞染色体无荧光着色（图 20 -9）。相关抗体是抗核仁特异性低分子量的 RNA、抗 RNA 聚合酶 -1、抗 U3RNP、抗 PM - Scl 等。核仁型在硬皮病中出现率最高，尤其高滴度对诊断硬皮病具有一定特异性，也见于重叠综合征和雷诺现象者。

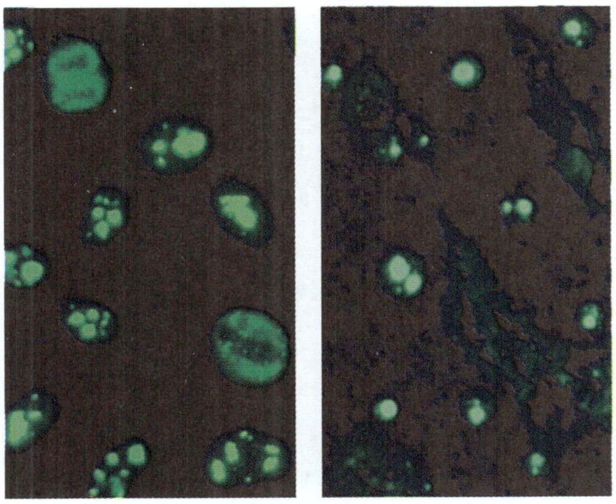

图 20 -9　核仁型抗核抗体图

左图为 Hep -2 细胞，右图为猴肝组织切片。

此外，ANA 滴度高低常与 SLE 临床症状平行。缓解时降低，加重时升高；且先于疾病活动而升高，后于疾病缓解而降低。ANA 滴度变化也与其他检测的指标，如补体、狼疮细胞、血沉、尿蛋白等变化相一致。

（二）类风湿因子及相关抗体检测

1. 类风湿因子检测 类风湿因子（rheumatoid factor，RF）是一种存在于人或动物体内抗变性 IgG Fc 的自身抗体，常见的有 IgM、IgG、IgA、IgE 型，其中 IgM 型被认为是 RF 的主要类型。检测 RF 是诊断类风湿关节炎的重要指标之一，但是在其他许多疾病甚至生理情况下亦常出现 RF（表 20－3）。

表 20－3 类风湿因子阳性常见的疾病

疾 病	阳性率（%）
类风湿关节炎	70～90
系统性红斑狼疮	15～35
干燥综合征	75～95
混合性结缔组织病	50～60
Ⅱ型混合性冷球蛋白血症	100*
系统性脉管炎	5～20
慢性肝病，如慢性活动性肝炎、原发性胆汁性肝硬化	15～70
慢性活动性肺病（肺纤维化、硅肺、石棉沉着症）	10～50
细菌感染	5～60
寄生虫感染	20～90
病毒感染	15～65
肿瘤，特别是放、化疗后	5～25
健康人 <50 岁	<5
健康人 >70 岁	10～25

* 单克隆 IgM 类 RF。

检测 RF 目前主要是使用 RIA、ELISA 或免疫浊度方法，与过去常用的胶乳凝集试验比较，敏感性和特异性有明显提高。

70%～90% RA 患者 RF 为阳性，高滴度 RF 对 RA 的诊断具有特异性。RF 并非 RA 所特有，因此 RF 阴性并不能排除 RA，RF 阳性也不能简单断定是 RA，应综合分析。此外，临床检测 RF 也可用于以下三个方面：①用于 RA 病情判断和预后，血清 RF 阳性者关节炎程度较阴性者重；RF 阳性率及滴度越高，RA 患者的关节损伤程度越重；而且 RF 滴度越高，患者越易发生血管炎、皮下结节，且预后较差。②用于 RA 患者疗效观测，有效治疗后 RF 滴度会下降。③用于鉴别诊断，如 SLE、硬皮症、皮肌炎等亦可 RF 阳性，但常见的关节病变如痛风、骨性关节炎等 RF 为阴性。

2. 相关自身抗体 近年发现数种自身抗体对 RF 诊断有较大意义，下面予以介绍。

（1）抗角蛋白抗体（anti keratin antibody，AKA） 又称为抗聚丝蛋白抗体（anti－filaggrin antibody，AFA）或抗角质层抗体（anti corneum antibody，ASCA）。主要见于 RA，阳性率为 36%～59%，特异性为 95%～99%，因此其阴性不能排除 RA 诊断。可先于临床表现而出现，对 RA 早期患者和 RF 阴性患者有较高诊断价值。AKA 与 RA 活动度有关，高滴度预示 RA 较严重。

（2）抗环瓜氨酸肽抗体（anti－cyclic citrullinated peptide，抗 CCP） 研究发现聚丝蛋白

中的瓜氨酸是抗原表位的主要成分，用合成的环化瓜氨酸多肽（CCP）作为抗原基质检测抗CCP，是用于RA早期诊断的一个高度特异的新指标。阳性患者比阴性患者易发展为影像学可见的骨关节损害。

（3）抗核周因子（APF）　与RA活动度有关，尤其对RA早期患者和RF阴性患者有较高诊断价值。

（三）抗中性粒细胞胞浆抗体

抗中性粒细胞胞浆抗体（antineutrophil cytoplasmic antibodies，ANCA）是一组以人中性粒细胞胞质成分为靶抗原，与临床多种小血管炎性疾病密切相关的抗体，是系统性血管炎的标志性抗体。除了系统性坏死性血管炎，ANCA也可见于慢性炎性肠病和自身免疫性肝炎。常采用间接免疫荧光法检测ANCA，主要有三种荧光图形。

1. 胞浆型ANCA（cANCA）　主要针对的靶抗原是中性粒细胞胞浆颗粒中的一种丝氨酸蛋白酶，与存在于中性粒细胞嗜天青颗粒中的丝氨酸蛋白酶——蛋白酶3（PR3）非常相似，所以cANCA能与PR3发生特异性反应。阳性见于韦格纳肉芽肿病、变应性肉芽肿性脉管炎、微细型多动脉炎、坏死性肾小球肾炎等（图20－10）。

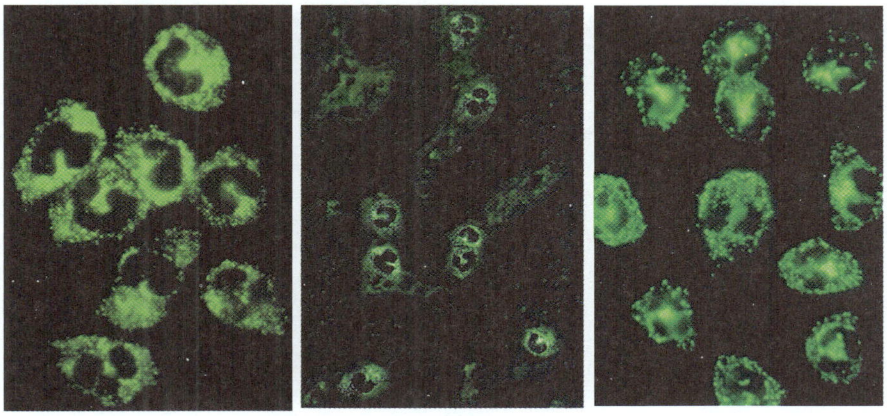

图20－10　胞浆型抗中性粒细胞胞浆抗体cANCA

左、中、右分别为乙醇固定的中性粒细胞、猴肝组织切片、甲醛固定的中性粒细胞。

2. 核周型ANCA（peripheral anti－neutrophil cytoplasmic antibody，pANCA）　主要针对的靶抗原是中性粒细胞嗜天青颗粒中的髓过氧化物酶（MPO）。阳性见于微细型多动脉炎、变应性肉芽肿性脉管炎、肺出血－肾炎综合征、肼苯哒嗪诱导的红斑狼疮等（图20－11）。

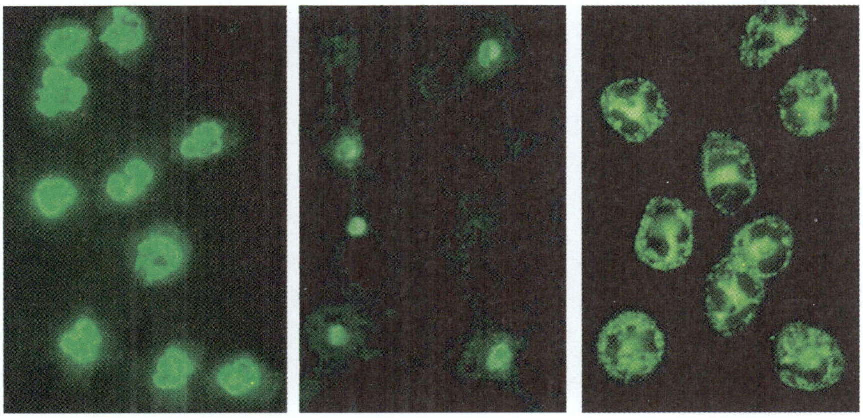

图20－11　核周型抗中性粒细胞胞浆抗体pANCA

左、中、右分别为乙醇固定的中性粒细胞、猴肝组织切片、甲醛固定的中性粒细胞

3. 非典型 ANCA（aANCA） 主要针对的靶抗原有待进一步研究。相关疾病为慢性炎症性肠病（克罗恩病、溃疡性结肠炎）、原发性硬化性胆管炎等。

（四）其他自身抗体

自身免疫病患者的血清中除存在上述自身抗体外，还有许多其他临床疾病相关的自身抗体，常用采用标记技术进行检测（表 20－4）。

表 20－4 其他自身抗体的检测方法及其相关疾病

自身抗体	检测方法	相关疾病
抗甲状腺球蛋白抗体	荧光免疫法、ELISA、RIA	桥本甲状腺炎
抗甲状腺过氧化物酶抗体	ELISA	桥本甲状腺炎
抗乙酰胆碱受体抗体	ELISA、RIA	重症肌无力
抗平滑肌抗体	荧光免疫法、ELISA、	原发性胆汁性肝硬化、慢性活动性肝炎
抗心肌抗体	荧光免疫法	心脏术后综合征、心肌梗死后综合征、风湿性心脏病
抗线粒体抗体	荧光免疫法、ELISA、	原发性胆汁性肝硬化、慢性活动性肝炎、长期持续性肝阻塞
抗胰岛 B 细胞抗体	ELISA	胰岛素依赖性糖尿病
抗精子抗体	荧光免疫法、ELISA	不育症、不孕症
抗心磷脂抗体	ELISA、RIA	SLE、自发性流产、抗磷脂综合征
抗肝特异性脂蛋白抗体	ELISA、放射免疫沉淀法、放射免疫自显影法	自身免疫性肝炎
抗中性粒细胞胞浆抗体	荧光免疫法、ELISA、RIA、IBT	系统性血管炎、Wegner 肉芽肿病
抗子宫内膜抗体	荧光免疫法、ELISA、双向免疫扩散法	不孕症、流产、子宫内膜异位症
抗卵巢抗体	荧光免疫法、ELISA、RIA	卵巢早衰、不孕症、流产、子宫内膜异位症
抗胃壁细胞抗体	荧光免疫法	恶性贫血、Graves 病、桥本甲状腺炎、萎缩性胃炎
抗肾小球基底膜抗体	荧光免疫法	Goodpasture 综合征、狼疮肾炎、增生性肾炎
抗红细胞抗体	Coombs 试验	自身免疫性溶血性贫血
抗血小板抗体	ELISA	原发性血小板减少性紫癜

二、其他相关的免疫学检测

（一）淋巴细胞检测

虽然自身免疫病多与自身抗体有关，但仍有部分疾病不存在相关的自身抗体，而与致敏淋巴细胞有关，还可能与免疫调节异常或其他因素有关。淋巴细胞数量和功能的改变是介导免疫病理损伤的重要因素。检测淋巴细胞数量及功能可反映患者体内免疫细胞状况，为临床治疗提供参考指标。

1. 特异性致敏淋巴细胞 检测致敏淋巴细胞可用器官特异性抗原作诱导剂，进行淋巴细胞增生试验或吞噬细胞移动抑制试验等；皮肤试验也能反映机体致敏情况，但有诱导超敏反应的危险，实验结果需结合临床或其他检查进行综合分析。溃疡性结肠炎、外周神经炎及实验性变态反应性脑脊髓炎等疾病可能与自身反应性致敏淋巴细胞有关。

2. 淋巴细胞数量和比值 在免疫缺陷或免疫失调时易发生自身免疫病，因此进行淋巴细胞数量和亚群比例的检测有一定的意义。检测内容包括淋巴细胞总数、T 细胞和 B 细胞分类计数及 CD4/CD8 比值测定等。SLE、RA、MG 和自身免疫性溶血性贫血等疾病 CD4/CD8 比值升高，原发性胆汁性肝硬化患者 CD4/CD8 比值降低。

（二）狼疮细胞试验

狼疮细胞（LE）是胞质内含有大块聚合 DNA 的中性粒细胞（图 20－12）。狼疮病人血清中的抗核抗体可诱导 LE 的形成，因此称为“LE 因子”。用病人血清与正常人中性粒细胞一起培养，可使后者变成 LE，该试验称为“狼疮细胞试验”。SLE 病人有 75%～80% 狼疮细胞试验阳性。在 RA、PSS、部分肝炎、结节性多动脉炎、多发性硬化症和 DM 等偶尔也可呈阳性。

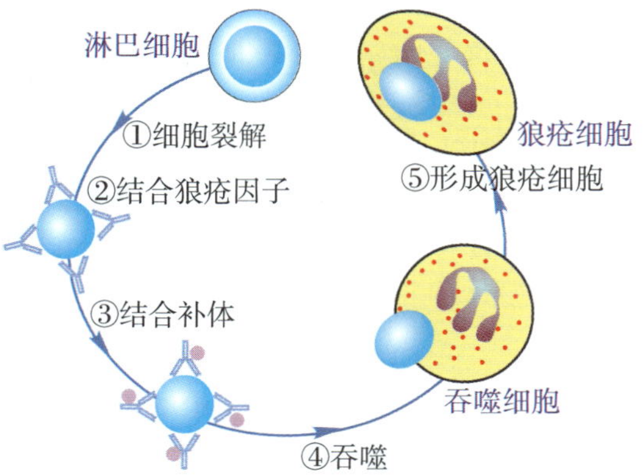

图 20－12　狼疮细胞的形成过程示意图

（三）免疫球蛋白、补体和免疫复合物的检测

自身免疫病患者由于体内产生了大量自身抗体，故血清中免疫球蛋白含量往往高于正常值，尤以 IgG 升高明显。免疫球蛋白含量的波动与疾病的活动性相关，故动态观察血清或局部体液中免疫球蛋白量的变化，可协助判断疾病进程。

在以Ⅱ、Ⅲ型超敏反应机制发生的自身免疫病中，补体可通过经典或替代途径参与反应。在疾病活动期时消耗大量补体，其总补体活性（CH_{50}）及单一补体含量均可明显降低；而当疾病缓解期，补体含量又可逐渐恢复正常。但致敏性 T 细胞引起的自身免疫性损伤疾病，补体不参与发病，故此类患者血清补体含量无明显变化。

同时自身免疫病的活动期尚可出现循环免疫复合物增加等情况，故在病程中检测补体活性和含量以及免疫复合物对于了解疾病的进程和疗效具有重要意义。

（四）细胞因子的检测

由于自身免疫病的发生与免疫调节紊乱有重要关系，尤其表现为 Th1 细胞与 Th2 细胞平衡的失调。由于 Th1 细胞活化分泌大量 IFN－γ、IL－2、TNF－β 等细胞因子，这些细胞因子可促进 T_{DTH}、$CD8^+$CTL 产生，而抑制 Th2 细胞。Th2 细胞活化可分泌大量 IL－4、IL－5、IL－10、IL－13，这些细胞因子可促进 B 细胞活化，产生大量自身抗体，抑制 Th1 细胞。这些异常表达的细胞因子在介导免疫病理损伤中起重要作用。此外，近年来发现 Th17 细胞在介导自身免疫病的发生中起重要作用。

临床上已开始尝试用基因工程制备的抗细胞因子抗体治疗某些自身免疫病，其目的就是阻断异常表达过程、降低过高的免疫应答、缓解免疫病理损伤，如用抗 IL－10 单抗治疗 SLE 有一定疗效，用抗 TNF－α 抗体治疗类风湿关节炎有显著效果，均说明自身免疫病的发生、发展与多种细胞因子有关。故在疾病进程中检测某些细胞因子不但对研究疾病发生机制有作用，也可了解病程。

案例　系统性红斑狼疮

曹某某，女，35 岁，工人，自述间断发热，面部蝶形红斑，肘、膝关节疼痛 1 个月；近 10 天心胸部疼痛、胸闷、气促、心慌加剧，但无咳嗽病史，伴食欲减退入院。体检：体温 38.2℃，心率 110 次/分，呼吸 28 次/分，血压 16.4/10.7kPa（123/80mmHg）。面部蝶形红斑，脱发，胸廓对称，两肺扣清，呼吸音清晰，心前区饱满，叩诊心浊音界向两侧扩大，听诊心音低而遥远，心率齐，心率 114 次/分。实验室检查：血常规：白细胞 $17.0\times10^9/L$，中性粒细胞 0.86；血沉 96mm/h；抗核抗体（+），滴度 1∶640（间接免疫荧光法）；抗 dsDNA 抗体（+）；抗 Sm 抗体（+）；IgG 24.2g/L，C3 0.45g/L；结核菌素试验（-）。X 线胸片显示：心影扩大，心包积液。超声心动图见：心前壁之前各心后壁之后液性暗区，呈中等量积液。心电图发现：窦性心动过速，各导联 ST 段呈弓背向下抬高，但无病理性 Q 波。诊断：系统性红斑狼疮，狼疮性心包炎。

问题

1. 结合疾病诊断标准、上述病史及检查结果，归纳该病例的临床诊断依据。
2. 还可以补充哪些实验室检查辅助诊断与鉴别诊断？

（李　丽）

第二十一章　免疫增生病与免疫学检验

学习要点

免疫增生病是由免疫系统异常增生引起机体病理损伤的一组疾病。免疫球蛋白的多克隆增生多为良性；单克隆增生多呈恶性发展趋势。单克隆免疫球蛋白增生病产生的大量异常免疫球蛋白，无正常功能及完整结构，可导致相应器官的功能障碍。从尿中排出的免疫球蛋白轻链称本周蛋白。本类疾病包括多发性骨髓瘤、原发性巨球蛋白血症、重链病和轻链病等。免疫增生病的免疫检测方法有：①血清区带电泳；②免疫电泳；③免疫固定电泳；④血清免疫球蛋白定量等。

免疫增生病是指免疫系统异常增生所导致的疾病。这种免疫增生可以是反应性（良性）的，也可以是恶性肿瘤。免疫球蛋白多克隆增生多为良性反应性增生或可继发于某一疾病，多数预后较好；免疫球蛋白的单克隆增生多呈恶性发展趋势，预后不佳。在少数情况下，反应性增生可以转化为恶性增生。本章主要介绍与单克隆浆细胞恶性增生相关的免疫增生病及其免疫学检验。

第一节　概　　述

一、免疫增生病的概念与分类

免疫增生病（immunoproliferative disease，IPD）是指免疫器官、免疫组织或免疫细胞（包括淋巴细胞、浆细胞、单核－巨噬细胞）异常增生（包括良性或恶性）引起机体病理损伤的一组疾病。这类疾病的表现有免疫功能异常及免疫球蛋白质和量的变化。

过去，IPD 多依据增生细胞的形成和疾病的临床表现分类，现在主要是按增生细胞的表面标志进行分类，可分为：T 细胞、B 细胞、裸细胞、组织－单核细胞和其他（表 21－1）。

表 21－1　按细胞表面标志不同对免疫增生病的分类

增生细胞	疾病
T 细胞	急性淋巴细胞白血病（20%）
	淋巴母细胞瘤
	部分非霍奇金淋巴瘤

续表

增生细胞	疾病
T 细胞	Sezary 综合征 蕈样真菌病
B 细胞	慢性淋巴细胞性白血病 原发性巨球蛋白血症 多发性骨髓瘤 重链病和轻链病 传染性单核细胞增多症 Burkitt 淋巴瘤及其他大多数淋巴细胞淋巴瘤
裸细胞	急性淋巴细胞白血病（80%） 部分非霍奇金淋巴瘤
组织－单核细胞	急性单核细胞白血病 急性组织细胞增多症
其他（分类不一）	霍奇金淋巴瘤 毛细胞白血病

二、免疫球蛋白病的概念与分类

表 21－1 所列血细胞异常增生的疾病主要属于血液病学的研究领域，与免疫学检验关系最为密切的是浆细胞异常增生所引起的免疫球蛋白异常增加，称为**免疫球蛋白病**（immunoglobulinopathy）。由于免疫球蛋白电泳位置多在丙种球蛋白区域，故亦称**丙种球蛋白病**（gammopathy）。严格地讲，这并不是一种疾病，而是一组复杂的病理现象，主要表现为单克隆免疫球蛋白血症或其多肽链亚单位异常增多即**高免疫球蛋白血症**（hyperimmunoglobulinemia），使血清蛋白总量超过 100g/L 以上。这些超常增多的免疫球蛋白多数没有正常的生物学活性，只会增加血液的黏滞度，发生高黏滞综合征，而正常的免疫球蛋白水平降低。

按照异常增加的免疫球蛋白的性质，可将丙种球蛋白病分为**多克隆丙种球蛋白病**（polyclonal immunoglobulinopathy）和**单克隆丙种球蛋白病**（monoclonal immunoglobulinopathy）。多克隆丙种球蛋白病是两个克隆以上的浆细胞同时增生，血清中多种免疫球蛋白异常增多和（或）尿中出现游离轻链或重链的病理现象，多为良性反应性增生或继发于与免疫球蛋白产生有关的疾病，如肝病、结缔组织病、感染性疾病等，是机体受某些抗原物质长期刺激而出现的一种免疫应答状态。单克隆丙种球蛋白病是以单株浆细胞过度增生为特征的免疫增生病，单克隆丙种球蛋白增生多呈恶性发展趋势，故免疫球蛋白异常增生性疾病多专指单克隆丙种球蛋白异常增生的疾病。按其病因和病因性质分为原发性和继发性两类，原发性又有良性和恶性之分（表 21－2）。

表 21－2　单克隆丙种球蛋白按病因及病情分类

病因及病情	疾病名称
原发性恶性单克隆丙种球蛋白病	多发性骨髓瘤 原发性巨球蛋白血症 孤立性浆细胞瘤 淀粉样变性 重链病 半分子病 轻链病

续表

病因及病情	疾病名称
原发性恶性单克隆丙种球蛋白病	恶性淋巴瘤
	慢性淋巴细胞白血病
原发性良性单克隆丙种球蛋白病	一过性单克隆丙种球蛋白病
	持续性单克隆丙种球蛋白病
继发性单克隆丙种球蛋白病	非淋巴网状系统肿瘤
	单核细胞白血病
	风湿病
	慢性炎症
	冷球蛋白血症
	原发性巨球蛋白血症性紫癜
	丘疹性黏蛋白沉积症
	家族性脾性贫血

第二节　免疫增生病的免疫损伤机制

免疫细胞异常增生主要造成免疫系统的直接损害或通过其分泌有关物质进一步损伤正常的免疫细胞和其他正常组织，引起疾病。

一、浆细胞异常增生

浆细胞异常增生是指单克隆浆细胞异常增生并伴有单克隆免疫球蛋白或其多肽链亚单位合成异常。其增生的原因与其他血液病及肿瘤相似，是内因和外因两大因素相互作用的结果。内因包括遗传、HLA 抗原和染色体变异等，外因则包含物理、化学及生物等因素。

二、正常体液免疫抑制

正常的体液免疫是 B 细胞增生、分化产生效应的过程，一系列细胞因子将有序地启动上述过程，IL－4 可启动休止期的 B 细胞进入 DNA 合成期；IL－5 促进 B 细胞继续增生；IL－6 促使 B 细胞分化为浆细胞，正常条件下 IL－6 可以反馈抑制 IL－4 控制 B 细胞的增生、分化过程。上述过程构成了一个生物信息调节回路，恰到好处地控制体液免疫应答过程的有序进行。如 IL－6 异常增高，直接效应是抑制了 IL－4 的正常产生，抑制了体液免疫反应的过程而致病。而临床检测表明骨髓瘤患者血清 IL－6 确有异常升高。因此，高水平的 IL－6 是浆细胞瘤的原因之一。

三、异常免疫球蛋白增生所造成的病理损伤及相关临床表现

单克隆的浆细胞异常增生产生大量无正常免疫活性和功能的单克隆免疫球蛋白（M 蛋白）或免疫球蛋白片段，如重链或轻链。大量的异常免疫球蛋白沉积在机体的组织上导致组织变性和淋巴细胞浸润，从而使相应器官发生功能障碍，产生一系列的临床表现（表 21－3）。

四、溶骨性病变

目前认为浆细胞瘤的溶骨性病变并不是完全由肿瘤细胞浸润生长引起，而是因瘤细胞分泌**破骨细胞活化因子**（osteoclast activating factor，OAF）使破骨细胞激活，在骨髓瘤浸润病灶

表 21－3 异常免疫球蛋白增生所造成的病理损伤及相关临床表现

病理损伤	临床表现
轻链的沉积→淀粉样变性	巨舌，唾液腺肿大，吸收不良，充血性心力衰竭，肾功能衰竭，神经功能紊乱
轻链蛋白尿，高钙血症与高尿酸血症，淀粉样变性，浆细胞浸润→肾性尿毒症	氮质血症，成人范科尼综合征（糖尿，氨基酸尿，肾小管性酸中毒）
单克隆蛋白浓度过高→血液黏稠度过高	视力障碍，脑血管意外
纤维蛋白聚合的障碍，M 蛋白包裹血小板→血液凝固障碍	紫癜，鼻出血，其他出血现象
正常球蛋白减少，迟发过敏反应降低→感染	肺炎球菌与葡萄球菌导致的肺炎，流感杆菌菌血症，革兰阴性菌脓毒症，带状疱疹

的附近刺激局部骨吸收。同时也是由于成骨细胞和破骨细胞活性失衡所致。成骨细胞，可能还有浆细胞表达 RANKL（核因子 κB 配体的受体）增加，并伴有骨生成素水平的降低。这导致 RANKL/OPG 比率增高，从而引起破骨细胞激活和骨吸收。此外，由骨髓基质细胞产生的巨噬细胞炎性蛋白－1α、IL－3 和 IL－6 水平的升高促进破骨细胞的过度活化。同时骨髓基质分泌 IL－3、IL－7、DKK1 增加抑制成骨细胞的分化。这些变化导致破骨细胞的活化和骨吸收，而成骨细胞无任何修复活性。

第三节　常见的单克隆丙种球蛋白病

单克隆丙种球蛋白病（monoclonal immunoglobulinopathy）是指患者血清和尿中出现理化性质均一、异常增多的单克隆蛋白（monoclonal protein，MP，M 蛋白）。**M 蛋白**是一类免疫球蛋白或免疫球蛋白一种轻链的异常增多，但多无免疫活性。若 κ 或 λ 轻链的合成超过重链时，则轻链游离于血清中，由于分子量较小，容易通过肾小球从尿中排出，而这种在尿中检出的免疫球蛋白的轻链由 Bence Jones 于 1987 年测知，故称为**本周蛋白**（Bence Jonce protein，B－J 蛋白）。

一、多发性骨髓瘤

多发性骨髓瘤（multiple myeloma，MM）也称为**浆细胞骨髓瘤**（plasmocytoma），是浆细胞异常增生的恶性肿瘤。1873 年由 Butzky 首先发现并命名。目前其发病率已超过白血病，仅次于淋巴瘤，是血液系统第二大常见恶性肿瘤。

（一）主要临床特征

①骨痛：是本病最常见的症状，发生率占 70%～80%，腰背部和肋骨痛为最多。此因骨髓瘤细胞分泌细胞因子（白细胞介素－1）、淋巴细胞毒素、肿瘤坏死因子激活破骨细胞，造成骨质疏松病理性骨折而引起。骨骼 X 线一般表现为弥漫性骨质疏松，基质出现穿凿样溶骨性病变，以颅骨最为典型。②肾脏损害：特点为不伴高血压，90% 的患者可出现蛋白尿，几乎全为轻链，仅含少量白蛋白，免疫电泳或免疫固定电泳检测本周蛋白尿的阳性率为 80%。③M 蛋白：大量的 M 蛋白导致血液黏度增高，形成高黏滞综合征，或沉积于肾小管中，肾小管上皮细胞淀粉样变性，发生肾病综合征。④贫血和血小板减少。⑤神经系统症状：骨髓瘤细胞浸润骨髓可引起感觉功能障碍甚至瘫痪；高黏滞度导致头痛、视力障碍及视网膜病变。⑥免疫缺陷：正常多克隆免疫球蛋白减少及中性粒细胞减少，易发生感染。⑦多发于老年人。肾功能衰竭和感染常为本病的死因。

（二）主要免疫学特征

①血清中出现大量的 M 蛋白：IgG $>3.5\times10^3$g/L，或 IgA $>2.0\times10^3$g/L，或尿中本周蛋

白 >1g/24h；②血清中正常免疫球蛋白减少 50% 以上：IgM <0.5g/L，IgA <1g/L，或 IgG <6g/L；③骨髓中不成熟浆细胞增多或组织活检证实有浆细胞瘤；④原发性溶骨损害或广泛性骨质疏松。

（三）分型

结合免疫固定电泳，根据血清中 M 蛋白的类别不同，MM 可以分为 IgG 型、IgA 型、IgD 型、IgE 型、IgM 型，其中 IgG 型最为常见，IgA 型次之，IgD 型少见，而 IgM 型和 IgE 型则罕见（表 21-4）。

表 21-4　不同类型的多发性骨髓瘤

类　型	发生率（%）	本周蛋白尿阳性率（%）	临床特点
IgG	50~60	50~70	典型症状
IgA	20~25	50~70	高黏滞综合征多见
IgD	1~2	90	骨髓外病变、溶骨病变多见、44%淀粉样变
IgE	0.01	少见	
IgM	<1	90	高黏滞综合征最常见
非分泌型	1~5	无	溶骨病变较少，神经系统损害较多见

少数骨髓瘤患者由两个克隆的浆细胞同时恶变，可出现双 M 蛋白。例如两个 IgM 类 M 蛋白并存或 IgG 与 IgM 类 M 蛋白并存，这种双 M 蛋白血症患者在临床上多表现为巨球蛋白血症或淋巴瘤。还有一部分患者由于恶变的浆细胞合成功能不全，只合成与分泌某类免疫球蛋白分子的部分片段，如轻链或重链，从而表现为轻链病或者重链病。轻链病是多发性骨髓瘤的一个重要亚型（20%）。在血中和尿中有本周蛋白。还有一种类型是由于恶变的浆细胞分泌功能缺陷而在血和尿中均无 M 蛋白所以称为非分泌型骨髓瘤。浆细胞白血病是 MM 变异型，其恶性浆细胞不仅在骨髓中可见，在血液中也可见，由此可与一般的骨髓瘤相鉴别。

二、原发性巨球蛋白血症

原发性巨球蛋白血症（primary macroglobulinemia）是一种起源于能分化为成熟浆细胞的 B 淋巴细胞的恶性增生性疾病，主要表现为骨髓中有浆细胞样淋巴细胞浸润，并合成单克隆 IgM。1944 年由 Waldenstrem 首先报道故又称为 **Waldenstrem 巨球蛋白病**（WM）。与欧美国家淋巴瘤及世界卫生组织分类系统修订后所定义的淋巴浆细胞样淋巴瘤同属一种疾病。

（一）主要临床特征

①发病年龄较大，平均 63 岁，男性稍多于女性；②病情进展时，多以肝、脾、淋巴结肿大为突出的特征；③疾病进展前数年可出现雷诺现象及周围神经症状；④大分子球蛋白 IgM 浓度过高导致血液高黏滞综合征；⑤贫血，血沉增快及出血倾向；⑥溶骨性病变与肾脏损害都较少见。

（二）主要免疫学特征

①血清中单克隆 IgM 明显增高，主要为 19S 五聚体，含量一般大于 10g/L；②尿中有本周蛋白，常为 κ；③血清中黏度增加 >4，发生高黏滞综合征；④正细胞正色素性贫血，ESR 增快；⑤血清呈胶胨状难以分离，电泳时血清有时难以泳动，集中于原点是该病的电泳特征；⑥骨髓中浆细胞样淋巴细胞浸润。

（三）鉴别诊断

本病主要与良性单克隆球蛋白病相鉴别。后者观察数年，血清中 M 成分浓度无明显升高，患者亦无淋巴结肿大，无肝、脾肿大或骨髓异常。

三、重链病

重链病（heavy chain diseases，HCD）是突变的浆细胞所产生的重链异常增多或质量异常不能与轻链装配，导致血清重链过剩，致使血清和尿中出现大量游离的无免疫功能的免疫球蛋白重链所引起的疾病。HCD 最早由 Franklin（1964 年）报道，故又名 **Franklin 病**。后来相继发现 α、μ、δ 重链病，证实重链病其实是一组异质性的 B 细胞克隆增生性疾病，而 Franklin 病仅指 γ 重链病。

（一）病因

尚不清楚，可能与慢性抗原刺激和免疫球蛋白分子缺陷有关。

（二）分型

按重链抗原不同，可将本病分为 γ、α、μ、δ 重链病，ε 重链病尚未见报道。

（三）诊断标准

本病临床表现缺乏特异性，国内外学者均将 HCD 蛋白的存在作为诊断 HCD 的惟一条件。国内对各型 HCD 的诊断标准如下。

1. γ－HCD 乏力、发热、贫血、软腭红斑及红肿，肝、脾、淋巴结肿大，骨质破坏罕见。轻度红细胞、白细胞和血小板减少，外周血及骨髓中嗜酸粒细胞增多，并可见不典型淋巴样浆细胞。血清及尿液免疫电泳仅见单克隆 γ 重链，而轻链缺如，尿中出现重链片段。

2. α－HCD 本病是 HCD 中最常见的类型。慢性腹泻、吸收不良和进行性消耗。外周血及骨髓可见异常淋巴细胞或浆细胞。血清、浓缩尿、空肠液免疫电泳仅有单克隆 α 重链，轻链缺如。

3. μ－HCD 多伴发于慢性淋巴细胞白血病或恶性淋巴细胞疾病。肝、脾肿大，而浅表淋巴结肿大常不明显。血清蛋白免疫电泳仅见 μ 重链，而轻链缺如。

在上述诊断标准中，患者临床表现、血象和骨髓象仅能提供疑诊 HCD 的线索，HCD 蛋白鉴定是确诊 HCD 的关键。HCD 患者血清、尿液中 HCD 蛋白量往往较低，有时蛋白电泳和免疫电泳无法检测。对于可疑患者，常需结合更敏感的免疫固定电泳进行鉴定。有时临床高度怀疑 HCD，而用免疫固定电泳也无法检测到患者血清、尿液或者其他体液中 HCD 蛋白，此时需要采用免疫荧光或者免疫组化技术，检测淋巴结或骨髓中浸润的淋巴细胞或浆细胞是否仅合成 HCD 蛋白而无轻链，以免漏诊。

四、轻链病

轻链病（lightchain disease，LCD）是由于浆细胞发生突变和异常增生，产生大量的异常轻链，致血浆中轻链异常增多，经肾脏从尿中排出，部分过多的轻链蛋白沉积于肾脏和其他内脏组织，引起淀粉样变性而导致的疾病。

（一）主要临床特征

①发病年龄轻；②以发热、贫血、严重的肾功能损害为主要症状；③多数患者溶骨性损害严重。

（二）主要免疫学特征

①血清中免疫球蛋白水平轻度降低或处于正常水平低限，但免疫球蛋白 κ/λ 型比值明显异常；②血清蛋白电泳几乎无 M 带，但尿蛋白电泳显示 M 带，位于 β～γ 区间；③血清和尿中可同时检测出同类型的免疫球蛋白轻链片段；④尿中可检测出本周蛋白。

（三）分型

根据轻链蛋白类型可分为 λ 型和 κ 型，λ 型肾毒性较强，肾功能衰竭是本病致死的重要原因之一。

五、良性单克隆免疫球蛋白病

良性单克隆免疫球蛋白病（benign monoclonal immunoglobulinopathy，BMG）是指血清中出现 M 蛋白，但不伴有浆细胞恶性增生的疾病。一般无临床症状，往往因为其他疾病就诊时发现 M 蛋白，不呈进行性增加；血清 M 蛋白水平一般较低，血中抗体水平及活性正常，骨髓中浆细胞 <10%，多为良性，极少数会转变为恶性的多发性骨髓瘤。但当血中或尿中出现本周蛋白时，很可能是个危险信号（表 21 – 5）。

表 21 – 5　恶性与良性单克隆丙种球蛋白病的鉴别诊断

鉴别要点	恶性单克隆丙种球蛋白病	良性单克隆丙种球蛋白病
症状	骨髓瘤或淋巴瘤的症状	无症状或原有基础疾病的症状
贫血	几乎都出现	一般无，但可因其他疾病而伴发
骨损害	溶骨性损害很普遍	除转移性骨疾病外，不常见
骨髓象	浆细胞 >10%，形态正常或异常	浆细胞 <10%，形态一般正常
M 蛋白	常高于 2×10^3 g/L，随病情而增高	低于 2×10^3 g/L，保持稳定
正常 Ig	降低	增高或正常
游离轻链	常出现在血清和尿中	一般呈阴性

六、其他丙种球蛋白病

（一）冷球蛋白血症

冷球蛋白（cryoglobulin）是指血浆温度降至 4 ~ 20℃ 时发生沉淀或胶胨状，温度回升 37℃时又溶解的一类球蛋白，如**冷免疫球蛋白**（cryoimmunoglobulin）、冷纤维蛋白原及 C – 反应蛋白（C – reactive protein）等。最初是 Wintrobe 等在多发性骨髓瘤病人血清中发现此蛋白，1947 年 Lerner 等认为发现血清冷球蛋白增高者常伴有肾小球病变。正常血清仅含微量冷球蛋白，当血清冷球蛋白浓度超过 0. 1g/L 时，称为**冷球蛋白血症**（cryoglobulinemia）。根据是否伴有原发病，可以将冷球蛋白血症分为原发性冷球蛋白血症和继发性冷球蛋白血症。

1. 免疫学分型　1974 年 Brouet 等根据免疫化学特性，将冷球蛋白血症分为以下三种类型。

Ⅰ型：即单克隆型冷球蛋白血症。免疫球蛋白中以 IgM 为最多见，依次为 IgG、IgA 及轻链蛋白。常见于多发性骨髓瘤及原发性巨球蛋白血症（占 50%），其他淋巴细胞增生性疾病及少数自身免疫病占 25%，原发性约占 25%。

Ⅱ型：即单克隆 – 多克隆型冷球蛋白血症。血清中含有一种单克隆免疫球蛋白，具有抗多克隆免疫球蛋白的活性，此种单克隆免疫球蛋白多为 IgM，其次为 IgG 及 IgA，故构成 IgM – IgG 型、IgG – IgG 型及 IgA – IgG 型免疫复合物。多见于多发性骨髓瘤、原发性巨球蛋白血症及其他淋巴细胞增生性疾病（60% ~70%），自身免疫病占 30%，原发性者占 10%。

Ⅲ型：即多克隆型冷球蛋白血症。血清中含有两种或两种以上的单克隆免疫球蛋白，构成 IgM – IgG 及 IgM – IgG – IgA 等复合物。多见于慢性感染及自身免疫病（30% ~50%），淋巴细胞增生性疾病占 10% ~15%，原发性者占 40%。

就冷球蛋白本身而言，Ⅱ型及Ⅲ型冷球蛋白血症易并发肾损害。

2. 临床特征

（1）紫癜为最常见的皮肤症状，其他如寒冷性荨麻疹、雷诺现象、肢端发绀和网状青斑，皮肤坏死和溃疡。

（2）关节痛是混合性冷球蛋白血症患者的常见症状，常发生在手、膝关节，为多关节痛，对称或不对称，偶有关节红肿。

（3）肾损害可表现为急性和慢性肾炎，也可为肾病综合征、肾衰。

（4）神经系统主要为周围神经病变。其他如肝、脾肿大、严重腹痛、心包炎和全身淋巴结肿大等。

（5）实验室检查 90% 以上Ⅰ型和 80% 以上Ⅱ型患者血中冷球蛋白含量 >1g/L，80% 以上Ⅲ型患者则 <1g/L。

（二）淀粉样变性

淀粉样变性（amyloidosis）是一种少见的新陈代谢紊乱疾病，由不同病因所致的淀粉样蛋白纤维以不可溶的形式在细胞外沉积，导致多器官、组织结构与功能损害的全身性疾病。17 世纪 Bonet 首先报道淀粉样变性。1854 年 Virchow 首先描述了在本病组织中沉积的物质并根据其对碘及硫酸的显色反应与淀粉相似而命名为“淀粉样变性”。近代的研究证实，此类物质是组织细胞所合成与分泌的多种蛋白质而非淀粉样糖类，但仍然沿用“淀粉样变性”这一传统命名。

1. 病因 病因不明。可能为蛋白质代谢紊乱所致。部分患者有家族遗传史。也有认为淀粉样蛋白的产生是由于在抗原刺激下，浆细胞功能紊乱，释放出免疫球蛋白所致。但也有认为本病的发生与长期慢性炎症刺激有关。

2. 分型 本病分原发性、继发性、家族性三种类型。

（1）原发性淀粉样变性　又可分为局限型和系统型。局限型多累及上、下肢伸侧和背部皮肤，呈密集丘疹，融合或苔藓样斑片。伴剧烈瘙痒，病程迁延经过缓慢，间可自行消退，但易复发。系统型则内脏及皮肤、黏膜均可受累，无明显痒感。眼睑、鼻、口等皮肤、黏膜均好发。心肌、骨骼均可受损，可伴有多发性骨髓瘤、骨痛、自发性骨折。

（2）继发性淀粉样变性　常继发于长期慢性传染病或伴有严重组织分解破坏的感染之后，如结核、结缔组织病。恶性肿瘤也可引起，如霍奇金病、多发性骨髓瘤等。淀粉样蛋白主要沉积于肝、脾、肾等实质器官。

（3）家族性淀粉样变性　以周围感觉、运动神经（常是自主神经）和心血管及肾脏淀粉样变性为特征，常存在腕管综合征和玻璃体不正常。

3. 临床表现 多见于 50 岁以上患者，男性多于女性。症状和体征是非特异性的，由所受累的器官和系统所决定，常被原发疾病所掩盖，肾脏系统是表现最强烈的，早期仅有轻度的蛋白尿，可发展至全身水肿，低蛋白血症和大量的蛋白尿。舌炎、巨舌常为本病早期症状，约占原发性系统型 40% 以上。牙龈黏膜常见淀粉样浸润，故牙龈活检在诊断全身性淀粉样变时有较高的阳性率。

第四节　单克隆免疫球蛋白病的免疫学检验

单克隆丙种球蛋白病的实验室诊断主要依靠血液学和免疫学手段，其中免疫学检测尤为重要。对免疫球蛋白异常增生的检测，其目的是早期发现疾病、监控病情和判断预后。常用的免疫学方法有血清蛋白区带电泳、免疫电泳、免疫固定电泳和免疫球蛋白定量测定等。

一、血清蛋白区带电泳

血清蛋白区带电泳是测定M蛋白的一种定性实验，乙酸纤维薄膜和琼脂糖凝胶是目前最常采用的两大介质。蛋白质在碱性条件下带不同量的负电荷，在电场中由阴极向阳极泳动。由于等电点的差异，电泳后由正极到负极可分为：白蛋白、α_1－球蛋白、α_2－球蛋白、β_1－球蛋白、β_2－球蛋白和γ－球蛋白五个区带。根据形成的不同区带以及与正常的电泳图谱相比较，可了解血清中的各种蛋白质的组分。将这些区带电泳图谱扫描，还可计算出各种蛋白的含量和百分比。

正常人血清γ区带较宽而且着色较淡，扫描图显示一低矮蛋白峰。γ－球蛋白区域主要由IgG免疫球蛋白组成。在低丙种球蛋白血症和丙种球蛋白缺乏症中，γ－球蛋白区带降低。γ－球蛋白水平升高的疾病包括霍奇金病、恶性淋巴瘤、慢性淋巴细胞白血病、肉芽肿病、结缔组织病、肝病、多发性骨髓瘤、Waldenstrom巨球蛋白血症及淀粉样变性。单克隆丙种球蛋白增高时常在γ区（有时在β或α区），呈现浓密狭窄的蛋白带，经扫描显示为高尖蛋白峰（高∶宽>2∶1），这是由于M蛋白的化学结构高度均一，因而其电泳迁移率十分一致。而多克隆丙种球蛋白增高时，如肝病、慢性感染和自身免疫病等，γ区带宽而浓密，扫描图显示为宽大的蛋白峰（图21－1）。

在某些情况下还可以出现假的狭区带，易与M蛋白混淆，应注意区别。例如溶血标本中血红蛋白形成的β位区带，陈旧血清中聚合IgG形成的近原位窄区带，以及由类风湿因子形成的位于γ区中间的细区带都易与M区带相混淆，遇到这些可疑情况时，应进一步做免疫电泳等分析加以区别。

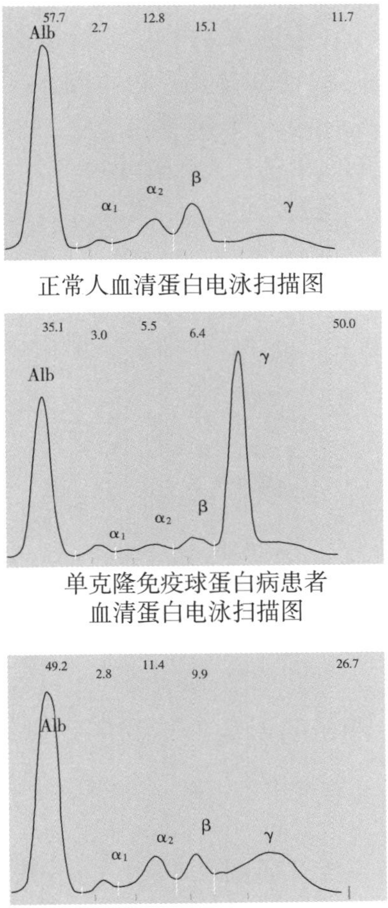

正常人血清蛋白电泳扫描图

单克隆免疫球蛋白病患者
血清蛋白电泳扫描图

多克隆免疫球蛋白病患者
血清蛋白电泳扫描图

图21－1　血清蛋白电泳扫描图

二、免疫电泳

免疫电泳是琼脂平板电泳和双相免疫扩散两种方法的结合。将抗原样品在琼脂平板上先进行电泳，使其中的各种成分因电泳迁移率的不同而彼此分开，然后加入抗体做双相免疫扩散，把已分离的各抗原成分与抗体在琼脂中扩散而相遇，在二者比例适当的地方，形成肉眼可见的沉淀弧。该方法可用来研究：①抗原和抗体的相对应性；②测定样品的各成分以及它们的电泳迁移率；③根据蛋白质的电泳迁移率、免疫特性及其他特性，可以确定该复合物中含有某种蛋白质；④鉴定抗原或抗体的纯度。

匀质性的物质具有明确的迁移率，能生成曲度较大的沉淀弧；反之，有较宽迁移范围的物质，其沉淀弧曲度较小。因此，正常人血清与上述抗体进行免疫电泳时出现的沉淀线是均匀的弧形，而M蛋白所形成的沉淀线或沉淀弧较宽，呈凸现出的弓形或船形。

免疫电泳分析是一项经典的定性实验，但由于影响沉淀线形态的因素较多，扩散时所需抗血清量较大，结果判断需有丰富的实验室经验，现已逐渐被免疫固定电泳替代。

三、免疫固定电泳

免疫固定电泳是血清区带电泳和免疫沉淀反应两个过程结合的一项定性实验。血清蛋白质在琼脂糖凝胶介质上经电泳分离后，应用固定剂和各型免疫球蛋白及轻链抗血清，加于凝胶表面的泳道上，经孵育让固定剂和抗血清在凝胶内渗透并扩散后，若有对应的抗原存在，则在适当位置形成抗原－抗体复合物。漂洗，将未沉淀的蛋白质去除，已被沉淀的蛋白质贮留在凝胶内。经染色后蛋白质电泳参考泳道和抗原、抗体沉淀区带被氨基黑着色，根据电泳移动距离分离出单克隆组分，可对各类免疫球蛋白及其轻链进行分型。为了精确识别单克隆区带，样品同时在六条泳道上进行测试。经电泳后，ELP 作为参考泳道以显示电泳后的蛋白质，其余五条泳道用于鉴定单克隆成分，通过它们与抗血清，γ（IgG）、α（IgA）、μ（IgM）重链和 κ、λ 轻链（游离和非游离）反应与否进行鉴别。M 蛋白在免疫固定电泳上显示狭窄而界限分明的区带，而多克隆增生或正常血清则显示为宽大、弥散而深染的区带（图 21－2）。

该技术的最大优势是敏感性达 0.5～1.5g/L，操作周期短，仅需数小时，分辨率高，结果易于分析。目前已经取代了传统的免疫电泳技术，成为单克隆蛋白（M 蛋白）鉴定和分型的首要方法。

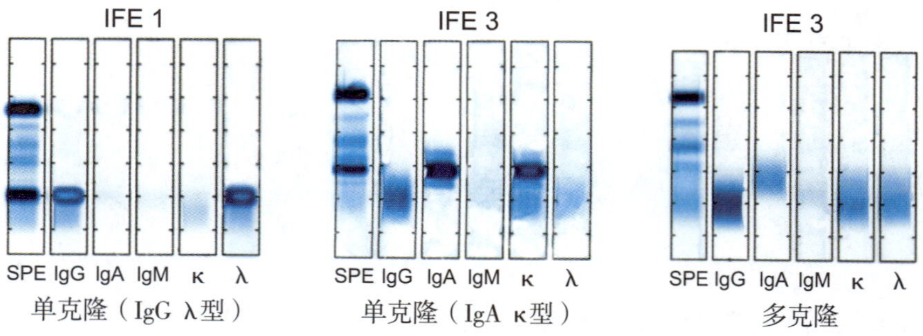

图 21－2　单克隆和多克隆免疫增生病免疫固定电泳结果

四、血清免疫球蛋白定量

免疫球蛋白定量测定较常用的方法有单向扩散法与免疫浊度法，前者较为简便，后者更为准确、迅速。恶性单克隆丙种球蛋白病常呈现某一类丙种球蛋白的显著增高，大多在 30g/L 以上；而正常的免疫球蛋白，包括与 M 蛋白同类的丙种球蛋白的含量则显著降低。在良性丙种球蛋白病的血清标本中，M 蛋白的升高幅度一般没有恶性单克隆丙种球蛋白病那么高，多在 20g/L 以下；M 蛋白以外的免疫球蛋白含量一般仍在正常范围之内。如在单向扩散试验中出现双圈状沉淀环，则标本中可能存在某种免疫球蛋白片段的 M 蛋白。多克隆丙种球蛋白病患者的血清中常有多种类型的免疫球蛋白水平同时升高，每种类型上升的幅度不太大，但总的丙种球蛋白水平增高比较明显。

免疫球蛋白的定量检测，有时会由于不同实验室所用抗血清特异性的差异，而造成 M 蛋白定量结果的不同，特别在使用某一株 M 蛋白制备的抗血清检测其他患者的 M 蛋白时。如能配合作用区带电泳光密度扫描，常可纠正这种误差。

进行免疫球蛋白的定量检测，不仅有助于丙种球蛋白病的诊断，并对丙种球蛋白病的良、恶性鉴别具有一定的帮助。如做动态观察，对丙种球蛋白病的病情和疗效的判断有一定的价值。M 蛋白含量的多少常可反映病情的轻重，尤其对同一患者，M 蛋白含量明显增高常提示病情恶化；经有效治疗后，M 蛋白含量逐渐下降，而正常免疫球蛋白的含量则由降低趋向正常。

五、本周蛋白的检测

本周蛋白即尿中游离的免疫球蛋白轻链，其检测对轻链病的诊断是必不可少的项目，并对多发性骨髓瘤、原发性巨球蛋白病、重链病等疾病的诊断、鉴别和预后判断均有一定帮助。

本周蛋白在 pH5.0 的条件下，加热至 50～60℃时出现沉淀，继续加热至 90℃后又重新溶解。根据这种理化性质，又将其称为凝溶蛋白，故可根据这一特点，用化学方法进行检测。这种加热沉淀法简便易行，但敏感度较低，也不能确定轻链的型别。

对怀疑为本周蛋白阳性的标本应该做进一步的确证实验，可以对尿中 κ 链和 λ 链用定量检测方法进行分析，也可以将尿液透析浓缩 50 倍后做免疫固定电泳分析（图 21－3）。

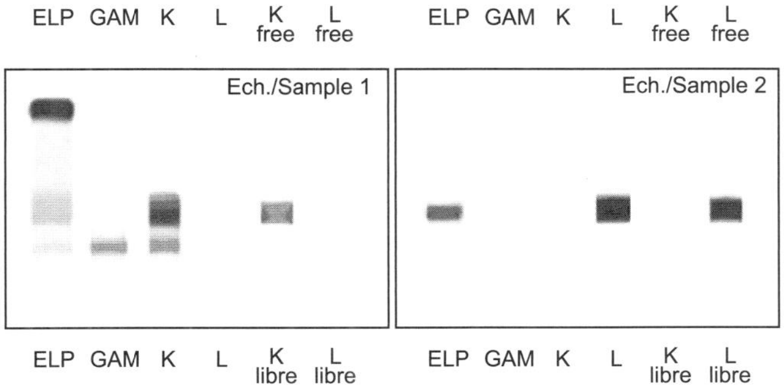

图 21－3　尿本周蛋白免疫固定电泳结果

轻链病患者尿中可测得本周蛋白，但由于其分子量较小，易迅速自肾排出，故血中反而呈阴性，检测时应该注意。

本周蛋白检测的临床意义：确定 Kappa 轻链、Lamda 轻链及游离轻链，主要诊断多发性骨髓瘤。一般认为，当浆细胞恶性增生时，可能有过多的轻链产生或重链的合成被抑制，致使过多的轻链通过尿液排出；约 50% 的多发性骨髓瘤患者及约 15% 的巨球蛋白血症患者，其尿液中可出现本周蛋白；肾淀粉样变、慢性肾盂肾炎及恶性淋巴瘤等患者尿中亦可出现本周蛋白。

六、冷球蛋白的检测

冷球蛋白是血清中的一种特殊蛋白质，在 4℃时自发沉淀，加温至 37℃时又可溶解，故常利用这种可逆性冷沉淀的特性对其进行测定。取患者外周血，分离出血清置 4℃冰箱中，一般在 24～72h 出现沉淀，若 1 周仍不出现沉淀者方可判断为阴性。如形成沉淀，再置 37℃温育使其复溶，也可将冷沉淀物离心、洗涤后做定性与定量分析。

进行冷球蛋白研究和检测时，必须注意以下事项：部分单克隆冷球蛋白可在低于 10℃时发生沉淀，故标本采集时必须将注射器和容器预温，离心及整个操作过程中也都要注意保温；部分冷球蛋白在冷的条件下可迅速沉淀，但有一些则需数天，因此，这些血清需在 4℃下放置 1 周；大部分正常人血清也含有多克隆冷球蛋白，但通常在是 0.08g/L 以下；冷纤维蛋白原、C－反应蛋白－白蛋白复合物和肝素沉淀蛋白等也具有冷沉淀特性，实验时应加以区别。

七、应用原则

当临床上怀疑有浆细胞疾病时，应按下列检验程序进行检测：①初筛试验：血清蛋白区带电泳分析、免疫球蛋白定量检测或尿本周蛋白定性检测。②对于阳性者要做定量分析及免疫球蛋白分类鉴定：免疫电泳或免疫固定电泳、免疫球蛋白亚型定量和血清及尿中轻链定量及比值计算。③鉴别良性还是恶性增生：最大的区别是——良性者：轻链与重链增高比为

1∶1，比值无明显异常；恶性者轻链与重链比值不是1∶1，可发生明显增高改变。④临床诊断还要结合相关实验室资料，如骨髓检查、影像学及病理学结果等综合考虑作出正确诊断。

案例　多发性骨髓瘤

刘某，男，60岁。以全身骨痛、多发性骨折1个月入院。该患者1个月前曾因全身骨痛、多发性骨折在当地县医院骨科住院，经骨折部位固定及接骨治疗不见好转而入我院。后查体：抬入病房，活动受限，不能行走，轻度贫血貌，浅表淋巴结未及肿大，胸骨无压痛，心、肺听诊无异常。腹软，肝、脾肋下未及。血常规：白细胞 5.0×10^9/L，血红蛋白101g/L，血小板 147×10^9/L。球蛋白92.9g/L↑，免疫球蛋白IgG 62.7g/L↑。X线示：腰椎、胸椎、肋骨、肱骨、骨盆骨多处骨折。骨髓检查：异常浆细胞成堆分布，比例占54%。诊断：多发性骨髓瘤。

问题

多发性骨髓瘤要明确该诊断还需做哪些检查?

（秦　雪）

第二十二章　免疫缺陷病与免疫学检验

学习要点

免疫缺陷病（IDD）是免疫系统先天发育障碍或后天损伤所致疾病，分为原发性免疫缺陷病（PID）和继发性免疫缺陷病（SID）两大类。其临床共同特征是易感染、好发恶性肿瘤和自身免疫病。XLA 和 DiGeorge 综合征分别是原发性 B 细胞缺陷病和原发性 T 细胞缺陷病的代表性疾病，选择性 IgA 缺陷和 SCID 分别是最常见和最严重的 PID。营养不良、感染、肿瘤等可诱发 SID，AIDS 是由 HIV 感染引起的、主要破坏机体细胞免疫功能的严重的 SID。IDD 的检测主要是通过免疫学、分子生物学等方法综合评价机体的体液免疫、细胞免疫、补体、吞噬细胞等功能。

免疫缺陷病（immunodeficiency disease，IDD）是由于遗传因素或其他因素造成免疫系统先天发育障碍或后天损伤引起的各种临床综合征。免疫缺陷可致免疫系统在发育、分化、代谢、调节等不同环节上发生障碍，引起机体免疫功能缺陷或低下，临床表现为反复或持续感染，并易伴发过敏性疾病、肿瘤、自身免疫病等。

第一节　概　　述

一、免疫缺陷病的分类

免疫缺陷病按其发病原因可分为两大类：原发性免疫缺陷病和继发性免疫缺陷病。

（一）原发性免疫缺陷病

原发性免疫缺陷病（primary immunodeficiency disease，PIDD）是免疫系统的遗传缺陷或先天发育不全所致的临床综合征。在人群中总的发病率约为 0.01%，种类较多，迄今文献报道的已达 90 余种。按其累及的免疫成分不同，又可分为原发性 B 细胞免疫缺陷病（体液免疫缺陷）、原发性 T 细胞免疫缺陷病（细胞免疫缺陷）、原发性联合免疫缺陷病（T、B 细胞缺陷）、原发性吞噬细胞缺陷病和原发性补体系统缺陷病。各型所占比例分别为：原发性 B 细胞免疫缺陷病占 50%、原发性 T 细胞免疫缺陷病占 18%、原发性联合免疫缺陷病占 20%、原发性吞噬细胞缺陷病占 10%、原发性补体系统缺陷病占 2%。

（二）继发性免疫缺陷病

继发性免疫缺陷病（secondary immunodeficiency disease，SIDD）是免疫系统受到后天因

素，如感染、肿瘤、营养不良、代谢性疾病和其他疾病作用引起免疫功能低下所致的临床综合征。按其免疫功能受损类型可分为继发性T细胞功能缺陷、继发性低丙种球蛋白血症、继发性吞噬细胞缺陷和继发性补体缺陷。

二、免疫缺陷病的特征

不同类型免疫缺陷病的临床表现各异，与其缺陷的成分、程度、范围有关，但是均具有以下共同临床特征。

（一）易感染

免疫缺陷病患者对病原体的易感性增加，易发生反复感染，且病情迁延不愈、难以控制，是导致患者死亡的主要原因。感染的性质和严重程度主要取决于免疫缺陷的类型及程度。一般而言，以抗体缺陷为主者，易发生化脓性感染；以T细胞缺陷为主者，易发生病毒、胞内寄生菌感染、真菌和原虫感染；T、B细胞联合免疫缺陷对各种病原体易感，机会性感染是其重要特点；补体成分缺陷者，易发生奈瑟菌属感染；中性粒细胞功能缺陷者，易感染金黄色葡萄球菌（表22－1）。

表22－1 各类免疫缺陷病感染特点

免疫缺陷病	易感病原体类别	感染类型
体液免疫缺陷	以化脓性感染为主	败血症、化脓性脑膜炎、肺炎、气管炎、中耳炎等
细胞免疫缺陷	以细胞内寄生病原体感染为主	重症病毒感染、真菌感染、布氏菌病、结核病等
联合免疫缺陷	以化脓菌感染为主，合并胞内寄生病原体感染	全身重症细菌及病毒感染，顽固性腹泻或脓皮病
吞噬细胞缺陷和补体缺陷	以化脓菌感染为主，补体缺陷常见脑膜炎链球菌和淋球菌感染	肺炎、化脓性淋巴结炎、脓皮病、全身性肉芽肿

（二）易伴发恶性肿瘤

免疫缺陷病患者易发生恶性肿瘤，尤其是T细胞缺陷患者恶性肿瘤发生率比正常人高100～300倍，多为病毒所致肿瘤和淋巴系统肿瘤。

（三）易伴发自身免疫病

免疫缺陷病患者有高发自身免疫病倾向，其自身免疫病发生率高达14%，而正常人群仅为0.001%～0.01%，以SLE、类风湿关节炎和恶性贫血等多见。

第二节 原发性免疫缺陷病

一、原发性B细胞缺陷病

原发性B细胞缺陷（primary B lymphocytes deficiency）是由于B细胞发育、分化受阻，或B细胞不能接受Th细胞传递的信号，导致抗体合成或分泌障碍。患者体内Ig水平降低或缺陷，外周血B细胞数量减少或缺陷，T细胞数量正常。根据Ig缺陷程度的不同，可分为低丙种球蛋白血症和无丙种球蛋白血症。主要临床表现为反复化脓性感染、肠道病毒感染等。

（一）性联无丙种球蛋白血症

性联无丙种球蛋白血症（X－linked agammaglobulinemia，XLA）是一种典型的先天性B细胞缺陷病，1952年由Bruton首次报道，又称Bruton综合征。该病的发生与Bruton酪氨酸蛋白激酶（Bruton tyrosin kinase，Btk）缺乏有关。编码Btk的基因位于Xq22染色体上，当该基因缺陷或发生突变时，使得B细胞发育过程中的信号传导受阻，导致B细胞发育停滞于前B细胞阶段，影响B细胞分化成熟。该病属X连锁隐性遗传，一条染色体带有缺陷基因但表型正常的母亲如将缺陷基因遗传给儿子，可致其发病；遗传给女儿，可使其为携带者。

患儿多在出生6个月后发生反复化脓性细菌感染，包括中耳炎、鼻窦炎、支气管炎、肺炎、皮肤感染、败血症等。常见的易感病原体有葡萄球菌、肺炎球菌、溶血性链球菌、流行性感冒杆菌等。患者细胞免疫功能正常，对水痘、麻疹等病毒，以及胞内感染仍有较强的抵抗力。其免疫学主要特征为：血清中各类Ig含量明显降低（IgG＜2g/L，总Ig＜2.5g/L），外周血成熟B细胞和浆细胞几乎为零，淋巴结无生发中心，患者接种抗原后不产生抗体应答，但T细胞数量和功能正常。

（二）性联高IgM综合征

性联高IgM综合征（X－linked high IgM syndrome，XLHM）是一种罕见的原发性B细胞缺陷病，为X性联隐性遗传。其发病机制是X－染色体上CD40L基因突变，使T细胞表达CD40L缺陷，与B细胞上CD40的相互作用受阻，导致B细胞活化增生和进行抗体类别转换障碍，只能分泌IgM，不能产生其他类别的Ig。

患儿多于1～2岁发病，临床表现为反复化脓性感染，尤其是呼吸道感染。血清IgM水平升高，IgG、IgA、IgE水平低下，IgD水平正常或增高。外周血成熟B细胞（表达mIgM和mIgD）数量正常，但几乎没有表达mIgG和mIgA的B细胞。

（三）选择性IgA缺陷

选择性IgA缺陷（selective IgA deficiency）是最常见的体液免疫缺陷病，发病率约为1‰，为常染色体显性或隐性遗传。患者表达mIgA的B细胞发育障碍，不能分化成为分泌IgA的浆细胞，但确切机制尚不清楚。

大多数患者无明显症状，或仅表现为易患呼吸道、消化道、泌尿道感染，少数患者可出现严重感染，超敏反应、自身免疫病发生率增加。免疫学主要特征为：血清IgA＜50mg/L，分泌型IgA缺陷，其他Ig水平正常。

二、原发性T细胞缺陷病

原发性T细胞缺陷（primary T lymphocytes deficiency）是由于T细胞的发生、分化受阻而导致的T细胞功能障碍。T细胞缺陷不仅使细胞免疫功能受损，而且由于T细胞对B细胞产生抗体有辅助调节作用，也会在一定程度上影响体液免疫功能。虽然某些患者血清Ig水平正常，但对抗原刺激却不产生特异性抗体。

（一）先天性胸腺发育不全

本病亦称为DiGeorge综合征，是典型的T细胞缺陷性疾病。其发病是由于妊娠早期胚胎第三、四咽囊发育障碍，导致起源于该部位的器官，如胸腺、甲状旁腺、主动脉弓、唇、耳等发育不全。该病属非遗传性疾病，但90%以上的患者染色体22q11.2区域有缺失。据报道，母体酒精中毒与DiGeorge综合征有关。

患儿表现有特殊面容，表现为：眼距增宽，双耳下移，“鱼形”嘴（人中短），颌小畸形等，并常伴有心脏和大血管畸形。由于甲状旁腺发育不全，患儿出生后24h内可发生低钙性手足抽搐。临床表现为易发生病毒、真菌、胞内寄生菌等反复感染，接种卡介苗、麻疹疫苗等可发生严重不良反应。免疫学特征表现为：外周血 T 细胞显著减少，细胞免疫功能严重受损，B 细胞数量正常，但对 TD 抗原刺激不产生特异性抗体。

（二）T 细胞活化和功能缺陷

T 细胞膜表面分子或胞内信号转导分子表达异常可导致 T 细胞活化或功能受损。如 TCR 通过 CD3 复合分子（γ-链、δ-链、ε-链、ξ-链）和 ZAP-70 等向胞内转导活化信号。TCR 和 CD3 复合分子基因变异可使 T 细胞识别抗原及将抗原信号传入胞内受阻，从而严重影响细胞免疫功能；ZAP-70 基因变异，导致 TCR 信号向胞内下游传导障碍，T 细胞不能增生分化为效应细胞。

三、原发性联合免疫缺陷病

联合免疫缺陷病（combined immunodeficiency disease，CID）是指 T 细胞和 B 细胞均有分化发育障碍，导致细胞免疫和体液免疫联合缺陷所致的疾病。其发病机制涉及多种，共同特征是：患者全身淋巴组织发育不良，淋巴细胞减少；易发生严重和持续性的细菌、病毒和真菌感染，且常为机会性感染；接种某些减毒活疫苗可引起严重的全身感染，甚至死亡。一般免疫治疗很难有效，骨髓移植治疗有一定效果，但可能发生移植物抗宿主反应。

（一）重症联合免疫缺陷病

重症联合免疫缺陷病（severe combined immunodeficiency disease，SCID）较为罕见，是性联或常染色体隐性遗传病，发病率约 1/10 万。患儿在出生后 6 个月即表现为严重的细胞和体液免疫功能缺陷，对各种病原体、机会菌易感，常因严重感染死亡。

1. 性联重症联合免疫缺陷病（X-linked SCID，XLSCID） 约占 SCID 的 50%，属 X 连锁隐性遗传。其发病机制是 IL-2 受体 γ 链（IL-2Rγ）基因突变。IL-2R γ 链是多种细胞因子受体（IL-2R、IL-4R、IL-7R、IL-9R、IL-15R）共有的亚单位，它参与多种细胞因子的信号转导并调控 T 细胞、B 细胞的分化发育和成熟，γ 链突变使 T 细胞发育停滞于祖 T（pro-T）细胞阶段，从而发生 SCID。患者成熟 T 细胞和 NK 细胞缺乏或严重减少，B 细胞数量正常但功能受损，血清 Ig 水平降低，对特异性抗原应答能力下降。

2. 腺苷脱氨酶缺陷症 腺苷脱氨酶（adenosine deaminase，ADA）缺陷症是一种常染色体隐性遗传病，约占 SCID 的 20%。其发病机制是由于定位于第 20 对染色体的 ADA 基因突变导致 ADA 缺乏，使腺苷和脱氧腺苷分解障碍，造成核苷酸代谢产物 dATP 和 dGTP 在细胞内大量累积，对发育早期 T、B 细胞有毒性作用而影响其发育成熟，造成 T 细胞和 B 细胞缺陷。

（二）毛细血管扩张性共济失调综合征

毛细血管扩张性共济失调综合征（ataxia telangiectasia syndrome，ATS）也是一种常染色体隐性遗传病，以进行性共济失调，皮肤和球结膜的毛细血管扩张为特征。免疫学改变可见胸腺发育不全或缺失，扁桃体、淋巴结和脾脏中淋巴组织减少，网状细胞增生。患者周围血中淋巴细胞减少，对皮肤致敏抗原的延迟性过敏反应减弱。

四、原发性吞噬细胞缺陷病

吞噬细胞缺陷主要涉及单核-巨噬细胞和中性粒细胞，表现为吞噬细胞数量减少和功能障碍，包括趋化作用、吞噬作用等。患者易患各种化脓性感染，重者可危及生命。

（一）原发性中性粒细胞缺陷

按照中性粒细胞缺陷的程度，临床上分为**粒细胞减少症**（granulocytopenia）和**粒细胞缺**

乏症（agranulocytosis）。前者外周血中性粒细胞数低于 $1.5\times10^9/L$，而后者外周血几乎没有中性粒细胞。其发病机制是由于粒细胞集落刺激因子（G－CSF）基因突变使粒细胞分化受阻所致。患者多在出生 1 个月内即开始发生各种细菌的反复感染。

（二）白细胞黏附缺陷

白细胞黏附缺陷（leukocyte adhesion deficiency，LAD）为常染色体隐性遗传，可分为 LAD－1 和 LAD－2 两型。LAD－1 型是由于整合素 β2 亚单位（CD18）基因突变，使得中性粒细胞、巨噬细胞、T 细胞、NK 细胞表面整合素家族成员表达缺陷，导致中性粒细胞不能与内皮细胞黏附、移行并穿过血管壁到达感染部位。LAD－2 型为一种岩藻糖基因突变，使得白细胞和内皮细胞表面缺乏能与选择素家族成员结合的寡糖配体 Sialyl－Lewis^x（Sle^x），导致白细胞与内皮细胞间黏附障碍。患者主要表现为反复化脓性细菌感染。

（三）慢性肉芽肿病

慢性肉芽肿病（chronic granulomatous disease，CGD）多属性联隐性遗传，少数为常染色体隐性遗传。其发病机制是由于编码还原型辅酶Ⅱ（NADPH）氧化酶系统的基因缺陷，使吞噬细胞呼吸爆发受阻，不能产生足量的有氧杀菌物质，如超氧离子、过氧化氢、单态氧离子等，使得吞入细胞内的微生物，尤其是能产生过氧化氢酶的微生物非但不能被杀死，反而得以继续存活、繁殖，并随吞噬细胞游走播散，造成反复的慢性感染。持续的感染可刺激 $CD4^+$ T 细胞增生形成肉芽肿。患者表现为反复的化脓性细菌感染，淋巴结、皮肤、肝、肺、骨髓等器官有慢性化脓性肉芽肿或伴有瘘管形成。

五、原发性补体系统缺陷病

原发性补体系统缺陷（primary complement system deficiency）属最少见的原发性免疫缺陷病，大多为常染色体隐性遗传，少数为常染色体显性遗传。缺陷可发生在补体系统中几乎所有的成分，包括补体固有成分、补体调控蛋白和补体受体。临床表现为反复化脓性细菌感染及自身免疫病。

（一）补体固有成分缺陷

补体两条激活途径的固有成分均可发生遗传性缺陷。C3 缺陷可导致严重的甚至是致命的化脓性细菌感染；C4 和 C2 缺陷使经典途径激活受阻，常引发 SLE、肾小球肾炎等免疫复合物病；C5～C9 缺陷可引起奈瑟菌属感染；P 因子、D 因子缺陷使旁路途径激活受阻，易致反复化脓性细菌感染。

（二）补体调控蛋白缺陷

1. 遗传性血管神经性水肿　是最常见的补体缺陷病，为常染色体显性遗传。其发病是由于 C1 抑制因子（C1 inhibitor，C1 INH）基因缺陷所致。由于 C1 INH 缺乏，不能控制 C1 酯酶活性，使 C2 的裂解过多，产生过多的 C2a，使血管通透性增高，引起遗传性血管神经性水肿。临床表现为反复发作的皮肤、黏膜水肿，如发生在咽喉可致窒息死亡。

2. 阵发性夜间血红蛋白尿　阵发性夜间血红蛋白尿（paroxysmal nocturnal hemoglobinuria，PNH）是由于编码 *N*－乙酰葡糖胺转移酶的 PIG－A 基因突变，导致 GPI 合成障碍，红细胞不能与补体调节成分 DAF 和 MAC 抑制因子（MIRL）结合，从而使红细胞对补体介导的溶血敏感。

（三）补体受体缺陷

补体受体主要存在于红细胞和吞噬细胞表面，其表达缺陷可致循环免疫复合物清除障碍，从而发生 SLE 等自身免疫病。

第三节　继发性免疫缺陷病

继发性免疫缺陷病（SIDD）可涉及免疫系统的各个方面，临床表现和免疫特征与相应的原发性免疫缺陷病相似，发病率高于原发性免疫缺陷病。SIDD 种类多种多样，多数是暂时性的，消除病因后可恢复。少数 SIDD 难以恢复，如由人类免疫缺陷病毒引起的获得性免疫缺陷综合征，又称艾滋病。

一、继发性免疫缺陷病的常见原因

1. 感染　许多病毒、细菌、真菌、原虫感染常可引起机体免疫功能低下，其中以人类免疫缺陷病毒感染所致的艾滋病最为严重。

2. 肿瘤　恶性肿瘤尤其是淋巴系统的恶性肿瘤，如白血病、淋巴肉瘤、骨髓瘤、胸腺瘤等常可进行性抑制患者的免疫功能，加上肿瘤患者放疗、化疗，以及营养不良、消耗等因素，致使恶性肿瘤患者常伴有免疫功能缺陷。

3. 营养不良　是引起 SIDD 最常见的原因。蛋白质、脂肪、糖类、维生素和微量元素摄入不足，均可影响免疫细胞的发育和成熟，导致不同程度的免疫功能降低。

4. 药物　长期使用免疫抑制剂、抗肿瘤药物、大剂量抗生素等均可降低免疫功能。

5. 其他　脾切除、胸腺切除、阑尾切除、其他外科大手术、创伤、电离辐射、中毒、妊娠等均可降低机体免疫功能。

二、获得性免疫缺陷综合征

获得性免疫缺陷综合征（acquired immunodeficiency syndrome，AIDS）又称艾滋病，是由人类免疫缺陷病毒（human immunodeficiency virus，HIV）感染引起的继发性免疫缺陷病。其特点是：患者以 $CD4^+$ T 细胞减少、细胞免疫功能严重缺陷为主要特征，临床表现为反复机会性感染、伴发恶性肿瘤及中枢神经系统退行性病变。自 1981 年在美国首次报道该病以来，全球感染人数不断上升，蔓延范围越来越广。我国自 1985 年发现第一例患者至今，感染人数也在不断增加。目前尚无有效治疗方法，AIDS 已成为人类最棘手的疾病之一。

（一）病原学

1983 年，法国病毒学家 Montagnier 等从 AIDS 患者体内首次分离出一种 RNA 逆转录病毒，WHO 于 1987 年将该病毒正式命名为 HIV。HIV 属逆转录病毒科慢病毒属，可分为 HIV－1 和 HIV－2 两型。目前，全球流行的 AIDS 主要由 HIV－1 所致，约占 95%；HIV－2 主要在西非流行。两者的基因结构相似，但核苷酸和氨基酸序列有区别，对抗体的反应也有不同。

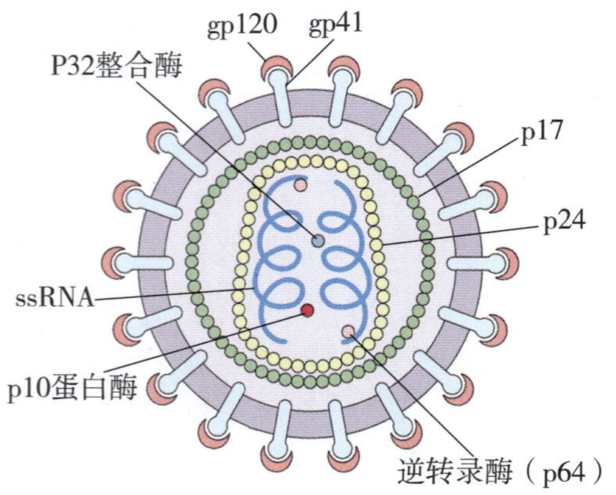

图 22－1　HIV 病毒的结构模式图

HIV 病毒直径为 80～120nm，球形有包膜，含有 gp120 和 gp41 两种刺突蛋白，病毒的基因组为两个相同的正链 ssRNA。

成熟的病毒颗粒直径为 100～120nm，由病毒核心和外膜组成。病毒内部为 20 面体对称的核衣壳，核心为圆柱状，含有病毒 RNA、逆转录酶和核心蛋白（p24、P17）。包膜上嵌有病毒编码的刺突状结构的糖蛋白，其中 gp120 和 gp41 与 HIV 入侵宿主细胞有关（图 22－1）。

HIV 在体内增生速度很快，每天可产生 $10^9 \sim 10^{10}$ 个病毒颗粒，且易发生变异（突变率约为 3×10^{-5}），因此容易逃避宿主免疫系统的作用。

（二）致病机制

HIV 的传染源主要是 HIV 携带者和 AIDS 患者。HIV 存在于血液、精液、阴道分泌物、乳汁、唾液和脑脊液中。传播方式主要有：①性传播；②血液传播，输入 HIV 感染者的血液或被 HIV 污染的血制品，以及静脉毒瘾者共用 HIV 污染的注射器和针头等，均可造成传播；③垂直传播，HIV 可经胎盘或分娩时母亲血液传播，产后可通过乳汁传播。

进入机体的 HIV 主要侵犯 $CD4^+$ T 细胞，此外，表达 CD4 分子的单核－巨噬细胞、树突状细胞、神经胶质细胞等也是其侵犯的重要细胞。HIV 通过其包膜上 gp120 与靶细胞表面 CD4 分子高亲和性结合，同时也与表达在靶细胞表面的趋化因子受体 CXCR4 和 CCR5 结合，再由 gp41 插入细胞膜，介导病毒包膜与靶细胞膜融合，使病毒的核衣壳进入靶细胞（图 22－2）。HIV 感染靶细胞后，病毒 RNA 逆转录产生的 DNA 可与宿主细胞 DNA 整合，形成潜伏感染，潜伏期可达数月甚至数年。当宿主受到微生物感染、细胞因子等刺激时，受感染的靶细胞转录因子 NF－κB 和 SP1 被激活，启动病毒复制，HIV 在细胞内大量复制，最终导致靶细胞死亡。此外，HIV 感染细胞表面表达的 gp120 分子可与未感染细胞表面的 CD4 分子结合，导致细胞融合形成多核巨细胞，加上抗 HIV 抗体和特异性 CTL 对靶细胞的攻击，使 $CD4^+$T 细胞进行性减少，从而导致患者全身性、渐进性细胞免疫功能下降。

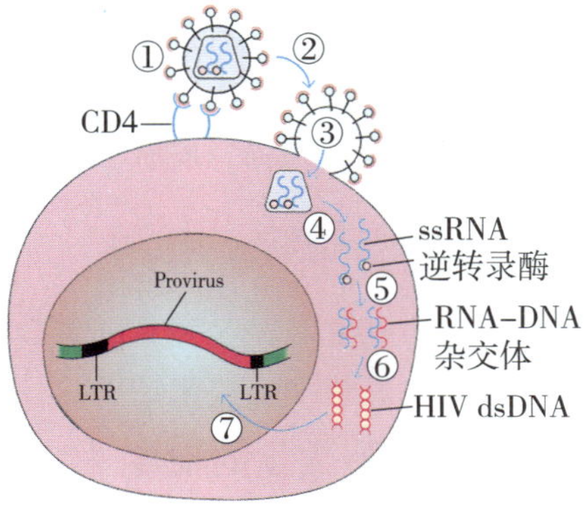

图 22－2　HIV 侵入免疫细胞机制示意图

①HIVgp120 与靶细胞 CD4 分子结合；②HIVgp41 和 CXCR4（靶细胞膜与 G 蛋白偶联受体）介导融合；③壳蛋白包裹病毒基因组和酶进入靶细胞；④病毒基因组和酶释放后壳蛋白发生解离；⑤在逆转录酶作用下，ssRNA 逆转录，形成 RNA－DNA 杂交体；⑥模板 RNA 被核糖核酸酶 H 降解，随后合成第二条 DNA 链，再形成 dsDNA；⑦通过整合酶 HIVdsDNA 进入细胞核并整合到宿主细胞染色体中。

（三）临床特点

多数 HIV 感染者初期无症状或仅表现为流感样症状，潜伏期一般为 6 个月至 4～5 年，随后可出现 AIDS 相关综合征，患者表现为持续发热、体重减轻、腹泻、全身淋巴结肿大等，进一步发展为典型的 AIDS，常出现三大典型症状：①机会性感染，常见病原体是卡氏肺囊虫和白色念珠菌，其他有巨细胞病毒、带状疱疹病毒、隐球菌和鼠弓形虫等，是 AIDS 死亡的主要原因；②恶性肿瘤，AIDS 患者易伴发 Kaposi 肉瘤和恶性淋巴瘤，也是 AIDS 死亡的常见原因；③神经系统损害，大约 60% 的 AIDS 患者会伴有 AIDS 痴呆症。

（四）免疫学特征

AIDS 的主要免疫学特征是：①$CD4^+$T 细胞数量明显减少，CD4/CD8 细胞比例倒置，常低于 0.5。②T 细胞功能严重障碍，细胞激活和应答能力降低。Th1 和 Th2 细胞平衡失调，潜伏期患者 Th1 细胞占优势，分泌 IL－2 刺激 $CD4^+$T 细胞增生；至 AIDS 期患者 Th2 细胞占优势，分泌 IL－4 和 IL－10 抑制 Th1 功能，同时减弱 CTL 的细胞毒效应。③抗原提呈细胞功能降低。HIV 侵犯巨噬细胞和树突状细胞后，可损伤其趋化、杀菌和处理抗原能力，同时引起细胞表面 MHC－Ⅱ类分子表达降低，抗原提呈能力下降。此外，感染 HIV 的巨噬细胞和树突状细胞不能有效杀死 HIV，反而成为其庇护所，成为晚期 AIDS 患者血中高水平病毒的主要来源。④B细胞功能异常，表现为多克隆激活、高 Ig 血症并可产生多种自身抗体。这是由于

gp120 属超抗原，加上 HIV 感染者易合并 EBV 感染，造成多克隆 B 细胞被激活所致。

第四节　免疫缺陷病的免疫学检测

免疫缺陷病的病因和临床表现多种多样，其缺陷涉及免疫系统的多种成分，因此检测也是多方面、综合性的。实验室检测的内容主要包括体液免疫、细胞免疫、补体和吞噬细胞等方面，如 T 细胞、B 细胞、吞噬细胞数量和功能的测定，免疫球蛋白、补体、细胞因子含量的测定等。检测方法主要采用免疫学方法和分子生物学方法。此外，一些常规和特殊的检测手段，如血液检查、胸腺、皮肤、淋巴结活检等对确诊和明确分型也十分重要。

一、B 细胞缺陷病的检测

B 细胞缺陷病主要表现为 B 细胞数量减少或缺陷导致体内 Ig 水平降低，以及抗体产生功能障碍。因此，其检测主要包括 B 细胞数量和功能的检测，体内 Ig 水平的检测等。

（一）B 细胞数量的检测

1. B 细胞表面 SmIg 的检测　SmIg 是 B 细胞最具特征的表面标志。检测 SmIg 不仅可以测算 B 细胞的数量，还可以根据 SmIg 的类别判断 B 细胞的成熟情况。所有体液免疫缺陷患者都有不同程度的 B 细胞数量和成熟比例的异常。其检测方法常采用免疫荧光法和流式细胞分析法。

2. B 细胞表面 CD 抗原的检测　B 细胞表面存在着 CD10、CD19、CD20、CD22 等抗原。CD10 只出现于前 B 细胞，CD19 和 CD20 在不同成熟度 B 细胞表面均存在，CD22 只在成熟 B 细胞表面表达。检测 B 细胞表面 CD 抗原可了解 B 细胞的数量、亚型、分化成熟情况。其检测方法主要采用流式细胞术。

（二）血清 Ig 的测定

1. 血清各类 Ig 的测定　Ig 测定的方法很多，IgG、IgM 和 IgA 多采用免疫浊度法，缺乏仪器设备的条件下也可采用单向免疫扩散法；IgD 和 IgE 由于含量低，多采用 RIA 或 ELISA 等技术测定；IgG 亚类可用 ELISA 和免疫电泳法测定。B 细胞缺陷患者均存在着不同程度的 Ig 水平降低。Ig 缺陷有两种，即：所有 Ig 都缺陷和选择性 Ig 缺陷。前者血清中 IgG、IgM、IgA、IgE 均降低，而 IgD 可正常。后者最常见的是选择性 IgA 缺陷，其血清中 IgA $<0.05g/L$，外分泌液中测不出 IgA，IgG 和 IgM 正常或偏高。

判断体液免疫缺陷病时应注意：①血清中 Ig 总量的生理范围较宽，不同测定方法检测的结果差异较大，对 Ig 水平低于正常值下限者，应在一段时间内反复测定，才能判断有无体液免疫缺陷；②患者多为婴幼儿，应注意其正常生理水平及变化规律。

2. 同种血型凝集素的测定　同种血型凝集素，即 ABO 血型抗体（抗 A 抗体和抗 B 抗体）。已知它不是先天产生的，而是出生后针对红细胞表面 A 物质和 B 物质应答产生的抗体，因此，检测其滴度是判定机体体液免疫功能简单而有效的方法。通常，除婴儿和 AB 型血外，其他体液免疫功能正常的人，均含有 1:8（抗 A）或 1:4（抗 B）或更高滴度的天然抗体。这种天然抗体属 IgM 类，可帮助诊断 Bruton 症、SCID、选择性 IgM 缺陷症等。

（三）抗体产生能力的测定

1. 特异性抗体产生能力的测定　正常人接种某种疫苗或菌苗后 5 ~ 7 天可产生特异性抗体（IgM 类），若再次接种会产生更高效价的抗体（IgG 类）。因此，接种疫苗后检测特异性抗体产生情况可判断机体是否存在体液免疫缺陷。常用的抗原为伤寒疫苗和白喉类毒素，可在接种后2～4周测定相应抗体。接种伤寒疫苗常用直接凝集试验测定抗体效价，接种白喉类毒素常用锡克试验检测相应抗体。

2. 噬菌体试验　人体清除噬菌体的能力被认为是目前观察抗体应答能力最敏感的指标之一。正常人甚至新生儿，均可在注射噬菌体后5天内将其全部清除。抗体产生缺陷者，清除噬菌体的时间明显延长。

二、T细胞缺陷病的检测

T细胞缺陷病主要表现为T细胞数量减少和功能缺陷，导致机体细胞免疫功能缺陷，并影响机体体液免疫功能。因此，其检测主要包括T细胞数量和功能的检测。

（一）T细胞数量的检测

1. T细胞总数的测定　T细胞在外周血中占60%～80%，当T细胞总数低于$1.2\times10^9/L$时，提示可能存在细胞免疫缺陷。通常采用免疫荧光技术或流式细胞术检测T细胞标志CD3以反应外周血中T细胞总数。

2. T细胞亚群的测定　T细胞按其功能不同分为许多亚群，如$CD4^+$T细胞、$CD8^+$T细胞等，可通过检测CD3/CD4和CD3/CD8对其亚群进行检测，并观察$CD4^+$T细胞/$CD8^+$T细胞比例。正常情况下，外周血中$CD4^+$T细胞约占70%，$CD8^+$T细胞约占30%。

（二）T细胞功能的检测

1. 皮肤试验　皮肤试验可检测体内T细胞的迟发性超敏反应能力，从而反应受试者的细胞免疫功能。常用于皮试的抗原是在自然界中易于接触而使机体致敏的物质，包括结核菌素、白色念珠菌素、毛发菌素、链激酶－链道酶（SK－SD）、腮腺炎病毒等。为避免个体差异、接触某种抗原的有无或多少以及试剂的质量和操作误差等因素影响，试验常用几种抗原同时进行。凡三种以上抗原皮试阳性者为细胞免疫功能正常，两种或少于两种阳性或在48h反应直径小于10nm，提示细胞免疫功能缺陷或低下。但2岁以下儿童可能因未曾致敏而出现阴性反应，只需对一种抗原反应阳性，即可判定细胞免疫功能正常。

2. T细胞增生试验　是体外检测T细胞功能的常用技术，用非特异性刺激剂或特异性抗原（最常采用的是PHA）刺激淋巴细胞，通过观察淋巴细胞增生和转化能力来反映机体的细胞免疫功能。T细胞缺陷患者会表现增生应答能力降低，且增生低下程度与免疫受损程度一致。新生儿出生后不久即可表现出对PHA的反应性，因而，出生1周以后的新生儿若出现对PHA的刺激反应，即可排除严重细胞免疫缺陷的可能。

三、吞噬细胞缺陷病的检测

吞噬细胞包括单核细胞、巨噬细胞和中性粒细胞，其缺陷可表现为细胞数量减少和功能缺陷，包括细胞吞噬能力、胞内杀菌作用、趋化运动等减弱或消失。

（一）白细胞计数

外周血中性粒细胞计数，当成人$<1.8\times10^9/L$，儿童$<1.5\times10^9/L$，婴儿$<1.0\times10^9/L$时，可认为是中性粒细胞减少。在排除其他外来因素的情况下，应考虑是遗传因素的作用。

（二）趋化功能检测

趋化运动是吞噬细胞发挥功能的前提。常采用滤膜渗透法（Boyden小室法），用微孔滤膜将趋化因子和白细胞分开，观察白细胞穿越滤膜的能力，从而判断其趋化功能。对于懒白细胞病、家族性白细胞趋化缺陷症等有诊断价值。

（三）吞噬和杀伤试验

吞噬和杀伤试验是检测吞噬细胞功能的经典试验。可将白细胞与一定量的细菌悬液混合孵育，取样涂片、染色、镜检，观察白细胞对细菌的吞噬和杀伤情况，用吞噬率和杀伤率表示。慢性肉芽肿患者由于吞噬细胞缺少过氧化物酶而无法杀菌，表现为吞噬率正常，但杀菌率显著降低。

（四）NBT 还原试验

NBT 还原试验是一种检测吞噬细胞还原杀伤能力的定性试验。吞噬细胞杀菌时，能量消耗剧增，耗氧量也随之增加，氢离子的传递使添加的淡黄色 NBT 被还原成蓝黑色甲臜颗粒，沉积于胞质中，称 NBT 阳性细胞。正常值为 7% ~15%，低于 5% 表明杀菌能力降低，可用于检测慢性肉芽肿病和 6 – 磷酸葡萄糖脱氢酶缺乏症。

四、补体系统缺陷病的检测

补体系统的检测包括总补体活性和补体单个成分的测定。补体溶血试验可反应补体系统总的活性，单个补体成分常检测 C3、C1q、C4、B 因子、C1 酯酶抑制物等含量。由于补体缺陷涉及成分多，又有多条激活途径，对补体系统缺陷病的分析较为困难。原发性补体缺陷的发病率较低，注意与自身免疫病相鉴别。测定 C1 酯酶抑制物可协助诊断遗传性血管神经性水肿。

五、基因检测

采用分子生物学手段，对一些原发性免疫缺陷病的染色体 DNA 进行序列分析，检测是否存在与缺陷相关的基因突变或缺损的部位。常见的原发性免疫缺陷病的基因突变位点见表 22 – 2。

表 22 – 2 常见的原发性免疫缺陷病基因突变位点

疾 病	突变基因
X – SCID	Xq13. 1 ~ 13. 3
XLA	Xq21. 3
XLHM	Xq26. 3 ~ 27. 1
ADA 缺乏	20q13. 2 ~ 13. 11
PNP 缺乏	14q13. 1
X – CGD	Xp21. 1

六、AIDS 的检测

（一）病原学检测

病原学检测是指直接从 HIV 感染者体内分离出病毒或检测出 HIV 组分。但病毒分离培养和鉴定需要时间较长，对实验技术和条件要求较高，目前多采用分子生物学技术从患者外周血单个核细胞、骨髓细胞或血浆中检测 HIV – cDNA、HIV – RNA 等。

（二）免疫学检测

主要包括针对 HIV 感染后产生抗原、抗体的检测和 T 淋巴细胞的检测。

1. 抗原的检测 感染 HIV 后，血液中最先出现 HIV – p24 抗原，持续 4 ~6 周后消失。检测常采用 ELISA 抗原捕获法，以确定是否为 HIV 急性感染。

2. 抗体的检测 HIV 感染 2 ~3 个月后可出现抗体，并可持续终身，是 HIV 感染的重要标志。HIV 抗体检测分为初筛试验和确认试验。初筛试验常采用 ELISA 法，敏感性高，特异性不够强。其检测试剂必须是 HIV – 1/2 混合型的，并经卫生部批准或注册，批批鉴定合格的产品，进口试剂还必须提供进口许可证和中国生物制品检定所检定合格证书。确认试验主要用免疫印迹法，敏感性和特异性均很高。HIV 抗体初筛试验通常需要在经过鉴定并取得资格的 HIV 抗体初筛实验室和（或）确认实验室进行，HIV 抗体的确认和检测阳性报告必须由取得资格的确认实验室进行。我国的判定标准为：①HIV 抗体阳性：至少出现 2 条包膜蛋白带（gp41/gp120/gp160）或出现 1 条包膜蛋白带和 1 条 p24 带；②HIV 抗体阴性：无 HIV 特异性条带出现；③HIV 抗体可疑：出现 HIV 特异性条带，但带型不足以确认阳性者。

3. 淋巴细胞的检测　AIDS 患者淋巴细胞总数减少，常 $<1.5\times10^9/L$；$CD4^+$T 细胞数绝对值下降，$<0.5\times10^9/L$ 易发生机会感染，$<0.2\times10^9/L$ 则发生典型 AIDS；CD4/CD8 比值下降，常 <0.5，比值越低，细胞免疫功能受损越严重。

（三）其他检测

主要是指不直接针对病原体 HIV，但与其感染及 AIDS 病情进展相关的非特异性检测项目，如其他相关微生物检查、Ig 检测、T 细胞增生反应、皮肤迟发型超敏反应、红细胞计数、血沉等。

案例　获得性免疫缺陷综合征

某男性患者，35 岁，无业，有吸毒史。近半年来有反复低热，伴慢性腹泻、乏力、体重减轻。体检发现：患者颈后、腋窝、颌下等多处淋巴结肿大，体温 38.2℃，口腔黏膜见有毛状白斑。实验室检查：外周血白细胞总数 $3.2\times10^9/L$，淋巴细胞总数 $0.8\times10^9/L$；$CD4^+$T 细胞数 $0.3\times10^9/L$。诊断：综合以上初步考虑该患者 HIV 感染。

问题

1. 为明确诊断，应进一步做哪些实验室检查？
2. AIDS 患者为什么会出现 $CD4^+$T 细胞数量减少？

（吴俊英）

第二十三章　感染性疾病与免疫学检验

学习要点

感染性疾病的免疫学检验应根据不同微生物感染的特点采用不同的检测手段，主要包括病原抗原、血清特异性抗体检测等。由于感染类型的不同，病原微生物的差异等多因素原因的影响，对感染性疾病的诊断应结合病原体的分离、培养鉴定以及分子生物学检测，密切结合临床，综合分析，综合判断。

人类的发展史也是人类与传染病做斗争的历史，因此抗感染免疫研究是免疫学研究中的一个永恒的主题。随着抗感染防御和治疗措施的不断发展和完善，社会文明的进步，卫生条件持续改善，经济和生活水平不断提高，现在大规模的烈性传染病的发生已基本控制甚至消灭，但是抗感染的形势依然严峻，新的传染病不断发生（如艾滋病、SARS、禽流感等），旧的传染病又卷土重来（如结核病、白喉、登革热、霍乱、鼠疫、疟疾、狂犬病等），给人类和社会造成了严重的灾难，故对感染性疾病的预防、诊断和治疗是预防医学和临床医学面临的主要任务之一。免疫学检验作为发现传染病最快捷的检测技术，从免疫学检测技术建立之初就用于传染病的诊断，在传染病的防治中起着极为重要的作用。本章节主要介绍感染的类型与免疫特点、免疫学检测的方法应用和常见感染性疾病的检测。

第一节　感染的类型与免疫特点

导致感染的病原体有细菌、病毒、真菌和寄生虫等。各类病原体在结构、生物学特性、致病力等方面各有特点，因此它们的感染特征、机体的免疫学防御机制及检测应用也不尽相同，但有一定规律可寻。

一、机体对微生物免疫应答的一般特性

虽然机体抗微生物感染的应答机制和类型复杂，但是抗微生物免疫有一些共同的特征。

（一）免疫防御由固有和适应性免疫共同介导

固有免疫系统提供了早期抗微生物防御机制（图 23－1），适应性免疫为后续应答提供了更强大、更持久的防御效应。许多病原微生物有逃避和抵抗固有免疫的作用，如抗吞噬作用、抗吞噬细胞胞内杀灭作用、胞内寄生作用等，针对这样的微生物的防御保护作用关键依赖于

适应性免疫。因为适应性免疫能增强固有免疫的防御功能，诱导效应细胞清除微生物，并形成记忆细胞，以保护个体防止再感染。

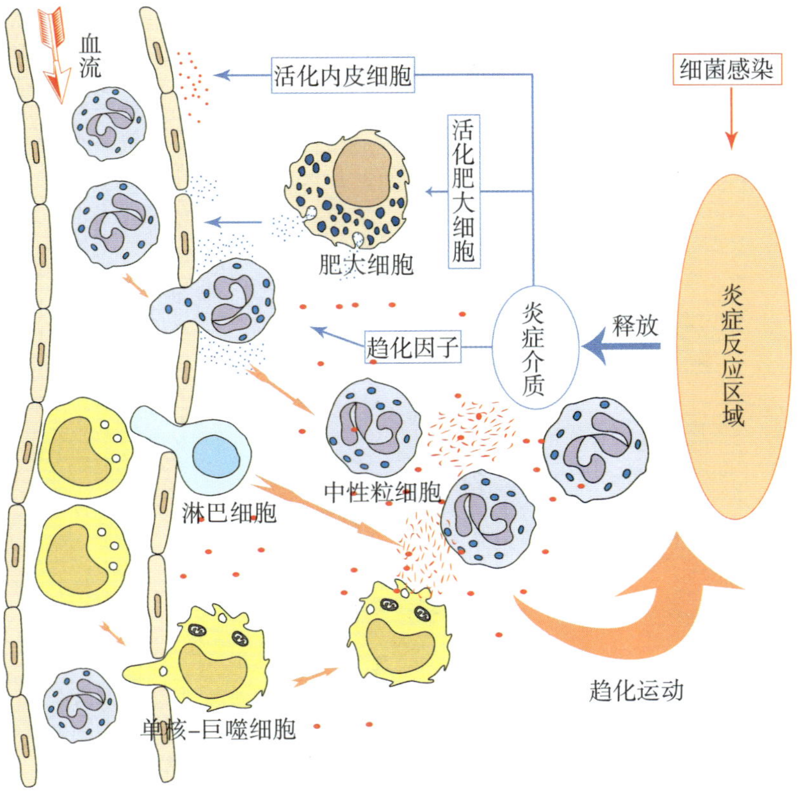

图 23－1　中性粒细胞、单核－吞噬细胞向炎症区的趋化

（二）免疫系统能最有效地对不同类型微生物进行选择性应答

不同微生物侵袭和在宿主中的定植方式不同，机体能采用不同的防御机制对不同微生物进行应答，例如体液免疫应答在抗胞外微生物感染中起极重要作用，细胞免疫在抗胞内微生物感染中更有效。

（三）微生物在宿主体内的存活和致病性主要与微生物的侵袭能力或抗免疫效应机制有关

微生物感染是否能在宿主体内存活和致病，取决于微生物与机体免疫应答斗争的结果，主要与微生物的侵袭力、逃避和抗免疫效应机制有关。例如，细菌的荚膜、侵袭性酶类有助于感染的扩散；病毒在胞内定位，甚至隐藏在免疫不易发挥作用的神经组织中，或与宿主DNA 整合，对微生物有保护作用；有些微生物能破坏机体防御机制，或通过抗原变异逃避已建立的适应性效应机制。

（四）抗感染免疫应答本身也可引起组织损伤和疾病

免疫防御机制对于保护机体抗感染是必需的，但是在某种情况下也可引起免疫性疾病或组织损伤，例如链球菌感染后的肾小球肾炎、乙型肝炎病毒引起的肝组织损伤、HIV 感染等均可引起免疫机制受损。

二、微生物感染类型与免疫学检测

感染类型可根据病原微生物在宿主体内胞内、外的定位分为胞内微生物感染和胞外微生物感染；也可根据机体感染后不同时段病原微生物的可检测水平或感染模式常将微生物感染分为三类：急性感染、慢性感染和潜伏感染。不同微生物感染类型与免疫学检测对象的选择、技术应用及结果分析密切相关。

（一）细胞内和细胞外感染与免疫学检测

不同类型的微生物在宿主胞内、外感染的定位不同，机体抗感染的效应机制也有较大差异，主要表现在抗胞外感染主要是由体液免疫介导，抗胞内感染主要是以细胞免疫为主（图 23－2）。因此这两类感染免疫学检测的对象有较大差别，除了检测抗原外，在诊断感染疾病中前者的重要检测对象还包括抗体，后者可辅助细胞免疫技术进行检测。

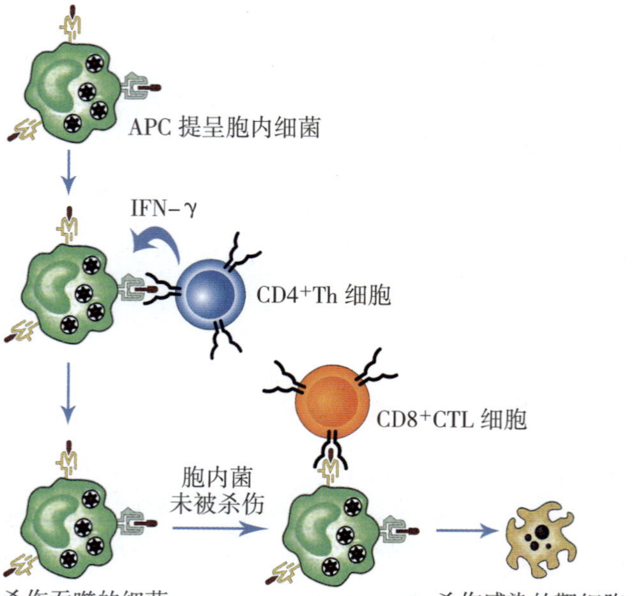

图 23－2　$CD4^+$ T 细胞和 $CD8^+$ T 细胞在防御胞内菌中的协同作用

胞内感染的微生物包括专性胞内微生物（obligate intracellular microbe）和兼性胞内微生物（facultative intracellular microbe）。专性胞内微生物是指不能在宿主细胞外生存，只能在宿主细胞内存活和增生的微生物，包括病毒、衣原体、立克次体。兼性胞内微生物既可在细胞内寄生，也可在细胞外生存和繁殖，包括分枝杆菌、单核细胞增生性李斯特菌、嗜肺军团菌、布鲁菌、土拉菌、沙门菌等。抗真菌感染的适应性免疫也主要是细胞免疫。此外，有些真菌如深部感染性真菌新生隐球菌、荚膜组织胞浆菌等也是兼性胞内微生物。寄生虫分为原虫和蠕虫，前者为单细胞性寄生虫，后者为多细胞性寄生虫。通常原虫在胞内寄生，清除感染的机制类似于其他胞内微生物感染，蠕虫是胞外感染，消除感染的机制常依赖于特异性抗体应答，但是机体抗寄生虫感染免疫能力相对较弱，因此寄生虫常引起慢性感染。

（二）微生物感染的模式与免疫学检测

1. 急性感染与免疫学检测　急性感染的免疫学特点是急性感染后病原微生物被宿主免疫完全清除。大多数胞外细菌、病毒感染属于这一类型。对急性感染检测病原微生物抗原及特异性 IgM 类抗体有较大的诊断价值。抗原检测对急性感染有确诊价值，但是应注意检测标本应尽早采取，到疾病晚期检出率会因病原抗原被清除而降低或消失。特异性 IgM 应答是短暂的，由脾脏和引流至淋巴结生发中心的浆细胞产生，在感染后 2 周达到高峰，随后维持 2～4 周后降低，因此高水平特异性 IgM 除有诊断价值外，还表示感染在病程中或晚期或正在痊愈中。实际工作中也可采用双血清标本检测特异性抗体水平，第一份血清标本应尽早在发病初采集，第二份标本应在此后 2～3 周采集，若第二份血清标本特异性抗体滴度高于第一份血清标本4倍以上，对急性感染病有较大的诊断价值。

2. 慢性感染与免疫学检测　慢性感染的特点是感染的微生物在宿主体内较长期或终身存在，通常发生于宿主免疫防御未能在急性感染期完全将病原体清除的情况下。常见于衣原体、真菌、寄生虫、胞内寄生菌、HIV、HBV、HCV等。抗原检测在急性期检出率高，在慢性期检出率低甚至阴性。检测特异性抗体类型及其水平对慢性感染的诊断、病情分析有较大的价值。

3. 隐伏感染与免疫学检测　隐伏感染的特点是在急性感染后伴潜伏性感染，在潜伏期无症状，也很难检出感染的微生物抗原，但是有抗体持续存在，因此检测抗原应在发作期检测。引起典型隐伏感染的病原主要是疱疹病毒科成员HSV、VZV和EBV；此外，衣原体也可引起隐伏感染。

第二节　免疫学检测的应用

感染性疾病的诊断包括病原学诊断、免疫学诊断、分子生物学诊断等，由于免疫学检测具有特异性高、敏感性高和便捷等特点，故在临床感染性疾病的诊断中应用广泛。

一、微生物抗原的检测

无论是显性感染、隐性感染还是带菌、带毒状态，从机体检出微生物抗原就标志着有感染；再者，一般具有交叉反应性抗原微生物的重叠感染是非常罕见的，所以检测微生物抗原有确诊价值。免疫学检测微生物抗原常用定性检测方法，主要用于两个方面：菌种鉴定和直接检测标本中的抗原。

鉴定菌种最可靠、便捷的方法是血清学反应，也可用于细菌的分群和分型，尤其在肠道细菌检查中应用十分广泛。常采用玻片凝集的方法进行鉴定。

直接检测标本中微生物抗原的基本原则是尽量选择最敏感又特异的检测方法，免疫标记技术应用最广。

二、微生物特异性抗体的检测

病原微生物感染之后可产生多种抗体，在免疫应答中所起的作用也不尽相同。例如某些肠道杆菌感染后机体会产生菌体抗体、鞭毛抗体、表面抗体、菌毛抗体等；病毒感染后机体也会产生多种抗体，如HBV感染机体可产生抗HBsAg、HBcAg、HBeAg等抗体，流感病毒感染会产生抗表面抗原血凝素（HA）和神经氨酸酶（NA）、核心蛋白、基质蛋白等抗体。此外，微生物的分泌代谢产物如毒素、酶等，也刺激机体产生抗体。有些抗原成分刺激机体产生IgM类抗体（如革兰阴性杆菌的菌体抗原、许多细菌的荚膜抗原），有的刺激产生IgG类抗体（如鞭毛、菌毛抗原），有的产生中和抗体（如中和毒素或病毒的抗体），有的刺激产生补体结合抗体等。因此，检测抗体有三个基本原则：①应注意选择不同的诊断抗原和实验方法；②检测抗体要采用定量检测法；③检测结果通常仅有辅助诊断价值。

抗体检测对微生物感染的诊断仅有辅助诊断价值，这是因为感染后机体内产生的抗体尤其是IgG可长期存留，微生物之间交叉反应又较普遍，甚至会出现非特异性刺激“回忆反应”。因此，只能应用定量测定法进行检测，通过特异性抗体水平的增高情况进行辅助诊断。检测结果应结合病史、临床表现、传染病流行情况、相关微生物学知识等进行综合分析。尤其是有些试验用的诊断抗原采用的是非特异性交叉反应性抗原，如检测某些立克次体病的外－斐试验、检测梅毒感染的反应素检测试验，在分析结果时更应注意。

此外，也应注意不同抗体产生的动力学特点，及不同抗体所表达的临床意义。IgM 抗体产生早，维持时间短，检测特异性 IgM 类抗体对某些急性传染病及先天性感染诊断价值较大，尤其是对甲型肝炎、风疹病毒、巨细胞病毒、单纯疱疹病毒、梅毒螺旋体、弓形虫等。急性感染过程中抗体水平提高 4 倍以上诊断价值更大。中和抗体水平提高有抗感染保护作用。如果抗 HBcAg 抗体与 HBsAg 较长时间同时检出常表示感染在向慢性感染转化。

三、细胞免疫功能的检测

由于抗胞内微生物感染的免疫应答以细胞免疫为主，因此检测细胞免疫水平对这些传染病的诊断有一定意义。常用的特异性免疫检测技术主要有皮肤试验和肽 - MHC 四聚体检测。

皮肤试验是利用迟发型超敏反应原理进行测定，如对细菌的结核菌素试验、麻风菌素试验，对真菌的荚膜组织胞浆素（菌丝期荚膜组织胞浆菌抗原提取物）试验等。由于成人普遍感染过结核杆菌、真菌，因此假阳性率较高，应注意结合临床仔细分析。皮肤试验在临床诊断中应用较少。

此外，在急性感染中特异性 T 数量会增高数千倍以上，也可用肽 - MHC 四聚体技术检测特异性 $CD4^+$ 和 $CD8^+$T 细胞数量，对急性感染性疾病进行诊断，但是检测试剂和所需仪器昂贵，较难开展。

免疫学检测除用于感染性疾病的诊断外，也可用于病情分析、预后、疗效观测或流行病学调查等。

第三节　常见感染性疾病的免疫学检验

一、常见细菌性感染疾病的免疫学检测

临床上除对病原菌进行培养鉴定外，还利用免疫学检验手段进行感染性疾病的诊断与疗效观察。

（一）链球菌感染的免疫学检测

链球菌溶血素 O（streptolysin O）是 A 族溶血性链球菌的重要代谢产物之一，对所有真核细胞的细胞膜、细胞质和细胞器都有毒性，故又称溶细胞素。它能刺激机体产生对应的抗体，称为**抗链球菌溶血素 O**（anti - streptolysin O，ASO）。该抗体能特异性抑制溶血素 O 的溶红细胞活性，因此临床上测定溶血素 O 抗体的含量，能辅助诊断链球菌感染后引起的相关免疫性疾病，如感染性心内膜炎、扁桃体炎、风湿热以及链球菌感染后肾小球肾炎等。该试验的原理是一个中和试验的原理。

溶血性链球菌感染 1 周后，ASO 即开始升高，4 ~6 周达高峰。由于 ASO 可持续几个月或几年，因此 ASO 阳性不一定是近期感染的指标，应多次动态观察。

（二）伤寒和副伤寒沙门菌感染的血清学检测

沙门菌属感染中以伤寒、副伤寒沙门菌和鼠伤寒沙门菌引起的疾病最为常见，前者主要引起伤寒，后者则以食物中毒或败血症为主要临床表现。伤寒、副伤寒沙门菌感染常用肥达（Widal）试验作为协助诊断。

伤寒杆菌属于沙门菌属中的 D 群，副伤寒甲、乙、丙沙门菌分别属于沙门菌属中的 A、B 和 C 群。用伤寒杆菌 O 抗原和副伤寒杆菌甲（A）、乙（B）、丙（C）的 H 抗原作为诊断抗原，检测机体中的相应抗体水平，协助伤寒、副伤寒的诊断。

机体感染伤寒杆菌、副伤寒杆菌 1 周后，能逐渐产生菌体 O 抗原和鞭毛 H 抗原的抗体。

将定量伤寒、副伤寒杆菌的诊断菌液分别与患者用生理盐水系列倍比稀释的血清进行凝集反应，根据凝集效价判定结果。正常时伤寒 O 凝集效价 <1:80，伤寒 H 凝集效价 <1:160；副伤寒 A、B、C 凝集效价 <1:80。

O 抗原刺激机体产生 IgM 类抗体，产生早，消退快；而 H 抗原刺激机体产生 IgG 类抗体，出现晚，维持时间长。肥达试验作为伤寒、副伤寒的辅助诊断，应结合临床表现、病史、病程及流行病学综合判断。

（1）O 升高，H 正常　伤寒发病早期或沙门菌属中其他菌种引起的交叉反应。

（2）O 正常，H 升高　可能为疾病晚期或以往患过伤寒、副伤寒或菌苗接种后的回忆反应。

（3）O 和 H 均升高　伤寒可能性大。

（4）O 和 H 均升高，另 A、B、C 任何一项升高　可能分别为副伤寒甲、乙、丙。

另外，应注意肥达反应单次效价增高，判断的可靠性差，必要时进行动态观察。若双份血清抗体效价增高 >4 倍，则诊断价值较大。早期使用抗生素和肾上腺皮质激素以及免疫功能低下的伤寒患者，肥达反应可出现阴性。

（三）结核分枝杆菌感染的检测

随着对结核病研究的不断深入以及现代免疫学技术的应用，结核病的免疫学诊断方法不断推出，诊断价值越来越受到重视。血清免疫学试验包括结核杆菌抗原、抗体和特异性免疫复合物的检测。但由于实验方法的局限以及其他因素的影响，其诊断仍然要和临床结合，综合判断。

结核分枝杆菌抗原、抗体检测的标本除了血清外，还可采用痰液、脑脊液以及胸、腹腔积液等。其临床意义为：

（1）结核杆菌抗原阳性有助于临床诊断。

（2）分枝杆菌 IgG 水平协助诊断活动性结核病。结核分枝杆菌感染机体后，可刺激机体产生 IgM、IgG、IgA 类抗体。一般认为，抗体的产生并不能保护受染宿主抵御感染，因为结核分枝杆菌常寄生于单核-吞噬细胞内。活动性肺结核患者结核 IgG 抗体水平明显增高并与病变活动程度存在平行关系。

（3）特异性免疫复合物对活动性结核的诊断具有一定意义。活动性结核病患者体液中特异性 IgG 类免疫复合物会明显增加，故检测各种体液中的特异性免疫复合物优于特异性 IgG 的检测。

二、常见病毒性感染疾病的免疫学检测

（一）临床常见的病毒感染和免疫学检测

临床常见的病毒感染包括肝炎病毒、呼吸道病毒（流行性感冒病毒、副流感病毒、呼吸道合胞病毒等）、EB 病毒（Epstein - Barr virus）、肠道病毒（脊髓灰质炎病毒、柯萨奇病毒 A 组和 B 组病毒、人类轮状病毒以及其他新型肠道病毒等）、登革病毒（dengue virus，DV）和流行性出血热（epidemic hemorrhagic fever，EHF）病毒感染等。应用分子生物学技术，可以直接检测病毒的 DNA 或 RNA 及其变异结构，但因为条件因素的影响，限制了在临床诊断中的应用。而通过免疫学技术可以检测不同标本中的病毒抗原或抗体，对于流行病学调查和临床诊疗具有重要的意义。

（二）病毒性肝炎的免疫学检测

病毒性肝炎是由肝炎病毒引起的传染性疾病，目前已经确定的有甲型、乙型、丙型、丁型和戊型五种病毒，有待阐明的有庚型肝炎病毒、TTV 及 SEN - V 等。病毒性肝炎血清标志

物包括病毒本身、病毒抗原成分和抗病毒抗体等。临床上通过各种肝炎病毒血清标志物检测，能准确地进行病毒性肝炎的诊断。

1. 甲型肝炎病毒血清标志物测定 甲型肝炎病毒（hepatitis A virus，HAV）属于小 RNA 病毒科肝病毒属，是一种无包膜的具有单链正股 RNA 的小 RNA 病毒。HAV 是甲型病毒性肝炎的病原体，主要经消化道途径感染。目前只发现一种血清型。

HAV 感染人体后可以产生抗 - HAV IgM、IgG、IgA、IgE 等各种类型抗体，目前主要通过粪便中病毒抗原的检测和用 ELISA 法或固相放射免疫法检测血清中抗 - HAV IgM 或抗 - HAV 总抗体。其临床意义如下。

（1）血清中抗 - HAV IgM 出现于甲型肝炎感染的早期，发病后数日滴度很快升至峰值，持续时间较短（2 ~4 周），发病后 1 ~2 个月滴度和阳性率下降，于 3 ~6 个月消失。因此，抗 - HAV IgM 阳性，常表明急性 HAV 感染或复发。

（2）血清中抗 - HAV IgG 的出现较抗 - HAV IgM 晚，于 2 ~3 个月达高峰，然后缓慢下降持续多年或终身。单份抗 - HAV IgG 阳性表示受过 HAV 感染，但不能区分是否为新近感染，主要适用于流行病学调查和疫苗效果评价等。如果经双份血清（初发期与恢复期）检测，抗 - HAV IgG 滴度有 4 倍以上增长，可作为诊断甲型肝炎的依据。

（3）应用固相放射免疫法检测 HAV Ag，起病前 2 周粪便中即可测到，发病后 1 周阳性率为 45%，2 周则降至 12%。提示甲型肝炎急性期或无症状感染者，可用于甲型肝炎患者粪中排毒规律或传染期的观察。

2. 乙型肝炎病毒标志物测定 乙型肝炎病毒（hepatitis B virus，HBV）为 DNA 病毒科成员。完整的 HBV 颗粒直径 42nm，亦称 Dane 颗粒，结构分为两部分，即：包膜（含 HBsAg）和核心（HBcAg、双链 DNA、DNA 聚合酶和 HBeAg）。临床上 HBV 感染的免疫学诊断以 HBV 感染的血清标志物的免疫学测定为主，包括：HBsAg、抗 - HBs、HBeAg、抗 - HBe、抗 - HBc、PreS1、抗 - PreS1、PreS2 和抗 - PreS2 等。

（1）乙型肝炎病毒表面抗原（HBsAg）测定　HBsAg 是检测 HBV 感染的主要标志，位于 HBV 颗粒的外壳层，是一种糖蛋白。HBsAg 有不同亚型，各亚型均含有共同的抗原决定簇 a，及两组相互排斥的亚型抗原决定簇 d/y 和 w/r，构成 HBsAg 的四个基本亚型 adr、adw、ayw 和 ayr。各亚型有明显的地理分布差异，并与种族、遗传有关。我国主要的亚型为 adr，新疆、内蒙古、西藏等少数民族地区则以 ayw 为多见。近年来，HBV 基因组序列研究发现，其血清型并不能反映基因组的异质性，因为不同的血清型可属同一基因型，而同一血清型又可分布于不同基因型，并提示人类感染 HBV 病毒基因型的类别可能与疾病的感染谱及疾病的进展有一定的相关性。

HBsAg 主要在感染 HBV 后 1 ~2 个月在血清中出现，可维持数周、数月至数年，也可能长期存在。血清 HBsAg 阳性提示 HBV 感染，可见于下列多种群体：①乙型肝炎潜伏期和急性期；②慢性迁延性肝炎、慢性活动性肝炎、肝硬化、肝癌；③HBsAg 携带者。HBsAg 也可从许多乙肝患者体液和分泌物中测出，如唾液、精液、乳汁、阴道分泌物等。

HBsAg 阴性的 HBV 感染已有报道（≤3%），可能与 S 基因变异导致其抗原性和免疫原性的改变有关。另外，有报道在 HBsAg 阴性，HBV DNA 阳性的患者中发现其 124 位的半胱氨基缺失，结果导致 HBsAg 的分泌障碍。目前，临床检测发现 HBsAg 和抗 - HBs 同时阳性的检出率亦有增高趋势，可能是由于试剂敏感度特别是抗 - HBs 的检测率提高所致，其临床意义在于提示有免疫复合物形成、HBV 多种亚型的交叉感染以及机体免疫功能紊乱等。

（2）抗乙型肝炎病毒表面抗原抗体（抗 - HBs）测定　抗 - HBs 是机体针对 HBsAg 产生的中和抗体，它是一种保护性抗体，能清除病毒，防止 HBV 感染，在急性乙肝中最晚出现（发病后 3 个月），常提示疾病恢复开始，抗体可持续多年，其滴度与特异性保护作用相平行。

抗-HBs阳性：①表示既往曾感染过HBV，现已恢复，且对HBV有一定免疫力；②是乙肝疫苗接种效果的评价指标；③如以与HBsAg形成免疫复合物的形式出现，提示可能参与肝细胞的免疫病理损伤。

（3）乙型肝炎病毒e抗原（HBeAg）测定 HBeAg位于Dane颗粒的核心部分，为一种可溶性抗原，实际上只是HBcAg肽链的一部分，其合成受HBV遗传基因调控，HBeAg的出现为HBV复制的指标之一。HBeAg较HBsAg稍后出现。

HBeAg阳性：①提示病毒在复制，且有较强的传染性；②可作为抗病毒药物疗效考核指标之一；③HBeAg持续阳性，可发展为慢性乙肝；④孕妇HBeAg阳性，造成母婴垂直传播率可高达90%。

（4）抗乙型肝炎病毒e抗原抗体（抗-HBe）测定 抗-HBe是HBeAg的对应抗体，但它不是中和抗体，无保护作用。

抗-HBe阳性可能为：①急性乙肝患者中抗-HBe的出现表示病情恢复，病毒复制减少或终止；②慢性乙肝患者抗-HBe的出现显示病毒复制减少，并不意味着疾病的恢复，且易发生HBV DNA整合现象；③抗-HBe阴性，而HBV DNA检出阳性（50%左右）的慢性乙肝，提示前C区变异株可能。

（5）抗乙型肝炎病毒核心抗原抗体（抗-HBc）测定 HBcAg主要存在于HBV颗粒中，少数游离的也与高滴度抗-HBc作用形成免疫复合物，所以一般方法在血清中检测不到。需经去垢剂处理使HBcAg暴露后再检测，HBcAg阳性是HBV复制的标志，患者具有传染性。抗-HBc是HBcAg的对应抗体，它不是中和抗体，包括有IgG、IgA和IgM三型，目前临床检测的主要是总抗-HBc和抗-HBc IgM。

高滴度的抗-HBc阳性，表明肝内HBV在复制，低滴度则表示既往感染，如果检出抗-HBc IgM则表示感染早期，意味着有特异性肝损伤，是急性乙肝诊断的主要指标；慢性乙肝活动期可呈阳性，缓解期可消失。

（6）乙型肝炎病毒前S1蛋白和抗前S1（PreS1和抗-PreS1）测定 PreS1是HBV外膜蛋白的成分，由108～110个氨基酸组成，通常连接在PreS2的氨基末端。PreS1蛋白的21～47位的肽段是HBV与肝细胞的结合位点，与HBV侵入肝细胞有关。因而，PreS1的检测在临床上对判断HBV的复制和疾病预后具有重要参考价值，抗-PreS1则是PreS1的对应抗体。

PreS1阳性提示HBV复制活跃，具有较强的传染性。抗-PreS1是HBV的中和抗体，能阻止HBV入侵肝细胞，抗-PreS1在急性期和恢复早期出现，预示病毒正在或已被清除，疾病预后良好。

（7）乙型肝炎病毒前S2蛋白和抗前S2蛋白（PreS2和抗-PreS2）测定 PreS2也是HBV外膜蛋白成分，含55个氨基酸，其C末端直接与HBsAg的N末端相连。PreS2 N端109～133位肽段为聚合人血清白蛋白受体（PHSA-R），可与PHSA结合，而人肝细胞膜上也有PHSA-R，也可与PHSA结合。推测，HBV入侵肝细胞有可能通过病毒受体-PHSA-肝细胞膜受体的途径入侵肝细胞。PreS2具强免疫原性，可诱发机体产生抗-PreS2。其阳性结果的临床意义如上述PreS1和抗-PreS1。

（8）观察乙型肝炎血清标志物的常见变化和联合检测，在临床对乙肝的诊断、疗效、愈后判断均具有重要的参考价值（表23-1）。

3. 丙型肝炎病毒标志物测定 丙型肝炎病毒（hepatitis C virus，HCV）属黄病毒科，球形颗粒，直径30～60nm，由核心和包膜两部分组成。核心部分的基因组约10kb，为单股正链RNA，包膜部分由结构蛋白和非结构蛋白区域组成，非结构蛋白区域易发生变异。HCV为丙型病毒性肝炎的病原体，主要通过血液传播，是引起输血后肝炎的病原体之一。临床上诊断HCV感染的主要依据为抗-HCV IgM、抗-HCV IgG及HCV-RNA的测定，健康人检测结果为阴性。

表 23－1 HBV 血清标志物联合检测常见模式的临床意义

模式	HBsAg	抗－HBs	HBeAg	抗－HBe	抗－HBc	临床意义
1	+	－	+	－	+	急性或慢性乙肝，高传染性
2	+	－	－	+	+	急、慢性乙肝或 HBsAg 携带者
3	+	－	－	－	+	急性趋向恢复或慢性乙肝，弱传染性
4	－	+	－	－	+	急性感染康复或既往感染，有免疫力
5	－	－	－	+	+	乙肝恢复期，弱传染性
6	－	－	－	－	+	急性感染“窗口期”或既往感染乙肝
7	－	+	－	－	－	疫苗接种后或 HBV 感染后康复
8	－	+	－	+	+	急性乙肝康复期，开始产生免疫力
9	－	－	－	－	－	非乙肝感染

抗－HCV 测定常用 ELISA 法，根据包被抗原不同，目前已发展到第三代试剂（第一代的抗原为 C100－3；第二代的为第一代加 NS3 和 NS4；第三代则在第二代基础上又加上 NS5）。随着试剂代数的增加，其特异性和灵敏度也随之增加。

抗－HCV 为一种非保护性抗体，测定结果阳性是诊断 HCV 感染的重要依据。

（1）抗－HCV IgG 于发病后 1～3 个月呈阳性，其检出对丙型肝炎感染的诊断有意义，但对病人的病情和疾病转归无价值，因为病愈后其抗－HCV IgG 仍可持续达数年之久。

（2）抗－HCV IgM 阳性常见于：①急性 HCV 感染，是诊断丙型肝炎的早期敏感指标；②是 HCV 活动的指标，在慢性 HCV 感染时，若抗－HCV IgM 阳性只表示病毒活动，常伴有 ALT 增高；③是判断 HCV 传染性的指标。

（3）血清抗－HCV IgG 和 IgM 的检测不能对丙型肝炎患者有无传染性及病毒复制作出确切判断，何况从 HCV 感染到血清抗体出现有一段“窗口期”。此外，HCV 可在病毒血症很低时，甚至在血清抗体呈阳性状况下仍处于复制状态。HCV RNA 的检测不仅能直接反映病毒复制与否，而且还能区分有无传染性等。

4. 丁型肝炎病毒标志物测定 丁型肝炎病毒（hepatitis D virus，HDV）是一种缺陷性 RNA 病毒，需要有乙型肝炎病毒作为辅助病毒。即患者只有在感染 HBV 后，才会感染 HDV，因此，临床上常见为乙肝与丁肝病毒同时感染或重叠感染。

HDV Ag 存在于肝细胞内，游离于血清中往往被 HBsAg 包裹，所以常规不易检出。如用去垢剂处理再检，检出率低。临床上检测抗－HDV 多见。阳性时其临床意义包括：

（1）抗－HDV 总抗体，一般在急性感染后 3～8 周检出（≥90%），但滴度不高（<1∶100）。抗－HDV 不是中和抗体，高滴度时提示感染持续存在，一旦 HDV 感染终止，抗－HDV 滴度下降或转阴。

（2）如用捕获 ELISA 法检出抗－HDV IgM，对急性 HDV 感染有价值，并有助于区分与 HBV 是混合感染还是重叠感染。前者，抗－HDV IgM 呈一过性，随之出现或不出现抗－HDV IgG；后者则表现为低水平或波动性抗－HDV IgM，抗－HDV IgG 则为高滴度。

5. 戊型肝炎病毒标志物测定 戊型肝炎病毒（hepatitis E vires，HEV）属嵌杯病毒科，是一种单股 RNA 病毒，近球形二十面体颗粒，无包膜，直径 27～38nm，基因组全长为 7.6kb。HEV 的传播方式及临床表现与甲型肝炎相似。病毒感染后，机体可产生抗－HEV IgM 和抗－HEV IgG 抗体，因此临床上以这两种抗体的检测作为近期感染的标志物。健康人测得结果为阴性。

用间接 ELISA 法检测抗－HEV IgG 或 IgM 是目前常用的诊断方法。抗－HEV IgM 是急性期感染标志，消失快（2～4 周），易漏检。抗－HEV IgG 一次阳性有时不能作为近期感染的诊断指标，当其呈动态增高趋势具有诊断意义。

6. 其他肝炎病毒标志物测定　除已知能引起病毒性肝炎的肝炎病毒外，目前尚认为有新的病毒存在，如庚型肝炎病毒（HGV）、TTV 以及 SEN－V 等。目前对这些病毒的生物学特性等了解不多，但这些病毒对肝炎的关系越来越引起人们关注。有关研究采用的手段为分子生物学相关技术。

三、TORCH 感染的免疫学检测

优生优育筛选检测部分致畸因素被综合称为 TORCH。其中“T”代表弓形虫（toxoplasma gondii），“R”代表风疹病毒（rubella virus）、“C”代表巨细胞病毒（cytomegalovirus）、“H”代表单纯疱疹病毒（herpes simplex virus）、“O”（other infections）指其他相关病原体，如梅毒螺旋体、柯萨奇病毒、衣原体或支原体等的感染。这组病原体可通过宫内感染直接影响胎儿发育，并引起相似临床症状和体征，如围产期感染、流产、死胎、早产、先天性畸形和智力障碍等，值得深入关注。

（一）TORCH 感染

1. 弓形虫感染　弓形虫（toxoplasma gondii，TOX）是猫科动物的肠道球虫，亦称刚地弓形体，因其滋养体呈弓形而得名，亦称弓形体。弓形虫可引起人畜共患的弓形虫病，尤其在宿主免疫功能低下时，可造成严重后果，往往是致死性的。

2. 人类巨细胞病毒感染　人类巨细胞病毒（HCMV）或称人疱疹病毒 5 型，与人疱疹病毒 6 型、7 型同属 β 疱疹病毒亚科，是一种双链 DNA 病毒。HCMV 是围生期感染最常见的病原，病毒结构复杂，对宿主或组织细胞培养具有高度种属特异性。

HCMV 感染时对免疫功能低下的高危人群如孕妇、器官移植者可造成严重危害，并且与动脉粥样硬化、冠心病以及潜在性致癌有一定关联，故日益受到人们的重视。

3. 风疹病毒感染　风疹病毒（rubella virus，RV）属被膜病毒科。病毒颗粒直径为 60nm，含单股正链 RNA，仅有一种抗原型。风疹病毒感染引起风疹，其临床表现绝大多数为隐性感染，少数显性感染者症状较轻，以躯体出疹，尤以枕后淋巴结肿胀较为突出。风疹病毒亦可通过母婴垂直传播途径，导致先天性风疹综合征，临床表现为先天性白内障、先天性心脏病、神经性耳聋、小头畸形和智力障碍等。

4. 单纯疱疹病毒感染　单纯性疱疹病毒（herps simplex virus，HSV）属疱疹病毒科，有包膜双链 DNA 病毒，病毒颗粒直径 150～200nm。病毒包膜蛋白与病毒吸附、入侵和刺激机体免疫反应有关。病毒的包膜蛋白至少有 11 种，gC 与补体成分 C3b 结合，gE 和 gI 与 IgG Fc 部分相互作用，gG 和 gC 则是型特异性蛋白，诱导产生的抗体可将单纯疱疹病毒区分为单纯疱疹病毒－Ⅰ（gC）和Ⅱ型（gG），gH 和 gL 形成复合物，与病毒入侵细胞有关。此外，gD 还诱导产生中和抗体。

HSV 主要引起疱疹性口腔炎、疱疹性角膜炎、疱疹性脑膜炎、疱疹性外阴阴道炎、湿疹性疱疹、新生儿疱疹等。非生殖器官感染的 HSV 多为 HSV－Ⅰ型（占 95%），而生殖器官 HSV 感染主要由 HSV－Ⅱ型所致（占 78%）。怀孕早期感染 HSV 可导致流产，妊娠中、晚期感染者则可引起胎儿和新生儿发病。

（二）免疫学检测内容和方法

TORCH 感染免疫学检测包括特异性抗体（IgG、IgA 和 IgM）以及病毒抗原。常用的检测方法为 ELISA、直接或间接荧光素染色或酶标记抗体酶等免疫组化技术。常用的检测标本多为孕妇、婴儿的血清、脐带血和羊水穿刺液等。

病毒特异性抗体（IgG、IgM、IgA 等）的定性或定量检测，对临床感染的分期诊断，鉴别先天性或获得性感染以及急性或既往感染有重要意义。在结果分析时应注意以下几个方面：

（1）IgM 抗体阳性一般代表近期感染或继发活动感染。IgM 分子不能通过胎盘，故一旦脐血中特异性 IgM 抗体阳性，可诊断为新生儿先天性感染和胎儿宫内感染。

（2）IgM 抗体阳性或 IgG 抗体由阴性转为阳性提示原发感染，若 IgG 抗体滴度呈 4 倍以上增高亦可以提示复发性感染或潜伏病毒的激活感染。

（3）来自母亲 IgG 抗体一般于出生后逐渐消失。如果抗体效价持续高水平或呈上升趋势，提示是新生儿自身产生的抗体。

（4）由于 IgM 抗体出现早、消失快，如检测到 IgG 抗体一般只提示既往感染，除非其恢复期血清中抗体效价较急性期升高≥4 倍，方有诊断价值。

（5）风疹病毒的原发感染时，如风疹病毒抗体 IgG 或 IgM 由阴性转为阳性者，尤其是早孕（孕周≤15 周），可能导致胎儿先天性风疹综合征，造成畸形、死胎、流产或出生后死亡。

（6）抗风疹病毒 IgM 阳性，代表患者有近期感染。风疹病毒再感染者也能测到 IgM 抗体，但滴度低，持续时间短。IgG 抗体与 IgM 抗体应答反应几乎同时出现，IgG 抗体持续时间可达数十年。对育龄妇女检测 IgG 抗体，一方面有助于判断是否原发感染，另一方面可了解对风疹的免疫状况。

病毒抗原检测的常用方法有酶免疫检测、免疫荧光法和免疫组化方法等。

（三）项目的选择与临床应用

优生优育筛选试验的对象是孕妇，特别是早孕妇女。其目的在于早发现、早处理。值得注意的是，由于孕妇机体的免疫状况及检测时间的差别，单一的结果仍难以判断的病例，尚需借助其他检测方法来确诊，如 PCR、抗原检测以及羊水穿刺检测等。

一般认为孕妇中上述病原体为原发性感染时，对胎儿的影响远大于激活感染组；而激活感染在孕晚期对胎儿的影响由于胎盘屏障作用的逐渐完善而减弱。目前临床上对 TORCH 感染的治疗尚无有效措施，建议早期筛选确诊。再孕者往往需要经过治疗，IgM 型抗体转阴后应定期监测。

四、性传播疾病的免疫学检测

性传播疾病（sexually transmitted diseases，STDs）是国际上通用的病名，我国简称为性病，是一组以性行为为主要传播途径的传染病。以往性病只包括梅毒（syphilis）、淋病（gonorrhea）、软下疳（chancroid）、性病淋巴肉芽肿（lymphogranulomavenereum）和腹股沟肉芽肿（granuloma inguinale）。目前，除上述五种经典性病外，WHO 将艾滋病、非淋球菌尿道炎、尖锐性湿疣、生殖器疱疹、生殖器念珠菌病、滴虫病、细菌性阴道炎等 20 余种也列入其中。引起性病的病原体种类繁多，包括病毒、衣原体、支原体、细菌、螺旋体、真菌和原虫等。

（一）人类免疫缺陷病毒感染及检测

人类免疫缺陷病毒（human immunodeficiency virus，HIV）是获得性免疫缺陷综合征（acquired immunodeficiency syndrome，AIDS/艾滋病）的病原体。HIV 是一种逆转录病毒，病毒颗粒呈球形，直径为 100～200nm，包膜上含有糖蛋白 gp120 和跨膜蛋白 gp41。HIV 的基因由两条相同的单链 RNA 组成，还有核蛋白 P24 和逆转录酶。

HIV 感染至发病的潜伏期长短不一，一般为 3 个月以上至数年或 10 余年，甚至长期感染而免疫功能仍正常，即所谓的长期无进展感染。HIV 感染者的临床进展分为三个阶段，即：急性原发性感染期、无症状持续感染期和有症状艾滋病期。一旦进入艾滋病期其主要临床表现为机体免疫功能受损，易患各种机会性感染及某些罕见的肿瘤。

HIV 有两种血清型，即：HIV－1 和 HIV－2。HIV－1 为常见，通常指的 HIV 主要为该型，HIV－2 在某些地区（西非）分离。两者的基因结构相似，核苷酸序列略有不同，而免疫原性以及免疫反应性也有不同。所以，临床上往往同时检测两型。

HIV 感染的血清标志物包括病毒标志、免疫标志和相关标志三大类：①病毒标志：指直接从 HIV 感染者体内分离出病毒或检出病毒组分，如 HIV DNA 阳性或 HIV 病毒颗粒分离培养细胞阳性。②免疫标志：指 HIV 感染后，HIV 抗原物质（P24、gp120、gp41）以及针对抗原刺激产生的相应抗体、T 细胞功能的检查。③相关标志：指与 HIV 感染、AIDS 病情进展密切相关的某些检测内容，如红细胞计数下降、血沉增加，其他微生物的伴随感染等。

1. 特异性抗体的测定　HIV 抗体检测一般采用 ELISA 方法检测，待检标本为血清或血浆，可用于 HIV 感染的流行病学调查和现患者的诊断。HIV 抗体阳性有以下几种可能：①处在 HIV 感染的潜伏期；②HIV 隐性感染期；③艾滋病相关综合征或艾滋病。ELISA 法是标准的 HIV 抗体筛选方法，初试阳性者应重新取样进行双孔复试，复试阳性者应按“全国 HIV 检测管理规范”送有关实验室做免疫印迹确证实验。

免疫印迹试验（western blot），是将 HIV 特异性蛋白抗原先做电泳分离，然后将电泳后的蛋白区带转印到硝酸纤维素膜上，再覆盖以待检血清，血清中 HIV 抗体与膜上的 HIV 抗原结合，经酶标二抗检出，能明确 HIV 某些抗原分子的抗体，如抗 gp120、抗 gp41 和抗 p24 的确定，特异性强。阳性可以确定 HIV 感染的诊断。

2. 特异性抗原的测定　病毒感染到其抗体的检出具有一个“窗口期”。由于各检测方法的灵敏度不同，“窗口期”长短亦不一。病毒感染后抗原的出现早于血清抗体，HIVp24 抗原的检出可以作为早期诊断指标。

3. T 细胞检查及相关标志物的测定　AIDS 患者可发现 T 淋巴细胞总数减少（$<1.5\times10^9/L$），CD4 细胞绝对值下降≤$(2\sim4)\times10^8/L$，CD4/CD8 比值下降≤2∶1。如果比值 <1.0，提示免疫状况不佳。此外，反映细胞免疫功能的指标均呈下降趋势，如皮试、淋巴细胞对各种有丝分裂原的增生反应性等。

4. 检测项目的选择和临床应用　HIV 感染的感染过程分为三个阶段，整个过程完成随个体差异长短不一。所以，通过流行病学资料分析和免疫功能测定，可了解病人的免疫功能状态，但最终的诊断必须依靠病原学包括抗原、核酸以及相应抗体的测定等。

（二）沙眼衣原体感染及检测

衣原体（chlamydiae）是一类专性细胞内寄生的原核细胞型微生物。根据生物学特性将其分为三种，即：沙眼衣原体（C. trachomatis，CT）、鹦鹉热衣原体和肺炎衣原体。这三种衣原体的宿主范畴不同，所致疾病也不同。沙眼衣原体又分为三个生物变种，其中沙眼衣原体变种专性寄生人类，无动物储存宿主，易感部位是黏膜的鳞状、柱状上皮细胞。临床表现为沙眼、结膜炎、泌尿生殖道感染等。

沙眼衣原体感染的实验室诊断方法主要有病原体分离、血清学试验及分子生物学技术。在免疫学诊断方面主要是检测其抗原和特异性抗体。

1. 沙眼衣原体抗原的测定　以病变部位刮取的上皮细胞或受感染组织细胞作为样本，用荧光素标记抗体进行检测，观察组织细胞中是否存在沙眼衣原体抗原。

2. 抗沙眼衣原体抗体的测定　目前抗沙眼衣原体血清抗体检测的意义尚未得到肯定，其原因是不易获得沙眼衣原体感染者的双份血清，即急性期和恢复期血清。

3. 检测项目的选择和临床应用　沙眼衣原体为细胞内寄生性，其分离培养比较困难。而细胞涂片，用荧光素标记抗体去检测其相应抗原，操作简便，适用于大规模的筛选，但结果的判断受主观因素影响大。免疫层析法简便易行，结果判断客观，特异性高，是目前临床上使用最广的一种方法。连接酶反应（ligasechainreaction，LCR）是集改良的 PCR 法和磁珠酶免疫检测法为一体的方法，敏感、特异、安全（除非污染），且适用于非损伤性标本的检测（晨尿），只是成本较为昂贵。

（三）梅毒螺旋体感染及检测

梅毒螺旋体（treponema pallidum）是对人有致病性的密螺旋体中最主要的一种，为梅毒（syphilis）的病原体。梅毒作为一种性传播疾病，具有较强的传染性，病程迁延复杂，晚期梅毒可累及全身所有系统的组织和脏器，导致功能失常，组织破坏。梅毒螺旋体可通过胎盘进入胎儿血液，扩散至肝、脾及肾上腺等脏器中并大量繁殖，引起胎儿全身性感染，导致流产、早产、死胎或先天性梅毒儿。引起梅毒的梅毒螺旋体不易体外人工培养，目前临床梅毒的实验室诊断方法仍以免疫学检测为主，可分为非特异性的类脂抗原试验和特异性密螺旋体抗体试验两大类。

1. 类脂抗原试验 类脂抗原试验又称血清反应素试验，属非特异性试验。试验的原理是利用正常牛心肌的脂质作为抗原，检测血清中与其结合反应的物质反应素，作为梅毒诊断的筛选试验，常用的方法有以下几种。

（1）性病研究实验室试验（venereal disease research laboratory，VDRL） 本实验是用从牛心肌中提取的心类脂，加入一定量的卵磷脂和胆固醇作为抗原，简称 VDRL 抗原。实验时，将加热处理的待检血清加 1 滴于玻片上，再加等量抗原悬液并振摇混合，观察凝集颗粒。可作为定性和定量试验检测患者血清中的反应素。

（2）不加热血清反应素试验（unheated serum reagin，USR） 为一种改良的 VDRL 法，优点在于采用的抗原统一配制且保持稳定，待检血清标本不必加热灭活，简化操作，结果判定如同 VDRL 法。

（3）快速血浆反应素试验（rapid plasma reagin，RPR） 在 USR 抗原基础上添加活性炭颗粒成为 RPR 法用抗原，反应在特别的白色纸卡片上进行，阳性结果呈现为白色底板上有黑色的凝集颗粒，结果明显、易判断，易被广泛接受与推广。

上述类脂质抗原试验对一期梅毒的阳性反应出现较早，且有简便、快速等特点，可用于大规模普查筛选，但不可能作为惟一的筛选实验。因为这类方法的特异性不高，常有假阳性反应，如麻风、结核、红斑狼疮、类风湿关节炎、回归热以及一些发热性疾病和免疫接种等都可能出现假阳性。此外，妊娠、老年人以及吸毒者亦会出现假阳性。

2. 密螺旋体抗体试验 用梅毒螺旋体（Nichols 株）经超声波粉碎后作为抗原，来检测病人血清中的相应抗体，特异性高，可作为梅毒的确诊试验。

（1）荧光密螺旋体吸收试验（fluorescent treponemal antibody - absorption，FTA - ABStest） 是一种间接荧光抗体法。测试前，先用 Reiter 螺旋体（一种由梅毒螺旋体 Nichols 株经实验室多次传代获取的灭毒株）超声波裂解物对待检血清标本做吸收试验，目的是除去可能存在的具有交叉反应的抗体以增加结果的特异性。当吸收过的血清与固相已知梅毒抗原结合，经荧光素标记二抗染色后在荧光显微镜下呈现特异性荧光，可判为阳性。

（2）梅毒螺旋体血凝试验（treponemal pallidum hemagglutination test，TPHA） 是一种间接凝集试验。先以梅毒螺旋体抗原与红细胞结合形成致敏红细胞，当与待检血清标本中特异性抗体相遇，结合呈现红细胞凝集，其滴度≥1∶80 判为阳性。用梅毒螺旋体抗原致敏于明胶颗粒，替代上述致敏红细胞，便形成了目前临床上常用的 TPPA 法，解决了醛化红细胞的不稳定性。

（3）酶联免疫吸附试验（ELISA） ELISA 法的应用可以将病人血清中特异性抗体分型（IgG 或 IgM 型）。抗梅毒螺旋体 IgM 可存在于梅毒患者的不同期，即早期、潜伏期和晚期，但 IgM 不能通过胎盘或健全的血胎屏障，因此，可作为先天性梅毒或活动性神经梅毒的诊断指标。

（4）免疫印迹法（Western blot） 将梅毒螺旋体（Nichols 株）菌株细胞经 SDS 破碎，先进行 SDS - PAGE 电泳，然后在电转移到硝酸纤维素膜上，最后检测病人血清中针对梅毒螺旋体的特异性抗体，适用于二、三期梅毒和神经性梅毒的确诊，但不适用于先天性梅毒的诊断。

以上各种方法无论对早期梅毒还是晚期梅毒都有很高的敏感性和特异性，且阳性出现时间早，已成为梅毒诊断的证实实验。但是，患者经药物治疗后临床症状改善，其反应仍不会转阴，故不能用作疗效的评价。

3. 检测项目的选择和临床应用　梅毒根据其传播方式不同可分为获得性梅毒和先天性梅毒；而梅毒患者由于机体反应性的差异，其临床病程又可分为三个不同期。所以，免疫学检测在梅毒的诊断上至关重要。类脂抗原试验对一期梅毒的阳性反应出现较早，具有简便、快速等优点，可用于低危人群的大规模筛选。但由于非特异性抗原的假阳性干扰，不可作为惟一的筛选指标，配合梅毒螺旋体特异性抗体的检测可提高其诊断的特异性。现通常用 TPHA 或 TPPA 法与 PRP 或 VDRL 法结合起来，作为梅毒的筛选实验，并通过抗体滴度测定诊断疾病和观察疗效。

（四）淋病奈瑟菌感染及检测

淋球菌属于奈瑟菌属，称为淋病奈瑟菌（Neisseria gonorhoeae）或淋球菌（gonococcus）。淋病奈瑟菌所致的泌尿生殖系统化脓性疾病简称淋病。主要通过性接触或直接接触感染，也可通过血行传播。淋病是目前世界上发病人数较多的性传播疾病之一。

淋病奈瑟菌是典型的黏膜表面感染微生物，淋球菌感染后可诱导机体发生体液免疫和细胞免疫应答。由于感染宿主的免疫功能影响，其临床表现颇为复杂。目前，培养检查淋球菌为最可靠的确诊手段，检测患者抗体用于淋病诊断尚未成功，主要是因为淋球菌抗原的异质性，以及与其他奈瑟菌存在交叉抗原。但采用抗淋病奈瑟菌的单克隆抗体建立的直接免疫荧光试验或 ELISA 法来检测、鉴定淋病奈瑟菌已初露端倪。

五、寄生虫感染的免疫学检测

人体寄生虫主要为原虫和蠕虫。由寄生虫引起的寄生虫病在感染性疾病中也占有相当重要的地位。寄生虫病的病原学诊断虽具有确诊的价值，但由于敏感性较差，易造成漏诊。免疫学诊断方法敏感，结合生物化学等相关检验，其特异性诊断的价值亦有显著提高。

（一）原虫感染的免疫学检测

1. 疟原虫感染的检测　疟原虫（plasmodium）是疟疾的病原体，经雌性按蚊传播。一般的病原学检查方法对原虫血症密度较低的疟疾患者或带虫者的诊断比较困难，近年来借助免疫学技术，建立的免疫学方法不仅满足疾病诊断的需要，而且将该病的流行病学研究推向深入。其检测方法包括下列两种。

（1）疟原虫抗原的测定　利用固相放射免疫抑制试验和酶联免疫吸附试验（ELISA）抑制法或双抗体夹心法，即用已知抗体检测红细胞内疟原虫抗原。若使用单克隆抗体，则特异性明显提高。

（2）抗疟原虫抗体的测定　常用间接荧光抗体试验、酶联免疫吸附试验及斑点免疫结合试验或间接血凝试验。其中间接荧光抗体试验为国内外广泛采用。一般认为受检血清稀释度在 1∶20 以上时才有意义，而间接血凝抗体效价≥1∶16 时才有价值。

2. 卡氏肺孢子虫感染的检测　卡氏肺孢子虫（pneumocystis carinii，PC）简称肺孢子虫，广泛存在于人和其他哺乳动物的肺组织内，可引起肺孢子虫肺炎，或称卡氏肺孢子虫病（pneumocystis carinii pneumonia，PCP）。它是一种肺部机会感染的病原体，主要侵犯对象为婴幼儿、体质虚弱及免疫功能低下者（尤其艾滋病患者）。

鉴于大多数正常人都曾患有肺孢子虫隐性感染，血清中可存有特异性抗体，而免疫功能低下时导致的肺孢子虫肺炎患者常常表现为血清特异性抗体水平下降或消失，故检测血清抗体对该病诊断价值不大。采用各种特异性抗体检测患者血清中的特异性抗原包括循环抗原、卡氏肺孢子虫包囊或前包囊等，有较高的敏感性和特异性，但费用较高，其诊断价值亦尚在探讨中。

3. 贾第鞭毛虫感染的检测 贾第虫病是由蓝氏贾第鞭毛虫引起的腹痛、腹泻和吸收不良等症状的一种常见的肠道原虫病。水源感染是造成疾病发生、流行的重要原因，所以在旅游者中发病率较高，故又称旅游者腹泻。其检测方法包括下列两种。

（1）贾第虫抗原的测定　利用对流免疫电泳技术来检测贾第虫抗原，既可早期诊断又可用于药物疗效的考核。其敏感性略低于 ELISA 或间接荧光抗体法，但该方法快速、准确、简便且不需要大型仪器、特殊试剂。

（2）抗贾第虫抗体的测定　ELISA 法、间接荧光抗体法或间接血凝试验均可用于贾第虫抗体的检测，其中 IgG 型抗体阳性有意义，因为正常人血清中几乎不出现阳性反应，与其他寄生虫病偶有交叉反应。但对无症状的包囊携带者，其阳性检出率及重复性均欠理想。

4. 隐孢子虫感染的检测 人体的隐孢子虫感染（cryptosporidiosis）主要由小隐孢子虫（cryptosporidium parvum）引起，临床表现以难治性腹泻为特征，是一种人畜共患性疾病。宿主的免疫功能与营养状况是本病发病的重要因素，也是临床症状轻重程度的决定因素。婴幼儿或免疫功能缺陷者如艾滋病患者感染本虫，则可出现持续性水样腹泻，并可致死。

隐孢子虫感染的诊断迄今仍以粪便直接涂片染色为检测手段，一旦查到卵囊即可确诊。隐孢子虫病的免疫学诊断即利用特异性单克隆抗体检查粪便中隐孢子虫卵囊，其敏感性较涂片染色法好。血清中特异性抗体的检测，则有助于隐孢子虫病易感性的判断。因为免疫功能正常者表现为高滴度抗体，而异常患者则呈低滴度。

5. 阿米巴感染的检测 阿米巴病是由溶组织内阿米巴（简称痢疾阿米巴）引起的以肠阿米巴病为主的一种寄生虫病。临床上根据虫体入侵部位不同，分为肠内阿米巴和肠外阿米巴两型。肠内阿米巴病以肠炎为主要特征，表现为发热、腹痛、腹泻；肠外阿米巴病则以阿米巴肝脓肿为主要特征，临床表现为发热、腹痛，但不伴有腹泻。

目前临床上阿米巴病的诊断主要以查到病原体为确诊依据。应用阿米巴纯抗原可做多种免疫血清诊断试验，在体内有侵袭性病变时，抗体检出率较高，但仅作为临床辅助诊断。

（二）蠕虫感染的检测

蠕虫为多细胞的无脊椎动物，成虫虫体两侧对称，无体腔或仅有假体腔，人体寄生的蠕虫主要有血吸虫、绦虫和丝虫等。

1. 血吸虫感染的检测 在人体寄生的血吸虫（schistosoma）主要有五种，即：日本血吸虫、曼氏血吸虫、埃及血吸虫、湄公血吸虫和间插血吸虫。在我国流行的是日本血吸虫病。

血吸虫病的确诊有赖于病原学诊断，即从病人粪便或组织内查出虫卵或毛蚴。病原学诊断的敏感性较差，易发生漏诊。利用免疫学检测可弥补其不足之处。临床常用的检测方法有下列三种。

（1）环卵沉淀试验（COPT）　COPT 是一种抗原抗体反应，虫卵抗原与病人血清中相应抗体能特异性结合，一旦虫卵与抗体结合，虫卵周围形成泡状、指状或条状并有明显折光性的沉淀物。COPT 的操作简便，成本不高，敏感性较高，沿用至今；但反应所需时间长，会有漏检现象。

（2）间接红细胞凝集试验（IHA）　将血吸虫虫卵或成虫抗原吸附“O”型人红细胞，检测受检者血清中的相应抗体。IHA 的敏感性较高，操作简便，结果直观，是目前国内应用仍较广泛的一种血清学诊断法。但有假阳性，尤其与肺吸虫、肝吸虫等有交叉反应；另外，由于抗原致敏红细胞的稳定性不同，可产生批间误差。

（3）酶联免疫吸附试验（ELISA）　固相包被已知抗原或抗体，可用于检测受检标本中相应的抗体或抗原，通过酶标记抗体和底物的显色反应结果来进行半定量。以后又逐步进行改良，出现斑点 ELISA、快速 ELISA 以及免疫酶染法或酶联免疫印迹试验等。这些改良方法较一般的血清学方法，在保持其高度特异性的前提下，提高了检出率并可缩短检测时间，具有强劲的发展趋势。

2. 包虫病（hydatidosis）检测　亦称棘球蚴病，由棘球绦虫感染所致。人体感染棘球绦虫主要是由于误食其虫卵所致。

临床诊断时对病史可疑者应采用 X 线、B 超、CT 及核素扫描，综合分析后诊断。ELISA 血清免疫学诊断技术的应用，进一步推进了该病诊断的特异性和灵敏度。另一优点是方法的安全性，因为临床上不提倡诊断性穿刺来确诊该病原体，由于囊液的外溢会诱发超敏反应，而原头蚴的渗漏亦会导致继发性感染。

3. 囊虫感染检测　囊虫病（cysticercosis）是由绦虫囊尾蚴寄生于人体心脏、脑、眼及肌肉等组织、器官所致的疾病。感染的途径多数为误食含囊尾蚴的肉制品（生的或半生的）。囊虫侵犯、寄生部位虫量增多可形成虫体结节，引起局部压迫症、水肿以及功能障碍等。

囊虫病的病原学诊断较困难，免疫学检测具有较高的辅助诊断价值。常采用的方法有：ELISA、间接血凝试验或单克隆抗体检测循环抗原等。其中间接血凝法成本低，操作简便但敏感性逊色于 ELISA。ELISA 法特异、敏感，且适宜批量检测。单抗查循环抗原法可用于确定有无现症感染及疗效评价。

4. 丝虫感染检测　丝虫病（hlariasis）是由丝虫经吸血节肢动物传播的一类寄生性线虫病。已知寄生人体的丝虫有八种，我国仅有两种，即：班氏丝虫和马来丝虫。

丝虫病的实验诊断主要依赖血象改变以及微丝蚴的检出（夜间采血查找微丝蚴），免疫学检验只作为辅助诊断，包括用特异性丝虫抗原来检测待检血清中相应抗体，阳性符合率较高（≥90%）；亦可用已知单抗来检测患者体内循环抗原的存在与否，其中尿液中循环抗原的检出率较高。

除上述病原体以外，临床上导致感染的微生物种类繁多，所致疾病也复杂多样，临床检测项目也较多，现将临床常见的其他微生物感染检测归纳如下（表 23－2）。由于方法学不同或反应条件差异，检验的结果判定及其意义需要综合分析，综合判断。

表 23－2　其他微生物感染的免疫学检测

病原体	所致疾病	检测方法	临床意义
肺炎支原体	原发性非典型性肺炎	补体结合试验（1:8 以下）	单份血清抗体效价＞1:64 时有意义。双份血清呈 4 倍增高有意义
		间接 ELISA	检测 IgM 抗体（早期诊断）
		冷凝集试验	非特异实验效价≥1:(64～128）有意义
肺炎衣原体	肺炎衣原体肺炎	免疫荧光试验	选择 IgM 抗体的检测，用作早期诊断
解脲脲原体	非淋球菌性泌尿生殖道炎	代谢抑制试验（MIT）	新生儿测得高效价 IgM 型抗体，示宫内感染
			临床以分离病原体为主要诊断依据
人型支原体	泌尿生殖系炎症	MIT	血清抗体滴度，1:128 为阳性
伯氏螺旋体	莱姆病	免疫荧光试验、ELISA（IgM 捕获法）	检测 IgM 抗体阳性，早期诊断参考；IgG 抗体呈 4 倍以上增高有意义
立克次体	斑疹伤寒	外-斐试验（＜1:160）	血清滴度＞1:160 为阳性，且在病程中有 4 倍增高，才有诊断意义
		补体结合试验（1:8 以下）	需双份血清，增高 4 倍以上有意义
		免疫荧光试验（＜1:16）	单份血清抗体滴度≥1:128 有意义。双份血清呈 4 倍增高有意义

案例　急性肾小球肾炎

王某某，男，13 岁。主诉：10 天前咽喉肿痛，发热（体温不详），晨起颜面和双下肢浮肿，尿量减少，头昏无力。查体：轻度贫血貌，咽喉稍红，扁桃体不大，无充血。颌下可触及黄豆大小淋巴结 2 枚，活动，有轻度压痛。心、肺检查无异常。双肾区叩击痛。双下肢凹陷性浮肿明显。实验检查：尿液检查尿蛋白（+++），颗粒管型 1~4/HP；血液分析正常；血液生化检查肝、肾功能正常，胆固醇增加。诊断：急性肾小球肾炎。

问题

1. 根据主诉和检查，该患儿最可能的诊断是什么？为什么？
2. 该疾病与何感染相关，若欲确定，需进一步做何检查？
3. 请进一步分析该感染可能引发的其他病理改变或疾病。

（张学宁）

第二十四章　肿瘤免疫与免疫学检验

学习要点

寻找和发现肿瘤抗原是肿瘤免疫学研究的重要课题之一。肿瘤抗原是细胞在癌变的过程中出现的新的或过度表达的抗原物质，其免疫原性较弱，多不能激起机体有效的免疫应答，加之肿瘤细胞又可通过多种机制逃逸机体的免疫攻击，使机体的免疫监视功能不能有效地清除肿瘤。肿瘤标志物是细胞癌变过程中产生的、正常细胞缺乏或含量极微的物质。检测肿瘤标志物可早期发现某些肿瘤，监测抗肿瘤效果，预测肿瘤的复发。单一肿瘤标志物往往特异性较低，肿瘤标志物的联合检测，是提高肿瘤诊断阳性率和准确性的有效手段。血清肿瘤标志物的检测多采用放射免疫（RIA）、酶联免疫（ELISA）、荧光免疫（FIA）、化学发光免疫分析法（CLIA）等。

肿瘤免疫学（tumor immunology）是研究肿瘤的免疫原性、机体的免疫系统与肿瘤发生、发展的相互关系以及肿瘤免疫诊断与防治的一门学科。

人们早就设想肿瘤细胞可能存在着与正常组织细胞不同的抗原成分，但直到 20 世纪 50 年代，随着纯种小鼠的培育成功，科学家们才以确切的实验结果证实了化学致癌剂甲基胆蒽（methycholanthrene，MCA）诱导小鼠发生肉瘤所表达的移植排斥抗原是肿瘤特异性的。随后，在其他致癌因素导致的肿瘤中亦证实了肿瘤抗原的存在，并证明所诱导的机体免疫应答具有抗肿瘤作用。据此，1959 年，Thomas 首先提出了“免疫监视”（immune surveilance）的概念；1970 年，Burnet 进一步完善了该理论。1975 年，Kohler 和 Milstein 建立了杂交瘤技术并制备出单克隆抗体，极大地推动了肿瘤免疫学诊断和免疫学治疗的发展。20 世纪 70 年代末和 80 年代初，Boon 又在分子水平证实了肿瘤特异性抗原的存在。特别是 20 世纪 90 年代以来，多种人类肿瘤抗原基因的克隆成功、基因工程抗体和基因工程细胞因子的成功制备，极大地丰富了肿瘤免疫学理论，并拓宽了肿瘤免疫学诊断和治疗的应用范围，对肿瘤免疫学的发展起到了推动作用。

肿瘤细胞生长旺盛，能够转移并浸润机体的正常组织或器官，严重干扰其生理功能，使机体的免疫功能、生化代谢等发生一系列改变，可作为临床实验室的诊断指标。目前临床上已广泛开展对肿瘤特异性或相关性标志物的检测，以达到早期筛选、辅助诊断、病情监测和预后评估的目的。

第一节　肿瘤抗原

肿瘤抗原（tumor antigen）是指细胞在癌变过程中出现的新抗原及过度表达的抗原物质的

总称。关于肿瘤抗原产生的分子机制，目前认为有以下几个方面：①细胞转化和癌变的过程中产生的新的蛋白质分子；②由于糖基化等原因产生了异常细胞蛋白质的独特降解产物；③由于突变等原因使正常蛋白质分子的结构发生改变；④隐蔽状态抗原表位的暴露；⑤多种膜蛋白分子的异常聚集；⑥胚胎性抗原或分化抗原的异常表达；⑦某些蛋白质的翻译后修饰障碍等。

目前，人们已在动物及人类肿瘤细胞表面发现了多种肿瘤抗原。肿瘤抗原的分类方法也有多种，但被普遍接受的有两类，即：按肿瘤抗原的特异性分类和按肿瘤抗原的产生机制进行分类。

一、根据肿瘤抗原特异性分类

根据肿瘤抗原的特异性可将肿瘤抗原分为肿瘤特异性抗原和肿瘤相关抗原。

（一）肿瘤特异性抗原

肿瘤特异性抗原（tumor specific antigen，TSA）是指仅表达于某种肿瘤细胞表面而不存在于正常细胞的新抗原。目前，已应用单克隆抗体在人类黑色素瘤、乳腺癌、结肠癌等肿瘤细胞表面检测出 TSA。

TSA 大多为突变基因的产物，此类抗原一般是通过动物肿瘤移植排斥实验所证实，故又称为**肿瘤特异性移植抗原**（tumor specific transplantation antigen，TSTA）或肿瘤排斥抗原（tumor rejection antigen，TRA）。研究发现，应用化学致癌剂甲基胆蒽可诱导近交系小鼠产生肿瘤，当肿瘤长至一定大小时切除肿瘤，将分离的肿瘤细胞移植给正常纯系小鼠后可发生肿瘤；但是，若将此肿瘤细胞回输给原来经手术切除肿瘤的同系小鼠，或者移植给预先用放射线灭活的此肿瘤细胞免疫过的同系小鼠，则会产生肿瘤的特异性排斥反应，即不发生肿瘤（图 24－1）。实验结果表明：肿瘤细胞可表达特异性抗原，并诱导机体产生抗肿瘤的排斥反应。随着分子生物学和细胞生物学技术的发展，应用肿瘤致敏细胞毒性 T 细胞（CTL）能够寻找并确认肿瘤特异性抗原基因存在，为肿瘤特异性抗原的研究提供一种新方法（图 24－2）。

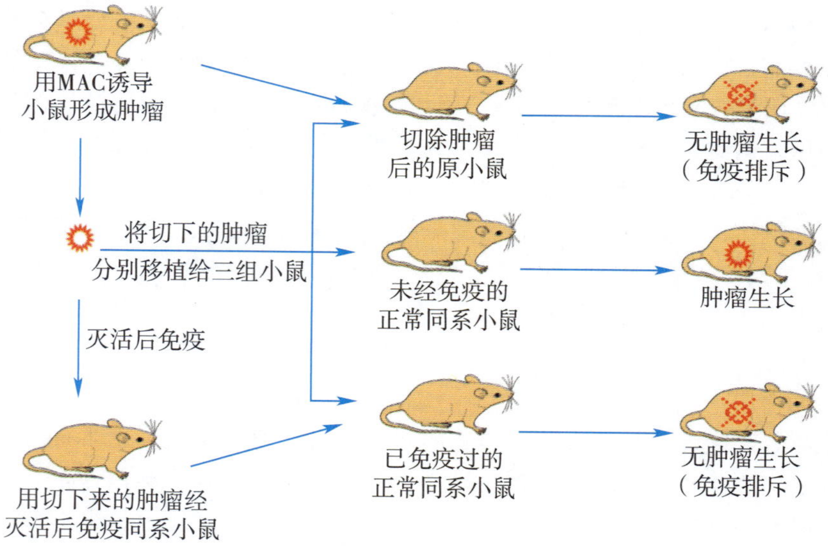

图 24－1　用移植排斥实验证实肿瘤特异性抗原的存在

（二）肿瘤相关抗原

肿瘤相关抗原（tumor associated antigen，TAA）是指非肿瘤细胞所特有的，既存在于肿瘤组织或细胞，也存在于正常组织或细胞的抗原物质，只是其在肿瘤细胞的表达量远远超过

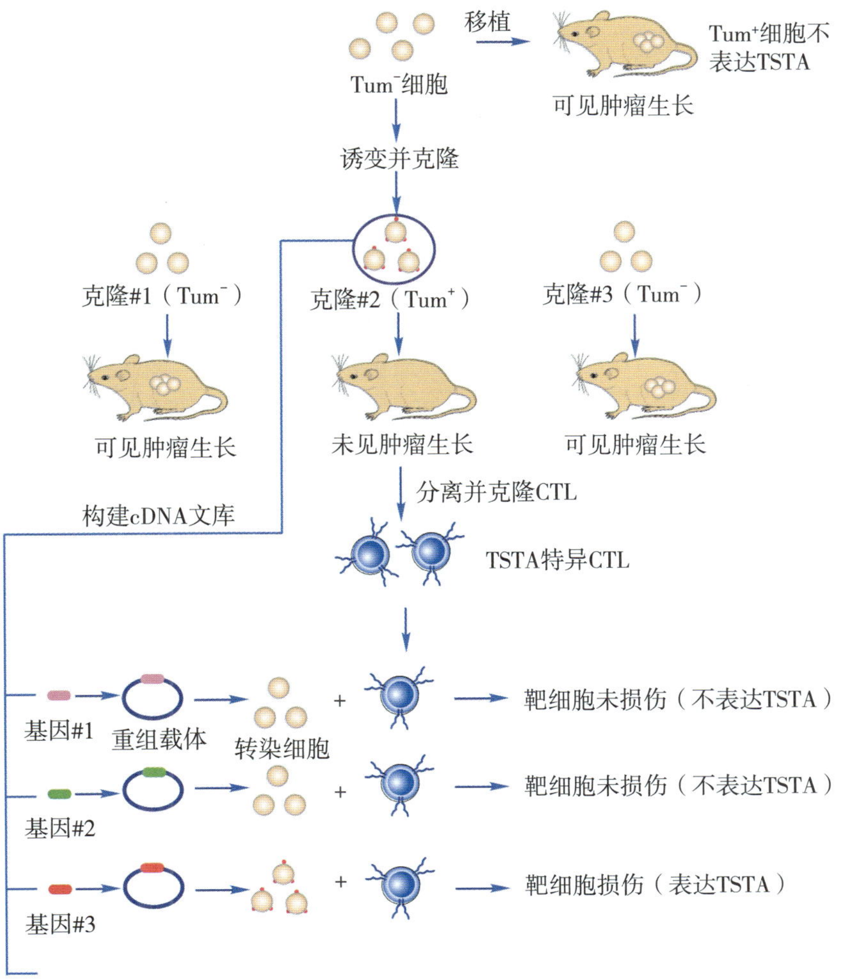

图 24－2　肿瘤特异性抗原基因的确定

正常细胞，此类抗原只表现出量的变化而无严格的肿瘤特异性。检测 TAA，对某些肿瘤的诊断、预后判断及治疗有一定价值。

1. 胚胎抗原（fetal antigen）　是在胚胎发育阶段由胚胎组织产生的正常成分，在胚胎后期减少，出生后逐渐消失或仅存极微量。但当有细胞癌变时，此类抗原可重新合成。胚胎抗原之所以在成人肿瘤细胞表面获得表达，据认为是相应编码基因脱抑制的结果。该抗原可表达于肿瘤细胞表面，也可分泌或脱落到体液中，成为诊断肿瘤的重要标志物。由于此类抗原曾在胚胎期出现过，宿主对其已形成免疫耐受。因此，宿主对这类抗原一般不产生免疫应答，但它在异种动物体内具有很强的免疫原性，可以用此抗原免疫动物，制备特异性抗血清，用于检测肿瘤患者血清中的胚胎性抗原。在人类肿瘤中已发现多种胚胎性抗原（表 24－1），其中研究最多的是甲胎蛋白和癌胚抗原。

表 24－1　与人类肿瘤有关的胚胎性抗原

抗　原	相关肿瘤
甲胎蛋白（AFP）	原发性肝癌、畸胎瘤、肺癌、胃癌
癌胚抗原（CEA）	结肠癌等消化道肿瘤、肺癌、乳腺癌、胰腺癌
胚胎硫糖蛋白抗原（FSA）	胃癌
α_2－H 铁蛋白	小儿畸胎瘤、肝癌、淋巴瘤、神经母细胞瘤、肾母细胞瘤

续表

抗　原	相关肿瘤
异型（或丙种）胎儿蛋白（γ-FP）	结肠、卵巢、肾、肌肉、骨、神经等的实体瘤
B_S 胎蛋白	肝癌、胆管癌、胃癌、白血病、淋巴肉瘤
S_2 肉瘤抗原	肉瘤、巨细胞瘤、乳腺癌、肺癌、卵巢癌、消化道肿瘤、黑色素瘤
胎盘碱性磷酸酶	肿瘤组织
胰癌胎儿抗原（胰腺癌胚抗原，POA）	胰腺癌（孕妇血清中也可出现）
βs 胎蛋白	肝癌、胆管癌、胃癌、白血病、淋巴瘤等
时相专一性胚胎抗原（SSEA-1）	多种人体肿瘤（正常人除粒细胞和单核细胞外，皆不表达）
Tenna Gen 抗原	肿瘤患者血清含量增高（正常人 <5.0μg/ml）

2. 分化抗原（differentiation antigen）　又称组织特异性抗原（tissue-specific antigen），是组织细胞在分化、发育的不同阶段表达或消失的正常分子。恶性肿瘤细胞通常停留在细胞发育的某个幼稚阶段，其形态和功能均类似于未分化的胚胎细胞，这一特点称为肿瘤细胞的去分化（dedifferentiation）。来源于特定组织的肿瘤可表达该组织的分化抗原，如前列腺癌细胞表达前列腺特异性抗原。某些恶性肿瘤细胞可表达其他正常组织细胞特异的分化抗原，如在某些人胃癌细胞中可表达 ABO 血型抗原。某些恶性肿瘤细胞可表达未分化的或幼稚细胞的分化抗原，如某些 T 细胞白血病细胞中可检出胸腺白血病抗原（TL 抗原）。由于这些抗原是正常细胞的成分，因此不能刺激机体产生免疫应答，但可作为免疫治疗的靶分子和肿瘤组织来源的诊断标志，典型的例子是各种类型的白细胞分化抗原可作为白血病的诊断标志。表达于某些肿瘤的组织特异性抗原见表 24-2。

表 24-2　某些组织特异性肿瘤抗原

组织细胞来源	肿瘤	抗原
B 细胞	B 细胞白血病和淋巴瘤	CD10、Ig
T 细胞	T 细胞白血病和淋巴瘤	IL-2R、TCR、CD45R、CD4/CD8、TL 抗原
前列腺	前列腺癌	前列腺特异性抗原、前列腺酸性磷酸酶
上皮细胞	多种癌	细胞角蛋白
神经嵴	黑色素瘤	S-100 等黑色素瘤相关抗原

3. 其他 TAA　除上述常见的两类 TAA 外，糖链抗原（carbohydrate antigen，CA）、组织多肽抗原（tissue polypeptide antigen，TPA）、免疫抑制酸性蛋白（immunosuppressive acidic protein）、铁蛋白（FER）、唾液酸（Sialic acid，SA）、$β_2$-微球蛋白（$β_2$-microglobulin，$β_2$m）等在一些肿瘤患者中也可升高，故可作为相应肿瘤的诊断指标，甚至是早期诊断的指标。

二、根据肿瘤抗原产生机制分类

根据肿瘤抗原产生机制分类，肿瘤抗原包括理化因素诱发的肿瘤抗原、病毒诱发的肿瘤抗原、自发性肿瘤的抗原、癌基因和突变型抑癌基因表达的肿瘤抗原以及前面提到的胚胎性抗原和分化抗原等。

（一）理化因素诱发的肿瘤抗原

机体受到化学致癌物（如甲基胆蒽、氨基偶氮染料、二乙基亚硝胺）或物理因素（如紫外线、X 射线、放射性粉尘等）的作用，细胞 DNA 受到损伤，导致某些基因发生突变、染色体断裂和异常重排，细胞均可表达新抗原。诱发的肿瘤抗原特异性强，但免疫原性弱，常表现出明显的个体特异性，即用同一化学致癌物或同一物理方法诱发的肿瘤，在不同的宿主体内，甚至在同一宿主的不同部位，其肿瘤抗原特异性和免疫原性也有差异。由于不同或相同理化因素诱导的肿瘤抗原间很少有交叉成分，故难以用免疫学技术诊断和治疗此类肿瘤。人类很少暴露于这种强化学、物理的诱发环境中，因此，大多数的人类肿瘤抗原不属于这类抗原。

（二）生物因素诱发的肿瘤抗原

病毒基因的导入可诱发细胞发生转化，表达出可为免疫系统所识别的新的病毒相关抗原。人类某些肿瘤与病毒感染密切相关，包括 DNA 病毒和 RNA 病毒，尤其是反转录病毒。致癌病毒的 DNA 或 RNA 可整合到宿主细胞基因组 DNA 中，使宿主细胞表达病毒基因编码的蛋白，这种蛋白质经处理后形成病毒肽 – MHC – Ⅰ类分子复合物，并表达在肿瘤细胞表面，刺激机体产生针对肿瘤的特异性免疫应答。

目前已发现 600 余种动物病毒，与人类肿瘤相关的病毒见表 24 – 3。在这些肿瘤细胞中可检出相应的病毒基因和抗原，在病人血清中能检测到较高效价的相关病毒抗体。

近来，肿瘤相关的生物因素清单中又增加了细菌，如引起胃癌的幽门螺杆菌（Helicobacter pylori，Hp）。不像致癌病毒，Hp 并非细胞内病原体，不能直接转化细胞。因此，病原体、上皮细胞的相互关系很可能是引起转化的靶子，宿主应答和其他遗传及饮食因素亦较为复杂。

表 24 – 3　与人类肿瘤相关的病毒

肿　瘤	病 毒
人类原发性肝癌	乙型肝炎病毒（HBV）、丙型肝炎病毒（HCV）
人类宫颈癌	人乳头瘤病毒（HPV）、单纯疱疹病毒（HSV）
人 T 细胞白血病	Ⅰ和Ⅱ型人类嗜 T 细胞白血病病毒
人鼻咽癌和 Burkitt 淋巴瘤	EB 病毒（EBV）

（三）自发性肿瘤的抗原

自发性肿瘤是指一些无明确诱因的肿瘤，人类大多数肿瘤属于这一类。自发性肿瘤细胞表面具有肿瘤特异性抗原。某些自发性肿瘤类似于理化因素诱发的肿瘤，具有各自独特的抗原性，彼此间很少或几乎完全没有交叉反应；另一些自发的肿瘤则类似于病毒诱发的肿瘤，具有共同的抗原性。

（四）正常细胞成分的异常表达

在不同致癌因素作用下，原癌基因（如 ras 等）可被激活，抑癌基因（如 p53 等）可发生突变，由此出现的异常表达产物可导致正常细胞癌变。如突变的 ras 基因能编码一种分子质量为 21 000、含有 189 个氨基酸残基的蛋白质，称为 P21；抑癌基因 p53 能编码一种分子质量为 53 000、含有 393 个氨基酸残基的蛋白质，称为 P53。

此外，前面述及的分化抗原和胚胎抗原等也属此类。

第二节　机体抗肿瘤的免疫效应机制

机体的免疫功能与肿瘤的发生、发展存在密切关系，当宿主免疫功能低下或受抑制时，肿瘤发生率增高，而在肿瘤进行性生长时，肿瘤患者免疫功能受到抑制，两者互为因果，双方各因素对肿瘤的发展均起重要的作用。

目前认为机体抗肿瘤的免疫功能主要由细胞免疫所介导。发挥效应的细胞主要有T细胞、NK细胞、巨噬细胞等，抗体参与的体液免疫不是抗肿瘤免疫的主要成分，体液免疫在某些情况下起协同作用，有时甚至促进肿瘤生长。机体的免疫系统对抗原性不同的肿瘤的效应机制不完全相同，对于大多数免疫原性较强的肿瘤，特异性免疫应答起主要作用；对于免疫原性较弱的肿瘤，非特异性免疫应答可能具有更重要的意义。由于肿瘤是一种全身性疾病，因此，机体抗肿瘤免疫应答不仅取决于肿瘤的抗原性、宿主的免疫功能，还受他因素影响。

一、细胞免疫

（一）T细胞

T细胞介导的免疫应答在对抗原性较强的肿瘤所产生的免疫应答中起主要作用。参与抗肿瘤免疫效应的T细胞包括多个亚群。

1. $CD4^+$ T细胞 瘤细胞表面脱落的抗原，被抗原递呈细胞（APC）摄取、加工成多肽分子，以肿瘤抗原肽－MHC－Ⅱ分子复合物的形式表达在APC表面。肿瘤抗原特异性$CD4^+$T细胞识别该复合物并通过双信号的产生而被激活，分泌多种细胞因子如IL－2、IFN－γ和TNF等，激活B细胞、单核－巨噬细胞、NK细胞，并增强$CD8^+$细胞毒T细胞（cytotoxic T lymphocyte，CTL）的杀伤功能，进而发挥抗肿瘤作用。某些细胞因子（如IFN－γ、TNF等）本身具有直接或间接的杀瘤活性。近期还发现，体内存在一类$CD4^+$ CTL，也具有直接杀伤肿瘤细胞的作用，其杀伤效应受MHC－Ⅱ类分子活化机制限制。

2. $CD8^+$T细胞 $CD8^+$CTL是抗肿瘤免疫的主要效应细胞。$CD8^+$T细胞可通过识别肿瘤细胞表面的MHC－Ⅰ类分子－肿瘤抗原肽复合物而被激活，然后分化成为具有特异性杀伤活性的$CD8^+$CTL。$CD8^+$CTL对肿瘤细胞的杀伤作用方式主要有两种：①CTL与靶细胞接触产生脱颗粒作用，释放穿孔素（perforin）和颗粒酶（gramzymes）。穿孔素插入细胞膜上，并使其形成通道，而颗粒酶循穿孔素在靶细胞膜上形成的孔道进入胞内后，可使DNA断裂，引起程序性细胞死亡（programmed cell death，PCD）。②CTL激活后表达Fas L（Fas配体），可与靶细胞表面的Fas分子结合，启动肿瘤细胞的死亡信号转导途径，活化靶细胞内的DNA降解酶，引起靶细胞凋亡。

3. $\gamma\delta^+$T细胞 $\gamma\delta^+$T细胞与CTL细胞相似，可直接杀伤肿瘤细胞，但不受MHC限制。此类细胞还可分泌IL－2、IL－4、IL－5、GM－CSF和TNF－α等细胞因子，发挥抗肿瘤作用。此外，在IL－2作用下，$\gamma\delta^+$T细胞可以TIL（tumor infiltrating lymphocyte）和LAK（lymphokine activating killer）的形式杀伤靶细胞。

（二）NK细胞

NK细胞不依赖抗体或补体、不需预先活化即可直接杀伤肿瘤细胞，且不受MHC限制，故NK细胞被视为机体抗肿瘤的第一道防线，在早期抗肿瘤免疫机制中起重要作用。其杀伤靶细胞的机制可能是：①释放穿孔素和颗粒酶引起肿瘤细胞坏死或凋亡；②释放NK细胞毒因子（NK cytotoxicity factor，NKCF）和TNF等可溶性介质，通过与肿瘤细胞表面相应受体结合而杀伤之；③通过Fas L途径诱导肿瘤细胞凋亡；④NK细胞表面的FcγR可与覆盖在瘤细胞表面的抗体的Fc段结合，通过ADCC作用而杀伤肿瘤细胞；⑤释放IL－1、IL－2和IFN－γ等细胞因子，加强或扩大其抗瘤作用。

（三）巨噬细胞

巨噬细胞（macrophage，Mφ）也是机体抗肿瘤免疫的主要效应细胞。已发现，肿瘤灶中浸润的巨噬细胞与肿瘤的转移率呈负相关，即肿瘤组织周围有明显的 Mφ 浸润者，肿瘤扩散转移的发生率较低，预后较好；反之，则肿瘤扩散、转移率高，预后差。

Mφ 介导的抗肿瘤机制为：①ADCC 作用；②活化的 Mφ 可分泌 TNF、蛋白水解酶、一氧化氮、IFN 和氧自由基等细胞毒性分子，直接杀伤肿瘤细胞；③肿瘤抗原激活 T 细胞，T 细胞释放特异性巨噬细胞武装因子（SMAF），激活 Mφ 特异性杀伤肿瘤；④通过非特异性吞噬作用杀伤肿瘤细胞；⑤借助其非特异性膜受体直接与瘤细胞结合，发挥杀瘤效应；⑥巨噬细胞的抗原递呈作用参与 T、B 细胞的特异性抗肿瘤免疫应答。

（四）树突状细胞

树突状细胞（dendritic cell，DC）可高表达 MHC－Ⅰ、MHC－Ⅱ、B7 和 ICAM－1 等免疫相关分子，参与肿瘤抗原的提呈，在体内外具有激发针对肿瘤的初次应答和再次 T 细胞应答的功能。

此外，抗肿瘤的细胞免疫还涉及 NKT 细胞、中性粒细胞和多种细胞因子如 γ－干扰素（γ－IFN）、穿孔素（perforin）、Fas L 和肿瘤坏死因子相关凋亡诱导配体（TRAIL）等效应分子的作用。

二、体液免疫

免疫系统针对肿瘤抗原产生免疫应答，产生抗肿瘤抗原的特异性抗体，并发挥其抗肿瘤作用，但此效应并非机体抗肿瘤的重要机制。

1. 补体依赖的细胞毒作用　补体依赖的细胞毒作用（complement dependent cytotoxicity，CDC）。特异性抗体与肿瘤细胞表面抗原结合，通过激活补体经典途径而形成膜攻击复合物（MAC），溶解肿瘤细胞。

2. 抗体依赖的细胞介导的细胞毒作用（ADCC）　抗肿瘤抗体（IgG）能与多种效应细胞如巨噬细胞、NK 细胞、中性粒细胞等的 FcγR 结合，发挥 ADCC 效应，使肿瘤细胞溶解。

3. 抗体的免疫调理作用　抗肿瘤抗体（IgG 类）与吞噬细胞表面 FcγR 结合，增强吞噬细胞对肿瘤细胞的吞噬作用。此外，抗肿瘤抗体与肿瘤抗原结合能活化补体，借助所产生的 C3b 与吞噬细胞表面 CR1 结合，促进其吞噬作用。

4. 抗体的封闭作用　抗体可通过封闭肿瘤细胞表面某些受体而影响肿瘤细胞的生物学行为，如转铁蛋白可促进某些肿瘤细胞生长，抗转铁蛋白及其受体可阻断转铁蛋白与瘤细胞表面转铁蛋白受体结合，抑制肿瘤细胞生长。

5. 抗体干扰肿瘤细胞的黏附作用　某些抗肿瘤抗体与肿瘤细胞表面抗原结合后，可阻断瘤细胞与血管内皮细胞表面黏附分子之间的相互作用，使肿瘤细胞黏附特性发生改变甚至丧失，从而有助于控制肿瘤细胞的生长、黏附和转移。

综上所述，机体抗肿瘤的免疫学效应机制十分复杂，其中特异性和非特异性抗肿瘤机制相互交错，体液免疫与细胞免疫机制相互协调和补充，从而共同执行免疫监视功能。

第三节　肿瘤的免疫逃逸机制

尽管机体内具有一系列的免疫监视机制，但仍难以阻止肿瘤的发生、发展和转移。这是由于免疫监视具有一定的限度，肿瘤细胞也可通过多种机制逃避免疫攻击。肿瘤细胞的免疫逃逸机制十分复杂，在肿瘤发生、发展的不同阶段，发挥作用的主要机制可能各异。对此，目前尚未完全阐明，但总体上可从肿瘤细胞本身因素及宿主免疫状态两方面来解释。

一、与肿瘤细胞有关的因素

（一）肿瘤细胞的抗原缺失和抗原调变

肿瘤细胞不表达与正常抗原有质或量差别的抗原，故无法诱发机体抗肿瘤免疫应答。**抗原调变**（antigen modulation）是指由于宿主免疫系统攻击肿瘤细胞，致使其表面抗原表位减少、较弱或丢失，从而逃逸免疫系统的识别和杀伤。

（二）肿瘤细胞表面“抗原覆盖”或被“封闭”

肿瘤细胞表面抗原可能被某些物质覆盖，由于肿瘤细胞可表达高水平包括唾液酸在内的黏多糖或其他肿瘤激活的凝聚系统，这些成分均可覆盖肿瘤抗原，从而干扰宿主淋巴细胞对肿瘤细胞的识别和杀伤作用。例如：有些人胶质细胞瘤合成和分泌糖蛋白，这些糖蛋白分布于肿瘤细胞表面，可阻止 CTL 对肿瘤细胞的识别与杀伤。血清中存在的封闭因子（blocking factor），包括封闭抗体（blocking antibody）、可溶性肿瘤抗原、肿瘤抗原-抗体复合物等可封闭肿瘤细胞表面的抗原决定簇或效应细胞的抗原识别受体，从而使肿瘤细胞逃脱效应细胞的识别和攻击。

（三）肿瘤细胞 MHC－Ⅰ类分子表达异常

某些肿瘤细胞表面 MHC－Ⅰ类分子表达降低或缺失，其特异性 CTL 不能识别肿瘤细胞表面的抗原，使得肿瘤细胞得以逃避宿主免疫系统的攻击。同时，某些肿瘤细胞表面可异常表达非经典 MHC－Ⅰ类分子（如 HLA－G、HLA－E 等），NK 细胞表面 KIR 可识别此类分子，从而启动抑制性信号，抑制 NK 细胞的细胞毒作用。

（四）肿瘤细胞的“漏逸”

肿瘤细胞的“漏逸”（sneaking through）是指肿瘤细胞由于生长迅速，超越了机体抗肿瘤免疫效应的发生，致使宿主不能有效地清除大量生长的肿瘤细胞。少量肿瘤细胞不能引起宿主足够的免疫应答，反而可能刺激瘤细胞不断生长，称为“免疫刺激（immunostimulation）”。

（五）肿瘤细胞协同刺激分子表达异常

协同刺激分子的缺乏和异常表达也是肿瘤逃逸的原因。T 细胞表面的多种黏附分子如 CD28、LFA－1、LFA－2 等分别可与肿瘤靶细胞表面对应的配体 B7、ICAM－1、LFA－3 等结合，提供 T 细胞活化的第二共刺激信号。某些肿瘤细胞不表达或很少表达协同刺激分子如 B7、ICAM－1、LFA－3 和 VCAM－1 等，导致协同刺激信号的缺乏，T 细胞无法激活。因此，不能诱导机体产生有效的免疫应答，从而使肿瘤细胞逃避 T 细胞的免疫攻击。

（六）肿瘤细胞表达 Fas L，诱导免疫细胞凋亡

T 细胞表面均表达 Fas 分子，某些肿瘤细胞高表达 Fas L，其与浸润到肿瘤周围的特异性 T 细胞上表达的 Fas 结合，诱导肿瘤特异性 T 细胞凋亡。肿瘤患者 Fas/Fas L 系统的改变影响机体抗肿瘤免疫效应，而 Fas/Fas L 的反击作为肿瘤逃避免疫系统攻击这一机制的阐明，为肿瘤的免疫治疗提供了新策略。

（七）肿瘤细胞导致免疫抑制

肿瘤细胞能直接侵犯免疫器官而引起免疫抑制作用，也可通过产生、释放一系列抑制性因子如 TGF－β、IL－10、VEGF 和 PGE2 等直接抑制机体产生抗肿瘤免疫应答。这些抑制物积累、聚集在肿瘤局部，形成一个较强的免疫抑制区，使进入其内的免疫细胞失活。

二、与宿主免疫系统有关的因素

肿瘤细胞来源于宿主，宿主免疫系统具有识别、杀伤并及时清除体内突变细胞，防止肿

瘤发生的功能，称为免疫监视功能。免疫监视是免疫系统最基本的功能之一。当宿主处于免疫功能低下状态或免疫耐受状态，或者宿主的抗原提呈细胞功能低下或缺陷等，均会帮助肿瘤细胞逃逸宿主免疫系统的攻击。

综上所述，宿主免疫的功能状态与肿瘤发生、发展有着密切的关系，一方面，机体抗肿瘤免疫机制极为复杂并可受多种因素干扰；另一方面，肿瘤细胞也可能通过多种机制逃避机体的免疫攻击。因此，肿瘤发生与否及其转归，取决于上述两方面作用的综合效应。同时，在肿瘤发生、发展的不同阶段，发挥作用的主要机制可能各异。

第四节　肿瘤的免疫学检验

肿瘤的免疫学检验主要涉及肿瘤的免疫学诊断和肿瘤患者免疫功能状态的评估两个方面。

一、肿瘤标志物及其检测

自 1846 年 Bence Jones 发现本周蛋白，并作为多发性骨髓瘤的实验室诊断依据以来，肿瘤标志物的研究历史已有 100 多年，但直到 Abelev 于 1963 年发现甲胎蛋白（AFP），Gold 于 1965 年发现癌胚抗原（CEA）以后，肿瘤标志物的测定才被广泛应用于临床。近年来，随着现代科学技术的不断进步及免疫学、生物化学、细胞生物学、分子生物学研究的深入，越来越多的肿瘤标志物被发现，目前已发现的特异性较强、有一定临床价值的肿瘤标志物已达 100 余种。随着免疫学检测技术水平的提高和方法的进步，将有越来越多的肿瘤标志物运用于肿瘤的筛查、监测、疗效、复发和预后判断等。

（一）肿瘤标志物概述

1. 肿瘤标志物的定义　肿瘤标志物（tumor marker，TM）是指在肿瘤发生、发展过程中，由肿瘤本身所产生的或是由机体对肿瘤细胞反应而产生的，反映肿瘤存在和生长的一类物质。TM 主要包括蛋白质、激素、酶（同工酶）及癌基因产物等。肿瘤抗原可以是肿瘤标志物，但肿瘤标志物不一定是肿瘤抗原。肿瘤患者血液或体液中 TM 的检测，对肿瘤的辅助诊断、鉴别诊断、疗效观察、病情监测以及预后评价具有一定的价值。

2. 肿瘤标志物的分类　肿瘤标志物可存在于细胞膜、细胞质、细胞和细胞外（如血液及其他体液）中。肿瘤标志物的分类和命名尚未完全统一，体液中肿瘤标志物一般分为胚胎性抗原、糖链蛋白类、激素类、酶和同工酶、癌基因产物类等。

（1）胚胎抗原类　如 CEA、AFP 等，是从结肠癌、肝癌组织中发现的，而正常胚胎的消化管组织中、肝组织也能合成，出生后水平降低，正常成人血液中含量甚微的抗原，因此称为胚胎性抗原。

（2）糖链抗原（carbohydrate antigen，CA）　是用各种肿瘤细胞株制备单克隆抗体，来识别的肿瘤相关抗原，大多数属糖蛋白或黏蛋白，是由肿瘤细胞分泌的或者是肿瘤细胞表面的抗原，如 CA50，CA125，CA15 -3，CA19 -9，CA72 -4 等。

（3）激素类　正常情况下不产生激素的组织，当发生恶变时，能产生、释放一些肽类激素（异位内分泌激素），并导致相应的症状群。所以，这些异位内分泌激素的升高等异常表达也可作为肿瘤相关的标志物，如绒毛膜细胞癌患者血清中 HCG 明显升高，甲状腺髓样癌患者血清降钙素（calcitonin，CT）明显升高，小细胞肺癌患者血清促肾上腺皮质激素（ACTH）明显升高等。

（4）酶和同工酶类　当机体某组织发生肿瘤时，肿瘤细胞往往出现代谢异常状况，某些酶及其同工酶的合成增加，或由于肿瘤组织引起浸润和压迫，使某些酶的外排受阻，引起肿瘤患者血清中某些酶或同工酶的异常升高。酶也是较早用于临床诊断的肿瘤标志物之一。如前列腺癌患者血清酸性磷酸酶（ACP）升高；小细胞肺癌、神经母细胞瘤、嗜铬细胞瘤、甲状腺瘤患者神经元特异性烯醇化酶（磷酸烯醇化酶，NSE）升高；肝癌患者血清中 γ - 谷氨酰基转肽酶（GGT）、岩藻糖苷酶［AFU 在肿瘤侵袭转移中基质金属蛋白酶（MMPs）］异常升高等。

（5）蛋白质类　在某些肿瘤发生时，β_2 - 微球蛋白、铁蛋白等会异常升高。子宫颈癌、肺癌、头颈部癌、消化道癌患者血清中鳞状细胞癌抗原（SCCA）升高；肺癌、乳腺癌、卵巢癌及宫颈癌、胃肠道肿瘤等上皮性恶性肿瘤组织多肽抗原（TPA）升高；肺癌、胰腺癌、子宫内膜癌患者血清角蛋白（CK）升高；多发性骨髓瘤（multiple myeloma）、巨球蛋白血症（macroglobulinemia）及恶性淋巴瘤（malignant lymphoma）患者血清中 M 蛋白异常升高等。

（6）癌基因产物类　正常细胞的生长与增生是由两大类基因调控的：一类是正向调控信号，主要是起促进细胞生长和增生，并且阻止其发生终末分化倾向，癌基因起着这一方面的作用；另一类为负向调控信号，主要是使细胞成熟，促进终末分化，最后使细胞凋亡，抑癌基因则在这方面起作用。正常情况下这两类信号保持着动态平衡，十分精确地调控细胞增生和成熟。一旦这两类信号中有一类信号过强或过弱均会使细胞生长失控而恶变，导致肿瘤的发生。癌基因表达的蛋白可作为肿瘤标志物，如在肿瘤中发现 p21ras 蛋白、myc 基因蛋白、p53 抑癌基因蛋白等过度表达。

3. 肿瘤标志物的临床应用

（1）高危人群的筛查　肿瘤的早期诊断、早期治疗是肿瘤防治最有效的办法。肿瘤标志物检查是发现无症状病人的重要手段之一。如在某些肿瘤高发地区进行普查，或针对有家族史的高危人群进行筛查，可以及早发现无症状的病人，随后再进一步确诊，以利早期诊断、早期治疗。又如在慢性乙型肝炎、丙型肝炎患者中进行 AFP 检测，可及早发现原发性肝细胞癌。

（2）肿瘤的辅助诊断　肿瘤标志物可用于许多肿瘤的辅助诊断。如 PSA 在前列腺癌、AFP 在原发性肝细胞癌、HCH 在绒毛膜细胞癌、CA125 在卵巢癌的诊断上具有重要参考价值。

（3）肿瘤治疗效果的评价　肿瘤标志物的水平监测是评价和判断手术治疗、放疗或化疗是否有效的重要手段，具有重要的应用价值。治疗后肿瘤标志物水平下降到正常水平，提示肿瘤去除完全或病情缓解，若持续保持正常水平，提示预后良好；若其水平降低至正常水平，经过一段时间后又重新升高，提示肿瘤可能复发或转移；若其水平下降但仍保持在参考值以上，提示肿瘤有残留灶或肿瘤转移。

（4）肿瘤复发的监测和预后判断　肿瘤标志物的动态监测可了解肿瘤的治疗效果及监测肿瘤是否复发。患者术后每隔 2 ~ 3 个月测定 1 次，待肿瘤标志物水平下降后，每半年复检 1 次，连续 2 年；第 3 ~ 5 年，应每年测定 1 ~ 2 次；第 6 年起，每年测定 1 次。但若肿瘤标志物水平增高或疑似复发或转移时，应及时进行肿瘤标志物检测。血液中肿瘤标志物水平的变化常比肿瘤复发早数月，定期复查其浓度水平，便于及时了解肿瘤发展动态，及时调整治疗方案。若患者血液中肿瘤标志物水平不断升高，则提示病情恶化，预后较差。

（二）常见的肿瘤标志物

1. 胚胎抗原类肿瘤标志物

（1）甲胎蛋白（alpha - fetoprotein，AFP）　是一种分子量为 70 000 的糖蛋白，等电点为 4.75，沉降系数为 4.7S，电泳时位于白蛋白和 α_1 - 球蛋白之间。在胚胎期由肝细胞和卵黄囊合成，存在于胎儿血清中，其浓度以 4 ~ 5 个月的胎儿血清含量最高，以后随胎龄增长而逐渐下降，出生后迅速下降几乎消失。正常成人血清中含量极低，AFP 参考值 < 20ng/ml。

AFP 含量升高常见于：①原发性肝癌：当发生原发性肝癌时，约 70% 的患者血清中 AFP

含量增高常 >300ng/ml，但部分患者 AFP 含量正常；②肝硬化及病毒性肝炎：患者血清中 AFP 含量会有不同程度的升高，但一般 <300ng/ml；③妊娠：妇女妊娠 3 个月后，血清 AFP 含量升高，7 ~8 个月时达到高峰，一般 <400ng/ml，分娩后 3 周恢复正常；④生殖系统肿瘤和胚胎肿瘤：畸胎瘤、睾丸癌患者 AFP 水平常升高。

AFP 可用于胎儿产前监测，如在神经管缺损、脊柱裂、无脑儿等时，AFP 可由开放的神经管进入羊水而导致其在羊水中含量显著升高。胎儿在宫腔内死亡、畸胎瘤等先天缺陷亦可有羊水中 AFP 增高。AFP 可经羊水部分进入母体血液循环。在 85% 脊柱裂及无脑儿的母体，血浆 AFP 在妊娠 16 ~18 周可见升高而有诊断价值，但必须与临床经验结合，以免出现假阳性，导致错误诊断。

（2）癌胚抗原（carcinoembryonic antigen，CEA）　是一种分子量为 180 000 的糖蛋白，等电点为 4.8，沉降系数为 7.8S，电泳位于 β－球蛋白区。CEA 存在于 2 ~6 个月胎儿的胃肠管、胰腺和肝脏，出生后组织内含量很低（ <2.5ng/ml）。

CEA 升高常见于：①胃肠道（结肠、直肠、胰腺等）恶性肿瘤、乳腺癌、肺癌及其他恶性肿瘤患者 CEA 升高，往往超过 20ng/ml；②结肠炎、肠道息肉、肝炎、酒精性肝硬化病人、胰腺炎、肺炎等患者可有不同程度的升高，但远远低于恶性肿瘤，一般小于 20ng/ml，CEA 超过 20ng/ml 时往往提示有消化道肿瘤；③ 吸烟者中约 33% 的人 CEA >5ng/ml。

CEA 是一种广谱的肿瘤标记物。CEA 虽然不能作为诊断某种恶性肿瘤的特异性指标，但在恶性肿瘤的鉴别诊断、病情监测和疗效评价等方面，仍有重要的临床价值。

2. 酶类肿瘤标志物

（1）前列腺特异性抗原（prostate specific antigen，PSA）　是一种前列腺上皮细胞分泌的单链糖蛋白酶，分子量为 34 000，正常人血清中 PSA 含量极微，通常 <4ng/ml。当前列腺癌发生时，正常腺管结构遭到破坏，患者血清中 PSA 含量升高。PSA 在血清中有两种存在形式：①5% ~40% 是以低分子量（33 000）的游离 PSA（f－PSA）形式存在；②60% ~90% 是以 PSA 与 α_1－抗胰蛋白酶、α_2－巨球蛋白等结合形式存在，称为复合 PSA（c－PSA）。实验室测定总 PSA（t－PSA）包括 f－PSA 和 c－PSA。参考值：t－PSA <4ng/ml，f－PSA < 0.8ng/ml。

血清 PSA 升高见于：①前列腺癌：目前，临床上血清 PSA 测定已用于前列腺癌的辅助诊断，大约 75% ~90% 前列腺癌患者 t－PSA >10ng/ml。但大约 25% 确诊前列腺癌患者，其 PSA 含量正常。另外，约有 2% 的正常人和 41% ~47% 的前列腺增生患者 PSA 亦可增高。若将 PSA 检测与直肠指检或直肠超声等方法合用，则可提高前列腺癌诊断的特异性。前列腺特异性抗原密度（PSAD）即血清 PSA 测定值与前列腺体积之比，对鉴别诊断有很大帮助。测定血清 PSA 的最大价值是监测前列腺癌疗效和判断预后。前列腺根治术后 PSA 应降至 0.6 ng/ml以下。若超过 10ng/ml，80% 可复发。若经内分泌治疗后 PSA 降至正常，则预后良好，如呈高水平则预后不良。②前列腺肥大、前列腺炎和泌尿生殖系统疾病等：也可见血清中 PSA 含量增高。当血清中总 PSA 微量升高，即 t－PSA 测定值在 4 ~10ng/ml 之间时，通过测定游离 f－PSA 并计算 f－PSA/t－PSA 比值，当 f－PSA/t－PSA 比值降低至 <10% 时，则要考虑前列腺癌的可能，这样可以极大地提高前列腺良性增生和前列腺癌的鉴别诊断，但需要进行前列腺穿刺活检来明确诊断。③血液标本采集前，如果对患者进行直肠指检、前列腺按摩、导尿等，会导致血清 PSA 升高，应注意避免。

（2）前列腺酸性磷酸酶（prostatic acid phosphatase，PAP）　是前列腺分泌的一种酶，属糖蛋白，分子量为 102 000，在酸性环境中活性最强，能水解有机磷酸脂。主要分布于前列腺、肝、脾、乳汁、红细胞、血小板及骨骼等，以前列腺含量最为丰富，所以检测血清酸性磷酸酶主要用于前列腺癌的诊断。PAP 和 PSA 一样，是诊断前列腺癌、监测疗效和术后复发转移的辅助指标。

（3）神经特异性元烯醇化酶（neuron specific enolase，NSE） 是烯醇化酶的一种同工酶，NSE 分子量为 87 000，pH4.7，是一种酸性蛋白酶，参与糖酵解，主要作用是催化 2－磷酸甘油变成烯醇式磷酸丙酮酸。目前认为它是小细胞肺癌（SCLC）和神经母细胞瘤的肿瘤标志物。烯醇化酶同工酶根据 α、β、γ 三个亚基的不同，可分为 αα、ββ、γγ、αβ 和 αγ 五种二聚体同工酶，α 亚基主要存在于肝、肾等组织；β 亚基主要存在于骨骼肌和心肌；γ 亚基主要存在于神经组织。γγ 亚基组成的同工酶属神经元和神经内分泌细胞特有，故命名为神经元特异性烯醇化酶，此酶在正常人脑组织中含量最高，起源于神经内分泌细胞的肿瘤组织也有异常表达。肿瘤组织糖酵解作用加强，细胞增生周期加快，细胞内的 NSE 释放入血增多，导致 NSE 在患者血清内含量增高。参考值＜15ng/ml。

血清中 NSE 水平升高常见于：①小细胞肺癌：患者 NSE 水平明显高于肺腺癌、肺鳞癌、大细胞肺癌等非小细胞肺癌（NSCLC），可用于鉴别诊断，监测小细胞肺癌放疗、化疗疗效，治疗有效时 NSE 浓度逐渐降低至正常水平，复发时血清 NSE 升高。用 NSE 升高来监测复发要比临床确定复发早 4～12 周。②神经母细胞瘤：患者 NSE 水平异常增高，而肾母细胞瘤（Wilms 瘤）则升高不明显。③神经内分泌细胞肿瘤，如嗜铬细胞瘤、甲状腺髓样癌、胰岛细胞瘤、视网膜母细胞瘤、色素瘤等患者的血清 NSE 也可增高。④缺氧缺血性脑损伤：主要病理变化是神经元的坏死及神经髓鞘的崩解，神经元坏死后胞浆中的 NSE 进入脑脊液 CSF，使 CSF 中 NSE 浓度增高，血-脑屏障破坏及通透性增加，CSF 中 NSE 释放血液致使血清 NSE 升高。

NSE 也存在于正常红细胞中，标本溶血会影响测定结果，因此采血时要特别注意避免溶血。

（4）α－*L*－岩藻糖苷酶（α－*L*－fucosidase，AFU） 是一种溶酶体酸性水解酶，广泛存在于人体各种组织细胞的溶酶体和体液中，其主要生理功能是参与含岩藻基的各种糖脂、糖蛋白、黏多糖等大分子物质的分解代谢。以往测定 α－*L*－岩藻糖苷酶主要用于遗传性 AFU 缺乏症的诊断，并借以与其他遗传性黏多糖贮积病的鉴别。20 世纪 80 年代，法国学者 Deugnier 研究发现，原发性肝癌患者血清 AFU 显著升高。发生胆管癌时，血清 AFU 活性异常升高。多年来的研究表明，AFU 的定量测定有助于原发性肝细胞癌的辅助诊断、疗效观察及术后随访，可作为原发性肝细胞癌新的标志物。参考值＜420mmol/L。

AFU 升高常见于：①原发性肝细胞癌：患者血清中 AFU 活性升高，AFP 阴性的肝癌患者中，AFU 也可见升高。因为 AFU 活性与 AFP 浓度无相关性，特别是小细胞肝癌患者，AFU 阳性率明显高于 AFP。AFP＋AFU 联合检测可以提高阳性检出率。②其他恶性肿瘤，如结肠癌、子宫癌、乳腺癌、肺癌等也可见升高。③慢性肝炎、肝硬化患者中部分比例也可见 AFU 升高，但随着病情好转 AFU 水平会下降，因此动态监测 AFU 水平有助于与肝癌鉴别诊断。④妊娠期间：孕妇血清 AFU 升高，分泌后可迅速下降。⑤胆管癌：患者血清 AFU 的活性显著增高。血清 AFU 的水平与胆管癌有着密切关系，是诊断胆管癌的一项有价值的检测指标。

3. 糖链抗原类肿瘤标志物 主要有以下几种。

（1）CA50 CA50 是一种以唾液酸脂和唾液酸糖蛋白为主的糖脂抗原，对正常细胞的信息传递、生长和分化具有重要作用。细胞恶变时，由于糖基转化酶失活或胚胎期的转化酶重新被激活，造成细胞表面糖类结构发生变化，抗原性质改变，导致肿瘤标志物的产生。CA50 和 CA19－9 有一定的交叉反应，主要用于胰腺癌、结肠直肠癌、胃癌的辅助诊断和进展监测。

（2）CA125 CA125 是一种分子量为 110 000 的糖蛋白，存在于上皮性卵巢癌组织病人的血清中，主要用于辅助诊断卵巢癌，同时也是手术切除、化疗后疗效观察的指标，但在卵巢囊肿、子宫内膜异位症、肺癌、良性和恶性胸、腹腔积液中也可见到阳性反应。

（3）CA15－3　CA15－3分子量超过400 000，属糖蛋白，是一种乳腺癌相关抗原，对乳腺癌的诊断和术后随访检查有一定的价值，但在乳腺癌的早期敏感性较低。

（4）CA19－9　CA19－9是分子量为3 000 000～5 000 000的唾液Lewisx－α物质，又称**胃肠癌相关抗原**（gastrointestinal cancer－associated antigen，GICA），存在于胎儿的胰腺、胆囊、肝、肠等组织，正常人体组织中含量极微。消化道恶性肿瘤患者血清中CA19－9含量明显升高，检测血清CA19－9可作为胃癌、胰腺癌、胆囊癌等恶性肿瘤的辅助诊断指标，对监测病情变化和复发有很大价值。

（5）CA72－4　CA72－4是一种由cc49和B72.3两株单抗识别的黏蛋白样的高分子量糖蛋白，正常人血清中含量<6U/ml，异常升高在各种消化道肿瘤、卵巢癌均可产生。对于胃癌的检测特异性较高，以>6U/ml为临界值。良性胃病仅<1%者升高，而胃癌升高者比例可达42.6%，如与CAl9－9同时检测，阳性率可达56%。

4. 激素类肿瘤标志物

（1）**人绒毛膜促性腺激素**（human chorionic gonadotropin，HCG）　是胎盘滋养层细胞分泌的一种糖蛋白激素，它是由α和β两个亚基组成，分子量45 000，但α－亚单位为垂体前叶激素所共有，β－亚单位是HCG所特异的。完整的HCG全部是由胎盘绒毛膜的合体滋养层产生。其主要功能就是刺激黄体，有利于雌激素和黄体酮持续分泌，以促进子宫蜕膜的形成，使胎盘生长成熟。HCG在受孕后10～14天开始分泌，60～70天达到高峰。HCG检测是监测早孕的重要指标。在异常情况下，滋养层肿瘤和生殖细胞肿瘤，如葡萄胎和恶性葡萄胎，绒毛膜上皮癌及睾丸畸胎癌等，HCG可显著增高。参考值：血HCG的正常值<10μg/L；β－HCG的正常值<3.1μg/L。

（2）降钙素（calcitonin，CT）　主要是由甲状腺滤泡C细胞分泌的多肽激素，由32个氨基酸组成，分子量为3400，降钙素整个分子皆为激素活性所必需。降钙素的主要生理功能是降低血钙含量，通过抑制骨钙的释放和肠道对钙、磷的吸收，促进肾脏对钙的排泄，来调节血钙，从而使血钙降低。降钙素的释放受血浆钙离子浓度的调节，高血钙促进其分泌，低血钙抑制其分泌。降钙素在正常人血清中浓度为10～20ng/L，血浆半衰期小于1h，主要在肾降解并排出。参考值：男性≤14ng/L，女性<28ng/L。

降钙素升高常见于：①甲状腺髓样癌，也可见于小细胞肺癌、胰腺癌、子宫癌、乳腺癌及前列腺癌等；②甲状腺细胞良性腺瘤；③急性或慢性肾功能衰竭。

降钙素减低常见于：①重度甲状腺功能亢进；②甲状腺发育不全等。由于降钙素的半衰期较短，标本采集后应及时处理，冷冻保存备用。

5. 蛋白质类肿瘤标志物

（1）β_2－微球蛋白（β_2－microglobulin，β_2－MG）　是由淋巴细胞合成的一种单链小分子多肽，分子量11 800。位于所有有核细胞的细胞膜上，是有核细胞表面完整相容性抗原的一部分。是人白细胞抗原（HLA）的轻链蛋白，β_2－MG以相对稳定的速率合成并由细胞膜上释放。通过肾脏代谢，β_2－MG易被肾小球过滤，在近端肾小管被重吸收并完全分解。因而，健康人尿液中、血清中其浓度甚微且相对稳定。在恶性肿瘤，如骨髓瘤、淋巴瘤以及肾脏疾病时，血和尿中的β_2－MG常升高，临床上通过测定血清、尿液中β_2－MG水平，可评估患者肾脏功能并可用于某些恶性肿瘤的辅助诊断及病情变化的监测。

血清β_2－MG升高常见于：①恶性肿瘤：如恶性淋巴瘤、慢性淋巴细胞白血病、非霍奇金淋巴瘤、多发性骨髓瘤、肝癌、肺癌、胃癌、结肠癌、直肠癌等。患者血清及尿液中β_2－MG会明显升高，并与病情的进展密切相关。②肾脏疾病：如急、慢性肾盂肾炎、先天性肾小管性酸中毒、肾小管药物损害等，尿液中β_2－MG升高；尿毒症与肾病综合征患者，血与

尿中 β_2 - MG 明显升高，急性肾功能衰竭时血中 β_2 - MG 显著升高，而尿中 β_2 - MG 无较大变化。③糖尿病：患者无论尿蛋白阳性或阴性，尿 β_2 - MG 均显著升高。④肾移植：移植后发生巨细胞病毒感染，其尿液中的 β_2 - MG 显著增加并早于抗原检测。移植后发生早期排斥反应，血中 β_2 - MG 明显升高。⑤免疫性疾病，如类风湿关节炎、系统性红斑狼疮、干燥综合征、艾滋病患者等，血清中 β_2 - MG 常升高。

（2）铁蛋白（ferritin，Ferr） 是动植物体内广泛存在的一类贮存铁的蛋白。在哺乳类动物的肝和脾中含量最多。其外径约 12～14nm，空囊腔径长约 6nm，外壳（即脱铁铁蛋白）由 24 个亚基组成，每个亚基约含 163 个氨基酸残基，每个分子最多可结合 4500 个铁原子。分子量约为 900 000。结合铁的铁蛋白是"溶"于水的，血浆铁蛋白的浓度与体内储存的铁呈正比。血清铁蛋白升高还与肿瘤有关，癌细胞具有较强的铁蛋白合成能力，因此，铁蛋白也是一种肿瘤标志物，可辅助对肿瘤的诊断及预后评估。铁蛋白为机体内一种贮存铁的可溶组织蛋白，正常人血清中含有少量铁蛋白，但不同的检测法有不同的参考值，一般成人参考区间：男性约 15～200ng/ml，女性约 12～150ng/ml。

血清铁蛋白水平升高常见于：①恶性肿瘤，如肝癌、肺癌、胰腺癌、乳腺癌、白血病、淋巴瘤等。②各种炎症、急性心肌梗死、反复输血等，血中 Ferr 增加。肝癌患者治疗有效者血清铁蛋白下降，而恶化和再发者升高，持续增高则予后不良，故血清铁蛋白测定可作为疗效监测手段之一，特别是对 AFP 阴性的患者尤有意义。③当 Ferr < 12ng/ml 时，即可诊断为缺铁，急性缺铁时，一般生化指标往往正常，但铁蛋白已经降低，Ferr 测定可作为隐性缺铁性贫血的可靠指标。

6. 其他肿瘤标志物 近年来，随着免疫学研究的进展，新的肿瘤标志物不断发现，已达上百种，大多已有试剂盒供应。以下摘录一些常用的肿瘤标志物，见表 24－4。

表 24－4 其他肿瘤免疫学标志物

肿瘤标志物	性 质	相关肿瘤
鳞状细胞癌抗原（SCC）	分子量 48 000，糖蛋白	子宫颈癌、肺及头颈部的鳞癌
黏液癌抗原（MCA）	分子量 350 000，糖蛋白	乳腺癌、卵巢癌、胃肠肿瘤
唾液路易 X 抗原（SLEX）	唾液 Lewisx－I 物质	肺癌、乳腺癌、胃肠肿瘤
终末脱氧转化酶（TdT）	脱氧转化酶	急性白血病
胸腺嘧啶核苷激酶（TK）	胸腺嘧啶－5′－磷酸转移酶	急性白血病、恶性淋巴瘤、小细胞肺癌
细胞角蛋白 19 片段（CYFRA21－1）	分子量 40 000，酸性蛋白	非小细胞肺癌
凝血酶原前体（PIVKA Ⅱ）	脱羧基凝血酶	肝细胞癌
肝癌相关胰蛋白酶抑制因子（TAT－Ⅰ）	6 000，多肽	胃肠肿瘤、卵巢癌、黏液型肺癌
组织多肽抗原（TPA）	多细胞角蛋白 8、18、19	膀胱癌、胆管瘤、乳腺癌

（三）肿瘤标志物的检测方法及注意事项

1. 检测方法 肿瘤标志物检测方法很多，有放射免疫分析技术（RIA）、酶免疫测定（EIA）、化学发光免疫分析（CLIA）等，又分为全自动、半自动和手工测定方法。各种检测方法的灵敏度、精密度、准确度和精确度之间均存在差异，检测的线性范围差别也较大。一般来说，手工方法重复性差，误差较大，要求操作者应认真、熟练；自动化仪器测定，重复性好，误差较小。

不同厂家的试剂盒质量也存在差异。分析间误差的主要原因是测定没有标准化，包括缺乏统一的校准品、参考方法和标准抗原等。因此，对同一患者进行对比监测时，尽量选择同一台仪器、同一种方法、同一种厂家试剂盒进行测定，并在报告单上注明采用的检测方法，给临床医师以参考。

2. 标本采集　标本的正确采集和保存是肿瘤标志物检测结果准确的重要保证。负责标本采集人员，应对各种肿瘤标志物检测的影响因素及患者的状况清楚了解。如前列腺按摩、穿刺、导尿和直肠镜检查后，短时期内患者血清中 PSA 可升高，要求采血前 7 ~ 10 天不做上述检查和治疗，另外测定 PSA 要求标本应置 -20℃存放，避免反复冻融。抗雄性激素药物治疗前列腺癌可抑制 PSA 产生，导致 PSA 假阴性结果。胆道堵塞、胆汁淤滞可造成 CEA、ALP、GGT。红细胞和血小板中含大量的 NSE，溶血标本对 NSE 测定结果影响加大，因此测定 NSE 应尽量避免标本溶血。

3. 肿瘤标志物检测的干扰因素

（1）携带污染（carry - over）对检测结果的影响　携带污染是指测定项目的试剂或样品的残留部分对后续项目测定结果的影响，尤其当测定高浓度标本时，由于分析仪共用部分清洗不彻底，其使用过程中会对下一个标本造成污染，后边的标本出现结果偏高现象。因此，当遇到检测结果有连续偏高时，应对后边标本复检，以判断是否是携带污染所造成。

（2）“钩状效应”对检测结果的影响　在进行酶联免疫和放射免疫测定时，当样本浓度过高时，形成的免疫复合物的量随着样本浓度的增加反而减少，使反应信号弱化，出现后带现象，即“钩状效应”（hook effect），此时，信号 - 剂量（浓度）曲线呈钩状现象，出现假性低值，测出的结果必然不准确。因此，对浓度标本应该进行适当稀释后重新测定，要求仪器应有测量上限设置和自动稀释重做功能。

（3）嗜异性抗体对检测结果的影响　大多数肿瘤标志物的测定中常使用一对鼠单克隆抗体来与肿瘤抗原反应，如果病人血清中存在嗜异性抗体（特别是人抗鼠抗体），它可能在两种鼠单克隆抗体间起“桥梁”作用，导致在无抗原的情况下，出现肿瘤标志物浓度增高的假象。避免的办法是在样本中先加入提纯的鼠 IgG，经温育后，再用 PEG 沉淀鼠 IgG 和人抗鼠 IgG 复合物，然后再进行测定。嗜异性抗体可出现在曾被鼠或宠物咬过的人，以及使用过动物免疫剂（如单克隆抗体）治疗过的人。

（四）肿瘤标志物的联合应用

肿瘤标志物检测的目的是要达到肿瘤的早期诊断、早期治疗，因此，力求找到特异性强、敏感性高的肿瘤标志物。敏感性反映的是检出肿瘤的能力，敏感性越高，检出肿瘤的可能性越大；若敏感性为 100%，则意味着能检出所有的肿瘤。特异性反映的是识别肿瘤的能力，特异性越高，误诊为肿瘤的可能性越小；若特异性为 100%，则意味着所有的非肿瘤患者全是阴性，只有肿瘤患者是阳性。

敏感性和特异性常常是一对矛盾，提高了敏感性，降低了特异性，也就是说提高了肿瘤的检出率，同时提高了肿瘤的假阳性率，导致病人不必要的恐慌；反之，提高了特异性，降低了敏感性，即提高了肿瘤诊断的准确性，降低了肿瘤的检出率，也就是说漏诊，病人失去了早期治疗的机会。我们至今尚未找到一种特异性强，敏感性高，能使肿瘤早期发现的肿瘤标志物。

另外，一种肿瘤可分泌多种肿瘤标志物，而不同的肿瘤或同种肿瘤的不同组织类型可有相同的肿瘤标志物，而且在不同的肿瘤患者体内，肿瘤标志物的质和量变化也较大。因此，单独检测一种肿瘤标志物，可能会因为测定方法的灵敏度不够而出现假阴性，联合检测多种肿瘤标志物有利于提高检出的阳性率。为此，选择一些特异性较高、可以互补的肿瘤标志物联合测定，对提高肿瘤的检出率是有价值的，如肝癌的诊断可用 AFP、AFU 和 ALP、GGT（γ - GT）等联合测定；胰腺癌的诊断可用 CA19 - 9、CA50 和 CEA 联合测定；生殖细胞系恶性肿瘤用 HCG 和 AFP 一起测定来提高检出的灵敏度。常用肿瘤标志物的合理使用，见表 24 - 5。

表 24-5 常用肿瘤标志物联合检测的临床应用

肿瘤	首选标志物	补充标志物
肺癌	CEA、NSE、CYFRA21-1	TPA、SCC、ACTH、降钙素、TSA
肝癌	AFP	AFU、GGT、CEA、ALP
乳腺癌	CA15-3、CEA	CA549、HCG、降钙素、铁蛋白
卵巢癌	CA125	CEA、HCG、CA19-9
睾丸肿瘤	AFP、HCG	LDH
宫颈癌	SCC	CA125、CEA、TPA
胃癌	CA72-4、CA19-9	CEA、CA19-9、CA242
前列腺癌	PSA、f-PSA	PAP
结肠直肠癌	CEA	CA19-9、CA50
胰腺癌	CA19-9	CA50、CEA、CA125
膀胱癌	无推荐 TM	TPA、CEA
骨髓瘤	本周蛋白、β_2-MG	IgG、IgM、κ链、λ链

二、肿瘤患者的免疫功能状态检测

肿瘤是否发生与机体的免疫状态尤其是细胞免疫状态密切相关。肿瘤患者的免疫功能状态测定对于判断病情发展、评价手术和化疗的效果及判断肿瘤预后具有重要价值。一般情况下，免疫功能正常者预后较好，反之较差；晚期肿瘤或已有广泛转移者，其免疫功能常明显低下；在白血病缓解期，如免疫功能骤然下降，预示该病可能复发。因此在临床肿瘤治疗时，测定各种免疫功能是极为重要的。除动态检测如 AFP、CEA 等某些有预后意义的肿瘤抗原标志物以外，对肿瘤患者做系统的免疫学分析，特别是细胞免疫功能的测定有一定意义。

肿瘤患者免疫功能状态评估指标包括 T 细胞及其亚群、NK 细胞和吞噬细胞等的功能以及血清中抗体、补体和某些细胞因子的水平等（表 24-6）。

表 24-6 肿瘤患者免疫功能状态评估指标及方法

指标	测定方法
T 细胞	外周血淋巴细胞计数 T 细胞及亚群计数（荧光免疫法、酶免疫组织化学法） T 细胞增生试验（^{3}H-TdR 掺入法、MTT 比色法） T 细胞介导的细胞毒试验（^{51}Cr 释放法、凋亡细胞检测法） 皮肤试验（结核菌素、PHA、DNCB 皮肤试验）
B 细胞和抗体	Ig（IgG、IgM）定量测定（琼脂单扩散法、ELISA 法） 抗体形成能力检查（溶血空斑试验） B 细胞计数（荧光免疫法、酶免疫组织化学法）
NK 细胞	化学发光法、^{51}Cr 释放试验
吞噬细胞	白细胞计数和分类 中性粒细胞趋化试验（琼脂糖平板法） 中性粒细胞吞噬和杀菌功能试验（化学发光法） NBT 还原试验 斑蝥发疱吞噬功能试验
补体	总补体活性测定

案例　胰腺癌肝转移

患者，男，64 岁。以上腹痛伴反酸、嗳气 2 个月为主诉入院。入院查体，腹软，上腹部及脐周有压痛，无反跳痛，肝、脾未及，心、肺未见阳性体征。B 超显示，胰体尾部及肝内多发性占位病变。肿瘤血清标志物检测结果（化学发光）：AFP 3.54μg/L（正常 <25μg/L）；CEA 41.80μg/L（正常 <15μg/L）；CA50 170μg/L（正常 <20μg/L）。诊断：胰腺癌肝转移。经支持治疗，症状好转出院。

问题

该病人 AFP 正常应做何解释？为什么要进行肿瘤免疫标志物的联合检测？

（秦东春）

第二十五章 移植免疫与免疫学检验

学习要点

成功移植的最大障碍是供、受者间组织不相容诱导的免疫应答，并由此导致移植排斥反应的发生。根据移植物和其他条件的不同，排斥反应分为两类：HVGR 是宿主破坏移植物，而 GVHR 是移植物中的免疫细胞增生损伤宿主。移植物能否在受者体内正常存活取决于供、受者之间组织相容性程度，为此正确进行 HLA 配型，交叉配合以选择供者，同时对宿主进行免疫抑制疗法以降低其免疫反应性，在移植后对受者机体免疫状态进行监测，以尽早发现和减少移植排斥反应的发生。

应用自体或异体的正常细胞、组织、器官置换病变的或功能缺损的细胞、组织、器官，以维持和重建机体生理功能的治疗方法称为**细胞移植、组织移植**和**器官移植**。被移植的细胞、组织或器官称为**移植物**（graft），提供移植物的个体称为**供者**（donor），接受移植物的个体称为**受者**或**宿主**（recipient or host）。若将移植物植入宿主原器官所在的正常解剖位置，称为**原位移植**（orthotopic transplantation）；将移植物植入非正常解剖位置，称为**异位移植**（heterotopic transplantation）。所植入的移植物能否被宿主接受，与供、受者的遗传背景有密切关系。若二者的遗传背景存在差异，移植物通常会发生炎症反应和坏死，此为**移植排斥反应**（graft rejection）。

按照供、受者间的关系可将移植分为下列四类。

1. 自体移植 指移植物取自受者自身。此类移植不会发生移植排斥反应，若无继发感染，均能成功。

2. 同系移植 指遗传基因型完全相同或基本近似个体间的移植，如单卵孪生之间的移植，或同种动物多次交配所形成近交系动物间的移植。此类移植如同自体移植，一般不发生排斥反应。

3. 同种（异体/异基因）移植 指同种内遗传基因不同的个体间移植，临床移植多属此类型。这种移植常出现排斥反应，其反应强弱取决于供、受者间遗传背景差异的程度，差异越大，排斥反应越强。

4. 异种移植 指不同种属个体间的移植（如将猪的心脏移植给人），其目的是解决同种移植器官严重短缺的难题。异种移植后可能产生严重的排斥反应（包括超急性排斥反应）。

另外，按照移植物的来源可将移植分为两大类。

（1）尸体供器官移植 捐出器官的脑死亡者或无呼吸、心跳的捐献器官死者称尸体供者。尸体器官目前已成为主要的移植器官来源，特别是生命必需的单个器官的移植更完全依赖于尸体供者。

（2）活体供器官移植　在不明显损害供者的身体及未来生活质量的前提下，用手术方法取出自愿捐献的部分器官移植给受者，称为活体供器官移植。活体供肾移植历史最久，数量和效果也远远超过其他类型的活体供器官移植。按遗传学规律，可将活体供者分为亲属活体供者和非亲属活体供者两大类。

同种异体间移植一般都会发生排斥反应，本质上乃受者免疫系统针对供者移植物抗原的免疫应答，如同普通抗原诱导的免疫应答一样，其同样具有特异性和记忆性，T 细胞在移植排斥反应中起关键作用（图 25－1）。

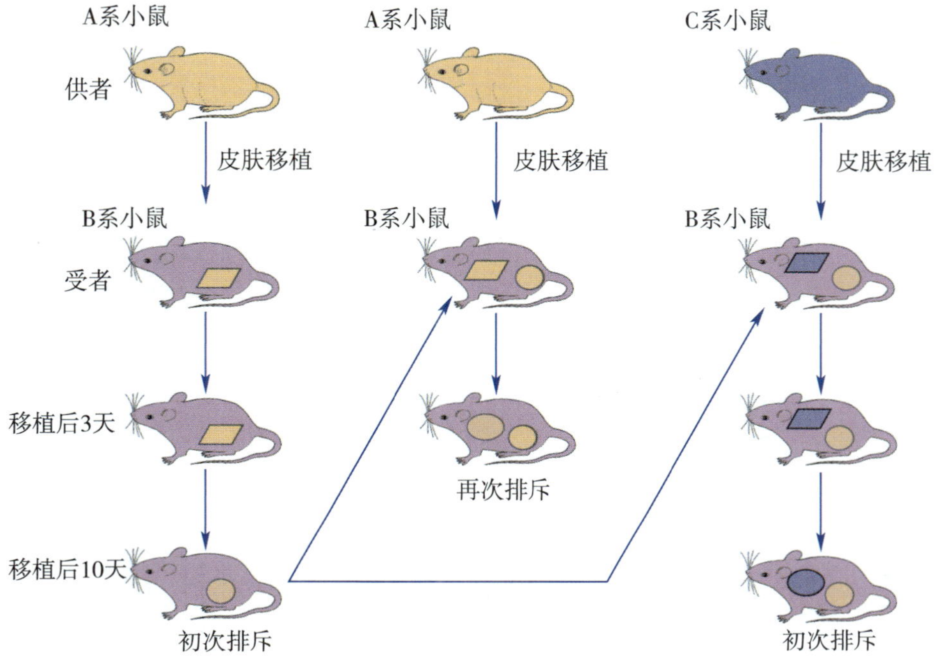

图 25－1　近交系小鼠皮肤移植实验

第一节　引起排斥反应的靶抗原

引起移植排斥反应的抗原称为**移植抗原**（transplantation antigen，TA）或**组织相容性抗原**。同一种属不同个体间，凡是由等位基因差异而形成的多态性产物，即为**同种异型抗原**，均有可能作为组织相容性抗原而介导排斥反应。能引起强烈排斥反应者称为主要组织相容性抗原（MHC 抗原）；引起较弱排斥反应者称为次要组织相容性抗原（mHC 抗原），ABO 血型抗原和组织特异性抗原也参与移植排斥反应。

一、主要组织相容性抗原

通常把引起强烈排斥反应的抗原称为**主要组织相容性抗原**（major histocompability antigen，MHC 抗原），在排斥反应中起主要作用。MHC 抗原由 MHC 复合体编码，HLA 抗原是最重要的人类主要组织相容性抗原，HLA 抗原系统广泛表达于所有有核细胞，供、受者间 HLA 型别差异是发生急性移植排斥反应的主要原因。

（一）HLA 复合体的结构

HLA 复合体是迄今所知人类多态性最丰富的遗传系统，定位于第 6 号染色体短臂

6p21.31 区，全长约 3600kb。根据人类基因组计划 1999 年完成的 6 号染色体全部序列分析和基因定位的结果，3600kb 的区域内共确认有 224 个基因座位，其中 128 个为功能性基因（有编码产物表达），估计约 40% 的基因与免疫系统有关，另外 96 个为假基因。根据各基因及其编码产物的分布和功能不同，可将 HLA 复合体分为三个区域，即：Ⅰ类基因区、Ⅱ类基因区和Ⅲ类基因区（图 25－2）。

1. Ⅰ类基因区 位于着丝点的远端，主要包括 HLA－A、B、C 三个位点，编码产物分别为 HLA－A、B、C 分子的 α 链（重链）；除此之外，还有 E、F、G、H、K 和 L 位点。

2. Ⅱ类基因区 位于着丝点的近端，是结构最为复杂的一个区，主要由 DR、DQ、DP 三个亚区域构成，每个区域又包含若干个 A 和 B 基因；其中 DR 区域主要包含 DRA 和 DRB1 两个功能基因，分别编码 HLA－DR 分子的 α 链和 β 链。除此之外还鉴定了 DO、DZ、DX 三个亚区。

3. Ⅲ类基因区 含有编码补体成分 C2、C4、B 因子及 TNF、热休克蛋白和 21－羟化酶的基因。

此外，位于 HLA 区域内还有非 HLA 基因，其功能与 HLA 相关；目前已经命名的有两类：低分子量多肽基因（low molecular－weight polypeptide，LMP）或称蛋白酶体相关基因（proteasome related gene），由 LMP2 和 LMP7 组成；抗原加工相关转运体（transporter associated with antigens processing，TAP）基因，包括 TAP1 和 TAP2，编码的分子参与内源性抗原的加工提呈。

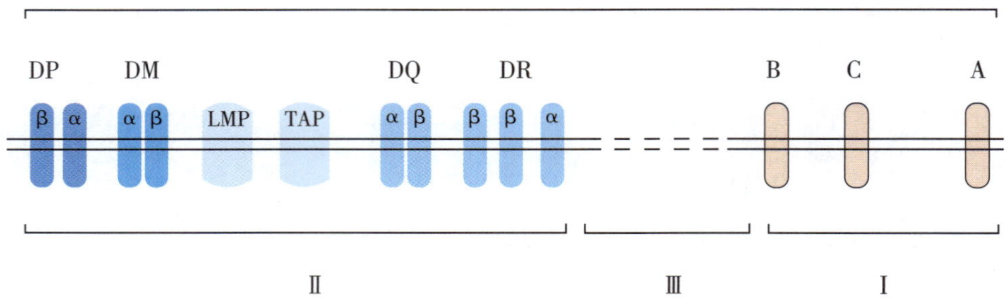

图 25－2 HLA 复合体的结构示意图

（二）HLA 分子的结构

1. HLA－Ⅰ类分子 HLA－Ⅰ类分子广泛分布于机体所有有核细胞（包括血小板和网织红细胞）表面。HLA－Ⅰ类分子 A、B、C 抗原的结构相似，是由带有糖基的一条多肽链和 $β_2$－微球蛋白（$β_2$－M）通过非共价键连接而成。带有糖基的多肽链被称为重链或 α 链，$β_2$－M 为轻链，由 15 号染色体所编码。α 链膜外形成三个结构域 α1、α2 和 α3，其中 α1 和 α2 结构域在不同个体中差别较大，是呈现多态性的部位。α3 和 $β_2$－M 则较为保守，与免疫球蛋白的恒定区高度同源，是免疫球蛋白超家族成员。α 链共有 338 个氨基酸残基，分子量为 44 000。膜外三个结构域，每个结构域约含 90 个氨基酸残基，在膜中大约有 25 个氨基酸残基，胞质内 30 个氨基酸残基。$β_2$－M 分子量为 12 000。人体中的 $β_2$－M 以两种形式存在：一种与 HLA－Ⅰ分子重链相结合，另一种游离于血清中。通过 X 线衍射分析 HLA－Ⅰ类分子的晶体结构只有一种构象：α1 和 α2 两个结构域共同组成凹槽，又称为抗原结合凹槽，位于 HLA 分子胞外段的远膜端，由八条反向排列的 β 片层和两个平行的 α 螺旋所组成，凹槽两端封闭，可接纳 8～10 个氨基酸残基的抗原肽，正常情况下往往是自身抗原肽（图 25－3）。

2. HLA－Ⅱ类分子 HLA－Ⅱ类分子分布范围较窄，主要表达于专职抗原提呈细胞（B 细胞、巨噬细胞和树突状细胞等）表面，在活化的 T 细胞和胸腺上皮细胞表面也有表达。病理情况下，某些组织细胞可（被 IFN－γ 等诱导）异常表达 HLA－Ⅱ类分子。HLA－Ⅱ类分子 DR、DQ、DP 的结构相似，均由 α、β 两条肽链以非共价键结合形成的异二聚体糖蛋白分子。其中 α 链分子量约 34 000，由 220 个氨基酸残基组成；β 链分子量约 29 000，由 230 个氨基酸残基组成，α 链的糖化程度较 β 链高，都是穿膜肽链，穿膜区和胞质区与Ⅰ类分子 α 链相似。膜外部分有 α1、α2 或 β1、β2 结构域，其中 α1 和 β1 结构域是呈现多态性的部位，α2 和 β2 结构域则与免疫球蛋白恒定区同源。α1 和 β1 两个结构域共同组成凹槽，凹槽两端开放，可接纳 13～18 个氨基酸残基的抗原肽，凹槽也由八条反向排列的 β 片层和两个平行的 α 螺旋所组成（图 25－3）。

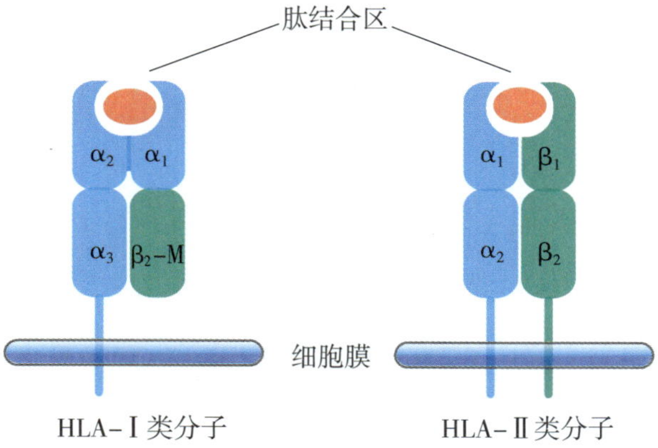

图 25－3　HLA－Ⅰ类和 HLA－Ⅱ类分子结构示意图

（三）HLA 分子与移植排斥反应

器官移植的最大障碍是供、受者间组织不相容性引起的排斥反应，HLA 在其中起着关键的作用。因此，进行器官移植时，应该选择 HLA 基因型相同或相近的个体作为供者。临床统计也显示 HLA 匹配程度可以影响移植物的 10 年存活率。

虽然从理论上说，由 HLA 多态性的随机组合造成个体之间获得 HLA 完全匹配的概率极低，但由于等位基因频率的偏态分布（如中国人 A2 频率可达 48%）以及连锁不平衡现象的存在，具有高频率等位基因的受者，获得 HLA 主要位点匹配供体的机会还是存在的，据经验估计可达 1/万。因此，无亲缘关系骨髓库（如中华骨髓库）和脐血库的建立以及全国性的联合配型，对于提高移植成功率具有非常重要的意义。

二、次要组织相容性抗原

在同种异型移植中，引起较弱的移植排斥反应，是非 MHC 编码的抗原，称为**次要组织相容性抗原**（minor histocompatibility antigen，mHC 抗原）。mHC 抗原主要包括以下两类：①由 Y 染色体编码的产物，为与性别相关的 mHC 抗原；②由常染色体编码的 mHC 抗原。在 HLA 完全匹配的供、受者间进行移植所发生的排斥反应，主要由 mHC 抗原所致。因此，临床移植中应在 HLA 型别相配的基础上兼顾 mHC 抗原，以期获得更好疗效。

三、其他组织相容性抗原

1. 人类 ABO 血型抗原　人类 ABO 血型抗原不仅分布于红细胞表面，也表达于肝、肾等组织细胞和血管内皮细胞表面，尤其是血管内皮细胞表面的 ABO 血型抗原在诱导排斥反应中起重要作用。因此，供、受者间 ABO 血型不合也可引起移植排斥反应，ABO 血型抗原常常是抗体介导的针对血管反应的靶抗原，受者血清中血型抗体可与供者移植物血管内皮细胞表面 ABO 抗原结合，通过激活补体而引起血管内皮细胞损伤和血管内凝血，导致超急性排斥反应的发生。

2. 组织特异性抗原 此类抗原是指特异性表达于某一器官、组织或细胞表面的抗原，属独立于HLA抗原和ABO血型抗原之外的一类抗原系统。近年来，对血管内皮细胞（vascular endothelial cell，VEC）特异性抗原和皮肤SK抗原的研究比较深入。

VEC抗原编码基因与MHC紧密相连，其编码产物可诱导受者产生强的细胞免疫应答，从而在急性和慢性排斥反应中起关键作用。SK抗原属一类皮肤蛋白多肽抗原，无同种差异性，以与MHC分子结合为复合物的形式存在，皮肤移植后可通过直接提呈方式被受者免疫细胞识别，并导致排斥反应发生。

第二节 移植排斥反应的种类和发生机制

一、同种异型抗原的提呈与识别机制

与普通抗原相比，同种异型抗原能激活较多克隆的T细胞，从而引起强烈的免疫应答；参与对同种异型抗原产生免疫应答的细胞，包括供、受者双方来源的APC（主要是DC）和淋巴细胞。因此，对同种异型抗原的提呈和识别具有其特殊性。

（一）参与同种移植排斥反应的抗原提呈细胞

参与同种异型移植排斥反应的免疫细胞包括供、受者双方的APC及淋巴细胞。移植器官与受者血管接通后，供者的APC和淋巴细胞，即**过客白细胞**（passenger leukocyte），就从移植物组织向受者淋巴结及肝脏迁移。同时，受者APC也进入移植物组织，逐渐取代供者的APC。过客白细胞中的DC是参与同种异型排斥反应的重要APC，其功能与分化成熟程度相关：成熟DC可提呈抗原并表达共刺激分子，是激发初始T细胞活化的最有效APC；不成熟DC不表达共刺激分子，可使T细胞失能（anergy），从而在诱导移植耐受中发挥重要作用。此外，人血管内皮细胞和上皮细胞也可被诱导表达MHC－Ⅱ类抗原和黏附分子，并能分泌T细胞活化所需的细胞因子，故也可作为兼职APC发挥作用。

（二）同种识别

同种识别指T细胞对同一种属不同个体间多态性抗原的识别，分为直接识别和间接识别（图25－4）。

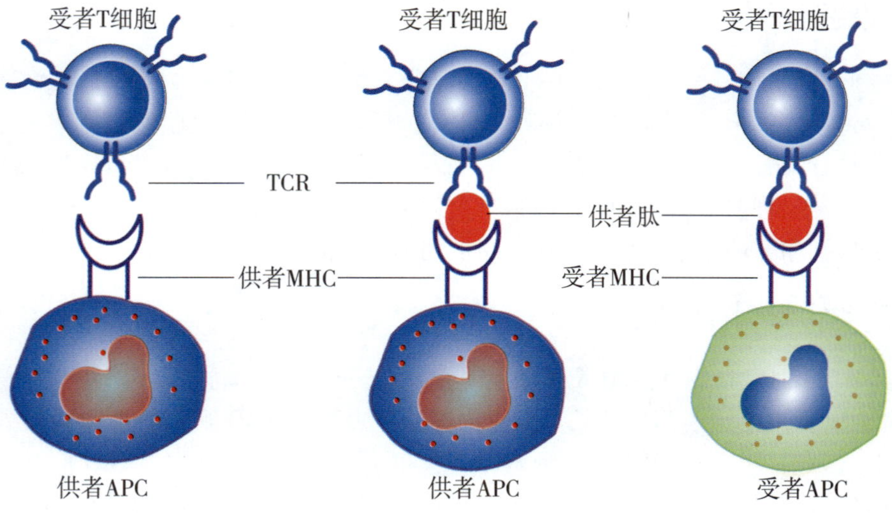

图25－4 受者T细胞对同种异型抗原的直接识别和间接识别

1. 直接识别 指供者APC将其表面的MHC分子或抗原肽-MHC分子复合物（pMHC）直接提呈给受者的同种反应性T细胞（alloreactive T cell），供其识别并产生应答，而无需经受者APC处理。当移植物血管与受者血管接通后，受者T细胞可进入移植物中，移植物内的供者过客细胞也可进入受者血液循环或局部引流淋巴组织。由此，供者APC可与受者T细胞接触，前者直接将同种异体抗原提呈给后者，引发移植排斥反应。

由直接识别导致的排斥反应具有两个特点：①速度快，因为无需经历抗原摄取和加工；②强度大，因为每一个体中，具有同种抗原反应性的T细胞克隆约占T细胞库总数的1%～10%，而针对一般异源性抗原的T细胞克隆仅占总数的1/万～1/10万。

一般认为，直接识别机制在移植早期急性排斥反应中起重要作用。由于移植物内APC数量有限，同时过客APC进入受者血液循环后即分布于全身，并随时间推移而逐步消失，故直接识别在急性排斥反应的中、晚期或慢性排斥反应中无重要意义。

2. 间接识别 是指供者移植物的脱落细胞或MHC抗原经受者APC摄取、加工和处理，以供者抗原肽-受者MHC-Ⅱ类分子复合物的形式提呈给受者$CD4^+$T细胞，使之活化。间接识别的证据来自MHC-Ⅱ类分子敲除小鼠的皮肤移植实验。将这种基因敲除小鼠的皮肤移植给正常小鼠，仍然会发生受者MHC-Ⅱ类分子所介导的排斥反应，其所识别的抗原肽来自供者MHC-Ⅰ类分子，这说明供者MHC-Ⅰ类分子可为受者APC摄取、加工和处理，提呈给受者$CD4^+$T细胞并激活之。

间接识别也是移植排斥反应的重要机制。在急性排斥反应早期，间接识别与直接识别机制协同发挥作用；在急性排斥反应中、晚期和慢性排斥反应中，间接识别机制起更为重要的作用。

二、同种异基因移植排斥反应的类型及效应机制

在实质器官移植中，宿主对供者器官产生的排斥反应称为**宿主抗移植物反应**（host versus graft reaction，HVGR），而在骨髓（造血干细胞）移植或其他免疫细胞移植中，移植物中的淋巴细胞可识别宿主抗原，进而攻击宿主的靶组织，产生排斥反应，称为**移植物抗宿主反应**（graft versus host reaction，GVHR）。根据临床器官移植术后发生排斥反应的时间和组织学特征，将移植排斥反应分为超急性、急性和慢性排斥反应。

（一）超急性排斥反应

超急性排斥反应（hyperacute rejection）指移植器官与受者血管接通后数分钟至24h内发生的排斥反应，可见于反复输血、多次妊娠、长期血液透析或再次移植的个体。该反应是由于受者体内预先存在抗供者组织抗原的抗体，包括抗供者ABO血型抗原、血小板抗原、HLA抗原及血管内皮细胞和单核细胞表面VEC抗原的抗体。这些天然抗体多为IgM类。在肾移植中，它们可与供者移植肾组织抗原结合，通过激活补体而直接破坏靶细胞，或通过补体激活所产生的活性物质引起血管通透性增高和中性粒细胞浸润，导致毛细血管和小血管内皮细胞损伤、纤维蛋白沉积和大量血小板聚集，并形成血栓，从而使移植器官发生不可逆性缺血、变性和坏死。在血型相配的情况下，超急性排斥反应多由IgG类抗体介导，其原因是受者术前经反复输血、长期血透或再次移植等而产生抗供者HLA抗原的抗体。若此类抗体滴度较低，超急性排斥反应的发生则较慢、较轻，往往在移植后几天发生。应用免疫抑制药物对治疗此类排斥反应效果不佳。除免疫学机制外，供者器官灌流不畅或缺血时间过长等非免疫学机制也可能导致超急性排斥反应的发生。

（二）急性排斥反应

急性排斥反应（acute rejection）是同种异型器官移植中最常见的一类排斥反应，一般在移植术后数天至2周左右出现，80%～90%发生于术后1个月内。病理学检查可见，移植物

组织出现大量巨噬细胞和淋巴细胞浸润。肾移植受者临床表现为移植区胀痛、少尿或无尿，血液中尿素氮升高、补体水平下降、血小板减少。及早给予适当的免疫抑制剂治疗，此型排斥反应大多可获缓解。

$CD4^+$ Th1 细胞介导的迟发型超敏反应是造成移植物损伤的主要机制；$CD8^+$ CTL 和 $CD4^+$ CTL 可直接杀伤表达异型抗原的移植物细胞；除 T 细胞外，其他免疫效应细胞（如巨噬细胞、NK 细胞等）和免疫效应分子（如抗体、补体等）也在一定程度上参与急性排斥反应的组织损伤。

急性排斥反应的发生率极高，其临床表现取决于供、受者间组织相容性程度、移植后的免疫抑制方案以及诱发因素（如感染等）。一般而言，急性排斥反应发生越早，其临床表现越严重；移植后期发生的急性排斥反应大多进展缓慢，临床症状较轻。

（三）慢性排斥反应

慢性排斥反应（chronic rejection）发生于移植后数周、数月甚至数年，其病变与慢性肾炎相似，临床表现为：肾功能进行性减退，甚至完全丧失，故亦称为**慢性移植物失功**（chronic allograft dysfunction，CAD）。

1. 慢性排斥反应的病理特征 ①多种细胞（如多形核白细胞、单核细胞、血小板等）附着于血管内皮受损部位，这些激活的血细胞和内皮细胞所释放的血小板源性生长因子（PDGF）及细胞表面的黏附分子是介导细胞黏附的主要因素；②受损的内皮被血小板和纤维蛋白所覆盖，最后导致血管内增生性损伤或纤维化，造成器官、组织结构破坏及功能丧失；③血管平滑肌细胞增生，导致移植物血管破坏。其机制可能是：移植物血管壁表达的同种抗原激活淋巴细胞，进而诱导巨噬细胞分泌平滑肌细胞生长因子。慢性排斥反应的确切机制迄今尚未完全清楚，且其对免疫抑制疗法不敏感，从而成为目前移植物不能长期存活的主要原因。

2. 慢性排斥反应发生的机制 慢性排斥反应往往是急性排斥反应反复发作的结果，且常与供、受者间组织不相容有关。慢性排斥反应的机制尚未完全清楚，一般认为参与慢性排斥反应发生的因素既有免疫学因素也有非免疫学因素。

（1）免疫学机制 $CD4^+$ T 细胞持续性间断活化和急性排斥反应反复发作是慢性排斥反应的重要机制。慢性排斥过程中，受者 $CD4^+$ T 细胞通过间接识别 VEC 表面 MHC 抗原而被激活，继而 Th1 细胞和巨噬细胞介导慢性迟发型超敏反应炎症；另外，Th2 细胞辅助 B 细胞产生抗体，通过激活补体和 ADCC 作用，损伤移植器官的血管内皮细胞。反复发作的急性排斥反应引起移植物血管内皮细胞持续性轻微损伤，并持续分泌多种生长因子（如胰岛素样生长因子、血小板源性生长因子、转化生长因子等），继而导致血管平滑肌细胞增生、动脉硬化、血管壁炎性细胞（T 细胞、巨噬细胞）浸润等病理改变。

（2）非免疫学机制 慢性排斥反应的机制迄今尚未完全清楚，多种非免疫学因素参与慢性排斥反应，如：移植术后早期出现缺血 - 再灌注损伤；移植器官的去神经支配和血管损伤；术后给予免疫抑制药物的毒副作用；供者年龄过大或过小；受者并发高血压、高脂血症、糖尿病、巨细胞病毒感染等。近期研究表明了记忆性细胞和某些属于“内源性危险信号”的非特异性效应分子可能参与慢性排斥反应的发生。

（四）移植物抗宿主反应

移植物抗宿主反应（GVHR）是指存在于移植物（供者）中的淋巴细胞可介导针对受者的排斥反应。GVHR 主要见于骨髓移植；此外，在某些富含淋巴细胞的器官（如胸腺、小肠、肝脏等）移植以及免疫缺陷个体接受大量输血时也可发生，GVHR 可损伤宿主组织、器官，引起**移植物抗宿主病**（graft versus host disease，GVHD）。

1. 引起 GVHR 的条件 ①移植物中含有一定数量的成熟淋巴细胞（尤其是 T 细胞）；

②宿主免疫功能低下（被抑制或免疫缺陷）不能清除移植物中的淋巴细胞；③供、受者组织相容性差，某些情况下 mHC 抗原不合也可能导致 GVHR。

2. GVHR 发生的机制

（1）骨髓移植物中成熟 T 细胞的作用　骨髓移植物中成熟 T 细胞识别宿主的异型组织相容性抗原，并增生、分化为效应 T 细胞，后者随血液循环游走至受者全身，对宿主组织或器官发动免疫攻击，损伤宿主组织和器官，引起移植物抗宿主病。

（2）细胞因子网络失衡　细胞因子网络失衡可能是造成 GVHD 组织损伤的重要原因。骨髓移植后，受者体内异常增多的细胞因子主要有两个来源：①对骨髓移植物进行预处理所致毒性作用、感染、受者原发疾病等原因引起细胞因子分泌失调；②供者骨髓中识别受者同种抗原的 T 细胞被激活，分泌细胞因子并表达细胞因子受体，导致供者 T 细胞进一步被激活，形成正反馈调节环路，并产生更多细胞因子。过量产生的细胞因子，其本身即具有强细胞毒性，有的还可激活 NK 细胞和 CTL 等效应细胞，使之发挥对靶细胞的胞毒作用。活化 T 细胞所产生的多种细胞因子均参与 GVHD 损伤机制，其中 IL－2、TNF－α、IFN－γ 等的作用尤为重要。

（3）**移植物抗白血病反应**（graft versus leukemia reaction，GVLR）　即骨髓移植物中的供者免疫细胞向残留的白血病细胞发动攻击，从而防止白血病复发。从一定意义上讲，GVLR 也可被视为一种特殊类型的 GVHR，但二者并不必然平行发生。由于临床异基因骨髓移植一般均在 HLA 一致的供、受者间进行，故刺激 GVLR 产生的白血病抗原主要是：①广泛分布的次要组织相容性抗原，如 HA－3、HA－4、HA－6、H－Y 等；②相对特异性的血细胞抗原，如 HA－1、HA－2（淋巴细胞或髓细胞系）、CD19（淋巴细胞）、CD45（淋巴细胞或髓细胞）等；③白血病特异性抗原，如 BCR－ABLP210、P190（慢性髓细胞性白血病）、PML/RARA（急性髓细胞性白血病）、突变的 Ras 蛋白（髓性白血病）等；④某些在白血病时表达增高的正常蛋白。

第三节　组织配型

尽管临床器官移植取得了巨大进展，但移植排斥反应仍然是困扰临床移植的重要问题，有效地预防排斥反应的发生是延长移植物存活时间和保护受者的重要手段，供者器官能否在受者体内正常存活，很大程度取决于供、受者间组织配型的正确性，供、受者之间组织相容性程度越高，器官存活的概率就越大。因此，做好移植前的组织配型尤其重要。

一、HLA 配型

在人类，主要组织相容性复合物（MHC）也称为**人类白细胞抗原**（human leucocyte antigens，简称 HLA），是代表个体特异性的移植抗原，也是引起同种异型移植排斥反应的主要抗原物质，供者与受者的 HLA 等位基因匹配程度决定了移植排斥反应的强弱程度。因此，必须通过 HLA 组织配型来选择合适的供者，以减少排斥反应的发生。HLA 复合体至少包括四个与移植有关的基因位点，即 HLA－A、HLA－B、HLA－C、HLA－D，其中 HLA－D 区又分为 HLA－DR、HLA－DP、HLA－DQ 等亚区，分别编码七个系列的抗原。

（一）血清学方法

1. 主要方法　微量淋巴细胞毒试验（microcytotoxicity assay）自 1964 年美国 Terasaki 等引入 HLA 分型研究后，几经改良，于 1970 年被美国国立卫生研究院（NIH）指定为国际通用标准技术。这一技术是研究 HLA 系统的基本试验方法。该方法由于仅用 1μl 抗血清、1μl 淋巴细胞、1μl 补体、1h 孵育时间，使抗原、抗体和补体结合，故称之为快速微量淋巴细胞毒试验方法。

淋巴细胞膜表面具有 HLA 抗原，当 HLA 特异性抗体（IgG 或 IgM）与淋巴细胞膜上相应的 HLA 抗原结合，激活补体，在补体的作用下，改变了细胞膜的通透性，细胞膜破损，染料可以进入，通过着色细胞死亡的数目来判断抗原、抗体反应的强度。死亡细胞数与反应强度呈正比。如淋巴细胞不带有相应的抗原，则无此作用。

目前常用的染料有曙红（又称伊红）和荧光染料（CFDA 和 EB）。在倒置相差显微镜下，活细胞不被曙红着色而呈明亮色，细胞有很强的折光性，细胞体积不增大。死细胞能够被曙红着色，细胞呈现浅灰状，细胞体积略增大，无折光能力。如果使用荧光染料染色，在荧光显微镜下活细胞呈绿色（CFDA 与细胞膜结合呈现绿色），死细胞呈现红色（EB 可通过破损细胞膜进入细胞内与 DNA 结合，呈现红色）。

在 T 和 B 淋巴细胞膜上都存在 HLA－A、B、C 抗原，所以 HLA－A、B、C 分型可以使用 T 淋巴细胞或总淋巴细胞（包括 T、B 淋巴细胞），如果 HLA－A、B、C 分型试剂抗体同时存在 DR 抗体，为避免 DR 抗体的干扰，则只能使用 T 淋巴细胞。近年来，HLA 单克隆抗体的出现，可以避免 DR 抗体的影响。HLA－DR、DQ 抗原只存在于 B 淋巴细胞膜上，所以 HLA－DR、DQ 分型是需要从总淋巴细胞中分离出 B 淋巴细胞进行鉴定。

2. 结果判断 结果的判断是通过观察反应板孔内细胞死亡的比例，给出相应的计分。目前常用的计分标准如表 25－1。美国国立卫生院（NIH）建议，只有在死亡细胞大于 30% 时才能作为弱阳性反应，大于 50% 时才能作为阳性。

表 25－1 读数计分标准

死亡细胞（%）*	计分	临床意义
	0	未试验或无法读数
0～10	1	阴性
11～20	2	阴性可疑
21～40	4	阳性可疑
41～80	6	阳性反应
>80	8	强阳性反应

注：* 指高于对照的死亡细胞百分数。

（二）细胞学方法

当两个无关个体的淋巴细胞在体外混合培养，可以相互刺激，使淋巴细胞向母细胞转化，产生分裂增生及混合淋巴细胞反应，这主要是因为 HLA－D 抗原不同引起的，当我们知道其中一种淋巴细胞的抗原，如果淋巴细胞不发生增生，说明两种淋巴细胞同型，反之则不同型。这也可以用于在体外检测器官移植供、受者之间是否会发生排异反应，主要包括以下三种。

1. 混合淋巴细胞培养（mixed lymphocyte culture，MLC） 分为双向 MLC 方法和单向 MLC 方法。在双向 MLC 试验中，双方细胞都有刺激作用和应答能力，而且 HLA－D 不配合程度越大，刺激、增生程度越强。在单向 MLC 中，用丝裂菌素 C、X 线照射等方法处理一方细胞，使其失去应答能力，保持刺激能力。一般是将已知 HLA－D 淋巴细胞，用丝裂菌素 C、X 线照射等方法处理，然后与未知的淋巴细胞培养 5～7 天，加入放射性胸腺嘧啶，用放射性核素闪烁仪测定放射量。

2. 纯合细胞分型（homozygous typing cell，HTC）方法 带有 A/A 抗原的 HTC 作为刺激细胞，带有未知抗原 X/X 的受检细胞作为应答细胞，在（A/A）HTC 刺激细胞与（X/X）受检应答细胞组成的单向 MLC 中，如果发生 MLC 反应，说明受检细胞能够识别 A 抗原的非己的外来抗原，所以受检细胞不具有 A 抗原；如果不发生 MLC 反应，说明受检细胞本身具有 A 抗原，不能识别 HTC 的 A 抗原，因此受检细胞可能为 A 杂合子 A/X 或 A 纯合子 A/A。在此试验过程中，受检细胞与 HTC 反应为阴性时，才能被指定有与 HTC 相同的抗原，故又称为阴性分型（negative typing）方法。

3. 预处理淋巴细胞培养（primed lymphocyte typing，PLT）　在应答细胞 A 和刺激细胞 B 的初次 MLC 中，经过 9～12 天的培养，应答细胞 A 增生为淋巴细胞后又回到小淋巴细胞，这种处于休止状态的小淋巴细胞实际上是已被致敏了的记忆细胞，又称为预处理淋巴细胞，即 PL 细胞。当 PL 细胞与初次 MLC 中的刺激细胞进行二次 MLC 时，在 20～24h 内将产生一个很高的应答反应，在此过程中，刺激细胞称为预处理作用细胞（priming）。根据这一原理，PLT 试验结果取决于预处理作用细胞和应答细胞两方面。因此，在进行 PLT 分型时，必须使用经过仔细挑选的 PL 细胞配组，同时在鉴定一个 PLT 抗原时要使用一个以上的 PL 细胞。

（三）移植物存活与 HLA 配型的关系

（1）供、受者 HLA－A 和 HLA－B 相配的位点数越多，移植物存活的概率越高。

（2）供、受者 HLA－DR 位点相配更重要，因为 HLA－DR 和 HLA－DQ 基因有很强的连锁不平衡，DR 位点相配的个体，通常 DQ 位点也相配。

二、HLA 交叉配型与受者血清中细胞毒性预存 HLA 抗体检测

移植前如果受者血清中预先存在细胞毒性 HLA 抗体，移植后则可发生超急性排斥反应，因此，必须做 HLA 交叉配型，检测受者血清中是否含有针对供者淋巴细胞的预存细胞毒抗体。总的方法是：取供者淋巴细胞（T、B 淋巴细胞）和受者血清做交叉细胞毒试验，包括：①T 细胞淋巴细胞毒性交叉配型（T－cell lymphocytotoxicity crossmatching）：T 细胞交叉配型试验阳性，无论反应水平高低，均视为移植的禁忌证；②B 细胞淋巴细胞毒性交叉配型（B－cell lymphocytotoxicity crossmatching）：B 细胞交叉配型试验阳性，是抗体结合至 B 细胞上 HLA－Ⅰ类或 HLA－Ⅱ类分子所致；③自身交叉配型（antocrossmatching）：应用受者自身的血清和细胞进行细胞毒性试验，若有自身抗体存在，则可导致与供者交叉配型的假阳性；④流式细胞术交叉配型（flow cytometry crossmatching，FCC）：将受者的血清与供者的 T、B 细胞反应，进而与荧光素标记的抗人 IgG 或其 F（ab'）$_2$ 共育，经流式细胞仪测定，得到细胞数与荧光强度的直方图，阳性细胞表明受者血清中 HLA 抗体与供者的 T、B 细胞结合。

三、群体反应性抗体的检测

群体反应性抗体（panel reactive antibody，PRA）的水平可判断器官移植时受体的敏感程度。检测过程是将受者血清对一组（40～100 个）已知 HLA 的无关淋巴细胞做 CDC 试验，测定细胞毒抗体，用 PRA 值表示受者血清与群体细胞阳性反应的百分率，根据阳性百分率来判断受者的致敏状态，估计移植的可能性。高 PRA 血清可针对多个 HLA 抗原发生反应，PRA 值高的器官移植易产生超急性排斥反应，对这类患者可先进行血浆置换、免疫吸附和诱导免疫耐受等来降低体液中的 HLA 抗体，提高移植物存活率。

第四节　移植排斥反应的免疫学防治

器官移植术成败在很大程度上取决于移植排斥反应的防治，其主要原理是严格选择供者、抑制受者免疫应答、诱导移植耐受以及加强移植后的免疫监测等。

一、供者的选择

1. 供者血清中预存抗体的检测 在ABO血型相同的情况下，取供者淋巴细胞和受者血清做交叉细胞毒试验，可检出受者血清中是否含有针对供者淋巴细胞的细胞毒抗体，以防止超急性排斥反应发生。

2. 红细胞血型 人红细胞血型抗原是一类重要的组织相容性抗原，故供者ABO、Rh血型抗原需与受者相同，或至少符合输血原则。

3. HLA配型 HLA型别匹配程度是决定供、受者间组织相容性的关键因素。不同HLA基因座位产物对移植排斥的影响各异。同种肾移植中，HLA－DR对移植排斥最为重要，其次为HLA－B和HLA－A。在实质脏器移植中，过客细胞是介导HVGR发生的主要因素。由于移植物中过客细胞数量相对较少，故即使HLA型别不完全相配，HVGR仍较易被免疫抑制剂所控制。肝脏移植物中过客细胞主要为不成熟DC，可诱导移植耐受，故肝移植后排斥反应较弱。骨髓移植物中含大量免疫细胞，若HLA不相配，所致GVHR特别强烈，且不易被免疫抑制剂所控制，故对HLA配型的要求也特别高。

目前，HLA分型技术尚难以检出某些同种抗原的差异，故有必要进行交叉配型，这在骨髓移植中尤为重要。交叉配型的方法为：将供者和受者淋巴细胞互为反应细胞，即做两组单向混合淋巴细胞培养，两组中任一组反应过强，均提示供者选择不当。

二、移植物或受者的预处理

1. 移植物预处理 实质脏器移植时，尽可能清除移植物中过客细胞有助于减轻或防止HVGD发生。同种骨髓移植中，为预防可能出现的GVHD，可对骨髓移植物进行预处理，其原理乃基于清除骨髓移植物中T细胞。但应用去除T细胞的异基因骨髓进行移植，可能发生的GVL效应也随之消失，导致白血病复发率增高，从而影响患者的预后。

2. 受者预处理 实质脏器移植中，供、受者间ABO血型物质不符可能导致强的移植排斥反应。某些情况下，为逾越ABO屏障而进行实质脏器移植，有必要对受者进行预处理。其方法为：术前给受者输注供者特异性血小板；借助血浆置换术去除受者体内天然抗A或抗B凝集素；也可对受者进行脾切除及免疫抑制疗法等。

三、免疫抑制治疗

免疫抑制疗法疗效确切，是目前临床器官移植的常规疗法。免疫抑制药物的合理应用很大程度上决定着临床移植术的成败。

1. 免疫抑制药物的应用 应用免疫抑制药是迄今临床防治排斥反应的主要策略。目前常用的免疫抑制药物有以下种类。

（1）化学类免疫抑制剂 此类药物包括糖皮质激素、环孢素A（CsA）、FK506、雷帕霉素（Rapamycin）、环磷酰胺、硫唑嘌呤等，是目前临床上得到最广泛应用的一大类免疫抑制剂。糖皮质激素具有抗炎性，可抑制活化巨噬细胞、降低MHC分子表达、逆转IFN－γ对巨噬细胞和移植组织的作用。CsA能直接或间接干扰淋巴因子基因活化，从而抑制Th细胞产生淋巴因子（尤其是IL－2），并抑制活化T细胞表达IL－2受体。FK506可抑制Th细胞产生淋巴因子，其作用机制类似于CsA；雷帕霉素可干扰IL－2的胞内信号传导，从而抑制IL－2依赖的淋巴细胞活化。硫唑嘌呤是抗增生药物，它可插入分化细胞的DNA，阻止淋巴细胞增生。

（2）生物制剂 目前已用于临床的主要是某些抗免疫细胞膜抗原的抗体，如抗淋巴细胞球蛋白（ALG），抗胸腺细胞球蛋白（ATG），抗CD3、CD4、CD8单抗，抗高亲和力IL－2R

单抗，抗 TCR 单抗，抗黏附分子（ICAM－1、LAF－1）抗体等。这些抗体通过与相应膜抗原结合，借助补体依赖的细胞毒作用，分别清除体内 T 细胞或胸腺细胞。某些细胞因子与毒素组成的融合蛋白、抗细胞因子抗体，某些黏附分子与免疫球蛋白组成的融合蛋白（如CTLA－4－Ig）等也具有抗排斥反应作用。

（3）中草药类免疫抑制剂　某些中草药具有明显免疫调节或免疫抑制作用。国内文献已报道，雷公藤、冬虫夏草等可用于治疗器官移植后排斥反应。最近发现，落新妇苷可有效抑制活化 T 细胞，可能应用于抗移植排斥反应。

2. 清除预存抗体　移植前进行血浆置换，可清除受者血液内预存的特异性抗体，以防止超急性排斥反应。

3. 其他免疫抑制方法　临床应用脾切除、放射照射移植物或受者淋巴结、血浆置换、血浆淋巴细胞置换等技术防治排斥反应，均取得一定疗效。在骨髓移植中，为使受者完全丧失对骨髓移植物的免疫应答能力，术前常使用大剂量放射线照射或化学药物，以摧毁患者自身的造血组织。

第五节　排斥反应的免疫监测

临床上，排斥反应发生时受者体内的免疫应答发生一系列变化，加强移植后的免疫监测能及时发现机体排斥反应的发生，便于进行早期诊断和鉴别诊断，对及时采取防治措施具有重要意义。目前已建立多种免疫监测的实验方法，但单项指标仍缺乏特异性，一般需结合多项指标及临床表现进行综合分析。临床上常用外周血来监测移植排斥反应的发生，外周血中的指标主要包括以下种类。

一、免疫抑制药物的血药浓度

移植术后的患者，常规应用 CsA、FK506、麦考酚吗乙酯（MMF）等免疫抑制剂，这些药物的治疗窗窄、效用强度大，加上患者本身的个体差异、用药时间和次数、合并用药等因素的影响，致使不同患者甚至是同一患者不同时期的血药浓度都有很大差异。因此，对移植患者需在常规监测血药浓度的情况下，确定是剂量不足引起排斥反应还是剂量过多发生肾毒性，并根据指标变化随时进行适当的药物剂量调整，使药物充分发挥防治移植排斥反应的作用，并减少其毒副作用。

临床上测定移植受者外周全血的 CsA 浓度，常用的指标有谷值浓度（C_0）、峰值浓度（C_{max}）和 CsA 浓度曲线下面积与时间比值曲线（AUC）。随着 Neoral 的问世，C_0 作为药物监测指标的观点正发生改变，因为 C_0 作为监测指标时，常出现有些患者药物浓度在治疗范围内却发生排斥，而有些患者药物浓度低于治疗范围却发生肾毒性或感染，故现在建议使用 C_{max} 作为药物监测指标，合理的 C_{max} 既可以防止排斥反应的发生，又可以保护肾功能，而过高的 C_{max} 往往带来肾功能的损害，过低的 C_{max} 则可能发生排斥反应，所以需要确定合理的 C_{max} 范围。当然，监测 AUC 则更为可靠，AUC 监测能较好了解是剂量不足引起排斥还是剂量过多发生肾毒性，但是由于 AUC 0～12 的测定既费时又费钱，临床应用存在不少障碍，不过目前认为可以通过测定 C_0、C_{max} 或服药后 0、1、2、3、4h 或服药后 0、1、3h 的血药浓度，通过公式来推算 AUC 0～12，这样既可以准确地监测受者的血药浓度，又简化了操作，节省费用。另外，血药浓度结合钙调磷酸酶（calcineurin）抑制程度的监测可以更好地了解移植受者的免疫抑制情况。

使用 FK506 与 CsA 一样，也需要监测移植受者外周全血 FK506 的浓度，通过监测了解是剂量不足引起排斥还是剂量过多发生肾毒性，常用的监测指标有 FK506 的 C_0 和 AUC，首先也必须通过大规模的临床试验，确定合理的 C_0 和 AUC 范围。

移植受者外周全血 MMF 浓度的监测，早期主要是监测 MMF 的活性成分霉酚酸（MPA）浓度。现在临床上使用 MMF 时并不根据 MPA 的浓度进行剂量调整，而是根据 MPA 的 C_0 和 AUC 进行药物调整，而且根据 AUC 调整更为合理，因为仅根据 C_0 的变化有时会认为 MMF 可以不调整剂量。

二、外周血 T 淋巴细胞

临床上常用免疫荧光法或流式细胞仪监测受者外周血 T 细胞及其亚群 $CD4^+$、$CD8^+$T 细胞数量及比值，反映受者移植术后的免疫状态。通常 $CD4^+$T 细胞数量增加表示移植物发生排斥反应，而 $CD8^+$T 细胞数量增加主要表示免疫抑制细胞增加，排斥机会减少。在急性排斥反应临床症状出现前 1～5 天，T 细胞总数和 CD4/CD8 比值升高，巨细胞病毒感染时此比值降低。一般认为，CD4/CD8 比值大于 1.2 时，预示急性排斥反应即将发生，而此比值小于 1.08 时则发生感染的可能性很大，并且其动态监测对急性排斥反应和感染具有鉴别诊断意义。但是，只用 $CD4^+$、$CD8^+$T 细胞数量及比值来反映受者移植术后的免疫状态并非十分可靠，最好能分析 $CD4^+$、$CD8^+$T 细胞亚型情况，$CD4^+$T 细胞包括 Th0、Th1、Th2 和 Th3 四种亚型，而 $CD8^+$T 细胞根据其表面 CD28 表达的情况可分为 CTL（$CD8^+CD28^+$）和 Ts（$CD8^+CD28^-$）两种亚型，通过分析亚型情况更能贴切反映受者移植术后的免疫状态。此外，T 细胞表面某些 CD 分子也作为免疫状态监测的指标，目前认为 T 细胞上的 CD30 和 CD69 是移植受者新的免疫状态监测指标，可预测排斥反应的早期发生。

三、细胞因子

目前用于监测移植排斥反应的细胞因子有 IL－1、IL－2、IL－4、IL－6、IFN－γ 和 sIL－2R 等，在移植排斥反应中，这些细胞因子的水平均可升高，其中 IL－2 、IFN－γ 和 TNF－α 表达增高可作为早期排斥反应的诊断指标，而 IL－2R 与同基因对照组比较无差异，无公认的诊断标准，但可以从比较受者接受移植物前后的水平而作出判断。另外，受者排斥反应发生时体内某些趋化因子也发生变化，其中 CCR1 及 CXCL10 水平在受者排斥发生前的 48～72h 即明显升高，可预测排斥反应的发生。值得提出的是：目前通过监测细胞因子来反映移植受者术后免疫状态，也存在一些问题，主要是没有一个定量的指标能确定细胞因子浓度升高到何种水平时与排斥反应发生有关。

四、特异性抗体

在移植排斥反应中，检测反映受者体液免疫水平的特异性抗体对各种类型的排斥反应均有诊断意义，尤其是超急性和急性排斥反应。主要的免疫指标包括：ABO、Rh 等血型抗体和 HLA 抗体、抗供者组织细胞抗体、抗血管内皮细胞抗体、冷凝集素等。临床上用补体依赖的淋巴细胞毒反应法检测 HLA 抗体水平并分型，其中 HLA－Ⅱ类抗体在慢性排斥反应中发挥重要作用。

五、补体水平

补体活性与急性移植排斥反应的发生也有关系。当移植物遭受排斥时，补体成分的消耗增加，导致血清中总补体或单个补体成分的减少，可采用溶血法或比浊法进行检测。

六、共刺激分子

在移植排斥反应中 T 细胞激活同样必须接受 APC 呈递的双重信号，共刺激信号决定了 T

细胞是增生活化为效应细胞，还是进入无反应状态或凋亡。B7 - CD28/CTLA - 4 是最重要的共刺激信号系统，在移植排斥反应和免疫耐受中同样发挥重要作用。器官移植后，受者 APC 会大量表达 B7 分子并迁移至移植物参与排斥反应，可以通过阻断 CD28 - B7 信号途径诱导免疫耐受，是降低器官移植发生排斥反应的一个有效手段。因此，监测移植后外周血 CD28、CTLA - 4 和 B7 分子的变化有助于判断有无排斥反应发生。另外，CD40/CD40L 也是移植排斥反应中另一对重要的共刺激分子，其在 T 细胞与 B 细胞相互作用中发挥重要作用，通过阻断 CD40/CD40L 通路也能得到良好的抗排斥效果。

七、其他分子

除此之外，还可通过监测外周血中的黏附分子（LFA - 1、ICAM - 1、VCIM - 1 等）、细胞毒效应分子（穿孔素、颗粒酶、颗粒裂解肽等）以及 C - 反应蛋白（CRP）和 β_2 - 微球蛋白（β_2 - M）等，这些物质含量的变化也为预测排斥反应发生及推测预后提供依据。

必须指出，由于移植受者术后不同个体免疫状态使用不同免疫药物，因此仅简单地监测一两种免疫指标是不能准确地反映移植受者术后的免疫状态，只有将多种免疫指标联合监测，才能较为准确地了解移植受者术后的免疫状态。但这些免疫指标监测目前仍存在不少问题，如特异性不强、灵敏度不高、价格较贵和监测程序繁琐等缺点，因而在临床应用上受到一定的影响，有待进一步解决。

第六节　移植免疫的前沿研究

一、诱导受者产生针对移植物的免疫耐受

移植耐受（transplantation tolerance）指受者免疫系统对同种异型移植物的特异性免疫无应答，但对其他抗原的应答保持正常。免疫抑制疗法对急性移植排斥反应虽有明显效果，但对慢性排斥反应和血管病变的发生基本无效，而且长期用药具有明显的毒副作用。因此，诱导受者产生针对移植物的免疫耐受是克服器官移植排斥反应的理想策略。

（一）诱导同种异基因嵌合体

移植生物学上的“嵌合”（chimerizm）乃指受者体内持续存有供者组织、细胞（主要指造血细胞）。

1. 完全嵌合体　通过致死量照射的小鼠在成功进行异基因骨髓移植后，受者血细胞（包括淋巴细胞）逐渐由供者造血干细胞来源的血细胞所取代。这种受者血细胞完全（或几乎完全）来源于供者的嵌合体称为完全嵌合体。完全嵌合体小鼠可接受供者任何组织、器官移植而不发生排斥反应，其机制是供者造血干细胞在宿主体内发育为成熟淋巴细胞的过程中，经过胸腺和骨髓选择过程，使针对受者同种异型抗原的淋巴细胞克隆被清除，由于供者干细胞可不断更新，故这种嵌合体具有永久性。建立稳定的异基因骨髓嵌合体可能是诱导移植耐受的理想途径。

2. 混合嵌合体　在持续应用免疫抑制剂的情况下，多次输注供者骨髓细胞，可建立混合嵌合体，其机制是功能低下的宿主免疫系统不能完全“消灭”移植物细胞，其中少量的 T 细胞也不能引起 GVHR，最终形成供、受者免疫细胞共存的混合嵌合体。混合嵌合体无需彻底摧毁受者造血系统，副作用较小，同时嵌合后可诱导针对供、受者双方的双重耐受，并减轻 GVHD 易感性。

（二）阻断 T 细胞活化的共刺激信号途径

通过干扰同种异体移植抗原特异性 T 细胞或 APC 表面某些共刺激分子（或其配体）的表达，或应用抗共刺激分子抗体、可溶性配体封闭相应共刺激分子，有可能阻断受者体内同种抗原特异性 T 细胞的共刺激信号，通过诱导相应 T 细胞失能而建立移植耐受。在诸多共刺激分子中，B7 – CD28 和 CD40/CD40L 分子对是参与 T 细胞活化的最重要共刺激通路。阻断上述分子间的相互作用，可能是诱导移植耐受的有效途径。目前在动物实验中，通过应用 CTLA –4 – Ig 融合蛋白和抗 CD40L 单抗分别阻断 B7 – CD28 和 CD40/CD40L 共刺激通路，可有效抑制急性排斥反应。

（三）供者特异性抗原输入可诱导移植耐受

移植前接受供者抗原，可在某些受者延长移植物存活，而不引起超急性排斥反应，临床应用供者特异性输血（donor – specific transfusion，DST）诱导耐受，可提高移植成功率。接受随机供者输血也可产生 DST 效应，可能因为不同个体间具有某些相同移植抗原。实践中，增加随机输血量可使 DST 效应随之增强。输血诱导耐受的机制可能为：①促进 Th2 细胞活化，抑制 Th1 细胞功能；②诱导受者产生抗供者组织抗原特异性的封闭抗体；③刺激机体产生抗同种抗原特异性 TCR 的独特型抗体，此类抗体通过与 TCR 结合，阻断 T 细胞对移植物产生轻度的移植物抗宿主样反应，并抑制 Th 细胞与 CTL 增生反应；④异体淋巴细胞可诱导受者产生移植物抗宿主样反应，从而杀伤受者体内同种反应性 T 细胞。

此外，动物实验已证实，向受者胸腺或肝脏内注射供者组织成分（如脾细胞），也可诱导针对同种异体抗原的耐受性。

（四）过继调节性 T 细胞

$CD4^+$ 和 $CD25^+$ 调节性 T 细胞（regulatory T cell，Treg）通过负调节 T 细胞应答发挥重要的生物学作用。研究表明，在小鼠骨髓移植模型中输入同种异型 $CD4^+CD25^-$ native 或效应性 T 细胞，一般会引起 GVHD；若同时输入 $CD4^+CD25^+$ Treg 和 $CD4^+CD25^-$ T 细胞，则可明显推迟 GVHD 发生；在 T 细胞缺陷小鼠进行实质器官移植时，同时输入 $CD4^+CD25^+$ Treg 和同种异型反应性 $CD4^+CD25^-$ native T 细胞，可阻断后者对次要或主要组织相容性抗原不匹配的皮肤移植排斥反应。在体外诱导 Treg 增生、活化后输入受者体内，或采取一定措施在体内诱导 Treg 扩增，可能诱导移植耐受。

（五）诱生或过继“耐受性 DC”

未成熟 DC 或某些 DC 亚类（如耐受性 DC），其低表达共刺激分子和 MHC – Ⅱ类分子，或可分泌具有免疫抑制活性的细胞因子，如 IL – 10 等，从而可导致 T 细胞失能，并参与诱导免疫耐受。因此，将耐受性 DC 输注给受者可能诱导移植耐受。另外，将 IL – 10、TGF – β、CTLA4 – Ig 等基因导入 DC，可增强 DC 诱导移植耐受的效应。

上述诱导同种异体移植耐受的策略，多数（除 DST 外）还处于实验研究阶段，尚未在临床上得到应用。

二、异种移植

随着同种器官移植在临床上的广泛开展，器官来源短缺的矛盾日益突出。异种移植已成为器官移植学的新领域。

（一）为人类提供异种移植物的动物种属

理论上，选择与人亲缘关系最近的其他灵长目动物作为移植物来源，是最理想的方案。但存在诸多问题，例如：灵长目动物数量稀少，饲养与繁殖不易，价格昂贵，其脏器（与成年人相比）体积偏小，存在逆转录病毒感染的危险，可能引发伦理学争论等。因此，一般均不考虑将此类动物作为异种移植物来源的候选者。猪由于数量众多，饲养与繁殖方便，其脏器（尤其是心脏）的主要解剖学和生理学指标与人类接近，且一般不致引起伦理学方面的争议，现已被公认是为人类提供异种移植物的最理想的动物种属。

（二）异种移植面临的问题

1. 异种排斥反应　由于异种供、受者间遗传背景存在巨大的差异，异种移植排斥反应比同种移植更为强烈，其机制也更为复杂。已发现，灵长目动物血清存在多种天然抗体，主要针对异种动物细胞表面的糖链成分。例如：灵长目动物血清中存在针对猪血管内皮细胞表面α－半乳糖成分（galactose α1－3 galactose，galα1－3gal）的天然抗体。因此，异种器官移植后可出现由天然抗体所介导、补体依赖的细胞毒效应，引起移植物血管内皮细胞溶解、血栓形成以及炎症反应，导致超急性排斥反应发生，其临床表现与同种移植所致超急性排斥反应相同。此外，异种移植还可发生急性血管排斥反应、急性和慢性异种排斥反应。

2. 种间传播疾病　潜在的感染因素可能通过移植物传染给受者，从而成为开展异种移植的重要障碍，尤其是最近发现的猪内源性逆转录病毒可能感染人细胞，给异种移植的前景蒙上了阴影。

此外，异种移植排斥对免疫抑制药物不敏感，异种器官与人类宿主的生理学不相容性，异种移植研究的动物模型有待建立和完善等，也是异种移植需要解决的问题。

三、组织工程

组织工程（tissue engineering）指应用工程科学和生命科学（包括细胞生物学、工程科学、材料科学和外科学）的理论和技术，开发用于恢复、维持及提高受损伤组织和器官功能的生物学替代物。其原理是：在机体生长发育过程中，细胞在内、外环境中多种生物因子的共同作用下，可定向聚集、分化为具有特定功能的组织、器官。依据上述规律，借助细胞生物学、工程学技术，模拟体内组织微环境条件，调控种子细胞在体外培养过程中的生长和分化，从而定向培育出组织、器官。其基本方法是：对体外培养的高浓度种子细胞进行扩增，并吸附于一种生物相容性良好、可被机体降解吸收的生物材料上，形成具有三维空间结构的复合体；将这种细胞－生物材料复合体植入病损的组织、器官部位；所种植的细胞在生物材料被机体逐渐降解吸收过程中继续生长繁殖，形成新的具有相应形态和功能的组织和器官，达到修复创伤和重建功能的目的。

近年来，组织工程研究进展迅速，例如：数种人工皮肤产品已应用于临床治疗；借助具有通透性的隔绝材料包裹活细胞，可用于治疗神经活性物质缺乏症或促进损伤神经组织的再生，如将含多巴胺分泌细胞的微胶囊植入人体，可治疗帕金森病；采用神经导管可诱导和支持神经纤维再生（延长）；组织工程骨和软骨在国内已初步应用到临床。目前，人工器官的实验研究已扩大到人工肝、胰、肾、食管、气管、小肠、尿道、心脏瓣膜等。

案例　肾移植急性排斥反应

患者，梁某某，男，48岁。因慢性肾功能衰竭出现尿毒症，入院接受同种异体肾移植手术。患者术前行规律性血液透析，每周2～3次。术前血液透析前血肌酐水平1432.53μmol/L，入院时B超检查双肾，显示双肾结构紊乱，皮髓界限不清，皮质厚度难以测量，双肾体积明显缩小。术前对供、受者进行组织配型，两者血型均为A型，血清学方法配型结果淋巴细胞毒交叉配型试验死亡细胞为4%，群体反应性抗体（PRA）阴性。

患者行常规肾移植术，移植肾植入右侧髂窝。供肾动脉右髂总动脉端－侧吻合，供肾静脉与右髂外静脉端－侧吻合，输尿管与膀胱右侧顶部半乳头式吻合。采用硫唑嘌呤（Aza）

或霉酚酸酯（MMF）+环孢素A（CsA）+泼尼松进行抗排治疗。患者出院后按常规进行随访。随访内容包括肝、肾功能和血常规检查，药物的调整及其不良反应记录等。

肾移植术后8个月余，患者出现尿少，血尿12天，发热6天，伴移植肾区胀痛。血肌酐725.20μmol/L，尿量310ml/d。彩超示移植肾长径12cm，短径5.8cm，宽径5.1cm，肾各级血管阻力指数大于0.8，提示移植肾肿大伴血流灌注量减少。CT平扫见移植肾位于右髂窝，大小11.3cm×7.5cm×6.9cm。肾实质密度均匀降低，CT值24.7HC，其厚度为3.2cm，肾窦脂肪消失，与实质界限不清，两者宽度比例小于1/2。临床诊断：急性排斥反应；病理报告发现：肾间质小血管及肾小球毛细血管内大量红细胞淤滞，部分淤滞的红细胞呈串珠状贴附在血管壁上，并呈现密集分布的现象；肾小球极度肿胀，并充满整个鲍氏腔内，部分肾小球缺血性梗死；间质高度水肿，严重者出现间质出血。诊断：急性排斥反应。

问题

1. 结合病例简述急性排斥反应的发生原因和机制。
2. 临床上有哪些免疫措施可以预防同种异体移植排斥反应的发生？

（徐军发　郑淑华）

第二十六章　衰老免疫与免疫学检验

学习要点

衰老的形成机制十分复杂，并非由单一因素所决定。免疫系统结构老化与功能下降是衰老的主要原因之一。免疫衰老的特征主要包括以下四个方面：①胸腺的结构萎缩与功能退化；②血液中淋巴细胞总数减少，淋巴细胞亚群分布发生变化，初始T细胞衰竭；③细胞活化信号传导异常；④炎症性细胞因子分泌加强。衰老机体对外源性抗原的免疫应答减弱，对自身抗原反应性增高，产生多种自身抗体和（或）自身反应性T淋巴细胞。因此，老年机体表现为免疫缺陷、自身免疫和慢性炎症状态。

衰老（aging，senescence）又称老化，是每个人都必须面对因而也十分关心的问题。衰老通常是指生物体随着年龄增长在组织形态结构和生理功能等方面出现的一系列慢性、进行性和退化性变化，主要表现为机体对内、外环境适应能力逐渐减退以至丧失。衰老的形成机制十分复杂，涉及从基因程序性表达到细胞形态、数目改变，乃至组织结构和器官功能调节变化等多个方面。不同组织和细胞的衰老形式与进程并不相同，其中免疫系统的衰老出现最早，对人体影响最大，与疾病关系最密切。20世纪60年代Walford首先提出了衰老的免疫学假说，认为免疫功能衰退是造成机体衰老的重要因素之一。

免疫衰老（immunosenescence）指免疫功能随着增龄而逐步发生减退与紊乱的现象，是由基因控制的免疫系统循序渐进的自然退化过程。当免疫衰老发展到一定的程度时，免疫系统对外源性抗原的免疫应答减弱，对体内细胞或分子的细微变化不能识别，即使能识别，也不能调动免疫反应有效地加以清除。免疫衰老使老年机体对感染性疾病、肿瘤和自身免疫病的易感性增高。

第一节　衰老时免疫系统的表现

免疫系统是抵抗外来或自身致病因素的重要屏障。在衰老过程中，免疫系统发生了许多明显的变化，免疫器官、免疫细胞以及细胞因子均有不同程度的改变。

一、免疫器官

免疫器官可分为两类：一类为中枢免疫器官，包括骨髓和胸腺；一类为外周免疫器官，包括淋巴结与脾脏等。免疫器官衰老最突出的改变，表现为胸腺的结构萎缩与功能退化。另外，骨髓、脾脏、淋巴结等也发生改变。

1. 胸腺 是T淋巴细胞分化成熟的场所，并具有重要的免疫调节功能。在免疫衰老过程中胸腺起着决定性作用，因此也被称为哺乳动物的“衰老中心”。

新生儿的胸腺重量只有14～16g，到青春期胸腺发育至高峰时重约35～45g，然后随年龄增长而逐渐萎缩，其体积大约以每年3%的速度变小，中年以后以每年近1%的速度缩小，到老年时已完全萎缩。衰老的胸腺皮质只剩下一些稀疏的淋巴细胞，组织中堆积着大量充满类脂质颗粒的巨噬细胞。老年人胸腺结构的改变导致胸腺素合成减少，胸腺上皮细胞膜上表达的MHC－Ⅰ类分子密度降低，使得前T细胞在胸腺中选择、分化及成熟过程障碍，未成熟的T淋巴细胞进入外周血，免疫功能也随之下降。

2. 骨髓 骨髓是造血组织，也是各类免疫细胞发生的部位。骨髓中的红髓含有强大分化潜力的多能造血干细胞（hemopoietic stem cell，HSC），可分化为红细胞、粒细胞及淋巴细胞等各类免疫细胞。人类骨髓中红髓和黄髓的构成比随年龄增长而下降。3岁以前的幼儿，所有骨髓均为红髓，具有活跃的造血功能。少年期以后，管状骨中出现脂肪细胞。年龄越大，骨髓中的脂肪组织越多，骨髓逐渐被黄髓所替代。成年人的黄髓虽已不再造血，但应激情况下可由红髓替代，从而恢复造血功能。而老年人的这种造血组织储备功能减弱了，因而老年人骨髓对急、慢性疾病的代偿力下降。

3. 外周免疫器官 广泛分布着T、B淋巴细胞的脾脏和淋巴结等外周免疫器官是免疫应答发生的场所，负责淋巴细胞的二次增生。65岁以后出现脾脏重量下降，全身淋巴结中的淋巴细胞数量减少，势必进一步引起免疫功能的变化。

二、免疫细胞数量与功能的变化

免疫细胞指所有参与免疫应答或与免疫应答有关的细胞，包括淋巴细胞、抗原提呈细胞、其他免疫细胞（中性粒细胞、嗜酸粒细胞、嗜碱粒细胞、血管内皮细胞、骨髓造血干细胞）和有免疫功能的红细胞等。在机体衰老过程中，免疫细胞表现出多方面变化，包括免疫细胞数目的减少、细胞功能的降低以及各类细胞亚群比例的变化等。

（一）T淋巴细胞

T淋巴细胞又称胸腺依赖淋巴细胞（thymus－dependent cell），简称T细胞。T细胞在免疫系统中处于核心地位，直接或间接地参与细胞免疫和体液免疫应答，在抗感染、抗肿瘤和免疫调节等方面发挥重要作用，是机体发挥正常免疫功能的物质基础。

1. T细胞数量的减少 衰老时免疫功能的减退主要与T细胞数量减少有关。人外周血淋巴细胞总数随增龄而减少，婴儿期为5000个/mm^3，青春期为2000个/mm^3，60岁以上约为1600个/mm^3。其中T细胞总数随着年龄的增长下降明显，并出现不成熟的T细胞。

这是由于胸腺随年龄增长而逐渐萎缩，意味着促T细胞成熟的环境逐渐减少乃至丧失，导致T细胞在胸腺内发育障碍，从而使外周血T细胞数量减少，表现为老年人体内T细胞的绝对数量均随年龄而降低。此外，自身免疫所致的细胞死亡增加，也是增龄性T细胞数量减少及功能降低的原因之一。

2. T细胞表面CD分子的变化 当人步入老年之后，细胞免疫功能即可能会发生改变，特别是T细胞表面CD分子（CD4、CD8、CD28、CD45）的变化。

（1）CD4和CD8 分别为MHC－Ⅰ分子和Ⅱ类分子的受体，与MHC分子的非多肽区结合，具有增强T细胞抗原识别受体与抗原提呈细胞或靶细胞亲和力的作用，并有助于激活信号的传递。成熟的T细胞表面一般只表达CD4或CD8分子，老年人单个T细胞膜上表达的CD4或CD8分子密度比青年人的明显减少，尤其是$CD8^+$初始T细胞（native T cell）数量随增龄而明显下降，其下降程度比初始$CD4^+$T细胞更明显，$CD8^+$记忆性T细胞（memory T cell）的相对比例则有所上升。但大多数老年人外周血 $CD4^+/CD8^+$ T 细胞比值变化不大。

（2）CD28　属于免疫球蛋白超家族成员。CD28 表达于 T 细胞上，与抗原提呈细胞上的 CD80 及 CD86 分子结合，为 T 细胞活化提供必需的协同刺激信号。T 细胞老化的标志性变化是不表达 CD28（$CD28^-$）的 T 细胞增多。来自 CD28 的 T 细胞活化第二信号的缺乏将导致免疫应答无能。刚出生时，100% 的人 T 细胞表达 CD28，年龄越大，这种 $CD28^-$ T 细胞越多。70～90 岁老人的 T 细胞中，一半以上是 $CD28^-$ T 细胞，尤其是 $CD8^+$ T 细胞的 CD28 表达下降比 $CD4^+$ T 细胞更为明显。随年龄增长出现的 CD28 表达下降不但与 T 细胞对有丝分裂原反应性下降相伴随，而且与对凋亡易感性增高密切相关。

（3）CD45　也称白细胞共同抗原，具有蛋白酪氨酸磷酸酶活性，可调节 T 细胞内的信号传导，在介导淋巴细胞活化中发挥重要作用。CD45 分子有多种异构体，主要有 CD45RO、CD45RA、CD45RB 等。在 T 细胞成熟和活化过程的不同阶段可表达不同类型的异构体，如 CD45RO 主要表达于记忆性 T 细胞上，而未受抗原刺激的初始 T 细胞表达 CD45RA，$CD4^+$ $CD25^+$ 调节性 T 细胞表面可表达 CD45RB。老年人的初始 T 细胞表达 CD45RA 比例降低，而表达 CD45RO 比例增加，故老年人记忆性 T 细胞亚群比未受抗原刺激的初始 T 细胞的比例增高，导致淋巴细胞对未接触过的新抗原刺激的免疫应答能力明显降低。因此，T 细胞衰老的另一个重要特征是初始 T 细胞减少而记忆性 T 细胞增加。

3. T 细胞信号传导功能的变化　T 细胞应答产生时，外部刺激信号作用于 T 细胞表面膜受体蛋白，引起与细胞膜相连的蛋白酪氨酸激酶（PTK）激活，促使含有酪氨酸的蛋白分子发生磷酸化而活化，并进一步通过磷脂酶 C－γ（PLC－γ）和丝裂原激活的蛋白激酶（MAP 激酶）两条途径转导细胞活化信号。其中活化的 PLC－γ 可裂解细胞膜上的磷酯酰肌醇二磷酸（PIP2），产生三磷酸肌醇（IP3）和甘油二酯（DAG），从而开通两条胞内信号传导通路。IP3 通过开放细胞膜和内质网上的 Ca^{2+} 离子通道，使胞浆内 Ca^{2+} 含量迅速升高，激活钙调素（calmodulin），进而激活钙调磷酸酶（calcineurin）。后者使转录因子 NF－AT 脱磷酸根而活化，从胞浆转位而进入核内。DAG 与 Ca^{2+} 一起激活蛋白激酶 C（PKC），PKC 使转录因子 NF－κB 活化，从胞浆转位进入核内。另外，T 细胞活化信号还通过 MAP 激酶的成员 Raf、Mek、Erk、Elk 和 Mekk、Jnkk、Jnk、Jun 等，产生酶磷酸化级联的激活反应而使信号得到放大，促进核内转录因子的形成与活化，控制 DNA 复制、转录和表达。

衰老时，T 细胞活化的信号传导随着年龄的增长表现出一定程度的异常，如早期活化信号受到抑制，磷脂酰肌醇代谢率明显降低，PIP2 水解为 IP3 及 DAG 的能力锐减，PLC－γ 的活性降低，Ca^{2+} 流动能力降低；MAP 激酶途径的 Mek/Erk 和 Jnk 等蛋白激酶的活化随增龄明显下降，导致 T 细胞活化信号早期的传导障碍。此外，一系列涉及到基因转录调节的转录因子（AP－I 与 NF－AT 等）的活性亦随年龄增长而降低。但衰老对 T 细胞活化的影响在信号传导程度上并非整体下降，其在不同的亚群中的改变程度是不同的，并且有部分影响是与刺激物的性质相关的。

4. 细胞因子的变化　机体的免疫应答与炎症反应有赖于细胞因子的调节。免疫细胞产生的细胞因子种类虽多，但与年龄相关的主要是由辅助性 T 细胞（Th）活化后产生的淋巴因子，表现为 Th1 型细胞因子随着增龄生成减少，呈现向 Th2 型细胞因子的转化；另外，炎症性细胞因子的产生增多。

（1）Th1 细胞产生的 IL－2 下降最明显，老龄比幼龄时下降可达 3 倍。IL－2 是 T 细胞增生分化不可缺少的细胞因子。正常情况下，初始 T 细胞受抗原激活后能比记忆性 T 细胞产生更多的 IL－2。老年人由于初始 T 细胞数量下降，导致 IL－2 水平降低，同时伴有 IL－2 mRNA 水平下降，提示与老龄时基因转录水平下降相关。同时淋巴细胞细胞膜上的 IL－2R 表达亦下降，但老年人血清可溶性 IL－2R（sIL－2R）水平明显高于青年人。作为抑制性免疫调节物质，血清中 sIL－2R 可竞争性地与 IL－2 结合，阻止后者与多种免疫细胞（T 细胞、B 细胞、巨噬细胞、NK 细胞等）的 IL－2R 结合，阻断 IL－2 对免疫细胞的刺激作用。故血清中 sIL－2R 增多是反映机体免疫抑制的一种指标。

（2）IL－6 往往随年龄的增长而升高，成为老龄机体感染与死亡的重要预测指标。而年轻人无论健康还是患病，其血浆 IL－6 水平均很低。老年人 IL－6 升高的结果使 B 淋巴细胞增生达到最大限度，超高龄时，引起自身抗体和淋巴瘤发病率增加。

（3）Th2 细胞分泌的 IL－4 增多可导致多克隆 B 细胞激活，这与高龄机体的自身反应性抗体增加有关。另外，一些与炎症反应相关的细胞因子在老龄时产生增多（如 IL－1 和 TNF－α 等），并存在着趋化性细胞因子如 IL－8 分泌功能紊乱。

5. T 细胞端粒长度变化 端粒是真核细胞内染色体末端特殊结构，由 2～20kb 串联的短片段重复序列（TTAGGG）n 和一些结合蛋白组成，端粒具有维持细胞分裂能力和保护染色体结构稳定性、完整性的重要功能。由于细胞每分裂一次，就会丢失一段端粒。所以，端粒会随着体细胞周期性复制而逐渐缩短。当端粒 DNA 长度丢失达到临界长度时，染色体变形急剧增加，染色体间发生融合，细胞不再增生，从而导致细胞进入老化或细胞凋亡状态。

目前许多研究表明，T 淋巴细胞端粒长度的缩短与 T 细胞的老化密切相关。端粒长度变短使特异性 T 细胞的增生受到限制，分化为效应 T 细胞的作用延迟，从而影响了 T 细胞清除病原体的能力。

（二）B 淋巴细胞

1. B 淋巴细胞数量 老年人外周血及全身淋巴结中 B 细胞总数明显减少变化不大，但 B 淋巴细胞对 T 淋巴细胞依赖抗原刺激的应答能力显著下降，老年与幼年相比约下降 5 倍。这与表达 CD5 分子的 B－1B 细胞相对增多有关。$CD5^+$ B－1B 细胞是一类与年龄相关的 B 细胞亚群，对蛋白质抗原的免疫应答较弱，而对多糖类抗原的应答反应增强。B－1B 细胞分泌低特异性抗体，产生抗体以 IgM 为主。

2. 血清免疫球蛋白水平 老年人免疫球蛋白的水平相对稳定或增高，但免疫球蛋白类别的组成有所改变，多数老年人 IgG1、IgG2、IgG3 及 IgA 水平升高，IgM 含量不变，部分老年人血清 IgE 含量增加。在老龄个体中，免疫系统对外源性抗原的应答能力减弱，受抗原刺激后 B 细胞增生分化能力以及特异性抗体生成能力均减弱，特异性的抗体水平下降，亲和力降低。故老年人易发生感染性疾病。

3. 自身抗体 老年人 T 细胞和 B 细胞数量与功能的改变导致体液免疫功能紊乱，使机体免疫系统对自身抗原反应性增高，容易产生多种自身抗体，如抗核抗体、抗 DNA 抗体、抗甲状腺抗体、抗胃壁细胞抗体、抗线粒体抗体、类风湿因子等。老龄机体出现自身抗体是老年异常免疫应答的重要表现之一。

（三）其他类型的免疫细胞功能的变化

1. NK 细胞 具有天然杀伤靶细胞作用，其杀伤活性无抗原特异性、不依赖抗体、无 MHC 限制性。NK 细胞的靶细胞主要是某些肿瘤细胞、病毒感染细胞等，是机体抗肿瘤、抗病毒感染的第一道防线。老年人 NK 细胞总数有所下降，但其杀伤活性是否改变，研究结果很不一致，目前尚无定论。

2. 抗原提呈细胞 抗原提呈细胞（antigen presenting cell，APC）具有摄取、加工、处理抗原，并将有效的抗原肽提呈给淋巴细胞的功能。APC 主要分为专职及非专职两种，前者包括树突状细胞、巨噬细胞和 B 细胞等，后者主要包括血管内皮细胞、某些上皮细胞、间质细胞、成纤维细胞等。老年人血中单核－巨噬细胞绝对数没有明显降低，但在免疫应答中，老年动物的巨噬细胞对同系弱抗原性的肿瘤抗原的处理能力则要比幼年动物低 100 倍。而树突状细胞中的朗格汉斯细胞在老年个体中的数量下降。

3. 红细胞　红细胞主要靠细胞膜表面的补体受体 CR1（C3bR），在清除循环免疫复合物方面起着重要作用。单个红细胞上的 CR1 数比单个白细胞少得多，但因红细胞在血液中的数量巨大，其 CR1 总量比白细胞的多 500～1000 倍。红细胞通过 CR1 黏附抗原－抗体－补体复合物，促进吞噬细胞清除血流中的免疫复合物，防止其沉积引起的超敏反应性疾病。补体裂解片段 C3b、C4b、C2b 等与 CR1 结合后，可被灭活物质裂解而失活，这样可防止补体过度激活时对机体造成的损伤。老龄个体红细胞膜上的 CR1 比青年人明显降低，因此，易发生免疫复合物沉积引起超敏反应性疾病及自身免疫病。最近，通过计算机显微血象检测还发现：青少年人的血红细胞大都是圆润透亮、大小均匀、分散活跃；而大多数中老年人的血红细胞往往干瘪灰暗、结团成串、变形，呈现出脱水的状况（图 26－1）。这一发现揭示出人体的衰老与血红细胞的衰老病变有着密切的关系。由于缺乏活力、变异粘连的血红细胞很难流过人体组织、器官的毛细血管和末端部位，造成微循环下降，导致体内和血液中的代谢产物无法正常代谢，复合物沉积，进而导致人体组织和器官种种衰老和病变现象的产生。

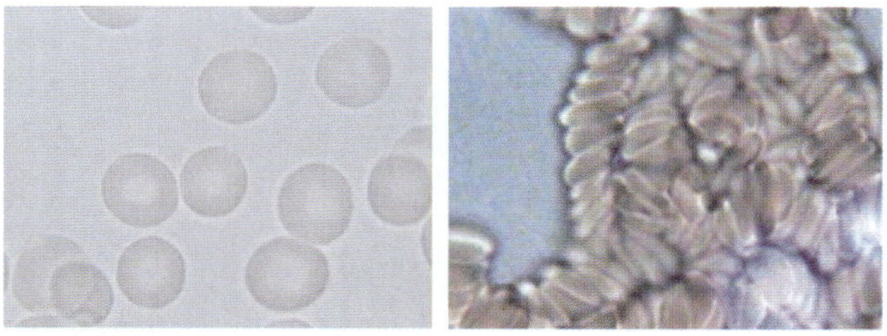

年轻健康的血红细胞　　　　衰老病变的血红细胞

图 26－1　年轻健康的血红细胞与衰老病变的血红细胞示意图

第二节　与老年人免疫异常相关的疾病

衰老过程中常见的疾病往往与免疫系统功能失调有着密切的关系，后者甚至是常见老年疾病发生的主要原因。

一、老年人免疫异常的主要特点

老年人机体的免疫系统处于免疫缺陷和免疫异常增强的一对矛盾之中，其结果往往会造成免疫系统功能失调。一方面免疫防御和免疫监视功能下降，不能正常识别和杀灭体外有害物质的侵袭，对肿瘤细胞的弱抗原也丧失了识别能力，不能及时监视并清除体内出现的不正常细胞；另一方面又表现出免疫自稳功能异常，对自身抗原免疫应答增强，因此容易产生多种自身抗体和（或）自身反应性 T 淋巴细胞。

二、老年人易患的免疫性疾病

随年龄增长而产生的免疫衰老，导致老年人易患恶性肿瘤、重度感染、自身免疫病和神经细胞变性引起的痴呆、帕金森病等，或同时患多种疾病。

（一）衰老性感染

由于免疫活性细胞数量和功能明显降低，防御和杀伤病原微生物的效能减弱，使宿主增加感染的危险性，当机体免疫防御功能缺陷时可出现重度感染。

随着年龄的增长，机体发生慢性炎症的危险性也增加，但老年人感染的发病往往较隐匿。由于其神经反应不敏感，患病后常缺乏典型症状和特征。有时病情虽然严重，而症状和体征却可能及其轻微。例如发热是感染性疾病的重要体征，但老年人即使病情严重也可无明显高热。免疫衰老常常导致疫苗免疫接种失败，因此老龄人口中传染病的患病率和病死率比年轻人显著增加，流感、肺炎等呼吸道感染是老年人最大的威胁。院内感染中，老年肾盂肾炎等泌尿系感染最常见，可使肾脏受累而失去功能。

（二）老年性自身免疫病

老年人由于免疫功能失调，T细胞功能紊乱，B细胞的抗体分泌失去调控，接受抗原刺激后的特异性免疫应答能力减弱而诱生自身抗体的作用加强，导致自身抗体和（或）自身反应性T淋巴细胞产生。虽然自身抗体在体内的出现并不一定会引起组织结构损伤与功能障碍，但是老年人自身免疫病的发病率增高，却与体内自身抗体的增高有较大的关系。

目前已知老年人体内增高的自身抗体以抗核抗体、抗DNA抗体、抗线粒体抗体、抗甲状腺球蛋白抗体及类风湿因子等最为常见。70岁以上的老年人中，抗核抗体阳性的比例达到20%。特别是90岁以上，自身抗体效价更高。抗核抗体针对的抗原往往与细胞分裂有关联，其中抗组蛋白、抗DNA等可能导致老龄机体细胞分裂能力降低。

老年人常见的自身免疫病有类风湿关节炎、桥本甲状腺炎、恶性贫血、肾小球肾炎、多发性硬化症、溃疡性结肠炎、系统性红斑狼疮和重症肌无力等。

（三）恶性肿瘤

随着年龄的增长，机体发生恶性肿瘤的危险也逐渐增大。一般恶性肿瘤最高发病率见于55～70岁的人，在发达国家发现60%以上的恶性肿瘤患者为65岁以上的老年人。细胞毒性T细胞功能减弱，NK细胞的数量也逐渐减少，是造成老年人容易罹患癌症的原因之一。

老年癌症除了具有一般癌症的特点外，还有其下列特殊性。

1. 易发生多发性癌症 即一个人同时或先后患不同组织、器官的原发癌。各种癌之间没有转移关系。据统计，40岁时多发性癌症占肿瘤患者的比例为4%，而多发性癌症占老年人肿瘤约达10%。说明年龄越大，患多发性癌症比例越高。

2. 隐匿癌较多 所谓隐匿癌即指无症状的潜伏肿瘤，生前未能被发现，而也非致死病因的恶性肿瘤。最常见的隐匿癌为前列腺癌、肾癌、结肠癌、肺癌等。隐匿癌的发生率一般为3.5%，而老年人则达5.6%。老年人出现无症状隐匿癌的原因是老年人的肿瘤发展缓慢，在癌症暴露前就死于其他老年性疾病。

3. 症状不典型 老年恶性肿瘤通常发生在多种疾病的基础上，加上身体衰老虚弱及反应性差，初期症状常被某些慢性疾病所掩盖而被忽视，因此容易误诊为非肿瘤性老年常见病。例如肺癌早期的症状为咳嗽、胸痛，往往与老年慢性支气管炎等混淆；骨肿瘤可表现为关节疼痛和骨质疏松，易被误认为老年人退行性关节炎或风湿病等。

（四）阿尔茨海默病

阿尔茨海默病（Alzheimer disease，AD）是一种多见于老年人，以记忆减退、认知障碍、人格改变为特征的渐进性中枢神经系统退行性疾病，是老年期痴呆最常见的原因。其病因复杂，发病机制尚不明确，但公认与衰老有关。近年的研究证实，AD的发生与老年人免疫异常密切相关。主要是由于脑组织内**β-淀粉样蛋白**（amyloid protein，Aβ）的产生与清除失衡（产生>清除），Aβ大量聚集并沉积，产生神经毒性作用。

AD的主要病理改变为脑组织萎缩、神经纤维缠结（neurofibrillary tangle，NFT）、**老年斑**（senileplaque，SP）和Aβ的沉积。老年斑主要由Aβ聚集形成的核心，围以畸形营养不良性神经突起。随着老年斑逐渐增多，痴呆症状出现。

1. AD免疫异常的机制 AD的免疫异常可以概括为特异性免疫功能低下和脑内非特异性炎性反应失控。正常情况下，淀粉样蛋白经吞噬细胞摄取加工后，降解为抗原肽与MHC-Ⅱ

分子结合，提呈给 T 细胞识别，T 细胞被激活后增生分化为效应 T 细胞。一方面协助 B 细胞产生特异性抗体，抗体与可溶性 Aβ 结合后，促进其降解；另一方面激活特异性 Tc 细胞，Tc 细胞通过血 - 脑屏障进入脑组织，杀灭形成淀粉样蛋白过多的细胞。但在 AD 患者中，上述通过特异性免疫反应清除 Aβ 的机制受损，因此引起 Aβ 沉积。Aβ 和细胞外神经原纤维缠结一起构成免疫原，主要激活小胶质细胞，释放炎性介质，引发局部炎性反应。而局部炎性反应又可加剧 Aβ 沉积，形成恶性循环。因此，所有的 AD 患者均有广泛的 Aβ 纤维蛋白沉积。

2. 炎症因子　研究证实，IL - 1、IL - 6、TNF - α 等炎症性因子与 AD 的发病及进展有关。

（1）IL - 1　脑组织中的 IL - 1 由激活的小胶质细胞产生，包括 IL - 1α 和 IL - 1β。在 AD 中，IL - 1β 的过度表达促进了 Aβ 的沉积和 SP 的形成。

（2）IL - 6　脑组织中的 IL - 6 主要由中枢神经系统神经元和胶质细胞合成。IL - 6 在外周和中枢神经系统的神经发育、分化、再生和变性中起重要作用。IL - 6 的生物学活性是通过其受体（IL - 6R）介导的。研究发现，AD 患者脑脊液中 IL - 6R 明显增高，反映 AD 患者脑内存在 IL - 6 介导的免疫反应。

（3）TNF - α　TNF - α 是由小胶质细胞受 Aβ 刺激后产生的神经毒素，不仅可以明显激活培养的星形胶质细胞，还可以促其释放一氧化氮、谷氨酸等神经活性物质，通过 *N* - 甲基 - *D* - 天门冬氨酸对神经元产生毒性作用。

（4）趋化因子　中枢神经系统的大部分细胞均能表达趋化因子及其受体，小胶质细胞受 Aβ 刺激产生单核细胞趋化蛋白 - 1（monocyte chemotactic protein 1，MCP - 1）和巨噬细胞炎性蛋白 - 1（macrophage inflammatory protein - 1，MIP - 1）等趋化因子，其表达的上调使更多的小胶质细胞和外周炎性细胞趋化至 SP 周围，加剧了炎性反应。

3. 补体　补体系统是炎症和免疫反应的重要介质。AD 患者脑内的小胶质细胞、星形胶质细胞能表达补体激活产物，该作用与 Aβ 有关。Aβ 与补体系统的 C1q 的直接作用可以激活补体的经典途径，形成最终的膜攻击复合物，引起神经细胞损伤。

第三节　衰老的免疫学检验

目前尚无公认的衰老评价指标，但机体衰老最明显的特征之一是免疫功能衰退，其中 T 细胞衰老是导致机体衰老和免疫衰老相关疾病的重要因素。Th 细胞随增龄而发生的功能变化还可造成 B 细胞功能下降与体液免疫功能紊乱。因此，T、B 淋巴细胞的数量和亚群分布、促炎症细胞因子以及自身抗体水平、免疫球蛋白质与量等都是反映免疫衰老的敏感和有效指标；目前研究表明，T 细胞端粒 DNA 长度的缩短与 T 细胞的老化密切相关。

一、衰老与 T 细胞的检测

（一）T 细胞数量及其 CD 表型

通常以 T 细胞及其亚群几种重要表面分子的分布和表达密度的变化，作为监测个体衰老的免疫标志。目前较受关注的指标包括：①T 细胞总数；②初始 T 细胞与记忆性 T 细胞的绝对数及其比值；③CD28 分子在初始 T 细胞上的表达程度。

检测方法多采用流式细胞术测定法。以荧光素标记的鼠抗人 CD3、CD4、CD8、CD28、CD45RO、CD45RB 单克隆抗体结合待测细胞，进行三色或四色的直接免疫荧光染色，通过流式细胞仪测定 T 细胞标记分子所产生的荧光强度，通过数据处理分析 T 细胞的衰老程度。

（二）细胞因子

随着衰老，老年人外周血 T 细胞的 IL - 2 及 IL - 2R 含量与活力均明显下降；而 IL - 1α、

IL-1β、IL-6 和 TNF-α 水平明显增加。细胞因子的检测采用免疫标记技术，常用的方法有酶联免疫吸附试验（ELISA）和放射免疫测定。具体方法及原理详见相关章节。

（三）细胞增生功能

老年人外周血淋巴细胞绝对值减少，淋巴细胞增生功能也明显降低。其原因主要是由于老年人血浆中存在着抑制体外淋巴细胞转化反应的因子，使 PHA 不能有效地激活淋巴细胞。细胞增生功能测定方法及原理详见免疫细胞功能检测的相关章节。

二、衰老与 B 细胞的检测

（一）B 细胞及其亚群

检测方法同 T 细胞及其亚群。采用的单克隆抗体是鼠抗人 CD19、CD20、CD5。B 细胞数量随增龄变化不大，但 B 细胞亚群的变化在不同个体间差异较大，其中表达 CD5 分子的 B-1B 细胞所占的百分比增高时，代表 B 细胞介导的体液免疫应答下降。

（二）免疫球蛋白与自身抗体

血清免疫球蛋白的量与体液免疫密切相关。老年人免疫球蛋白水平相对稳定，其中特异性抗体生成量明显减少，自身抗体水平则明显升高，或出现异常免疫球蛋白。免疫球蛋白以及自身抗体的测定方法详见相关章节。

三、衰老与端粒长度的检测

首先分离人外周血淋巴细胞，提取 DNA，再通过以下几种方法获知细胞端粒长度。

（一）DNA 印迹法

DNA 印迹法（Southern blot，SB）是经典的测量端粒长度的方法。其基本原理是：用限制性核酸内切酶 Hin f Ⅰ 或 Rsa Ⅰ 消化基因组 DNA，然后经琼脂糖电泳分离不同大小的片段，转移到硝酸纤维素或尼龙膜上，用 ^{32}P 核素或生物素、碱性磷酸酶标记的端粒特异探针与其杂交（CCCATT）n，末端限制性酶切片段（TRF）通过光密度定量测量。但这种方法需要大量 DNA（1～5μg），实验周期长（3～5 天）、步骤繁多，对实验条件要求较高。得到的数据除代表所有染色体端粒的长度外，还包括部分亚端粒区长度。因此，TRF 法不能提供端粒的实际长度。

（二）荧光原位杂交

标准的荧光原位杂交（fluorescen in situ hybridization，FISH）包括制作分裂中期的染色体以及 DNA 变性，与异硫氰酸荧光素（FITC）或 Cy3 标记的寡核苷酸探针杂交，用 DAPI 即 4′，6-二脒基-2-苯基吲哚（4′，6-diamidino-2-phenylindole）或溴化乙啶（propidium iodide，PI）复染，最后用荧光显微镜检测信号。

（三）流式细胞计量-荧光原位杂交

流式细胞计量-荧光原位杂交（Flow-FISH）包括六个基本步骤：细胞分离，DNA 变性并与 DNA 探针杂交，洗去多余探针，复染后用流式细胞计量术采集和分析。

（四）定量 PCR 法

过去认为用寡核苷酸引物 TTAGGG 和 CCCTAA 进行的 PCR 反应不可能用于测量端粒，因为引物自身之间可能发生杂交。但是如果引物被加以修饰，六个重复碱基中包括两个错配碱基和四个连续配对碱基，这样两个引物便不会互相杂交。在定量-PCR 中端粒（T）重复拷贝的比例同单个拷贝的基因（S）的比例是确定的。T/S 的比例同端粒平均长度呈正比关系，端粒长度可根据 T/S 率测定。该法与传统的印迹法相比，具有可靠、简便快捷、重复性好、样品用量大大减少、可以同时处理大量样本的特点。

案例　老年类风湿关节炎合并恶性淋巴瘤

患者某某，男，71岁，主诉双手及肩关节疼痛，活动受限，晨僵3年多，关节疼痛加重伴消瘦、乏力，右颈部发现一红枣大无痛性肿块2周”。患者3年多前无诱因出现双手关节疼痛，握拳困难，肩关节疼痛，活动受限，晨僵约2h。经口服泼尼松20mg 1次/日和补钙治疗，关节症状有所缓解。2周前出现关节疼痛加重伴消瘦、乏力、右锁骨上淋巴结进行性肿大。查体：T 37.2℃，P 96次/分，R 23次/分，BP18.7/12.0kPa（140/90mmHg）。右锁骨上触及2cm×2.5cm包块，质稍硬。双手肿胀，手指关节畸形、有压痛，肩关节活动受限。X线示：双手指骨关节屈曲，骨密度减低，关节间隙变窄，双肩关节间隙狭窄，内侧关节缘见骨侵蚀。上腹部CT：肝、脾正常。血常规：白细胞 91×10^9/L，中性粒细胞34%，淋巴细胞56%。Hb 116g/L，ESR 129mm/h。骨髓象：骨髓增生活跃，淋巴细胞明显增多。颈部淋巴结活检：非霍奇金B细胞恶性淋巴瘤。免疫学检查：RF 165 IU/ml，ANA 1∶320均质型。抗dsDNA（-），IgG 26.8g/L，IgM 1.94g/L，IgA 2.81g/L。$CD3^+$ T细胞50%，$CD4^+$ T细胞30%，$CD8^+$T细胞25%，CD4/CD8：1.2∶1。诊断：老年类风湿关节炎合并恶性淋巴瘤。

问题

1. 老年人免疫异常变化的主要特点是什么？
2. 本病例中的免疫学异常指标主要有哪些？
3. 人体免疫功能下降时易患哪些类型的疾病？

（陈　敏）

第二十七章 生殖免疫与免疫学检验

学 习 要 点

生殖医学与免疫学关系密切，当机体免疫系统异常时会影响生殖系统功能。由免疫原因引起不孕症主要包括抗精子免疫性不孕和抗透明带免疫性不孕。前者主要由机体针对精子抗原产生的抗精子抗体所致；后者是透明带抗原可刺激机体产生抗体，该抗体在体内能干扰孕卵表面的透明带脱落而妨碍着床。检测体液中抗精子抗体是诊断抗精子免疫性不孕的重要指标。常用 ELISA 及 BA－ELISA 方法来测定抗透明带免疫性不孕者体内的抗透明带抗体。

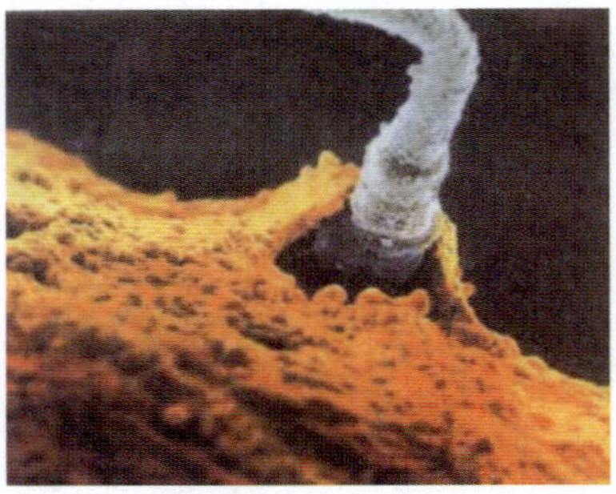

图 27－1 精子进入卵母细胞

生殖免疫学是随着免疫学及生殖医学的发展而形成的一门重要的边缘学科，是从免疫学角度探索和研究生殖医学的问题，涉及生殖生理、妊娠生理、病理妊娠以及生殖控制等。精子进入卵子形成受精卵是妊娠的开始（图 27－1），但要经过十月怀胎并出生为一个健康的婴儿，将受到多种因素的影响。正常妊娠对胚胎抗原呈免疫耐受，这有赖于一系列的免疫调节。一旦免疫调节失常，免疫耐受状态被打破，可出现过度的免疫反应，使胚胎遭受异常的免疫攻击，导致病理妊娠，如流产、不孕等。**免疫性不孕**是由针对生殖系统抗原的自身免疫或同种异体免疫引起，例如：精子、精浆、卵子的透明带、卵巢产生类固醇激素的细胞及宫内膜细胞作为特异性抗原，刺激机体产生特异性抗体引起不孕。其中常见的疾病为抗精子免疫性不孕和抗透明带免疫性不孕。

第一节 抗精子免疫性不孕

精子作为一种抗原，与机体免疫系统接触后可引起自身或同种免疫反应，产生抗精子抗体（antisperm antibody，AsAb）。有资料显示，体内存在 AsAb 可导致不孕，该情况占不孕患者的 10% ~30% 以上。因此，由抗精子抗体导致的免疫性不孕在临床上较常见。

一、发生机制

（一）精液中的抗原

一般认为，凡是分子量超过 10 000 的蛋白质分子都具有较强的免疫原性。人精液由精浆

（human seminal plasma，HSP）和精子两部分组成，它们含有大量的蛋白质，因此这两部分存在多种抗原。

1. 精浆抗原　包括：①人类精液可含有 A、B、O 血型抗原；②含有 HLA 抗原；③还含有数十种其他抗原，其中大多数可以在血液中测出，如前白蛋白、白蛋白、球蛋白和转铁蛋白等。

2. 精子抗原　精子抗原种类繁多，目前已涉及 100 多种。按来源特异性分为精子特异性抗原和精子非特异性抗原；按其存在的部位分为包被抗原、膜固有抗原、胞浆抗原和核抗原。

（1）特异性精子抗原　包括：①受精抗原 -1（fertilization antigen -1，FA -1）是一种精子的膜糖蛋白，主要位于精子的顶体后区，其次为中段和尾部。调查表明，抗精子抗体阳性的不孕妇女宫颈黏液及血清中有 IgG 和 IgA 类 FA -1 抗体，阳性率为 50% ~80%。②受精抗原 -2（fertilization antigen -2，FA -2）亦为精子膜抗原，主要定位于活的精子顶体区域，也可同时出现在赤道区。FA -2 的生物学作用尚待进一步研究。③卵裂信号 -1（cleavage signal -1，CS -1）定位于精子膜上，推测 CS -1 的作用是：CS -1 由精子带入卵子，作为卵裂的初始信号。经检测，免疫性不育患者血清中有 CS -1 抗体。④其他抗原：在精子特异性抗原中还包括：精子/滋养层交叉反应抗原、乳酸脱氢酶 - C4 和精子蛋白 -10 等。

（2）非特异性精子抗原　包括肌酸磷酸激酶（creatine phosphokinase，CPK）、甘露糖配体受体（mannose - ligand receptors，MLR）、c - myc 蛋白和 c - ras 蛋白等。

（二）防止抗精子自身免疫反应的机制

1. 血 - 睾屏障　血 - 睾屏障（blood testis barrier）由相邻的支持细胞基部牢固而紧密地连接构成，它还包括血管内皮基膜、结缔组织和曲细精管基膜。血 - 睾屏障可防止精子与免疫系统接触，致淋巴细胞不能识别精子抗原。因此，在正常情况下，尽管在精子发生、发育过程中有一些新抗原出现，但由于精子被阻挡在男性生殖道内，与机体免疫系统隔绝，成为隐蔽的自身抗原，不引起自身免疫反应。

2. 精浆中的免疫抑制物质　正常的精液中含有一些具有免疫抑制活性的物质，称为**精浆免疫抑制物质**（seminal plasma immuno - suppressive material，SPIM）。人类精浆中含有 30 多种抗原，其中大部分具有很强的免疫原性。它们作为“异物”进入女性生殖道后，通常并不引起全身或局部的细胞与体液免疫反应，其原因与精浆中含有 SPIM 有密切关系。精浆的免疫抑制活性，可能是多种物质的综合反映。这些物质中包括妊娠血浆蛋白 A（PAPP - A）、丝氨酸蛋白酶、前列腺素、多胺氧化酶等。SPIM 随精子一起进入女性生殖道，抑制了局部和全身免疫应答，使精子和受精卵免遭排斥，保障受精卵着床发育。

SPIM 对补体有显著的抑制作用，经精浆作用的正常人血清，总补体溶血活性（CH_{50}）下降，其机制为抑制 C3 和 B 因子的活化。SPIM 对补体的这种抑制作用，有助于保护精子免遭抗体参与的补体介导的溶细胞反应。另外，SPIM 对 T、B、NK、巨噬细胞和多形核白细胞都有抑制作用。

（三）抗精子抗体的产生机制

1. 男性 AsAb 的形成　男性的精子属于隐蔽的自身抗原，正常情况下，因血 - 睾屏障的存在，使机体免疫系统不接触精子抗原，因此机体不发生抗精子的免疫反应。但当血 - 睾屏障遭到破坏（如手术、外伤等），使机体的淋巴细胞能够识别精子抗原，从而产生 AsAb。生殖道感染也可造成 AsAb 的发生率增高，可能与存在精子膜抗原有交叉反应的抗微生物抗体有关，或者感染使免疫细胞进入生殖道，与精子抗原接触后产生 AsAb。

精浆中，免疫抑制物质的失效在某些情况下如生殖道的感染、创伤和阻塞又可诱发机体产生抗 SPIM 抗体。有人通过 ELISA 方法检出抗 SPIM 的 IgG、IgA 抗体，并且发现在不育男性的血清中抗体的检出率和水平均明显高于生育组，精浆中 SPIM - Ab 水平增高者的精子密度、精子成活率、精子运动速度均明显降低。

2. 女性 AsAb 的形成 通过性活动，女性生殖道反复接触数以百万计的精子。尽管对女性而言，精子是异己的，但仅有少数敏感的女性产生 AsAb，其原因尚不清楚，可能与免疫反应存在个体差异有关，也可因丈夫精液中缺乏免疫抑制因子所致。生殖道感染或性传播疾病可使局部的非特异性免疫反应加强而产生 AsAb。在生殖道黏膜破损的情况下，精子抗原可通过女性生殖道破损的黏膜上皮屏障与上皮下 B 淋巴细胞相遇，产生 AsAb。

（四）抗精子抗体对生殖的影响

1. AsAb 对精子在女性生殖道内运行的影响 ①抗精子抗体具有阻止精子穿过宫颈黏液的作用。这是因为当 AsAb 与精子表面抗原结合后，其 AsAb 的 Fc 段黏附于宫颈黏液的蛋白分子团上使精子活动受限所致。②AsAb 的分布不仅限于阴道和宫颈，免疫荧光法已证实输卵管是含有免疫球蛋白最多并能充分发生局部免疫反应的组织。即使精子已通过了宫颈，在女性生殖道中的运行仍存在障碍，妨碍受精。

2. 对精子酶的影响 抗精子抗体影响精子酶的活力，抑制透明带和放射冠的分散作用。

3. 影响精子穿过透明带及精卵融合 取人的卵子和事先与抗体孵育过的人精子进行精子－透明带相互作用试验证实，FA－1 的抗体可明显减少精子与透明带的结合，其作用机制尚不清楚。

二、免疫学检验

（一）抗精子抗体的检测

AsAb 可存在于血清、精浆、宫颈黏液和精子表面。血清内的 AsAb 主要是 IgG 和 IgM，精浆和宫颈黏液内主要是 IgG 和 IgA，少数患者有 IgE，而精子表面的 AsAb 主要是吸附来自精浆的抗体。

1. 体液中抗体的检测 ①用 ELISA 及生物素－亲和素酶联免疫吸附试验（BA－ELISA）检测血清、宫颈黏液或精浆中的抗体。现将供精者精子吸附于聚氯乙烯反应板，将待检标本与精子结合，加入酶标抗人 Ig 抗体和酶的底物，用酶标仪进行测定，可进行定量。②固相酶染色法（SESA）：基本原理同①，但在玻片上进行，可观察精子的着色部位而进行抗体定位测定。

2. 精子与宫颈黏液接触试验 精子与宫颈黏液接触试验（sperm－cervical mucus contact test，SCMC）是检测精浆及宫颈黏液中局部抗体的简便方法。取 1 滴排卵前期宫颈黏液放在玻片上，加 1 滴精液，加盖玻片使之混匀，室温置 30min 后观察快速颤动而不前进精子的百分率，>50% 为阳性，如夫妇间精液和宫颈黏液为阳性则可用供精或供者宫颈黏液做交叉试验，以确定 AsAb 是存在于精液还是存在于宫颈黏液中，此类 AsAb 主要为 IgA。

3. 性交后试验 性交后试验（post－coital test，PCT）是检查性交后活动精子在宫颈黏液中的数量及其成活率和活动度，借以评价性交后若干小时内精子存在及功能表现，反映精子和宫颈黏液的异常情况。当有 AsAb 存在时，精子很快失去动力而表现为 PCT 异常，当然这也与宫颈黏液的 pH、黏液性状有关。

4. 混合抗球蛋白反应 混合抗球蛋白反应（mixed autiglobulin reaction，Mar test）是检测精子表面抗体，其方法为用混合的未加处理的新鲜精液与包被人 IgG 的乳胶颗粒混合，再向混合液中加入特异的抗人 IgG 血清，在胶乳粒与活动精子之间形成混合凝集，证明精子表面有 IgG 抗体存在。这可用作常规筛选方法。≥50% 的活动精子同颗粒黏附，表示可能为免疫性不育；10%～50% 活动精子与颗粒黏附，可疑为免疫性不育。

5. 免疫珠试验 免疫珠试验（IBT）也是检测精子表面抗体的一种方法，可同时检测 IgA 、IgG 和 IgM 类抗精子抗体。用抗人免疫球蛋白抗体包被的丙烯酰胺微球与精子悬液在玻片上混匀，这种有抗体的微球能与结合抗精子抗体的精子结合。在相差显微镜下观察，可见微球随精子移动。≥20%的活动精子同免疫珠黏附时为阳性，但至少有50%活动精子被免疫珠免疫才被认为有临床意义。

（二）精浆免疫抑制物质的检测

大量的临床实验研究表明，SPIM活性含量降低与不育（孕）、习惯性流产的发生密切相关。目前常用的SPIM检测方法有抗补体法、间接免疫荧光法、单向免疫扩散法和固相酶联免疫测定法。

1. 抗补体法　将待测精浆加至补体（混合豚鼠血清）中，再加入指示系统（致敏羊红细胞）与不加精浆的对照管比较，观察溶血活性是否降低。

2. 间接免疫荧光法　用间接免疫荧光法对精子表面的SPIM分布进行分析，在荧光显微镜下观察精子体表染色浓厚的荧光斑点定位于精子头部、颈部、尾部。正常男性SPIM位于精子头部者占69.7%，颈部者占21.2%，尾部者9.1%。一般认为，精子头部SPIM的分布减少，可能是造成不育和流产的重要原因。

第二节　抗透明带免疫性不孕

透明带（zona pellucid，ZP）是一层包绕着卵母细胞及着床前孕卵的非细胞性明胶样酸性糖蛋白膜（图27－2），内含特异性精子受体，在诱发精子顶体反应、精卵识别、结合、穿透和阻止多精子入卵的过程中起着重要作用。实验研究表明，透明带抗原可刺激同种或异种抗体产生免疫应答，透明带经抗血清处理后，失去了与同种精子的结合能力；在体内，透明带抗体能干扰孕卵表面的透明带脱落而妨碍着床。

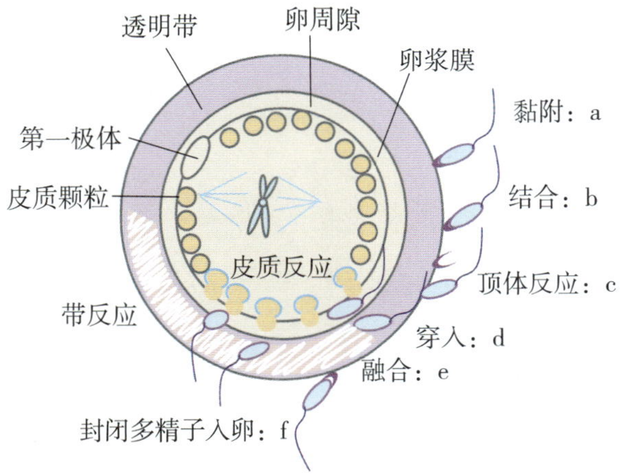

图27－2　透明带的作用

一、发生机制

1. 透明带的生物特性　精子与卵子接触前，首先必须与透明带结合并穿透之。精子首先与ZP的特异受体位点结合后，依靠精子的酶系统产生局部溶解作用。受精后ZP恢复完整性，保护受精卵的发育，防止受精卵在输卵管内溶解，并保证受精卵向宫腔内运送。哺乳类一旦受精后，其他精子不能与ZP结合，并抵制蛋白溶解，使之不再发生ZP反应，这是因为受精卵膜的皮脂颗粒释放某些物质，可以抑制再次受精。

2. 透明带的生化特性　细胞化学研究发现，兔的ZP为唾液酸，也有报道为一复杂的硫酸化合物、中性黏多糖及蛋白质等，以糖蛋白形式与双硫键结合。

3. 抗透明带抗体的产生机制 透明带蛋白在卵巢中含量很少。卵母细胞的成熟及透明带的形成晚于机体免疫系统的形成和成熟，因此，透明带抗原可刺激自身免疫系统，产生抗透明带抗体。正常情况下，每月仅一次排卵，极微量的透明带抗原反复刺激诱导机体免疫活性细胞对其产生免疫耐受。但当机体遭受与透明带有交叉抗原性的抗原刺激或透明带抗原变性时，引起免疫活性细胞产生抗透明带抗体。

4. 抗透明带抗体对生殖的影响 目前认为，透明带抗体是女性不育的原因之一。它降低生育的机制有：①封闭精子受体，阻止精子与透明带结合；②使透明带变硬，即使受精发生，也因透明带不能从孕卵表面脱落而干扰着床。

二、免疫学检验

检测抗透明带抗体的方法有免疫沉淀反应、间接免疫荧光、间接血凝、胶乳凝集及放射免疫法。无论何种检测方法，均需透明带抗原。由于人卵透明带来源有限，而许多动物如猪、牛、鼠卵的 ZP 与人卵的 ZP 有交叉免疫反应，检测 ZP 抗体多采用动物特别是猪卵 ZP 为抗原。现已发现，人血清中存在有能与猪卵 ZP 结合的异种凝集素。如果试验时，不用猪红细胞吸收待测血清，去除其中的异种凝集素，结果会出现假阳性。也有学者用纯化的猪 ZP3 组分作为抗原来避免假阳性的出现。

一般敏感而常用的检测方法为 ELISA 及 BA－ELISA 法。

案例 不孕症

夏某，女，32 岁，2001 年 8 月 6 日初诊。主诉在 2 年前曾行人工流产 1 次，术后至今未孕。月经初潮 15 岁，平素月经周期 25 天，经期 6 天，末次月经 7 月 4 日，量中等，色红，无血块，无痛经史。经检查 AsAb 阳性，抗子宫内膜抗体（EmAb）阳性。诊断：不孕症

问题

1. 夏某的不孕症主要是什么原因引起的？
2. 结合病例谈谈该患者产生抗精子抗体的可能原因。

（王 辉）

第二十八章　神经系统免疫疾病与免疫学检验

学习要点

当机体免疫系统出现异常，可引起一些神经系统疾病，常见的有重症肌无力和多发性硬化症。重症肌无力是由于机体胸腺发育异常或其他原因产生抗乙酰胆碱受体的抗体，破坏突触后膜运动终板上的乙酰胆碱受体，导致出现肌无力症状的一类自身免疫病。检测患者血清中AchR抗体可以作为临床诊断重症肌无力（MG）的重要依据之一。多发性硬化症是以中枢神经系统炎性脱髓鞘为特征的自身免疫病，因视神经、脊髓和脑内蛋白质有散在的多灶性脱髓鞘硬化斑而得名。临床以总蛋白正常的脑脊液中出现寡克隆带对多发性硬化症的诊断有重要意义。

机体在维持自身生理平衡和稳定过程中，主要依靠神经系统、内分泌系统和免疫系统的调节和控制。已有大量证据表明这三大调节系统的功能是相互作用、密切相关的，已发现经典的内分泌腺体、神经元和神经胶质细胞能够分泌多种细胞因子及表达其受体，机体免疫细胞也能产生多种肽类激素和肽类神经递质，并有其受体存在，说明在神经、内分泌和免疫系统之间可进行直接的双向联系。肽类激素、神经递质和细胞因子是神经系统、内分泌系统和免疫系统相互交流的“共同语言”（图28－1），它们使三大系统相互调节、相互依赖形成一个网络，以维持内环境的稳定及对外环境的适应。正是由于神经系统和免疫系统所具有的密切联系，因此当机体的免疫系统出现异常的时候，就可以引起某些神经系统的疾病，常见的

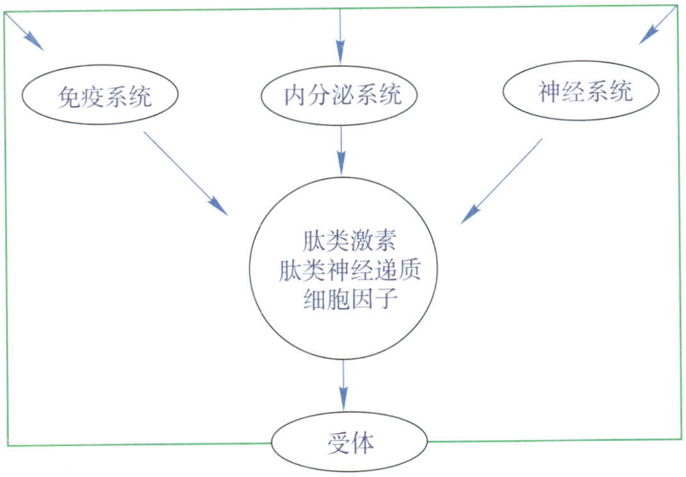

图28－1　神经－内分泌－免疫系统的共同语言

有重症肌无力和多发性硬化症。

第一节 重症肌无力

重症肌无力（myasthenia gravis，MG）由于机体胸腺发育异常或其他原因产生抗乙酰胆碱受体（acetycholine receptor，AchR）抗体，破坏突触后膜运动终板上的乙酰胆碱受体，导致出现肌无力症状的一类自身免疫病（图 28 –2）。乙酰胆碱受体的抗体介导的体液免疫反应和细胞免疫反应是其主要的病因和发病机制，近来发现，胸腺、T 淋巴细胞、神经 – 肌肉接头（neuromuscular junction，NMJ）其他相关抗体、细胞因子等均在 MG 发病中起一定作用。MG 基本病理机制是终板突触后膜上乙酰胆碱受体（AchR）的减少。由于 AchR 分子大量丢失，导致神经 – 肌肉传递功能障碍，从而引发了一系列临床症状的出现，如疲劳、虚弱、四肢无力，呼吸肌受累常常是致命的死因。本病的发病率约为（0.5 ~5）/10 万。

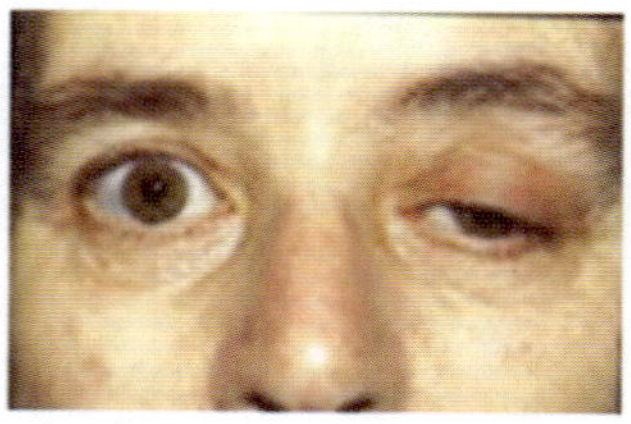

图 28 –2　眼部重症肌无力

一、发病机制

发病原因尚不清楚，可能与下列因素有关：①胸腺异常：90% 的 MG 患者胸腺异常，其中 60% ~75% 为胸腺增生，10% ~15% 为胸腺瘤，20% ~30% 为胸腺萎缩。MG 发生之所以与胸腺有关，主要是因为胸腺具备参与 MG 发病的三个基本要素：自身抗原（肌样细胞）、抗原呈递细胞（并指状细胞）和活化的 AchR 特异的 T 细胞。②遗传因素：MG 与多基因遗传有关。4% 以上的患者有家族史，单卵双生的患病一致性为 36%。③环境因素：病毒感染、分子模拟及 AchR 结合新抗原是促发 MG 的环境因素。④药物：*D* – 青霉胺治疗时，患者可出现 MG 症状。但这种症状是可逆的，停用 *D* – 青霉胺，MG 样症状可消失。

1. 体液免疫　MG 患者胸腺中有大量成熟的 T 细胞和多克隆的 B 细胞，导致 MG 自身耐受性受到广泛的特异性破坏，从而引起一种或多种自身抗体产生，如 AchR Ab、抗肌质网抗体、抗突触前膜和抗横纹肌抗体等。其基本发病机制是胸腺依赖性自身抗原 AchR 和自身抗体（即抗 AchR 抗体）结合，通过：①加速受体的内胞饮和降解，阻断乙酰胆碱与受体的结合位点；②在补体参与下，直接破坏 AchR，使神经 – 肌肉信号传递发生障碍而导致 MG 发生；③直接封闭位于 AchR 上的离子通道，引起神经 – 肌肉接头的损害。但 AchR Ab 阳性率与肌无力严重程度无明显关系。

2. 细胞免疫　有些患者虽然 AchR Ab 阴性，但肌无力症状同样可以很重，提示除体液免疫应答外，T 细胞介导的细胞免疫应答异常在 MG 发生中可能发挥更重要的作用。AchR Ab 的产生必须有 AchR 特异性 $CD4^+$ T 细胞参与。由 T 细胞受体 – AchR（特异性抗原）– MHC – Ⅱ类分子构成了 MG 免疫应答的基础。

动物实验和临床试验测定均证明，自身 AchR 是导致 MG 的自身抗原。自身 AchR 诱发相应抗体产生的免疫应答过程尚不清楚。目前认为，有一定遗传倾向的个体，在病毒感染等因素作用下，使 AchR 免疫原性发生改变、胸腺内部分细胞改变或因分子模拟机制等原因，导致胸腺内产生抗自身 AchR 抗体，从而使运动神经终板的突触前膜向突触后膜释放乙酰胆碱的功能受阻，造成疲劳等 MG 症状出现。

二、免疫学检验

MG 主要是体内产生抗 AchR 抗体引起的，因此检测患者血清中是否存在 AchR 抗体可以作为临床诊断 MG 的依据之一。

1. 免疫沉淀法 AchR 抗体是否结合到了肌细胞 AchR 上，可用^{125}I－α－BuTx（环蛇毒素）标记肌细胞抽提物以免疫沉淀法来检测，此方法同样可以用来检测患者血清中的抗 AchR 抗体。血清 1～5ml 加入标记的抽提物中室温下 2h 或 4℃过夜，5000r/min 离心 3min 取沉淀，经离心、洗涤 2～3 次，然后用 γ－计数仪计数。用正常人血清做正常对照。α－BuTx 以 nmol 为单位。Cut－off 值各实验室不同，但是结果大于 0. 5nmol/L 通常被认为是阳性。正常个体的值通常小于 0. 2nmol/L。

2. ELISA 法 α－BuTx 是从银环蛇毒液中提取的一种肽类分子量为 8000 左右，它能高度选择性与 AchR 结合，这种结合几乎是不可逆的，如用 ELISA 法可用 α－BuTx 预先包被固相载体，然后利用其特异性吸附加入的 AchR 再测定待测血清中的抗 AchR 抗体。

临床上 85%～90% 的全身性重症肌无力患者血清中的抗 AchR 抗体阳性。某些疾病，例如，迟发性运动障碍、肌萎缩侧索硬化、多发性肌炎、原发性胆汁性肝硬化、用青霉胺治疗的类风湿关节炎和无 MG 表面的胸腺瘤患者可出现抗 AchR 抗体弱阳性，通常与最终发展成 MG 有关。抗 AchR 抗体的量在 MG 患者中变化很大，与疾病的严重程度无明确的相关性。然而在同一个体血清中抗体与疾病的临床表现是很相关的。例如，比抗体滴度原始值降低 50% 以上时通常在临床表现上有显著改善。

第二节 多发性硬化症

多发性硬化症（multiple selerosis，MS）是一种原因未明的、以中枢神经系统炎性脱髓鞘为特征的自身免疫病。因视神经、脊髓和脑内蛋白质有散在的多灶性脱髓鞘硬化斑而得名。在北欧、北美的发病率在（60～200）/10 万，而在发病率低的地区例如日本只有它们的 1/10。MS 主要影响青壮年，好发年龄段为 15～50 岁，尽管有的病例报告表明，MS 可发生在 10～13 个月的儿童中，但 11 岁以下儿童诊断为 MS 的比例占 0. 2% 以下，在 11～16 岁诊断为 MS 的占 2. 5%～4%。女性患 MS 的危险性是男性的 1. 5～2 倍。MS 患者病情有复发与缓解的倾向，且病情进展因人而异，但多数患者呈慢性进行性加重的趋势。其临床特点为病灶的多数性和时间的多发性。

一、发病机制

目前，依据以下四方面证据推断 MS 是一种自身免疫疾病：①典型的 MS 患者脑白质中有炎症斑块，并含有浸润的淋巴细胞和单核细胞。②与免疫反应基因有关，病损区的细胞有 MHC－Ⅱ类抗原表达，有免疫活性细胞分泌的细胞因子。③类固醇、硫唑嘌呤、干扰素－β（interferon－β，IFN－β）等免疫抑制剂和免疫调节剂治疗 MS 能改变疾病活动度；MS 的动物模型－实验性自身免疫性脑脊髓炎（experimental autoimmune encephalomyelitis，EAE）能通过注射蛋白脂蛋白（pro－lipoprotein，PLP）抗原而诱导，也可通过髓鞘碱性蛋白（myelin basic protein，MBP）特异的 T 细胞注射敏感动物而转移（图 28－3）。④MS 患者脑脊液中 IgG 含量增加，其特征表现为电泳条带分布的有限异质性（寡克隆带），其强度与淋巴细胞浸润及组织损伤的发展密切相关。

（一）感染因素导致 MS 的机制

MS 可能是 CNS 病毒感染引起的自身免疫病，感染能引起 MS 的两个主要机制是：分子模拟（molecular mimicry），即外来病原体带有与自身抗原相同或相似的表位，使自身反应性淋巴细胞被激活；旁路激活（bystander activation），由于非特异性炎症导致自身反应性淋巴细胞

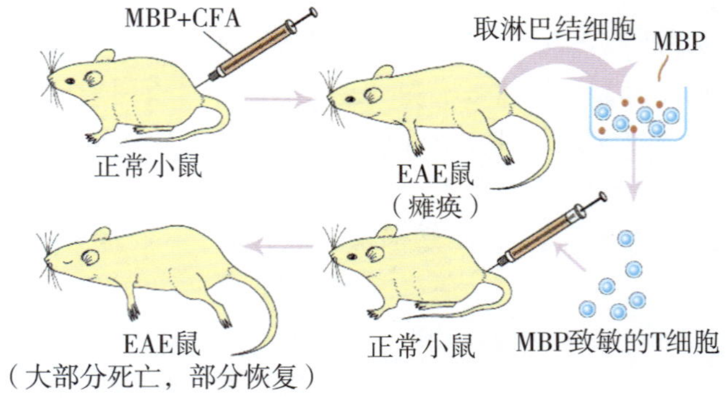

图 28－3 通过 MBP 特异地 T 细胞转移 EAE

被激活。

1. 分子模拟 在外周血或组织中被病毒抗原激活的 T 淋巴细胞，由于病毒抗原与神经细胞的自身抗原存在共同抗原表位，因此扩增后的活化 T 细胞，可以通过血－脑屏障进入中枢神经系统识别自身抗原（图 28－4）。现已发现与 MS 发生有关的病毒主要是人类疱疹病毒－6（HHV－6）和 EB 病毒。病毒感染与 MS 的关系主要是因为 HHV－6 及 EBV 基因序列中有一些部分与髓鞘中的成分相似（如 HHV－6 中一段序列中 7 个氨基酸与 MBP 的完全相同），当 HHV－6 或 EBV 感染后，激活 T 淋巴细胞，被病毒激活的 T 细胞误将髓鞘作为病毒进行攻击，从而导致自身免疫性反应。

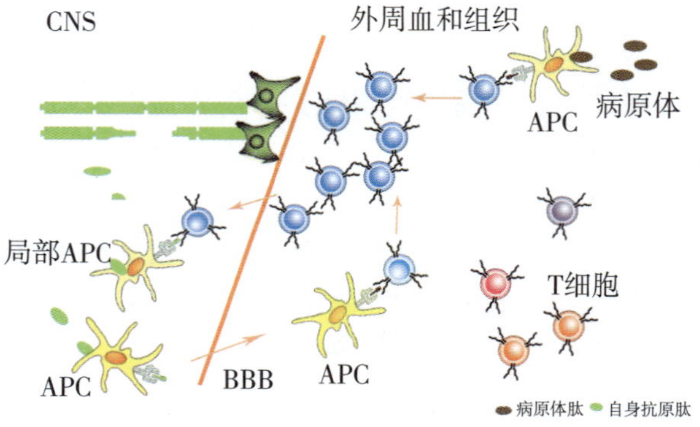

图 28－4 分子模拟

2. 旁路激活 旁路激活机制分两种：一种是通过炎症细胞因子、超抗原和分子识别模式（Toll 样受体活化）等非 TCR 依赖旁路激活自身反应性 T 细胞；另一种是在病原体感染后，导致宿主细胞被破坏，使自身抗原释放出来，被特异性 T 细胞识别，最后导致自身反应性 T 细胞活化。

（二）MS 免疫应答反应

1. $CD4^+$T 细胞 在 MS 急性发作时，$CD4^+$T 细胞数量增多，IFN－γ 分泌增加；如果 MS 患者使用 IFN－γ 治疗，可使病情复发或加重，因此认为 $CD4^+$T 细胞在 MS 的病理过程中发挥主要作用。主要有以下五个方面的依据：①在 MS 患者中，$CD4^+$T 细胞占脑脊液（CSF）的 80% 左右；②HLA－DR 或 DQ 的个体易患 MS；③表达 HLA－DR 或 DQ 分子的人源化转基因小鼠易被诱导成 EAE；④在临床试验性治疗中，用一修饰的 MBL 肽类配基诱导交叉反应性 $CD4^+$Th1 细胞活化，结果导致 MS 患者病情加重；⑤$CD4^+$Th 细胞对抗体产生、$CD8^+$细胞成熟、适应性免疫应答和固有免疫应答均具有调节作用。

2. $CD8^+$细胞 在 MS 和其他自身免疫病发病过程中，人们对 $CD8^+$T 细胞作用的了

解要比 $CD4^+T$ 细胞少得多。在 MS 病理过程中，$CD8^+T$ 细胞可能是导致中枢神经系统损伤的主要原因：①除了小胶质细胞，没有中枢神经细胞表达 MHC－Ⅱ类分子，IFN－γ 可以诱导星形胶质细胞表达，但不能诱导少突胶质细胞或者神经元表达 MHC－Ⅱ类分子，因此后者只能被 $CD8^+T$ 细胞所识别；②在 CSF 和 MS 脑组织中，发现 $CD8^+$ 记忆性 T 细胞寡克隆显著扩增，并且在 CSF 和血液中持续存在相同的 $CD8^+T$ 细胞克隆；③在 MS 脑组织中，$CD8^+T$ 细胞比 $CD4^+T$ 细胞更普遍存在；④MHC－Ⅰ类分子能被诱导表达在神经元上，病毒特异性 $CD8^+T$ 细胞可以通过 Fas/Fas L 相互作用直接裂解神经元；⑤已确定多个针对 MBP、蛋白脂蛋白（PLP）和髓磷脂相关糖蛋白（MAG）的 MHC－Ⅰ类分子限制性髓磷脂表位，并且在 MS 患者体内 $CD8^+$ 细胞毒性 T 细胞对 MBP 的应答是增强的；⑥髓磷脂特异性 $CD8^+T$ 细胞分泌趋化因子（IL－16、IP－10）吸引髓磷脂特异性 $CD4^+T$ 细胞到达病变部位。

3. B 细胞和抗体 早在 1948 年 Kabat 就发现 MS 患者 CSF 中 Ig 增高，而血清中不高。1989 年 Trotter 和 Rust 应用电泳法分离 CSF 蛋白，发现 CSF 中存在 IgG 寡克隆带（oligoclonal bands，OCB）。在 MS 患者的脑脊液中，Ig 浓度的升高是最重要和最早期的证据，说明 B 细胞和抗体在 MS 病理上的作用。脑脊液中 Ig 的增加与 MS 恶化有关，一些良性的 MS 患者缺乏 OCB。正常情况下 B 细胞不能通过完整的血－脑屏障，但当出现炎症的时候，B 细胞、抗体和补体就可进入中枢神经系统。MS 患者 CSF 中 Ig 增加而血清中不增加，说明 Ig 是在局部产生的。B 细胞和抗体以多种形式在 MS 发病过程中发挥作用：①B 细胞可作为自身反应性 T 细胞的 APC 细胞；②B 细胞为自身反应性 T 细胞的活化提供协同刺激分子；③B 细胞和结合有 Ig 的组织能募集自身反应性 T 细胞到达 CNS；④髓磷脂特异性抗体的产生和硬化斑块内髓磷脂被破坏是 B 细胞参与 MS 病理过程的最重要体现。

总之，引发 MS 的确切抗原及免疫活化机制仍不清楚，可能是外周的某种感染或髓鞘成分激活免疫系统，活化的免疫细胞及抗体进入中枢神经系统，引起一系列免疫应答反应，损伤髓鞘，产生 MS 的临床表现。

二、免疫学检验

检查脑脊液的细胞数、蛋白和髓磷脂碱性蛋白的变化，是临床诊断多发性硬化症（MS）的重要辅助手段。

（一）脑脊液淋巴细胞的检测

多发性硬化症患者脑脊液的压力一般正常。多数病人细胞数变化不明显，急性期可能有轻度的细胞数增高，仅少数人有轻度或中度增高，通常在 $30 \times 10^6/L$，主要表现为淋巴细胞和浆细胞的增多，但以淋巴细胞为主。

（二）脑脊液蛋白的检测

多发性硬化症 40% 患者脑脊液的蛋白有轻度增高，但很少超过 100mg/dl。70% ~80% 病例 IgG 增高，90% ~98% 病例可见 IgG 寡克隆带（OCB）（图 28－5）。但 IgG 增高及 OCB 阳性并非特异，亦可见于神经梅毒、脑炎、风湿性疾病和亚急性硬化性全脑炎以及寄生虫病等其他疾病，但其增高不如多发性硬化症明显。总蛋白正常的 CSF 中出现寡克隆带对 MS 的诊断有重要意义。

（三）脑脊液髓磷脂碱性蛋白的检测

髓磷脂碱性蛋白（MBP）浓度的升高，提示中枢神经系统脱髓的程度。急性发作期后 1 周内 90% 的患者 MBP 可暂时增高，2 周后则可恢复至正常。MBP 增高并非特异，脑白质营养不良、脑梗死、脑炎和代谢性脑病等亦可有增高。

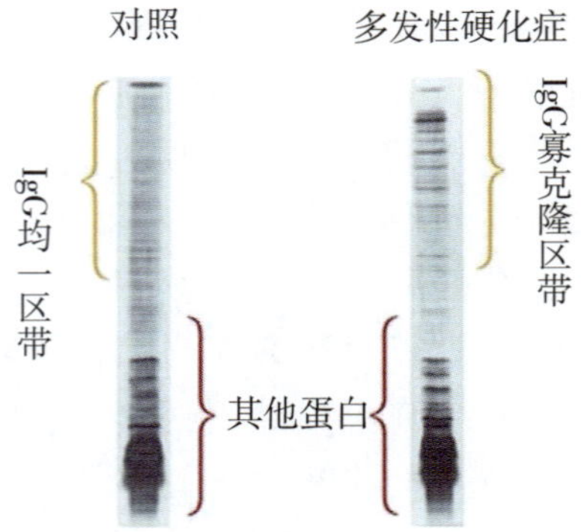

图 28－5　正常人和 MS 患者脑脊液电泳图

案例　重症肌无力

洪某某，女，23 岁，大学生，近来感觉全身乏力和易疲劳，甚至梳头也感到吃力，不时有眼睑下垂，上楼梯时几次跌倒在地，这些症状休息后可缓解。实验室检查发现，血中抗 AchR 抗体含量明显增高。重复刺激运动神经元时骨骼肌的反应下降。使用新斯的明治疗后肌力恢复。诊断：重症肌无力。

问题

1. 试述神经－肌肉接头处兴奋传递的过程及影响因素。
2. 根据临床检查分析患者肌无力的原因。

（王　辉）

参 考 文 献

[1] 金伯泉. 医学免疫学 [M]. 第5版. 北京: 人民卫生出版社, 2008.

[2] 吕世静. 临床免疫学检验 [M]. 北京: 中国医药科技出版社, 2004.

[3] 何维. 医学免疫学 [M]. 北京: 人民卫生出版社, 2005.

[4] 龚非力. 医学免疫学 [M]. 第3版. 北京: 科学出版社, 2009.

[5] 王兰兰, 吴健民. 临床免疫学与检验 [M]. 第4版. 北京: 人民卫生出版社, 2007.

[6] 王治国. 临床检验质量控制技术 [M]. 第2版. 北京: 人民卫生出版社, 2008.

[7] 朱平, 林文棠. 实用临床免疫学 [M]. 北京: 高等教育出版社, 2008.

[8] Janeway CA, Traver P, Walpart W, et al. Immunology [M]. 7th ed. New York: Garland Science Publishing, 2008.

[9] Roitt IM, Brostoff J, Male D. Immunology [M]. 7th ed. Mosby: Harcourt Publishers Limited, 2006.

[10] Abul K, et al. Cellar and Molecular Immunology [M]. 5th ed. Publisher: W. B. Saunders Company, 2005.

附录 人 CD 分子的主要特征

CD	常用单克隆抗体或代号	主要表达细胞	分子质量和结构	功 能
CD1a	T6,Leu6,NA1/34	Thy, DCsub, LHC, Bsub[T]	gp49(IgSF)	与 β_2 - M 组成 MHC - Ⅰ类样分子,抗原提呈功能
CD1b	WM - 25,WM - 25,NUT2	Thy, DC, LHC, Bsub[T]	gp45(IgSF)	与 β_2 - M 组成 MHC - Ⅰ类样分子,抗原提呈功能
CD1c	L161,M241,7C6	Thy, DCsub, LHC, Bsub[T]	gp43(IgSF)	与 β_2 - M 组成 MHC - Ⅰ类样分子,抗原提呈功能
CD1d	CD1d42	Thy, DC, LHC, Bsub, 肠道上皮细胞[T]	(IgSF)	与 β_2 - M 组成 MHC - Ⅰ类样分子,抗原提呈功能
CD2	9.6,T11,Leu5;(LFA - 2)	T, Thy, NK sub [T]	gp50(IgSF)	CD58,CD48,CD59 和 CD150 的受体,参与 T 细胞活化、细胞黏附
CD2R	T11.3,9.1	Ta,NK [T]	gp50(IgSF)	T 细胞活化
CD3	T3,Leu4,UCHT1	T,Thy [T]	γ、δ、ε、ζ、η 分别为 26 000,20 000,19 000,16 000,21 000	TCR/CD3 复合体,T 细胞信号转导,小鼠源性 CD3mAb 治疗急性肾移植后移植排斥反应
CD4	T4,Leu3a,M - T404	Tsub, Msub, Thysub [T]	gp55(IgSF)	与 MHC - Ⅱ类分子结合,信号转导,HIV 受体
CD5	T1,UCHT2, T101, Leu1	T,Thy, Bsub[T]	gp67(清除剂受体)	与 CD72 结合,T 细胞信号转导和增生,$CD5^+$ B 细胞与自身免疫有关
CD6	T12, T411,VIT12	Tsub, Bsub, Thy[T]	gp100(清除剂受体)	配体 CD166,活化 T 细胞,胸腺细胞与基质细胞相互作用
CD7	3A1, Leu9,WT1,G3 - 7	T,NK,不成熟 Mysub [T]	gp40(IgSF)	T、NK 细胞活化
CD8	T8,Leu2a, UCHT4	Tsub(α/β), Thysub, IEL, NKsub(α \ α)[T]	gp(36/32), α/α 或 α/β - 二聚体(IgSF)	信号转导,与 MHC - Ⅰ类分子结合
CD9	BA2,FMC8,J2	Pt,Pre - B,M,Eo,Ba, Meg[Pt]	gp24(TM4 - SF)	血小板凝集和活化,可能参与前 B 细胞黏附和信号转导;肥大细胞上 CD9 和 IL - 16 受体
CD10	J5,VILA1,BA3;(CALLA)	Pre - B, CALL,G[B]	gp100(Ⅱ型膜分子)	为结合锌的金属蛋白酶,调节 B 细胞生长和增生
CD11a	MHM24,TS2/16.1.1, CRIS - 3;(LFA - 1α 链,整合素 - α1)	Leu[AS]	gp180(整合素 - α)	与 ICAM - 1(CD54)、ICAM - 2(CD102)、ICAM - 3(CD50)结合,介导细胞黏附;与 JAM - 1 结合,参与白细胞穿过内皮细胞,CD11a 人源化 mAb 可治疗银屑病
CD11b	Mo1, OKM1;(Mac1, CR3, 整合素 - αM)	G, M, T, B, DC, NK, Mac[AS]	gp170(整合素 - α)	iC3b 和 Fg 受体,与 ICAM - 1 和 X 因子结合,黏附,调理吞噬;结合 JAM - 3

续表

CD	常用单克隆抗体或代号	主要表达细胞	分子质量和结构	功能
CD11c	LeuM5;(CR4,整合素－αX)	M,G,B,DC,NK,Mac,Tsub[AS]	gp150(整合素－α)	iC3b、C3dg、Fg受体,调理吞噬
CDw12	M67	M, G, Pt, Mac, NK [M]	gp90－120	可能是一种磷蛋白
CD13	MY7,MOU28,MCS－2	M,G,En,Ep[M]	gp150－170(Ⅱ型膜分子)	氨肽酶,冠状病毒受体,参与人CMV与靶细胞的结合,抗CD13自身抗体与GVHD有关
CD14	Mo2, UCHM1, LeuM3, MEM18	M,G,DC,LHC[M]	gp55(GPI连接)	LPS/LBP复合物受体
CD15	MY1, LeuM1, VIMD5, FMC10	G,(M),RS[AS]	LEWISX3FAL, X－Hapten(CHO)	参与中性粒细胞黏附和吞噬,促进NK细胞杀伤,与糖类间的相互作用有关
CD15s	(唾液酸化CD15)	G,M,T,NK,En[AS]	Sialyl Lewisx (sLex)(CHO)	CD62E、CD62L、CD62P配体,白细胞黏附到En和Pt
CD15u	(硫酸化CD15)	T,NK,En,g,M[CHO]		参与糖类介导的细胞黏附
CD16a	HUNK2,Leu11,MEM－154(FcγRⅢA)	NK,G,M,Mac[NK]	gp50－65(跨膜形式)(IgSF)	吞噬,ADCC,NK活化,信号转导
CD16b	ID3(FcγRⅢB)	PMN[NK]	48(GPI连接)	低亲和力免疫复合物受体
CD17	GO35,T5A,Hulym13	G, M, Pt, T, Bsub, DC (CHO)	120 000,乳糖基酰鞘氨醇	可能参与吞噬和黏附,是中性粒细胞上的一种标记
CD18	MHM23,TS1/18.1;(LFA组β链,整合素－β2,CR3)	Leu[AS]	gp95(整合素－β)	ICAM－1(CD54)、ICAM－2(CD102)、ICAM－3、iC3b配体,黏附,调理吞噬
CD19	B4,Leu12,HD37, SJ－25－C1	B,Pre－B, FDC[B]	gp90(IgSF)	与CD21、CD81组成复合物,调节B细胞发育、活化和分化
CD20	B1,Leu16,1F5,2H7	B[B]	P33(TM4－SF)	Ca^{2+}通道,调节B细胞活化和增生,嵌合性或核素标记鼠源性C20mAb治疗非霍奇金淋巴瘤
CD21	B2, OKB－1, HB－5;(CR2)	Pre－B,B,FDC, Ep[B]	P145 (CCP,RCA)	C3d、c3dg、ic3b及EBV的受体,与CD19、CD81组成复合物参与信号转导,调节B细胞发育、活化和分化,结合sCD23
CD22	Leu14,HD39,To15;(BL－CAM,Sigleec2)	B[B]	gp130/140 髓鞘(磷)脂相关蛋白类似物(MAG)(IgSF)	与CD45RO、CD75结合,介导B－B、B－T细胞相互作用,结合唾液酸糖缀合物,抗CD22人源化抗体治疗非霍奇金淋巴瘤和SLE等自身免疫病,已进入Ⅲ期临床试验
CD23	B6, MHM6, Leu20, HD50;(FcεRⅡ)	Bm,Ba,Ma,Eo,DC,Pt [B]	gp45	低亲和力IgE受体,参与IgE生成的调节,诱导单核因子的释放,调节B细胞分化、黏附
CD24	BA1, VIBC5, HB8;(HAS)	B,G[B]	gp35－45(GPI连接)	B细胞增生和分化,结合CD62P,协同刺激分子
CD25	TAC,7G7/B6,2A3;(IL－2Rα)	Pre－T, Ta, Ba, Ma, NK[CR]	gp55(CCP)	组成高亲和力IL－2受体,T细胞生长,人源化CD25mAb治疗急性肾移植后移植排斥反应

续表

CD	常用单克隆抗体或代号	主要表达细胞	分子质量和结构	功能
CD26	5.9,Ta1,4ELIC7134-2C2	Ta, Ba, Mac, NK, Ep [NL]	gp110(Ⅱ型膜分子)	二肽酰酶Ⅳ(DPPⅣ),参与T细胞活化,腺苷脱氨酶结合蛋白
CD27	VIT14, S152, OKT18A (TNFRSF7)	T,Bsub,NK[T]	P55(TNFR-SF)(同源二聚体)	CD70的配体,T细胞活化、增生,记忆B细胞标记,促进浆细胞分化
CD28	9.3,4B10Kolt2	Tsub,Ba,PC[T]	gp44(IgSF)(同源二聚体)	与CD80、CD86互为配体,提供T细胞协同刺激信号
CD29	4B4,K20.A-1A5;(整合素-β1)	广泛分布[AS]	gp130血小板,GPⅡa(整合素-β)	与ECM结合,细胞间黏附,结合VCAM-1(CD106),胚胎发育和造血干细胞分化的重要分子,与肿瘤的发生、发展、转移等有关
CD30	Ki-1,HRS-4	Ta,Ba,RS[NL]	gp105-120(TN-FR-SF)	与淋巴细胞活化和增生有关,参与胸腺细胞的阴性选择和TCR介导的细胞死亡
CD31	SG134, TM3, cLB-HEC/75;(PECAM)	Pt, En, M, G, B, NK, Tsub[AS]	gp140血小板,GPⅡa(IgSF)	同嗜性或异嗜性(与CD38互为受体)黏附,炎症,En功能,结合糖胺聚糖,结合αVβ3
CD32	GIKM5, 41H16 (FcγRⅡ)	Mac,G,M,B,Eo[NL]	gp40(IgSF)	吞噬,ADCC,B细胞活化负反馈,FcγRⅡB可存在胞浆
CD33	My9, L4F3, H153;(Si-glec3)	My,BM[M]	gp67(IgSF)	参与自身再生(self-regeneration)型造血干细胞的阴性选择,急性髓细胞样白血病的诊断标准,人源化CD33mAb可治疗急性粒细胞白血病
CD34	My10,ICH3,Bi-3C5	BM, En [M]	gp115(与IgSFC2组有一定相似性)	为CD62L的配体,参与淋巴细胞归巢
CD35	TO5, J3B11, CB04C;(CR1)	G, M, DC, B, NKsub, RBC,T[M]	P250(CCP)	集合C3b和C4b,调理吞噬,红细胞免疫黏附,调节B细胞活化
CD36	5F1,ESIVC7,OKM5,CI-Meg1,SMO	Pt, M, Mac, (B), DC, RBC,En[Pt]	gp88血小板,GPⅣ(TM2)	结合ECM(CO、TSP),血小板黏附,介导对凋亡细胞的识别和吞噬,结合Ox-LDL
CD37	HD28,HH-1,G28-1	B,(T,M,G)[B]	gp40-52(TM4-SF)	参与信号转导,调控B、T细胞增殖、分化;与CD53、CD81、CD82和MHC-Ⅱ类分子形成复合物
CD38	Leu17, T10, OKT10, HB7,GR7A4	Ta, Thy, Ba, PC, NK [B]	gp45(Ⅱ型膜分子)	白细胞活化,B细胞增生,与BCR相连,ADP-核糖基环化酶,与CD31互为受体,细胞黏附,胞质区可募集ZAP-70
CD39	AC2,G28-10.R22	Ta, FDC, B, En, NK, Ep[B]	gp78(TM3)	可能介导B细胞黏附、信号转导,外腺苷三磷酸-双磷酸酶
CD40	G28-5,EA-5,BE-1 (TNFRSF5)	B,M,FDC,并指细胞,Ep[B]	gp50(TNFR-SF)	B细胞生长、分化和记忆细胞产生,配体为CD154(CD40L),T-B相互作用
CD41	PBM6.4,PL273,VIPL1,CLB-thromb/7;(整合素-αⅡb)	Pt,Meg[Pt]	gp120/23(整合素-α)	血小板凝集和活化,ECM(Fg,vWF)的受体,与CD61组成ⅡbⅢa,GpⅡbⅢa嵌合性mAb可治疗冠心病手术后血栓
CD42a	FMC25,GR-P,BL-H6;(GPIX)	Pt,Meg[Pt]	gp22,形成GPIb/Ⅸ复合物(LRR)	血小板黏附,结合vWF,凝血酶
CD42b	PHN89, AN51, MB45;(GPIbα)	Pt,Meg[Pt]	gp135,形成GPIb/Ⅸ复合物(LRR)	血小板黏附,结合vWF

续表

CD	常用单克隆抗体或代号	主要表达细胞	分子质量和结构	功　能
CD42c	GI27;(GPIbβ)	Pt,Meg[Pt]	gp22,形成 GPI Ⅸ复合物(LRR)	血小板黏附,结合 vWF
CD42d	SW16(GPV)	Pt,Meg[Pt]	gp85,形成 GPIb/Ⅸ-Ⅴ复合物	血小板黏附,结合 vWF
CD43	MEM59,G10-2,L60;(leukosialin,)	T,G,M,NK,Pt[NL]	gp95-135	介导细胞间去黏附的作用,某些情况下也介导细胞黏附,与 CD54 和 CD169 结合
CD44	GRHL1,F-10-44-2;(Pgp-1,H-CAM,ECM-RⅢ)	Leu,Ep,Fb,RBC[AS]	gp80-95(Link)	黏附 ECM,T 细胞活化,淋巴细胞归位受体,归位到 HEV,可结合 CD74
CD44R	FM11.24	Ep,Ma,Maca[AS]	gp130,160,190,CD44 限制性表位	参与淋巴细胞与内皮细胞的黏附及淋巴细胞的归巢
CD45	T29/33,BMAC1;124-2H12B;(T200,B220)	Leu[NL]	gp180-240,白细胞共同抗原(LCA)	PTP 酶,调节信号转导,在 TCR、BCR 介导的细胞活化中有重要作用,可因差异性剪切形成多种变构体
CD45RA	G1-15,F8-11-13,Leu18,2H4;(限制性LCA)	Tsub,B,M,Mac,NK,DC[NL]	gp205-220(含 A 外显子编码产物异型)	在 TCR、BCR 介导的细胞活化中有重要作用,调节信号转导
CD45RB	PD-7/26/16;(限制性LCA)	Tsub,B,M,Mac,G,NK,DC,RBC[NL]	gp205-220(含 B 外显子编码产物异型)	在 TCR、BCR 介导的细胞活化中有重要作用,调节信号转导
CD45RC	OTH75E4,11G8;(限制性 LCA)	T,B,NK,DC,M,Mac[NL]	gp200-220(含 C 外显子编码产物异型)	在 TCR、BCR 介导的细胞活化中有重要作用,调节信号转导
CD45RO	UCHL1,IPO-51;(限制性 LCA)	Thy,Tsub,Bsub,(G,M,NK,DC)[NL]	gp180(无 A、B、C 外显子编码产物异型)	在 TCR、BCR 介导的细胞活化中有重要作用,调节信号转导
CD46	HULYM5,J48,I22-2(MCP)	广泛[NL]	gp56-66,膜辅助因子蛋白(CCP)	调节补体活化,裂解 C3b、C4b 膜辅助因子蛋白,可作为麻疹病毒、疱疹病毒等受体
CD47	BRIC125,BRIC126,CIKM1,IAP	广泛[AS]	gp47(IgSF,TM5)	配体为 TSP 和 SIRPα,诱导细胞凋亡及参加协同刺激作用;黏附分子,TSP 受体
CD47R	(为原 CDw149) MEM-133,N-L159	广泛[NL]		
CD48	WM68,LO-MN25;(BLAST-1,BCM-1)	Leu[NL]	gp45(IgSF,GPI 连接)	CD2 的配体(小鼠、大鼠);与 CD244 结合;γδT 细胞识别抗原的辅助分子
CD49a	SR84,IB3.1;(VLAα1)	Ta,Ba,M,Mac,NKa[AS]	gp210(整合素-α)	黏附 CO 和 LN
CD49b	Gi44,CLB-throm b/4;(VLA-α2,ECMR-Ⅱ)	Leu,Pt,Fb,En[AS]	gp160(整合素-α)	黏附 CO、LN,人肠道细胞病变孤病毒 1(ECHO 病毒 1)受体
CD49c	A3-ⅡF5,10.1.2;(VLA-α3,ECMR-Ⅰ)	T,Bsub,M[AS]	gp150(整合素-α)	黏附 FN、CO 和 LN
CD49d	B5G10,HP2/1,JH136;(VLA-α4,LPAM-2)	M,T,B,Thy,Pt,NK,DC,En[AS]	gp150(整合素-α)与 β7 组成 α4/β7	黏附 FN,结合 VCAM-1(CD106),归位受体,T-B 细胞黏附
CD49e	2H6,SAM-1;(VLAα5,FNRα,ECMR-Ⅳ)	Pt,T,PMN,Bsub,M,NK,DC,En,Ep,RBC[AS]	gp160(135/25)二硫键链内连接(整合素-α)	黏附 FN

续表

CD	常用单克隆抗体或代号	主要表达细胞	分子质量和结构	功 能
CD49f	GOH3;(VLA-α6,血小板gplc')	Pt,Meg,Tsub,M,Mac,En,Ep[AS]	gp150(120/130)二硫键链内连接(整合素-α)	黏附LN
CD50	101-1D2,CBR-IC3/I;(ICAM-3)	Leu,En[AS]	gp120(IgSF)	黏附,CD11a-CD11b/cd18配基,信号转导和协同刺激,结合DC细胞上DC-SIGN(CD209),参与初始T/dc相互作用
CD51	13C2,23C6,NK1-M7(VNR-α链,整合素-αv)	Pt,En,Meg[Pt]	gp150,与CD61组成二聚体(整合素-α)	黏附VN、FN和vWF;参与骨的代谢和细胞凋亡,可能在感染中起作用
CD52	YTH66.9,Campath-1	Leu,Eo,Ep[NL]	gp25-29(GPI连接)	补体介导溶解作用的靶分子,人源化CD52mAb治疗慢性B细胞白血病
CD53	HI29,MEM-53,HD77	Leu,BM[NL]	gp32-42(TM4-SF)	活化B细胞,可能参与膜转运
CD54	WEHI-CAMI,RR1/1,OKT27,My13;(ICAM-1)	广泛[AS]	gp90-115(IgSF)	与LFA-1、Mac-1和CD43集合,细胞间黏附,鼻病毒受体,En上CD54为恶性疟原虫受体
CD55	143-30,BRIC110,F2B-7.2;(DAF)	广泛[NL]	gp55-70(CCP,GPI连接)	衰变加速因子,调节补体活化,可与CD97结合,柯萨奇、ECHO等病毒受体
CD56	Leu19,NKH1;(NCAM)	NK,Tsub[NK]	gp180(GPI连接,IgSF,Fn3)	黏附,诱导杀伤活性,神经细胞黏附分子(N-CAM)
CD57	Leu-7,HNK-1,L186	NKsub,Tsub[NK]	gp110-115(CHO)	参与NK活化后的杀伤作用,识别CD62P、CD62L和LN
CD58	GTS2/9,MEM-63,BRIC5;(LFA-3)	广泛[AS]	gp55-70(IgSF,部分GPI连接)	与CD2结合,黏附
CD59	MEM-43,YTH53.1;(TAP,Protectin)	广泛[NL]	gp18-25(GPI连接)	与CD2结合,结合C8、C9,抑制MAC
CD60a	GD3(R24)	Tsub,Pt,Bsub,Mac,M,G[CHO]		T细胞活化、增生;诱导凋亡过程中线粒体通透性的改变;恶性黑素瘤的标志
CD60b	9-O-acetyl-GD3(UM4D4,M-T6004)	Tsub,Ba,Mac,M,Ep[CHO]		T细胞辅助功能,B细胞活化抗原;与乳腺癌、黑素瘤等肿瘤有关
CD60c	7-O-acetu-GD3(U5)	Tsub,Tsub[CHO]		T细胞活化、增生
CD61	Y2/51,CLB-thromb/1;(VNR-β链,整合素-β3)	Pt,Meg,En[Pt]	gp105,血小板GPⅢa(整合素-β)	血小板凝集和活化,GpⅡbⅢamAb可治疗冠心病手术后发生的血栓
CD62E	3B7,4D10,CL-3;(E-LAM-1,LECAM-2)	En[AS]	gp115(CL-SF,CCP,EGF)	黏附L-选择素,中性粒细胞通过结合CD15s结合到En,结合ESL-1
CD62L	Leu8,FMC46,LAM1-3;(LAM-1,LECAM-1)	T,B,M,NK,PMN,Eo[AS]	gp74(CL-SF,CCP,EGF)	黏附CD15s、E-选择素,P-选择素,结合Gly-CAM-1、MAdCAM-1、CD34上的O-连接糖基
CD62P	G1,AK-6,AC1.2;(GMP-140,PADGEM)	Pt,Meg,Ena[Pt]	gp140(CL-SF,CCP,EGF)	结合PMN、M表面CD15s、CD15、CD24、CD162(PSGL-1),黏附到En和Pt
CD63	RUU-SP2.28,CLB-gran/12;(LAMP-3)	Pt,M,Mac,(G,T,B),En[Pt]	gp53(TM4-SF)	血小板活化、中性粒细胞-活化内皮细胞黏附

续表

CD	常用单克隆抗体或代号	主要表达细胞	分子质量和结构	功　能
CD64	32.2,22;(FcγRI)	M,Mac,DC,Ga[M]	gp75(IgSF)	吞噬、ADCC,Mac 活化
CD65	VIM8,VIM-1,HE10	PMN[M]	岩藻糖基神经节苷脂(CHO)	中性粒细胞活化
CD65s	VIM2	PMN,M[M]	唾液酸化的糖基(CHO)	与吞噬作用有关
CD66a	KAT4c, COL-4, 4/3/17;(CEACAM1, BGP-1)	G,Ep[M]	gp140-200(IgSF)	同嗜性结合,可识别 CD62E,胞质区含有 ITIM,可募集 SHP-1,是淋病双球菌和脑膜炎双球菌的受体
CD66b	B13.9,80H3,B4-EA4;(原 CD67,CEACAM8)	G[M]	gp95-100(IgSF, GPI 连接)	CEA 家族成员,异嗜性结合,介导跨膜信号
CD66c	F106-88,12G7,4H12;(CEACAM6,NCA)	G,Ep[M]	gp90-95(IgSF, GPI 连接)	同嗜性结合,也可识别 CD62E
CD66d	COL-1;(CEACAM3)	G[M]	gp30(IgSF)	CEA 家族成员,是淋病双球菌和脑膜炎双球菌受体
CD66e	T84.66,26/3/13;(CEACAM5,CEA)	G,My,Ep[M]	gp180-200(IgSF, GPI 连接)	黏附,CEA 家族成员
CD66f	G3,11D10;(PSG)	G,M,Mac,Ep[M]	gp54-72	可能与妊娠有关,保护胎儿免受母体免疫系统的损害,CEA 家族成员
CD67	改为 CD66b			
CD68	EBM11, Ki-M7, Y2/131	Mac, NK, γδT, Tac[M]	gp110	参与细胞摄粒作用和溶酶体运输(胞浆内染色)
CD69	Leu23, L78, MLR3;(VEA,AIM)	Ta,Ba,Mac,Nka,Ga,Pt[NK]	34,28(同源二聚体,CL-SF)	活化诱导分子,参与信号转导,Eo 凋亡,参与 TCRδγ 溶细胞功能
CD70	Ki-24,BU69;(CD27L)	Tsub,Ba,RS[NL]	gp55,75,95,110,170(TNF-SF)	CD27 的配体,活化淋巴细胞
CD71	OKT9,VIP1,42.6.3;(TfR)	Mac,增生细胞,En[NL]	gp95(同源二聚体)(Ⅱ型膜分子)	转铁蛋白受体,细胞生长;结合 HFE(HLA-H)
CD72	S-HCL2,J3-109,BU-40	B,DC,Mac,M[B]	gp43,39(C 型凝集素)	与 CD5 结合,下调 BCR 引起的信号转导,调节 B 细胞活化、增生;CD100 的低亲和力配体
CD73	7G2.2.11,AD2	Bsub,Tsub,DC,Ep,En[B]	p69-72(GPI 连接)	5′-核苷酸外切酶、调节 T 细胞活化
CD74	LN2,BU-43,BU-45(Ii,Iγ)	B,Msub,Ta,DC,Ena,Epa[B]	gp41/35/33,MHC-Ⅱ类相关恒定链,(Ⅱ型膜分子)	与新合成 MHC-Ⅱ类分子结合,防止 MHC 结合内源肽,膜型 CD74 是 MIF 的受体,介导 MIF 的信号转导,结合 CD44
CD75	OKB4	B,Tsub,Mac,M,RBC[CHO]		CD22 配体,介导 B 细胞黏附
CD75s	HH2,EBU-141	B,T,Mac,M,RBC,En,Ep[CHO]		调节 CD95 介导的细胞凋亡;与某些病毒感染有关
CD77	38.13,424/4A11;(BLA)	Bac,BL,En,Ep[B]	富含 GSL 结构域	参与凋亡过程中跨膜信号转导
CDw78	Leu21;(Ba 抗原)	B,Macsub[B]	p67	B 细胞活化的辅助蛋白
CD79α	HM47;(Igα,mb-1)	B[B]	33 000(IgSF)	BCR 复合物组成成分

续表

CD	常用单克隆抗体或代号	主要表达细胞	分子质量和结构	功 能
CD79β	SN8;(Igβ,B29)	B[B]	39 000(IgSF)	BCR复合物组成成分
CD80	BB1,L307;(B7-1)	Ba,Mac,TStr,DC[B]	gp60(IgSF)	活化B细胞抗原,CD28、CTLA-4配体,提供T细胞协同刺激信号
CD81	ID6,5A64TM-1,JS64;(TAPA-1)	广泛,包括B,T,M[B]	gp26(TM4-SF)	增生抗体靶抗原,与CD19、CD21相连,组成B细胞复合物,HCV受体
CD82	1A4,4F9;(R2)	Leu[B]	gp50-53(TM4-SF)	淋巴细胞活化,信号传递
CD83	HB15a,BH15b	Ba,Ta,DC,LHC[B]	gp43(IgSF)	可能参与APC功能和细胞间相互作用
CD84	2G7,152-ID5;(GR6)	B,M,Mac,Pt,Tsub[B]	p73(IgSF)	可能是一种协同刺激分子,同嗜性结合
CD85	ILT/LIR家族	DC,B,PC,Tsub[DC]	64 000~82 000(IgSF)	抑制或活化白细胞杀伤功能
CD85a	7H5;(ILT5/LIR3)	M,Mac,G,Tsub,DC		
CD85b	ILT8			
CD85c	LIR8			
CD85d	42DI;(ILT4/LIR2)	G,DCsub,M	110 000	
CD85e	ILT6/LIR4			
CD85f	ILT11			
CD85g	ILT7			
CD85h	ILT1/LIR7			
CD85i	LIR6			
CD85j	VMP-55,HB-F1;(ILT2/LIR1,MIR7)	NK,M,DC,B,T,	110 000	
CD85k	ZM3.8;(ILT3/LIR5)	M,G,DC	60 000	
CD85l	ILT9			
CD85m	ILT10			
CD86	FUN-1,BU63,GR65;(B7-2)	Ba,M,Ta,DC,En[B]	gp80(IgSF)	CD28、CTLA-4配体,提供T细胞协同刺激信号
CD87	3B10,VIM5;(uPA-R)	My,T,NK,En [M]	gp50-65(GPI连接)	结合尿激活酶、纤维蛋白溶酶原激活因子,参与白细胞外渗
CD88	S5/1,W17/1;(C5aR)	My,DC,En,Ep [M]	gp40(TM7)	补体C5a受体,刺激脱颗粒
CD89	79E6,A3,A59;(Fcα R)	My,Tsub,Bsub [M]	gp55-75(IgSF)	IgA Fc段受体,信号转导;诱导吞噬作用和脱颗粒
CD90	5E10;(Thy-1)	Thy,Pre-B,大脑,Pro-Hem,En[AS]	gp25-35(IgSF,GPI连接)	T细胞活化、识别、黏附,早期造血干细胞标志
CD91	A11,C2,(α2M-R)	M,Mac,Ep[M]	p600(EGF,LD-LR)	α_2-巨球蛋白受体,与M、Mac摄粒作用有关,hsp96、hsp90、hsp70和钙网蛋白受体
CD92	VIM15,VIM15b;(CHTL1)	PMN,M,T,B,Mac,G,En,Ep[M]	p70(TM10)	胞质区有1个ITIM模体,可能是一种胆碱转运蛋白
CD93	VIMD2,WDS4.B4;(C1qR1)	NK,PMN,M,En,im-DC [M]	p120	C1q受体,促进吞噬
CD94	HP-3B1,XA185;(Kp43)	NK,Tsub[NK]	gp30/43(异源二聚体,CL-SF)	与NKG2家族组成复合物,识别HLA-E分子,调节NK杀伤活性

续表

CD	常用单克隆抗体或代号	主要表达细胞	分子质量和结构	功　能
CD95	71CC, APO－1; (Apo－1/Fas, TNFRSF6)	广泛, 包括Tac[CR]	gp42(TNFR－SF)	结合Fas配体, CD95L和抗CD95mAb, 可诱导程序性细胞死亡
CD96	G8.5, TH－111; (TACTILE)	Ta, NKa[NK]	gp160(IgSF)	T细胞活化
CD97	VIM3b, VIM3C	La, Mac, M, DC, G[NL]	p74, 80, 89(EGF, TM7)	可结合CD55(DAF)
CD98	4F2, 2F3, BU53	广泛, Ta, Thy, 滋养层细胞, NK, M, Pt, G, En, Ep[NL]	gp80/40(Ⅱ型膜分子)	活化、增生抗体, 调节细胞内Ca^{2+}与β1－整合素相连, 参与信号转导
CD99	O662, 12E7, MEM－131	广泛 [T]	gp32	黏附作用, 刺激信号, 诱导双阳性胸腺细胞的凋亡, 参与单核细胞穿越内皮细胞连接处
CD99R	D44, FMC29	T, NK, Mac, M [T]	gp32	黏附作用, 诱导双阳性胸腺细胞的凋亡
CD100	BD16, BB18, A8, 148－2D12	广泛, T, Ta, NK, M, G[NL]	gp150(IgSF+semaphorin家族)	可能参与B细胞增生和Ig分泌, 可能参与T细胞分化, CD72和Plexin－B1分别是CD100低亲和力和高亲和力配体
CD101	BB27, BA27	Ta, G, M, Ma, DC[M]	gp120(IgSF)	抑制T细胞增生
CD102	CBR－IC2/1; (ICAM－2)	T, B, M, L, Pt, En[as]	gp60(IgSF)	配体为LFA－1, Mac－1, 黏附, 炎症
CD103	HML－1, BER－ACT8; (HML－1, 整合素－αE)	Tsub, IEL, DC [AS]	gp150/25(整合素－α)	αEβ7结合E－钙黏素, 与T细胞在小肠上皮细胞的归巢和定位有关
CD104	439－9B, UM－A9; (β4－整合素)	En, Ep, 角朊[AS]	gp205(整合素－β)	可能是表皮整联配体蛋白和LN配体
CD105	44G4, IG2, CLB－HEC－19; (endoglin, TGF－βRⅢ)	En, Ma[EC]	gp95(同源二聚体)	结合TGF－β1和TGF－β3
CD106	1G11HAE－2a, E1/6; (VCAM－1)	Ena [EC]	gp100(IgSF)	VLA－4和α4/β7配体, 参与淋巴细胞黏附、活化和协同刺激
CD107a	H4A3; (LAMP－1)	Pta, Ta, Ga, Ena[Pt]	gp110	溶酶体相关膜蛋白
CD107b	H4B4; (LAMP－2)	Pta, Ta, Ga, Ena[Pt]	gp110	溶酶体相关膜蛋白, 血小板激活
CD108	MEM－150, MEM－121	T, B, RBC[NL]	gp80(GPI连接)	黏附, 细胞活化
CD109	8A3, 7D1	Pt, Tac, En, Ep[EC]	gp170/150(GPI连接)	细胞活化、增生和信号传递, 血小板活化因子
CD110	MPL, BAH－1, SW－1; (TPO－R)	Meg, Pt, 造血干细胞, 祖细胞, En, Ep[Pt]	gp70－95(CKR+Fn3)	血小板生成素受体, 巨核细胞分化、增生
CD111	R1.302; (PVRL1, PRR1, Nectin1)	广泛 [M]	gp75	细胞间黏附分子
CD112	R2.252, 5－193, B－C12; (PRR2, Nectin2, HveB)	Neur, Meg, Mac, M, Pt, En, Ep[M] [EC]	gp64, gp72	细胞间黏附分子, 受体为CD226(PTA1/DNAM－1), CD112亦为单纯疱疹突变株(HveB)和假性狂犬病病毒受体
CD113	N3.12.4, N3.82.5; (PVRL3, Nectin3)	胎盘, 睾丸, Ep, En	gp83(IgSF)	Ig样黏附分子, 与肌动蛋白丝结合蛋白afadin结合, 参与上皮细胞的黏附与结合

续表

CD	常用单克隆抗体或代号	主要表达细胞	分子质量和结构	功 能
CD114	129,LMM741;(G-CSFR)	PMN,M,Pt,G,En [M]	gp130(IgSF,CKR,Fn3)	G-CSF受体
CD115	3-4A4-E4,707A3-14;(CSF-1R,M-CSFRc-fms)	My,M,Mac,定向BM [M]	gp150(c-fms原癌基因产物)(IgSF,PTK)	M-CSF受体,单核-巨噬细胞生长、活化和信号传递
CD116	DF2714,Hgmcsfr-M1;(GM-CSFRα链)	My,(M,G,Mac),BM,DC,Ep [CR]	gp80(与β链组成高亲和力受体)(CKR,Fn3)	GM-CSF受体,细胞生长和分化
CD117	17F11,YB5.b5,95C3;(SCF-R,c-kit)	Pro-Hem,Ma [CR]	gp145(IgSF,PTK)	SCF受体,肥大细胞生长,增强其他细胞因子信号传递
CD118	IFN-α/β R	广泛,Ep [CR]	110 000~120 000	IFN-α、IFN-β受体
CD119	GIR-208;(IFN-γR1)	广泛 [CR]	gp90(IgSF+Fn3)	与IFN-γR2形成IFN-γ受体,Mac细胞活化,MHC抗原表达
CD120a	MR1-2;(TNFR1,TNFRSF1A)	广泛 [CR]	gp55(TNFR-SF)	TNF受体,参与细胞毒
CD120b	MR2-1;(TNFR1,TNFRSF1B)	广泛 [CR]	gp75(TNFR-SF)	TNF受体,T细胞活化
CD121a	h IL-1R1-M1;(IL-1RⅠ)	T,Thy,En [CR]	gp80(IgSF)	IL-1受体
CD121b	h IL-1R2-M2;(IL-1RⅡ)	PMN,B,M,Mac [CR]	gp68(IgSF)	IL-1受体,负调控IL-1的生物学活性
CD122	2RB,TU27,CF1;(IL-2Rβ)	T,B,NK,M [CR]	gp75(CKR,Fn3)	IL-2受体,激活T、B
CD123	9F5;((IL-3Rα)	My(M,G),BM,Meg,En [CR]	gp70(CKR和Fn3家族结构域)	IL-3受体,祖细胞生长和分化
CD124	hIL-4R-M57,S456c9;(IL-4Rα和IL-13Rα)	Hem,Fb,Ep,B,T,Pro-Hem [CR]	gp140(CKR,Fn3)	与γc组成IL-4受体,T细胞生长,B细胞活化,Th2分化
CD125	KM1257,KM1266;(IL-5Rα)	B1,Eo,Baso,Mast [CR]	gp60(CKR,Fn3)	IL-5受体,介导信号转导
CD126	MT-18,M113,B-C22;(IL-6Rα)	T,Ba,PC,Ep[CR]	gp80(IgSF,CKR,Fn3)	与CD130组成高亲和力IL-6受体,细胞生长、分化
CD127	H2,hIL-7R-M20;(IL-7Rα)	Pre-L,My,Pro-B,T,Thy,M[CR]	gp75(CKR,Fn3)	与γc组成IL-7受体,细胞生长、分化
CDw128a	即CD181(IL-8Rα)			
CDw128b	即CD182(IL-8Rβ)			
CDw129	IL-9Rα	T,B,Mac,Meg,Mast,Ep [CR]	64 000(CKR,Fn3)	与γc/CD132组成IL-9受体,调节T细胞生长
CD130	AM64;(gp130)	广泛 [CR]	gp130(CKR,IgSF,Fn3)	IL-6,CNTF、CT、IL-11、OSM、LIF受体信号转导链或配体结合链
CD131	3D7,(CSF2RB,IL-3R,IL-5R和GM-CSFR共用β链)	M,G,Eo,pre-B,stem [CR]	gp95-120(CKR,Fn3)	IL-3、IL-5、GM-CSF受体共同β链,信号转导

续表

CD	常用单克隆抗体或代号	主要表达细胞	分子质量和结构	功能
CD132	TUGH,3BU;(共用γ链)	T,B,Pre-L,Mac,M,G,Pt [CR]	gp64(CKR,Fn3)	IL-2、IL-4、IL-7、IL-9、IL-15和IL-21受体共有γ链,介导信号转导
CD133	AC133;(PROML1)	St,Ep,En前体[S/P]	gp120	多种肿瘤干细胞标志
CD134	BER-ACT35,L106;(OX40,TNFRSF4)	Ta [CR]	gp48-50(TNFR-SF)	OX40L受体,参与活化T细胞生长以及血管内皮细胞黏附
CD135	SF1.340,4G8,BV10;(Flt3/flk2)	早期和淋巴样定向祖细胞	gp130-150(IgSF,PTK)	Flt3/flk2配体的胡搜提,参与早期造血细胞生长调节
CD136	ID1,ID2;(MSP-R)	M,Ma,G,Mac,Ep [CR]	gp180(α、β-异二聚体,含PTK)	原癌基因c-ron表达产物,为巨噬细胞刺激蛋白受体
CD137	4B4,CAT13.4G9;(4-IBB,ILA,TNFRSF9)	Ba,Ta,B,Mac,M,Ep,FDC [CR]	gp39(TNFRSF9)	协同刺激分子,参与T细胞活化及抗肿瘤免疫
CD138	MI15,B-B2,B-B4;(Syndecan-1)	B,PC,Ep,En[B]	gp85,92	ECM(CO、FN、TSP)受体,结合bFGF,介导细胞-基质相互作用
CD139	BU31,Cat13.4G9	B,FDC,Mac,M,G,RBC[B]	gp209-228	
CD140a	6A1,α-R1;(PDGFRα)	En,Meg,Str,Pt [EC]	gp180(含IgSF,PTK)	PDGFA受体
CD140b	28D4,PR2712;(PDGFRβ)	En,Str,Pt,肾小球细胞 [EC]	gp180(含IgSF,PTK)	PDGFB受体
CD141	DAKOMO617,1A4,KA-4,DY12	En,My,平滑肌细胞 [EC]	gp100	下调凝血作用
CD142	MTFH-1,TF9-5B7;(组织因子)	En,Ep,M,角朊细胞 [EC]	gp45	凝血因子Ⅲ,因子Ⅶ和Ⅶa的受体
CD143	9B9,3A5.anti-ACE3.1.1;(ACE)	En,Ep,Mac[EC]	gp170	裂解血浆中血管紧张素Ⅰ和缓激肽
CD144	BV9,BV6;(VE-cadherin,cadherin5)	En [EC]	gp135	细胞间黏附,调控内皮通透性、生长、移行和接触抑制
CDw145	7E9,P7A5	En,HUVEC,基底膜,Str,Ep [EC]	gp25,90,110	配体和功能尚不清楚
CD146	F4-35H7,541/10B2;(MCAM)	En,FDC,Ta [EC]	gp113-118(IgSF)	人黑素瘤相关抗原,介导内皮细胞-白细胞相互作用,活化T细胞外渗
CD147	AAA6,UM8D6,HI197,HIM6;(EMMPRIN)	En,My,淋巴样细胞,Ep [EC]	gp50-60(IgSF)	参与细胞-细胞或细胞-基质黏附,是亲环蛋白A(CyPA)和CyPB的受体
CD148	143-41,A3;(HPTP-η,DEP-1)	广泛 [NL]	gp260(Fn3,PTP酶)	蛋白酪氨酸磷酸酶,抑制细胞生长
CD150	IPO3;(SLAM,IPO-3)	B,T,Thy,DC,En [NL]	gp70(IgSF)	参与信号转导,与胞内节点蛋白SAP有关;在B细胞中可与SHIP和SHP-2结合;麻疹病毒受体,与麻疹病毒感染后的免疫抑制状态有关
CD151	14A2.H,11B1.G4;(PETA-3)	Pt,En,Ep,平滑肌细胞[Pt]	gp27(TM4-SF)	与整合素发生异型黏附作用,信号复合物
CD152	11D4,10A8,7F8;(CTLA-4)	Ta,Ba [T]	gp44(IgSF)	与CD80、CD86结合,下调T细胞活化,抗CTLA-4人抗体治疗黑素瘤已进入Ⅲ期临床试验

续表

CD	常用单克隆抗体或代号	主要表达细胞	分子质量和结构	功 能
CD153	M81anti - CD30L;(CD30L)	T,Ma,Maca,G [T]	gp40(TNF - SF)	CD30 的配体,协同刺激分子,可介导细胞增生或凋亡
CD154	5C8, M79, M90, M92, HI155,TRAP - 1;(CD40L, TRAP, T - BAM)	Ta(CD4⁺) [T]	gp33(TNF - SF)	CD40 的配体,协同刺激分子,调节 B 细胞应答,与生发中心的形成和抗体的类别转换有关;调节 Th1 细胞的生成和作用
CD155	D171,P44,PV404 - 19;(PVR,nectin - like5)	M,Mac,Thy,CNS 神经元,某些肿瘤细胞 [M]	gp80 - 90(IgSF)	脊髓灰质炎病毒受体,受体为 CD226(PTA1/DNAM - 1)
CD156a	2 - 3 - C,1 - 11 - G;(ADAM8)	Mac,M,G[AS]	gp60(EGF - SF)	蛇毒蛋白同源物,可能参与白细胞穿出血管
CD156b	TACE - M222,(TACE/ADAM17)	M, Mac, PMN, T, En, DC,G [AS]	100 000 ~ 120 000	剪切 TNF - α 的跨膜区,产生有活性的可溶性 TNF - α
CD156c	11G2;(ADAM10)	广泛,高表达于胸腺、肝脏和肌肉,关节炎和炎症性中枢神经系统诱导性表达,Mac,M [AS]	70 000	参与细胞黏附,并具有蛋白酶活性
CD157	RF3; BEC7, Mo - 5;(BST - 1)	BM, Str, PMN, M, En, FDC,G [M]	gp42 - 44(GPI 连接)	属 CD38 家族,一种 ADP - 核糖基环化酶,支持 Pre - B 生长,CD157 抗体对 CD3 抗体诱导的 T 细胞生长有协同作用
CD158a	KIR2DL1/p58.1	NK,Tsub [NK]	gp58(IgSF)	识别 HLA - Cw2、Cw4、Cw5、Cw6 靶细胞,NK 活性被抑制或激活
CD158b1 和 CD158b2	KIR2DL2/p58.2 和 KIR2DL3/p58.3	NK,Tsub [NK]	gp58(IgSF)	识别 HLA - Cw1、Cw3、Cw7、Cw8 靶细胞,NK 活性被抑制或激活
CD158c	KIR2DS6/KIRX	NK,Tsub [NK]	(IgSF)	HLA 特异性尚未鉴定,激活或抑制杀伤活性,诱导细胞因子产生
CD158d	KIR2DL4	NK [NK]	(IgSF)	
CD158e1 和 CD158e2	KIR3DL1/p70 KIR3DS1/p70	NK,Tsub [NK]	gp70(IgSF)	参与 NK 杀伤活性的抑制
CD158f	KIR2DL5	NK,Tsub [NK]	(IgSF)	参与 NK 杀伤活性的抑制
CD158g	KIR2DS5	NK,Tsub [NK]	(IgSF)	与 KARAP/DAP12 相连,参与 NK 杀伤活性的激活
CD158h	KIR2DS1/p50.1	NK,Tsub [NK]	gp50(IgSF)	与 KARAP/DAP12 相连,参与 NK 杀伤活性的激活
CD158i	KIR2DS4/p50.3	NK,Tsub [NK]	gp50(IgSF)	与 KARAP/DAP12 相连,参与 NK 杀伤活性的激活
CD158j	KIR2DS2/p50.2	NK,Tsub [NK]	gp50(IgSF)	与 KARAP/DAP12 相连,参与 NK 杀伤活性的激活
CD158k	KIR3DL2/p140	NK,Tsub [NK]	gp70(IgSF)	参与 NK 杀伤活性的抑制
CD158z	KIR3DL7/KIRC1	NK,Tsub [NK]		参与 NK 杀伤活性的抑制
CD159a	NKG2A	NK,Tsub [NK]	gp43(CL - SF)	抑制 NK 细胞杀伤功能

续表

CD	常用单克隆抗体或代号	主要表达细胞	分子质量和结构	功　能
CD159c	NKG2C	NK [NK]	26 000	NK 细胞活化性受体
CD160	BY55,PAX71;(NK1)	NK,CTL,IEL [T]	27 000(GPI 连接)	CD160 的交联可激发 $CD8^+$ T 细胞的协同信号
CD161	191B8. HP-3G10, DX12;(NKRP-1A)	NK,T [NK]	gp40-60(CL-SF)	促进 NK 细胞介导溶细胞活性
CD162	PL-1,PL-2;(PSGL-1)	M,G,T,Bsub [AS]	gp110	CD62P 配体,白细胞滚动受体,还结合 CD62L 和 CD62E
CD162R	3H3.32,2G7.13;(PEN5)	NKsub,Neur [NK]	140 000	结合 L-选择素
CD163	GHI/61,Ber-Mac3	M(胞浆),Mac [M]	gp120-130(清除剂受体)	
CD164	105A5, 9E10, 103B2;(MUC-24)	M, G, T, B(弱), Ep [AS]	gp80(黏蛋白样同源二聚体)	造血细胞前体与骨髓基质细胞黏附,下调 $CD34^+$ $CD38^-$ 前体细胞的增生
CD165	AD2,A108,SN2	Pt, T, NK, Thy, Mac, M,Ep[AS]	gp37	参与胸腺细胞与胸腺上皮细胞黏附
CD166	J3-119, 3A6;(ALCAM)	En,Ep,Ta,B,Ma[AS]	gp100(IgSF)	CD6 配体,参与 T 细胞增生、细胞因子产生和信号转导
CD167a	51D6,48B3;(DDR1)	Ep,B,iDC[AS]	α54,β63	胶原刺激后活化
CD167b	(DDR2)			
CD168	3T3.5,3T3.9;(RHAMM)	Thy,Tsub,多发性骨髓瘤,B 淋巴瘤,毛细胞白血病,B-CLL,DC,M[AS]	80 000~88 000	结合透明质酸,参与胸腺前体细胞和基质的黏附,可能参与肿瘤发生和转移
CD169	7D2;(siglec-1,Sn)	Macsub,M,DC[AS]	gp200(IgSF)	白细胞黏附,介导细胞间及细胞-基质间相互作用,识别唾液酸糖缀合物,结合 CD43 和 PSGL-1
CD170	8H2,1A5;(siglec-5)	Ly,M,DC,髓样白血病[AS]	140 000	黏附分子,胞质区末端含 2 个 ITIM 模体,可募集 SHP-1 和 SHP-2
CD171	5G3;(NCAM-L1)	神经元,神经膜细胞,BM 前体细胞,Thy,T,B,En,M[AS]	gp200-220(IgSF+Fn3)	神经细胞黏附,细胞黏附分子,介导同源和异源细胞间的相互作用
CD172a	SE5A4,P3C4;(SIRPα)	Tsub,M,BMsub,DC,G [AS][M]	12 000,110 000,90 000(IgSF)	胞浆区具有 ITIM 的抑制型分子
CD172b	B1D5,B4B6;(SIRPβ1)	M,DC[M]	43 000	SIRPα 的活化异型,与 TYROBP/DAP12 相互作用,招募酪氨酸激酶 SYK
CD172g	Ox116;(SIRPγ/β2)	T,B,NK	42 500	与 CD47 作用
CD173	MeM-195,MeM-197;(血型 H2)	$CD34^+$ 细胞系,En,E [CHO]	2 型 H 血型(H2)	可能为造血祖细胞的一个新标记,与造血干细胞归巢有关
CD174	A70-C/C8;(Lewis Y)	Ep, BM 前体细胞 [CHO]		可能为造血祖细胞的一个新标记,与造血干细胞归巢有关
CD175	HB-Tn1;(Tn 抗原)	$CD34^+$ BM,Ep[CHO]		肿瘤相关性抗原,组织-血型相关糖类抗原

续表

CD	常用单克隆抗体或代号	主要表达细胞	分子质量和结构	功 能
CD175s	HB－STn1;(sialy1－Tn)	B,En,Ep,BM 前体细胞,某些肿瘤细胞[CHO]		肿瘤相关性抗原,组织－血型相关糖类抗原
CD176	A78－G/A7;(TF)	En,Ep,RBC,BM 前体细胞,上皮肿瘤[CHO]	155 000,175 000,120 000	唾液酸化 TF,肿瘤相关性抗原,可能与肿瘤的转移有关
CD177	7D8,MEM166;(NB1,PRV1)	PMNsub[M]	56 000～64 000	中性粒细胞特异性抗原
CD178	NOK－1,Alf－1.2;(Fas L,TNFSF6)	Ta,NK,G,En,Ep[CK]	40 000(TNFSF)	诱导 Fas 阳性细胞凋亡,细胞毒效应分子
CD179a	VpreB6,VpreB7,VpreB8;(VPREB1,IGVPB)	Pro－B,Pre－B[B]	16 000～18 000(IgSF)	B 细胞早期发育
CD179b	HSL1;(Ig lambda5)	Pro－B,Pre－B[B]	22 000(IgSF)	B 细胞早期发育
CD180	MHR73;(RP105,Bgp95,LY64)	B,M,DC[B]	gp95－105(LRR)	同 MD－1 结合成 RP105/MD－1 复合物,调节 B 细胞识别 LPS,CD180mAb 活化 B 细胞并表达共刺激分子 CD80 和 CD86
CD181 (CDw128a)	MAB330;(CXCR1;IL－8Rα)	T,Mac,M,G[CR]	40 000,G 蛋白偶联受体	IL－8 受体,趋化和活化 PMN
CD182 (CDw128b)	MAB331;(CXCR2;IL－8Rβ)	T,Mac,M,G[CR]	40 000,G 蛋白偶联受体	IL－8 和 CXCL1 受体,趋化中性粒细胞和少突状 DC
CD183	49801;(CXCR3,GPCR9)	Th1(主要为 CD^4 + $CD45RO^+$),Tel,B,NK,G[CK]	40 600(TM7)	配体为 I－TAC,IP－10,Mig,促进 Th1 活化和 IFN－γ 产生
CD184	B－P27,12G5,44717;(CXCR4,fusin)	T,B,DC,M,G,En,Meg,Neur[CK]	40 000～45 000(TM7)	配体为 SDF－1α/β/PBSF,介导血细胞受 SDF－1 作用后的移行,协同刺激 preB 细胞增生,诱导凋亡和 HIV 进入
CD185	51505;(CXCR5)	B,T,Burkitt 淋巴瘤	42 000,G 蛋白偶联受体	趋化 B 细胞,决定 B 细胞的归巢
CD186	56811;(CXCR6)	B,NK,Ta,(Th1),Tmem,NKT	39 000,G 蛋白偶联受体	与免疫缺陷病毒感染有关,参与 NKT 细胞的趋化、归巢
CD191	53504;(CCR1)	Ly,M,T	41 000(TM7)	招募免疫效应细胞至炎症部位
CD192	48607;(CCR2)	Ta,B,M,G,En	42 000	趋化 M,参与炎症性疾病和肿瘤炎性反应中 M 的渗出,介导钙离子流动,抑制腺嘌呤环化酶
CD193	61828;(CCR3)	Eo,Baso,Th2,DC,Ep	41 000,G 蛋白偶联受体	CCR3 是 CCL5、711、13 等多种趋化因子的受体,参与变态反应,HIV－1 协同受体
CD194	205410,1G1;(CCR4)	CLA^+ T,Th2,Treg,活化 NK,Baso 和 Mac	41 400,G 蛋白偶联受体	配体为 CCL17(TARC)he CCL22(MDC),参与记忆淋巴细胞归巢到皮肤,HIV 辅受体
CD195	2D7,3A9;(CCR5)	骨肉瘤细胞,Th1,Tc1,DC,M,Mac[CK]	41 000(TM7)	配体为 MIP－1α、β,RANTES,调节淋巴细胞的趋化和穿越内皮细胞
CD196	53103;(CCR6)	DC,记忆 T,B	42 000(TM7)	MIP－3 的受体,参与 B 系成熟和 B 细胞分化,调节 DC 和 T 细胞的移行和招募

续表

CD	常用单克隆抗体或代号	主要表达细胞	分子质量和结构	功　能
CD197	150503;(CCR7)	Tsub，B，ATL，DCa[CK]	43 000(TM7)	配体为CCL19,介导EB病毒作用于B细胞,控制B细胞向炎症部位的移行,刺激DC成熟
CDw198	191704;(CCR8)	淋巴样细胞,NK,T,Mac,M,Mo－DC,Tr1	40 800(TM7)	配体为I－309,TARC,MIP－1β,调节M趋化和胸腺细胞凋亡,参与活化T细胞在抗原刺激部位及淋巴组织中的准确定位
CDw199	112509;(CCR9)	Thy,小肠,结肠处的T细胞	42 000(TM7)	配体为CCL25,参与胃肠道免疫应答
CD200	MRCOX2－104;(MRC,OX2)	神经元,B,Ta,En,DC[NL]	gp41－47(IgSF)	可能调节髓样细胞活性
CD201	RCR－42,RCR－252,RCR－49;(EPCR)	En,CD34$^+$BMsub[EC]	49 000	内皮细胞蛋白C受体
CD202b	Ang－1,Ang－2,Ang－4;(Tie2,TEK)	En[EC]	140 000	一种PTK,结合angiopoietin1、2和3,参与新血管形成和成熟
CD203c	97A6;(ENPP3,PDNP3,PD－Iβ)	Bas,Mas和Pre－Bas,Pre－Mas[M]	130 000,150 000	参与变态反应性疾病发生
CD204	MH1,SRA－C6,SRA－C5;(MSR)	Mac[M]	gp120	促进Mac清除微生物、细胞碎片及凋亡细胞
CD205	DEC－205,MMRI－4;(DEC－205,Ly75)	DCsub，Epsub，LHC，T,B,Mac,M[DC]	198 000(Fn2＋CL)	抗原提呈
CD206	3.29B1.10,19.2,190.BB3,MR15－2;(MMR)	Mac,DC,En,胎盘,肝[DC]	gp162－175(Fn2＋CL)	结合含有寡甘露糖的糖类,促进吞噬
CD207	DCGM－4;(langerin)	DCa,LHC[DC]	Ⅱ型膜分子(CL)	结合甘露糖,参加LHC捕捉和内吞抗原
CD208	DC－LAMP	DCa[DC]	70 000～79 000	可能参与将抗原肽段装载到MHC－Ⅱ类分子中,DC成熟的标志
CD209	AZN－DI,AZND2;(DC－SIGN)	DC[DC]	44 000(CL)	同静止T细胞上ICAM－3结合,参与免疫应答,结合HIVgp120,促进病毒感染
CDw210a	E10FT,3Ft;(IL－10RA)	造血细胞(T,B,NK,.M,Mac)[CK]	gp63(Fn3)	结合IL－10,抑制T、NK、M和Mac的细胞因子合成,抑制Mac辅助细胞功能,刺激B细胞增生和Ig分泌
CDw210b	IL－10RB	T,B,NK,M,Mac[CK]	gp37(Fn3)	结合IL－22、Il－26、IL－28A和IL－29
CD212	IL－12RB.44,2.4E6;(IL－12Rβ1)	T,NK[CK]	110 000(Fn3)	促进NK杀伤,促进T、NK、IFN－γ分泌,促进Th1分化
CD213a1	B－K19,B－B30;(IL－13Rα1)	B，M，Fb，EC，Neur[CK]	(CK＋Fn3)	刺激B细胞增生、分化,促进IgE转换,抑制M/Mac促炎因子产生,转导信号
CD213a2	B－F30,B－P16;(IL－13Rα2)	脐血Ly，Lysub，iDC，某些肿瘤细胞[CK]		抑制IL－13功能,“诱骗”受体
CD217	M204;(IL－17R)	广泛[CK]	gp128－158	诱导成纤维细胞细胞因子分泌,协同刺激,活化T细胞增生,RA患者成纤维样滑膜细胞表达IL－17R
CD218a	H44,B－C41;(IL－18Rα,IL－1RRP)	广泛[CK]	62 000(IgSF)	与IL－18结合后,活化NF－κB途径,胞质区含有TIR

续表

CD	常用单克隆抗体或代号	主要表达细胞	分子质量和结构	功 能
CD218b	B－P28，B－K31；(IL－18Rβ，IL－18RAP)	Ta[CK]	68(IgSF)	胞质区含有 TIR，与 IL－18 结合后活化 NF－κB
CD220	IR83－7，IR18－44；(INSR)	广泛[NL]	α 链 135 000，β 链 95 000	具有酪氨酸蛋白激酶活性
CD221	IGFR17－69；(IGFIR)	广泛[NL]		具有酪氨酸蛋白激酶活性
CD222	MEM－238，MEM－240；(IGF2R)	广泛[NL]	250 000～270 000	参与将新合成的酸性水解酶运输到溶酶体
CD223	17B4；(LAG－3)	Ta，NKa [NL]	gp70(IgSF)	结合 MHC 类分子，可能参与 T/DC 相互作用，参与免疫应答调节
CD224	158；(GGT)	广泛[NL]	55 000～60 000	维持胞内谷胱甘肽的浓度，维持细胞微环境的稳定
CD225	Leu13(IFITM1)	Leu，En[NL]	16 000～17 000	可能参与细胞的相互作用
CD226	FMU1－7，LeoA1，DX11；(PTA1，DNAM－1)	T，NK，Pt，M，Ena[T]	gp65－67(IgSF)	CTl 和 NK 分化和杀伤功能，血小板活化凝集，内皮细胞参与 T 细胞黏附，配体为 CD155(PVR)和 CD122(PRR2/Nectin2)
CD227	BC－3；(MUC. 1，PUM，PEM，EMA)	腺体上皮细胞，Ta，B，Ma，Ep，DCsub[NL]	gp300－700(黏蛋白)	参与细胞表面的保护，调节黏附和细胞移行
CD228	96. 5；(melanotransferrin)	En，黑素瘤[NL]	gp97	人黑素瘤相关抗原，可能参与铁的摄取
CD229	HIy9. 1. 25，HIy9. 1. 84；(Ly9)	Thy，T，B[NL]	gp100－120(IgSF)	作为淋巴细胞成熟和分化的标记，参与 T 细胞与辅佐细胞间的黏附
CD230	3F4(prion protein，PrP)	T，B，M，DC，脑[NL]	30 000～40 000	
CD231	TSLLA－1，TM4SF2	Neur，TALL，成神经细胞瘤，En[NL]	gp28－45(TM4)	肿瘤标志物
CD232	M460；(VESPR，PLexin C1)	M，Bsub，NK[NL]	200 000	病毒编码的“信号素”受体
CD233	55，BRIC71，BRIC90，naM127－3A11；(Band3，Diego 血型抗原，AE1)	RBC[E]	gp95－100(TM14)	红细胞 CO_2 交换运输
CD234	64－4A8，CBC－512，NaM185－2C3；(DARC，Fy 糖蛋白，Duffy 血型抗原)	RBC，毛细血管 En，Ep[E]	gp35	趋化因子(IL－8、MGSA、RANTES 和 MCP－1)结合蛋白
CD235a	HIR2，14D5D3F7H8，18D2B1，OSK29；(GPA)	RBC，造血干细胞[E]	28 000～31 000(单体)	某些疟原虫受体
CD235b	HIR2，14D5D3F7H8，18D2B2，OSK29；(GPB)	RBC[E]	20 000	带有 M/N 血型抗原，结合 CD170、流感病毒和恶性疟原虫红细胞结合抗原
CD235ab	血型糖蛋白 A/B 交叉反应单抗	RBC[E]		带有 S/s 血型抗原
CD236	BGRL100，BRAC1；(血型糖蛋白 C/D)	RBC[E]	gp30 和 40	血型糖蛋白 D 是 C 的截短体，恶性疟原虫受体
CD236R	BRAC10；(血型糖蛋白 C)	RBC[E]	gp40	

续表

CD	常用单克隆抗体或代号	主要表达细胞	分子质量和结构	功 能
CD238	BRIC107;CBC - 117;(Kell 血型抗原)	RBC,睾丸[E]	93 000	锌内肽酶
CD239	BRIC221;(B - CAM)	RBC,En,Ep[E]	78 000	卢氏血型抗原,LN 受体
CD240CE	703 - 7;(Rh30CE)	RBC[E]	30 000	Rh 血型,具有运载或离子通道作用
CD240D	AB5, BRAD3, BRAD5;(Rh30D)	RBC[E]	30 000	Rh 血型,具有运载或离子通道作用
CD240DCE	BRIC69;(Rh30D/CE)	RBC[E]	30 000	Rh 血型
CD241	LA20.20,LA18.18,LA23.40;(RhAg)	RBC[E]	50 000	Rh 血型,具有运载和装配功能
CD242	BS56,BS87;(ICAM - 4,LW 血型抗原)	RBC,Tsub,Bsub[E]	42 000(IgSF)	LW 血型抗原,造血细胞间相互黏附
CD243	UIC2;(MDR - 1)	St,肾,肝,肠,某些肿瘤细胞[S/P]	170 000	p - 糖蛋白
CD244	158, C1. 7. 1, PP35;(2B4)	NK, γδT, Tsub, M, Baso[NK]	gp70(IgSF)	MHC 非限制性杀伤,与 CD48 结合促进 NK 细胞的溶细胞作用和细胞因子的产生,参与 $CD4^+$ T 细胞发育
CD245	DY12,DY35	Ly,M,G,Pt[T]	220 000 ~ 250 000	参与 T 细胞和 NK 细胞的信号转导和协同刺激
CD246	ALK - 1,ALKc;(ALK)	神经细胞,t(2;5)阳性细胞,En[T]	175 000 ~ 200 000	白细胞癌基因蛋白;可能参与细胞的增生和凋亡,参与胚胎的神经发育
CD247	2H2D9;(CD3ζ)	T,NK[T]	16 000	识别与 TCR 或 CD16 相连的 ζ 链胞浆区
CD248	B1/473.16;(TEM1,Endosialin)	肿瘤血管 En	79 000,C 型凝集素样细胞表面受体	可能参与肿瘤血管形成
CD249	2D3;(APA)	广泛	109 000	氨肽酶活性,金属肽酶活性,水解酶活性,结合 Zn
CD252	SICD134L - 1, - 3, - 4, - 5, - 6;(OX40L, TNFSF4)	Ba,Dc,En	34 000	TNFRSF4/OX4 的配体,参与 T 细胞与 APC 相互作用,介导活化 T 细胞与血管内皮细胞的黏附
CD253	FMU - TRAIL1, B - S23,B - T24;(TRAIL,TNFSF10)	Ta,Ba,Ma	32 500	与 DR4/CD261,DR5/CD262 结合诱导凋亡,与诱骗受体 DcR1/CD263、DcR2/CD264 结合则阻止其与死亡受体结合
CD254	70513;(RANK,TRANCE,TNFSF11)	Ta	35 500	CD265 的配体,参与破骨细胞的分化和活化,调节 DC 的存活和 T 细胞依赖的免疫应答,调节细胞凋亡
CD255	TWEAK,TNFSF12,APO3L	IFN - γ 活化 Ly 和 M,En,平滑肌,Fb,CNS,骨骼肌,心脏,胰腺	18 000(TNFSF)	诱导细胞凋亡,细胞因子分泌,NF - κB 活化,内皮细胞增生
CD256	FMU - APRIL1 - 4,Sacha - 1,172724;(TNFSF13,APRIL)	T,DC,M,Mac,G	16 000(Ⅱ型膜蛋白)	CD267 和 CD269 的配体,体外能刺激肿瘤细胞、B、T 细胞增生,参与 B 细胞发育,参与调节死亡配体诱导的凋亡
CD257	FMU - Blys1,2,Buffy - 1,37314;(BLYS,BAFF,TNFSF13B)	T,DC,M,Mac,G[M]	31 000(Ⅱ型膜结合蛋白)	是 CD267,CD268 和 CD269 的配体,B 细胞活化因子,参与 B 细胞的增生、分化,抗凋亡,促进体液免疫

续表

CD	常用单克隆抗体或代号	主要表达细胞	分子质量和结构	功 能
CD258	FMU－Light1－4,115520;(LIGHT,TNFSF14)	Ta,iDC	gp29(Ⅱ型跨膜糖蛋白)	TNFRSF14/HVeM的配体,淋巴细胞活化的协同刺激性因子,调节T细胞介导的免疫应答,诱导肿瘤细胞凋亡,抑制TNF－α介导的肝实质细胞凋亡
CD261	FMU－DcR4,B－K32,B－N28,B－N36;(TRAIL－R1,DR4,TNFRSF10A)	广泛	48 000	TRAIL/CD253的受体之一,转导凋亡信号
CD262	FMU－DcR5.1,FMU－DcR5.2,B－B42,B－D37;(TRAIL－R2,DR5,TNFRSF10B)	广泛	42 000	TRAIL/CD253的受体之一,转导凋亡信号
CD263	B－D40;(TRAIL－R3,DcR1,TNFRSF10C)	广泛	22 000	TRAIL/CD253的诱骗受体,抑制TRAIL/CD253引起的细胞凋亡
CD264	FMU－DcR2.1,B－T32,B－R36;(TRSIL－R4,DcR2,TNFRSF10D)	广泛	35 000～36 000	TRAIL/CD253的诱骗受体,抑制TRAIL/CD253引起的细胞凋亡
CD265	80704;(RANK,TRANCE－R,TNFRSF11A)	Thy,T,B,DC,NK,Mac,M,G	63 000	CD254的受体,参与调节T细胞与DC细胞的相互作用,参与破骨作用和淋巴结发育
CD266	ITEM－1;(TWEAK－R,TNFRSF12A)	En	14 000	TNFSF12/TWEAK的受体,促进血管形成和内皮细胞增生,调节细胞与胞外基质的黏附
CD267	FMU－TACI2,165604;(TACI,TNFRSF13B)	Thy,B,T	31 800	CD256和CD257的受体,激活NF－κB,调节体液免疫,与CAML相互作用
CD268	FMU－BAFFR1,11C1;(BAFFR,TNFRSF13C)	B,$CD4^+$T,Thy	18 800	CD257的受体,参与BAFF介导的成熟B细胞存活,促进体液免疫
CD269	FUM－BCMA1,Vicky－1;(BCMA,TNFRSF17)	B	20 000	CD256和CD257的受体,激活NF－κB,调节B细胞发育和自身免疫应答
CD271	C40－1457,NCFR5;(NGFR,TNFRSF16)	DC	42 500,富含半胱氨酸	NGF受体
CD272	DTLA9.5;(BTLA)	T	32 700(IgSF)	与配体B7H4/B7X相互作用,抑制T细胞增生和IL－2的产生
CD273	MIH18,PD－L2;(B7－DC,PD－L2)	Ma,DC,Ta	31 000(IgSF)	结合受体PD－1(CD279),抑制T细胞增生和细胞因子的产生
CD274	MIH1,SIPD－L1,PD－L1.3;(B7－H1,PD－L1)	Ta,DC,Ma	31 000(IgSF)	结合受体PD－1(CD279),抑制T细胞增生和细胞因子的产生
CD275	2D3/B7－H2,HIL－131,SIGL50,MIH12;(B7－H2,ICOSL)	T,B,Ma,DC,活化的Fb	31 000(IgSF)	受体为ICOS(CD278),调节活化T细胞细胞因子产生,提供再次免疫应答T细胞活化信号,通过调节Th2细胞功能,促进B细胞分化为记忆细胞和抗体产生
CD276	6－344,7－517,13－1.241;(B7－H3,4Ig－B7－H3)	Ma,DC	34 000(IgSF)	受体尚未鉴定,促进T细胞增生和CTL分化

续表

CD	常用单克隆抗体或代号	主要表达细胞	分子质量和结构	功　能
CD277	19.5;(BT3.1)	T,B,NK,M,DC	57 600(IgSF)	参与脂类代谢
CD278	F44;(ICOS)	Ta,Thy	55 000～60 000(IgSF)	ICOSL(CD275)的受体,调节活化T细胞细胞因子产生,提供再次免疫应答T细胞活化信号,通过调节Th2细胞功能,促进B细胞分化为记忆细胞和抗体产生
CD279	J116,PD1.3.1;(PDI)	Ba,Ta,Ma,Thy	55 000(IgSF)	配体为B7H1/PDL1(CD274)和B7DC/PDL2,抑制活化T细胞的增生和细胞因子的产生,抑制B细胞功能,参与免疫耐受
CD280	E1/183;(ENDO－180,TEM22)	NK,Mac,M,En	167 000	胶原酶3的受体,参与造血和组织过程中基质胶原的重塑
CD281	GD2.F4;(TLR1)	Mac,M,G	90 000	天然免疫的重要分子,识别PAMPs(病原体相关分子模式),参与炎症反应
CD282	TL2.1;(TLR2)	Mac,M,G	88 000	天然免疫的重要分子,识别PAMPs参与针对脂蛋白的免疫应答,介导针对革兰阳性菌及酵母菌的应答,与TLR6共同是被MALP－2、STF、PSM及OspA－L等
CD283	TLR3.7;(TLR3)	胎盘,胰腺,DC,NK	104 000	天然免疫的重要分子,识别PAMPs,识别与病毒感染相关的dsRNA,激活NF－κB,促进Ⅰ型干扰素的产生,从而参与机体抗病毒免疫
CD284	HTA125;(TLR4)	广泛,胎盘[M]	93 000	天然免疫的重要分子,识别PAMPs,参与革兰阴性菌感染中LPS引起的信号转导
CD285	TLR5,保留			
CD286	HPer6;(TLR6)	Mo,CD11c $^{+}$ im－DC,浆细胞样前DC,皮肤小血管内皮细胞	85 000	胞浆区含有TIR结构域,通过MyD88传递信号,配体为PSM、MALP－2、PGN等
CD288	44C143;(TLR8)	Mac和DC的内吞体	83 000	胞浆区含有TIR结构域,通过MyD88传递信号,配体为ssRNA等
CD289	eB72－1665;(TLR9)	Ba,DC	116 000	天然免疫的重要分子,识别PAMPs,介导细胞对细菌DNA中非甲基化CpG二核苷酸的免疫应答
CD290	158C114;(TLR10)	B,Ba,浆细胞样DC,CD1a $^{+}$ DC,脾,淋巴结,胸腺,扁桃体	91 000～100 000	胞浆区含有TIR结构域,通过MyD88传递信号,配体尚不清
CD292	87908;(BMPR1A,ALK－3)	骨骼肌	60 000	BMP－2和BMP－4的受体,有丝/苏氨酸蛋白激酶活性,参与信号转导,参与软骨的骨化和胚胎形成
CDw293	88614;(BMPR1B,ALK－6)	Ep,间充质和骨前体细胞,软骨	60 000	与BMPR1形成异源二聚体,BMPS/OP－1的受体,有丝/苏氨酸蛋白激酶活性,参与信号转导,参与软骨的骨化和胚胎形成
CD294	BM16;(CRTH2)	Th2,G	43 000,GPR(TM7)	PDG2受体,参与信号转导

续表

CD	常用单克隆抗体或代号	主要表达细胞	分子质量和结构	功能
CD295	52273;(LEPR)	广泛	132 000	Leptin 的受体,通过 JAK2/STAT3 参与信号转导,调节脂肪代谢
CD296	ART1;(ART1)	T,Ep	36 000	参与蛋白质精氨酸残基的 ADP 核糖基化和蛋白质的翻译后修饰
CD297	MIMA52,MIMA53;(ART)	Ma,En	36 000	参与精氨酸代谢,Dombrock 血型糖蛋白
CD298	P-3E10;(Na^+/K^+-ATPaseβ3)	广泛	31 500	Na^+/K^+转运体,维持胞膜内外 Na^+/K^+梯度
CD299	120604;(DC-SIGNR)	肝窦状 En,淋巴结,胎盘 En	45 000	ICAM-3 的受体,能结合 HIV-1gp120,介导病原体内吞
CD300a	CMRF35;(CMRF35H)	M,NK,DC,Tsub,PMN	33 000(IgSF)	胞质区含有 ITM。可募集磷酸酶,可能参与 NK 杀伤活性的调节
CD300c	CMRF35;(CMRF35A)	M, NK, M, DC, Tsub, PMN	25 000(IgSF)	
CD300e	MMRI-1;(CMRF35L1)	Mac,M		可能与 DAP12 相连,传递活化信号
CD301	IBI2;(MGL,CL-SF14)	DC	38 000(Ⅱ型膜结合蛋白)	细胞黏附,胞间信号传递,糖蛋白翻折,在炎症反应和免疫应答中起作用
CD302	MMRI-20,21;(DCL1)	DC,Mac,M,G	26 000	
CD303	AC144,AD5-4B8,AD5-13A11;(BDCA-2,CLE,CSF11)	DC	25 000	细胞黏附,胞间信号传递,糖蛋白翻折,调节 DC 细胞功能
CD304	AD5-17F6;(NRPI)	DC,En	103 000	VEGF 和信号素家族成员的受体,参与血管形成,轴突导向及细胞存活、移行、入侵等多种功能,参与特定神经回路的形成
CD305	9.1C3,FMU-LAIR1.1,NKTA255;(LAIR-1)	NK,T,B,Mac[NK]	40 000(IgSF)	配体为胶原,传递抑制信号,调节多种免疫细胞的功能
CD306	FMU-LAIR2.1,FMU-LAIR2.3;(LAIR-2)		16 000(IgSF)	分泌型蛋白功能不明
CD307	F119,F25,F26;(IRTA2)	Bsub	105 000(IgSF,与 FcR 同源)	参与 B 细胞发育
CD309	89106;(VEGFR2,KDR)	En	(Ⅲ型酪氨酸蛋白激酶受体)	VEGF 的受体,参与血管形成和细胞的黏附、移行,具有酪氨酸蛋白激酶活性
CD312	2A1;(EMR2)	PMN,M,Mac,Ta,Ba,DC,G[M]	90 000(TM7,胞外有 EGF 样结构域)	调节细胞黏附
CD314	149801, ID11, ON72;(NKG2D)	NK,T	25 000(Ⅱ型膜蛋白)	NK 细胞活化性受体,识别 MICA、MICB 以及 ULBP1、ULBP2、ULBP3、ULBP4,参与杀伤肿瘤细胞
CD315	1F11;(SMAP6,CD9P1)	B,Mac,M	96 000(Ⅰ型膜蛋白,IgSF)	蛋白质合成的负性调节因子,抑制前列腺素 F2-α 与其受体结合
CD316	8AI2;(IgSF8,EW12)	T,B,NK	65 000 (IgSF)	能抑制前列腺肿瘤细胞的移行,参与细胞的移动、增生,参与肌形成、神经形成
CD317	HM1.24,RS38E,Y129;(BST2)	T,B,DC,NK,Mac,M	20 000(Ⅱ型膜蛋白)	参与 B 细胞的生长发育,与风湿性关节炎有关

续表

CD	常用单克隆抗体或代号	主要表达细胞	分子质量和结构	功　能
CD318	CUB－1,CUB－2,CUB－4;(CDCPI)	$CD34^+$ 和 $CD133^+$ 细胞,结肠癌及肺癌细胞	38 000/93 000(两种异型)	与肿瘤细胞转移有关
CD319	162;(CRACC,SLAMF7)	NK,CTL,Ba,DC,睾丸[NK]	37 400(IgSF)	调节NK细胞功能,调节淋巴细胞黏附
CD320	8D6,3C8,4G10. BH2	FDC	29 000	介导FDC对生发中心B细胞生长的刺激作用,结合VLDL并介导其内吞
CD321	F11;(JAM－1)	T,B,NK,Mac,M,G,En,Ep,Pt	32 600(IgSF)	调节上皮、内皮细胞紧密连接的重要分子,呼肠孤病毒的受体,LFA－1的配体,参与血小板活化
CD322	H36,D22,H31,H33,F24,F26,D33;(JAM－2)	HVE,T,B,M	45 000(IgSF)	位于高内皮细胞紧密连接处,保持血管内皮细胞的紧密连接,作为一种黏附配体,参与淋巴细胞向二级淋巴器官的归巢
CD324	67A4,NCH－38,Dako;(E－cadherin)	非神经系统的上皮组织,RBC	80 000(Ⅰ型膜蛋白)	整合素－αE/β7的配体,介导 Ca^{2+} 依赖的胞间黏附,抑制肿瘤细胞的增生、浸润和转移,介导细菌及其成分黏附到哺乳动物细胞表面
CD325	6G11;(N－cadherin)	En,$CD34^+$ 细胞,Str,RBC,中枢神经系统,成骨细胞	140 000(Ⅰ型膜蛋白	介导 Ca^{2+} 依赖的细胞间黏附,参与原肠胚形成和左右不对称建立,参与中枢神经系统突触前、后黏附,调节早期造血细胞的分化;T细胞肿瘤表达CD325与肿瘤转移有关
CD326	FMU－EpCAM1－8,9C4;(EpCAM)	Ep	33 000(Ⅰ型膜蛋白)	上皮细胞黏附分子,上皮细胞源性肿瘤细胞表达升高,CD326mAb治疗结肠癌和直肠癌,进入Ⅲ期临床验证
CD327	E20－1232;(siglec6,CD33L)	B,胎盘	49 000(IgSF)	介导唾液酸依赖的黏附,胞质区含有ITIM和SLAM样模体
CDw328	F023－420. 2,6－434,5－386;(siglec7)	NK,G,M,T,胎盘,肝脏,肺和脾	75 000(IgSF)	介导唾液酸依赖的黏附,将信号转导分子去磷酸化,阻断信号转导,抑制NK细胞杀伤作用,与siglec9协同抑制TCR信号转导,可能参与造血,胞质区含有ITIM
CD329	E10－186;(siglec9)	M,PMN,NK,B,T	50 000(IgSF)	介导唾液酸依赖的黏附,抑制受体,与siglec7协同抑制TCR信号转导,胞质区含有ITIM和SLAN样模体
CD331	133105;(FGFR1)	Fb,En,Ep	130 000～150 000(IgSF)	aFGF、bFGF和FGF4受体
CD332	98739,98725;9FGFR2)	Ep	135 000(IgSF)	aFGF、bFGF、FGF4和FGF7受体
CD333	136634,136321;(FGFR3)	Fb,Ep,En	135 000(IgSF)	aFGF、bFGF、FGF4和FGF9受体,参与骨的形成和维持
CD334	137114;(FGFR4)	胚胎干细胞,St,Ep	110 000(IgSF)	aFGF、bFGF和FGF6受体
CD335	900,B28,195314,D2. 9A5;(NCR1,NKp46)	NK[NK]	46 000(IgSF)	NK细胞活化受体
CD336	Z231;(NCR2,NKp44)	NK[NK]	44 000(IgSF)	NK细胞的活化受体
CD337	Z25,210845,210857;(NCR3,NKp30)	NK[NK]	30 000(IgSF)	NK细胞的活化受体

续表

CD	常用单克隆抗体或代号	主要表达细胞	分子质量和结构	功 能
CD338	5D3;(ABCG2,BCRPI)	胎盘,干细胞	72 000	作为一种异型转运体,参与多种抗药作用
CD339	188331;(JAGI,jagged-1)	广泛,Ep	130 000(Ⅰ型膜蛋白)	Notch1的配体,参与造血和心血管发育,抑制成肌细胞分化,促进成纤维细胞生长,诱导血管形成
CD340	13A1, 24D2, 13D1;(HER-2/neu)	上皮性肿瘤,ALL中B淋巴母细胞的一个亚群,CML和MSC	185 000	胞质区含有1个PTK结构域,HER-2人源化mAb治疗转移性乳腺癌
CD344	CH3A4A7;(Frizzled-4)	脑,肺,肝,肾,胎儿神经祖细胞,小肠神经细胞	前体59 800(TM7)	参与Wnt信号途径,调解组织和细胞极性和胚胎发育,神经干细胞标记
CD349	W3C4E11;(Frizzled-9)	眼,脑,睾丸,骨骼肌,肾,骨髓或胎盘来源的MSC	前体64 500(TM7)	参与Wnt信号途径,调解组织和细胞极性和胚胎发育,可能作为骨髓和胎盘MSC的标志
CD350	1/4C4;(Frizzled-10)	胎盘合胞体滋养层细胞,胎儿肾,肺和脑	前体65 300(TM7)	参与Wnt信号途径,调节组织和细胞极性和胚胎发育

注:"主要表达细胞"栏中方括号内为CD分组的缩写。[T]:T细胞;[B]:B细胞;[NK]:NK细胞;[Pt]:血小板;[M]:髓系细胞;[EC]:内皮细胞;[CR]:细胞因子受体;[AS]:黏附结构;[NL]:非谱系;[E]:红细胞;[DC]:树突状细胞;[S/P]:干细胞/祖细胞;[CHO]:碳水化合物(糖类)和凝集素。

ABCG:ATP结合性盒型转运蛋白亚家族G; ACE:血管紧张肽转化酶;ADAM:a disintegrin and ametalloprotease;AIM:活化诱导分子;ALCAM:激活白细胞黏附分子; ALK-1:退行发育淋巴瘤激酶1;ALL:急性淋巴母细胞白血病;APA:氨肽酶A;APRIL:增生诱导配体;ART1:ADP核糖基转移酶1;ART4:ADP核糖基转移酶4;ATL:成人T细胞白血病;α_2M-R:α_2-巨球蛋白受体;B:B细胞;Ba:活化B细胞;BAFF:B细胞活化因子;Baso:嗜碱粒细胞;BCMA:B细胞成熟抗原;BGP-1:胆汁糖蛋白-1;BL:伯基特淋巴瘤;BLA:伯基特淋巴瘤相关抗原;BL-CAM:B淋巴细胞黏附分子;Blys:B淋巴细胞刺激因子;BM:骨髓细胞;Bm:成熟B细胞;BMPR:骨成形蛋白受体;BMStr:骨髓基质细胞;BST:骨髓基质细胞抗原;Bsub:B细胞亚群;BTLA:B、T细胞衰减分子;CA:胶原蛋白;CALLA:共同型急性淋巴母细胞白血病抗原;CAML:calcium modulator and cyclophilin ligand;CCP:补体调控蛋白;CCL:C-C基序配体;CGM:CEA基因成员。

(吕世静 曾常茜 韩红霞)

英汉名词索引

(按英文字母顺序排列)

A

B

D

E

F

G

H

I

K

L

M

N

O

P

Q

R

S

T

U

V

W

X

Y

Z